Clark

Das große Yin Yoga-Buch

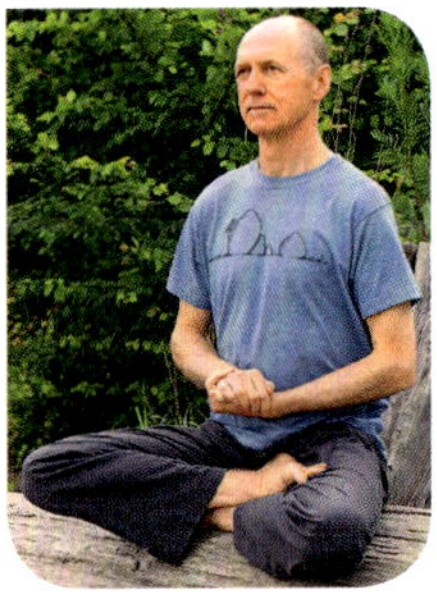

Bernie Clark unterrichtet seit 1998 Yoga und Meditation. Er verfügt über einen Bachelor of Science der University of Waterloo und verbindet daher sein tiefes Interesse am Yoga mit dem naturwissenschaftlichen Ansatz, die Natur der Dinge zu erfassen. Bei seinen weiterführenden Studien ist er tief in die Materie der Mythologie, der vergleichenden Religionswissenschaften und der Psychologie vorgedrungen. Auf all diesen Wegen der Erkenntnis hat sich sein Verständnis für die alten östlichen Praktiken des Yoga und der Meditation vertieft. Mit seiner Lehre, seinen Workshops und seinen Büchern hat er vielen Schülern geholfen, ihre eigenen Kenntnisse über die Gesundheit, das Leben und die Quelle wahrer Freude zu erweitern.

Bernies Yoga-Praxis umfasst die fordernden Yang-Stile, wie etwa Ashtanga oder Power Yoga, ebenso wie die sanfteren Yin-Stile, die insbesondere im Yin Yoga zum Ausdruck kommen. Seine Erfahrungen mit Meditation reichen bis zurück in die frühen 1980er-Jahre, als er begann, sich mit der Praxis der Zen-Meditation zu beschäftigen. In dieser Phase war Bernie für eines der ältesten und größten High-Tech-Unternehmen Kanadas tätig. Er lebt in Vancouver in der kanadischen Provinz British Columbia.

Nähere Informationen über Bernie finden Sie auf der Webseite www.yinyoga.com.

Bernie Clark

Das große Yin Yoga-Buch

Aus dem Englischen übersetzt von Nicole Meyer

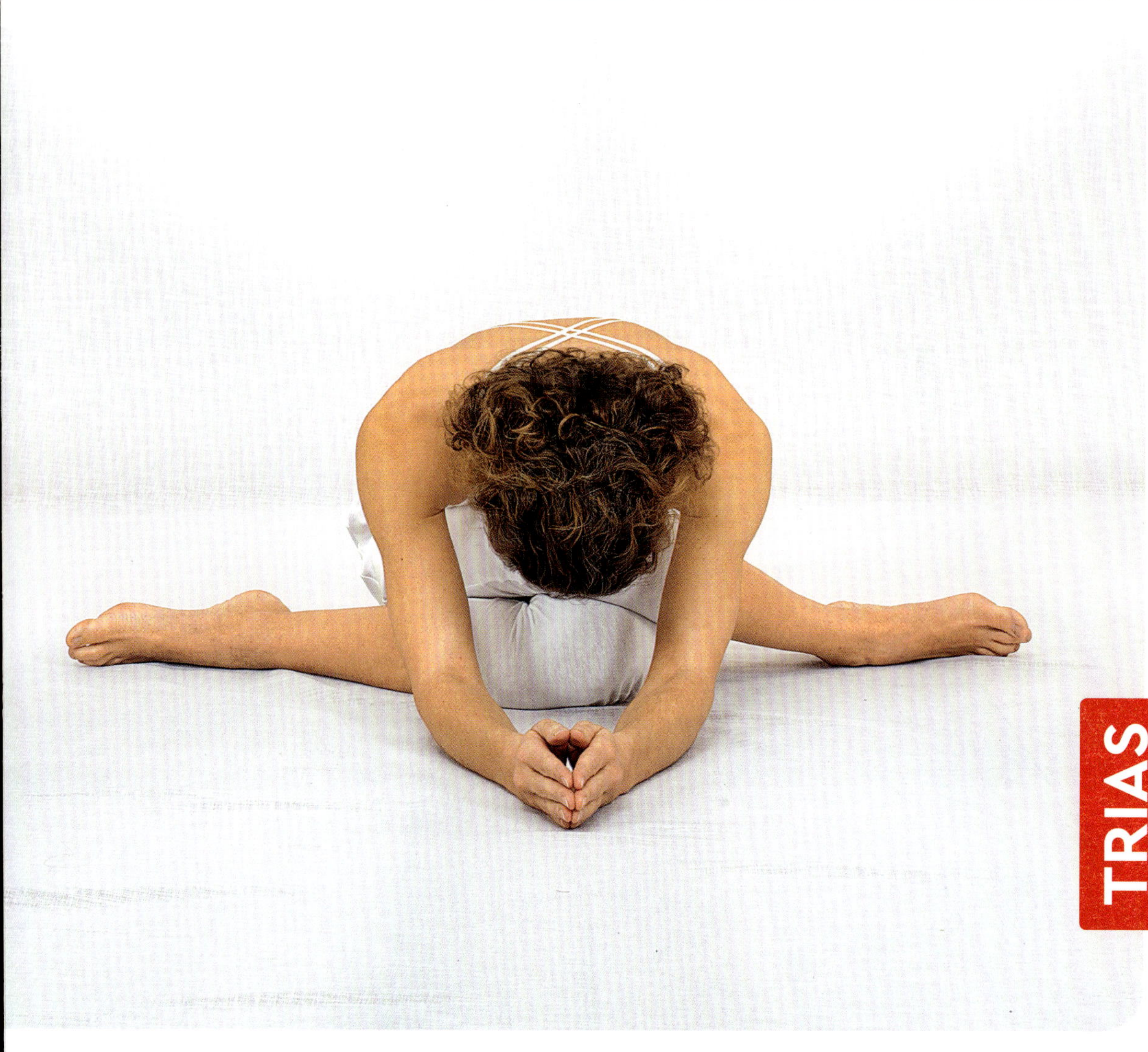

TRIAS

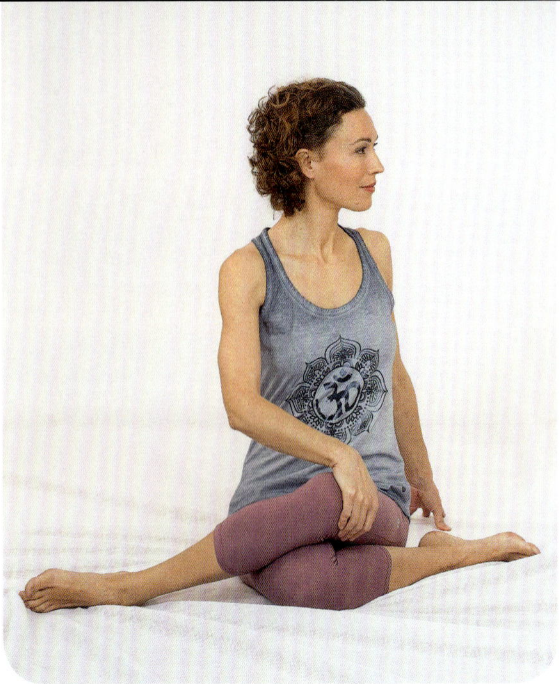

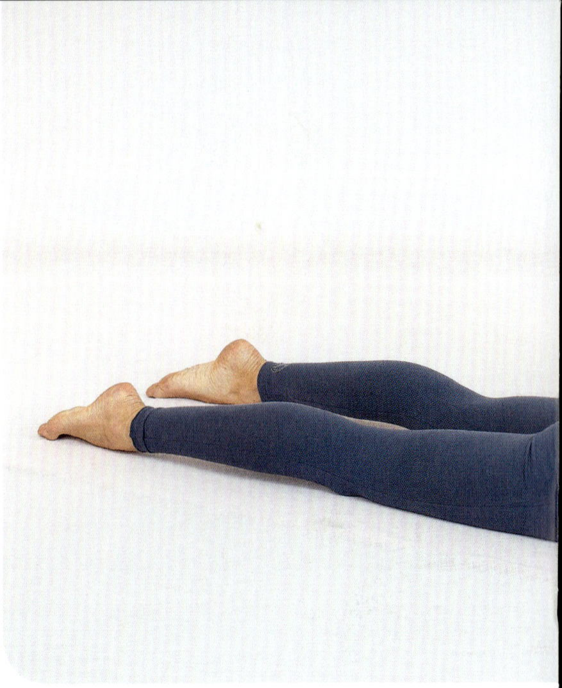

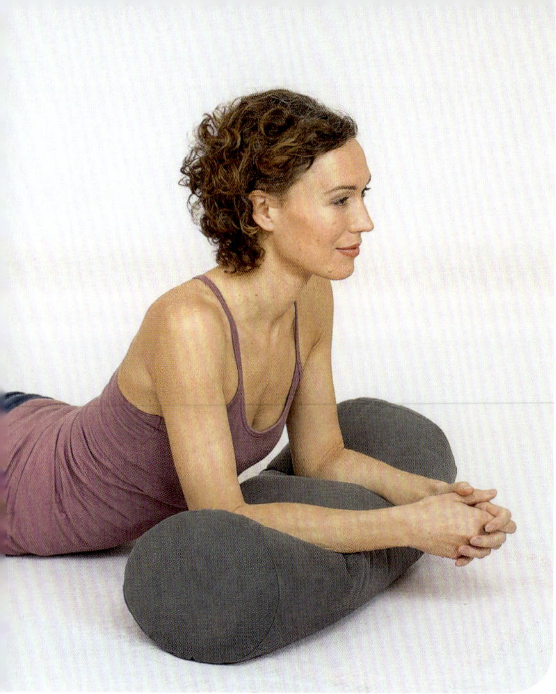

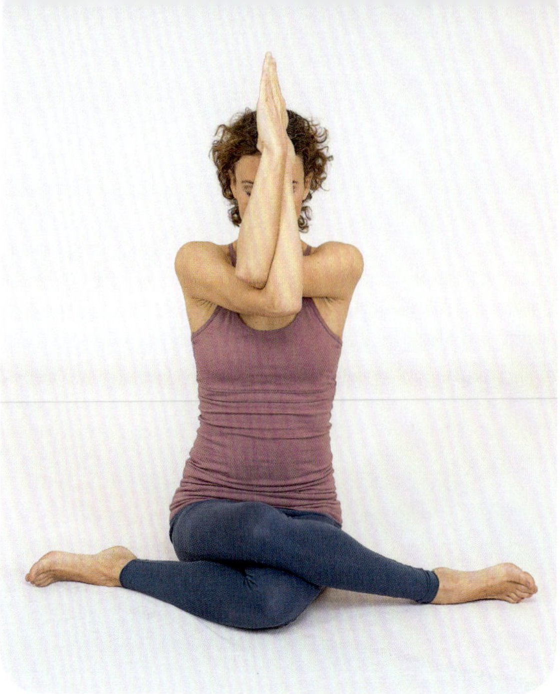

Vorwort

Die Praxis des Yoga hat sich stetig weiterentwickelt, doch im Grunde ist Yoga nichts anderes als die Kultivierung von Aufmerksamkeit. Welchen Dingen wir Aufmerksamkeit schenken und die Einstellung, mit der wir aufmerksam sind, haben einen großen Einfluss darauf, wie wir uns selbst und unser Dasein erleben. Beim Yoga konzentrieren wir uns sowohl auf die Form (unseren Körper und unser Gewebe) als auch auf das Formlose (unseren Atem, Energiekanäle und Bewusstseinszustände). Diese miteinander verbundenen Aspekte der Realität spielen ständig zusammen. Sie sind das Yin und Yang des Lebens und beim Yoga entwickeln wir diese beiden sich ergänzenden Pole unseres physischen und mentalen Bewusstseins und bringen sie ins Gleichgewicht. Die meisten von uns finden am ehesten Zugang zur Praxis, indem sie mit dem beginnen, was fassbar ist, nämlich dem Körper (Yang). Wenn sie dadurch weniger leicht ablenkbar und körperlich gesünder geworden sind, fangen die meisten Schüler irgendwann an, sich auch für die tiefer verborgenen Facetten zu interessieren. Diese kann man als die eher subtilen Yin-Aspekte der Realität bezeichnen. Diese Yin-Aspekte des Yoga kommen nur dann zum Vorschein, wenn wir auf entspannte und offene Art und Weise aufmerksam sind.

Wenn Schüler mit der Yoga-Praxis beginnen, vielleicht um Stress abzubauen oder um in Form zu kommen oder vielleicht auch nur, weil sie einen Freund begleiten, werden sie häufig dazu angeleitet, der Form der Asanas, die sie einzunehmen versuchen, den größten Teil ihrer Aufmerksamkeit zu schenken. Dies macht die Praxis sicher, und während wir die korrekten Haltungen erlernen, beginnen wir, größere Freude an unseren körperbasierten Erfahrungen zu haben, werden gesünder und empfinden größeres Vergnügen in den Positionen. Bei angemessener Anleitung beginnen diejenigen, die sich ernsthaft auf die Praxis einlassen, irgendwann damit, sich nicht nur für die äußere Form des Yoga zu interessieren, sondern auch für die innere Revolution, die Yoga bietet, oder – wie es Bernie gerne ausdrückt – sie kommen allmählich auf die Yin-Seite herüber. Und hier erschließen sich ihnen dann die tiefer gehenden Aspekte des Yoga.

Aufmerksam für die Veränderungen des Atems zu sein, das Auf und Ab der Empfindungen des physischen Körpers wahrzunehmen, den sich verändernden Gefühlslagen des emotionalen Körpers nachzuspüren, den Raum des Geistes und die Gedanken des mentalen Körpers zu erkennen – all dies sind Aspekte des Yoga. Diese Zusammenführung von Körper, Herz und Geist bringt einen gesundheitlichen Nutzen mit sich, der weit über größere Flexibilität und Kraft hinausgeht. Yoga führt uns zurück in unsere natürliche Ganzheitlichkeit, zum Gleichgewicht im Zusammenspiel unserer Yin- und Yang-Anteile.

Wenn wir Yin- oder ruhigere Anteile in unsere Yoga-Praxis aufnehmen, können wir uns den Weg zu körperlichem/emotionalem/

mentalem Gleichgewicht bahnen, indem wir eine Verbindung zwischen den weicheren, nachdenklicheren Daseinsformen und unseren so oft unabwendbaren Zwängen zu größerer Aktivität herstellen. Dies hilft uns dabei, jene zwanghaften Extreme in unserem Verhalten zu verringern, die dazu führen, dass wir an Gleichgewicht, Konzentration und Lebensfreude verlieren. Yang-Energie wird benötigt, um Vitalität in unsere Yin-Innenwelt zu bringen. Doch es sind die sanfteren Yin-Eigenschaften in unserem Inneren, die ein Gleichgewicht zu unserer Yang-Intensität bilden. Wenn Sie das Gefühl haben, dass Ihr Leben viel zu häufig nicht so verläuft, wie Sie es gerne hätten, dann kann der Weg zur Heilung darin bestehen, die uralte Kunst des intensiven Hinhörens zu erlernen und offen zu werden für die inneren, nicht begrifflichen, weicheren Anteile Ihrer Yin-Natur.

Wenn Yin Yoga auf angemessene Art und Weise unterrichtet wird, kann es uns diese Möglichkeit verleihen, in uns zu gehen und uns eine neue Orientierung zu geben. Außerdem wird es Auswirkungen auf Ihren physischen Körper haben, die Sie vielleicht überraschen werden. Es ist einfach und trotzdem oft eine Herausforderung. Es schenkt uns ausgiebige Perioden der Ruhe, in denen wir damit beginnen können, aufmerksam dafür zu werden, was genau in diesem Augenblick und genau hier tatsächlich geschieht. Es kann zu Einsichten führen, die uns dazu bewegen können, bedeutende Änderungen in unserem Leben vorzunehmen – oder die es uns ermöglichen zu akzeptieren, dass das, was gerade jetzt geschieht, ganz genau das ist, was auch gerade jetzt geschehen sollte. Und vielleicht stellen wir fest, dass wir offen werden und in Verbindung mit unseren wahrhaftigen Erfahrungen stehen, statt weiterhin Widerstand zu leisten und Opferhaltungen einzunehmen.

Für jeden, der von der Yoga-Praxis lernen und daraus Nutzen ziehen möchte, stellt dieses Buch einen unschätzbar wertvollen Ratgeber dar. Bernie ist seit vielen Jahren einer meiner Schüler und Freunde. Ich kenne ihn als nachdenklichen und engagierten Lehrer, der bereits vielen mit seinen Workshops, seiner Webseite und seinen Buchveröffentlichungen eine Hilfe war. In diesem Buch teilt er zu unserem Nutzen seine Praxiserfahrungen mit uns und möchte all denen Unterstützung bieten, die nach wahrer Gesundheit und Ganzheitlichkeit streben. Im vorliegenden Buch wird untersucht, wie uns Yin Yoga körperlich von Nutzen sein kann, und erläutert, auf welche Weise wir energetisch und auch im Hinblick auf Herz und Geist von Yin Yoga profitieren können. Die Praxis des Yin Yoga wird detailliert beschrieben und die unterschiedlichen Asanas werden uns auf verständliche Art nahegebracht, sodass wir sie umfassend erleben können. Und auch diejenigen, die sich für die Entstehung und Entwicklung des Yoga im Allgemeinen und des Yin Yoga im Besonderen interessieren, kommen nicht zu kurz.

Ich ermutige Sie von ganzem Herzen dazu, Ihr Inneres durch die Auseinandersetzung mit und die Praxis des Yin Yoga zu öffnen.

Sarah Powers,
New York, September 2011

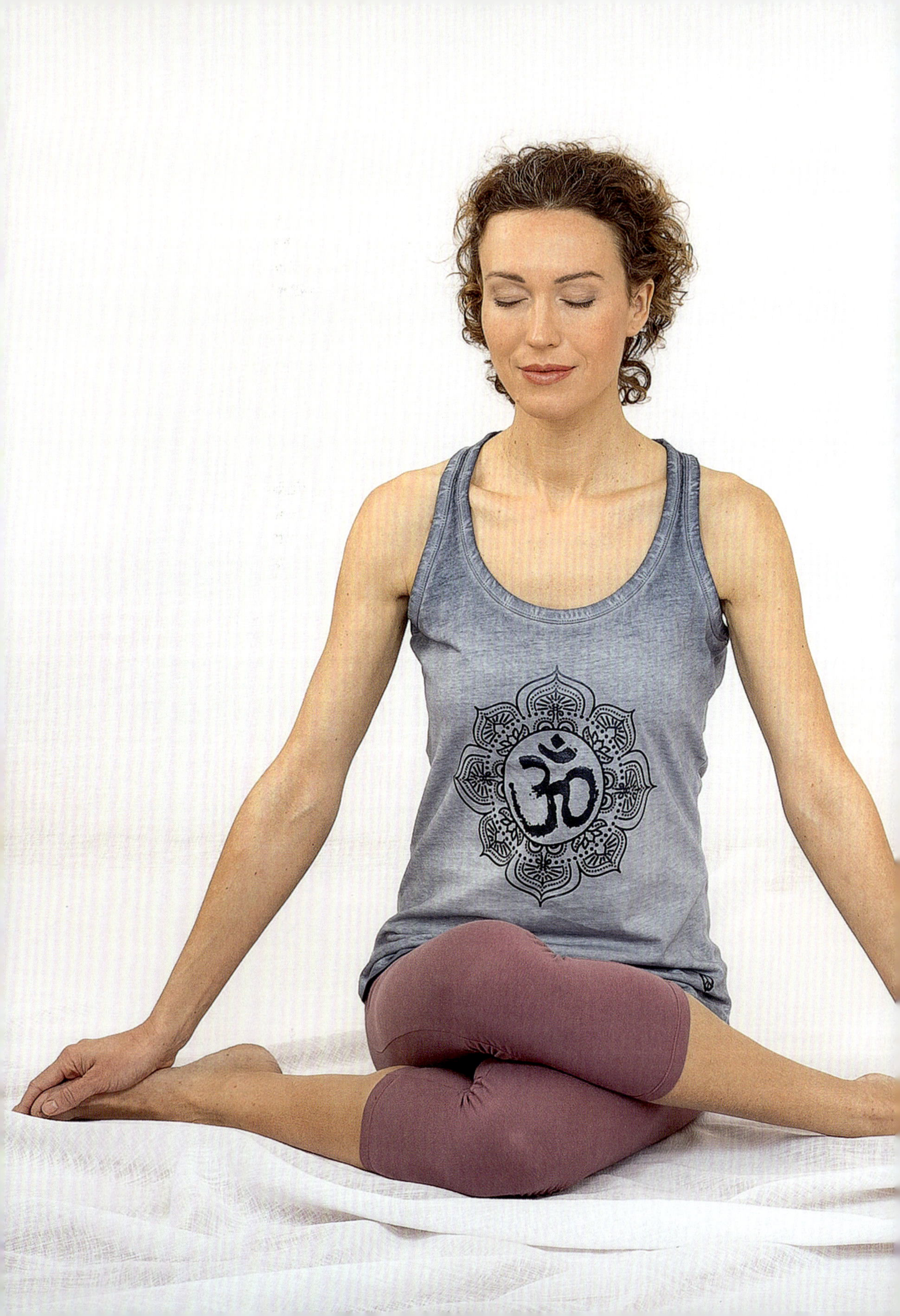

Yin Yoga
seine Essenz

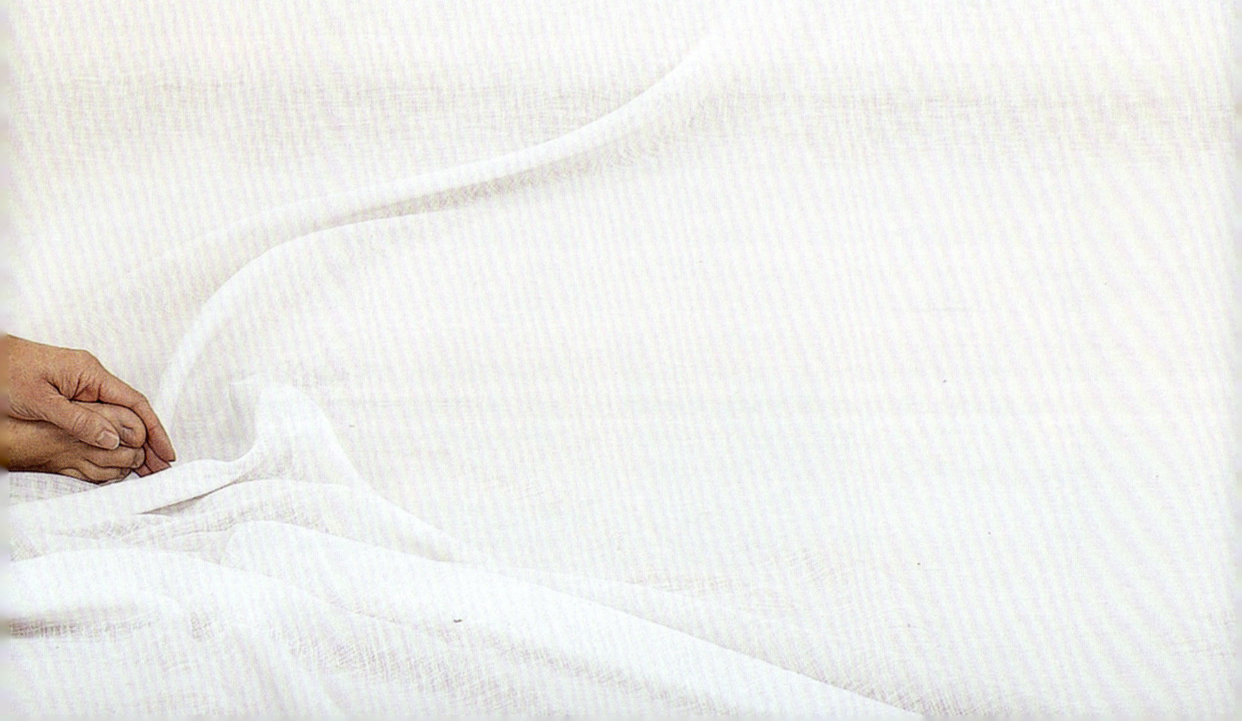

Die Grundlagen des Yin Yoga

»Es ist nicht unser Lebensziel, perfekt zu werden. Unser Ziel ist es, ganz zu werden.«

Das moderne Yoga hat seine Wurzeln tief im östlichen Mystizismus, wurde durch die Traditionen des Turnens und Ringens im 19. Jahrhundert bereichert und durch westliche Sensibilitäten geformt. Das Yoga, das heute in der westlichen Welt praktiziert wird, ist völlig einzigartig: Diese Art des Yoga hat in keinem Teil der Welt jemals zuvor existiert und heutzutage praktizieren wir westliches Yoga, um daraus einen Nutzen zu ziehen, der unseren Bedürfnissen in der westlichen Welt entspricht. Dieser Nutzen ist beachtlich und wird im Laufe dieses Buches noch genauer betrachtet. Doch auch wenn Sie schon seit einiger Zeit Yoga praktizieren, kennen Sie es unter Umständen nur zur Hälfte und konnten nur einen Teil des verfügbaren Nutzens daraus ziehen. Yin Yoga ist die andere Hälfte.

Bei den meisten Formen des heutigen Yoga handelt es sich um dynamische, aktive Praktiken, die dafür entwickelt wurden, nur mit einem Teil unseres Körpers zu arbeiten, nämlich der muskulären Hälfte, dem »Yang-Gewebe«. Yin Yoga ermöglicht es uns, mit der anderen Hälfte zu arbeiten, mit dem in tieferen Schichten verborgenen »Yin-Gewebe« unserer Bänder, Gelenke, unserer tiefen faszialen Netzwerke und sogar unserer Knochen. Alle Teile unseres Gewebes sind wichtig und bedürfen des Trainings, damit wir optimale Gesundheit und Vitalität erzielen.

Unsere Gelenke trainieren?! Ist das nicht gefährlich? Ja und nein. Es hängt davon ab, wie wir es tun. Wir können unsere Gelenke auf eine sichere Art und Weise trainieren, wenn wir dabei intelligent vorgehen. Tun wir es auf eine unsachgemäße Art und Weise, besteht dabei ganz eindeutig Verletzungsgefahr. Aber das gilt natürlich für jede Art des Trainings.

Wenn wir sagen, dass es sich bei Yin Yoga um die andere Hälfte handelt, die mit den tiefer liegenden Gewebeschichten des Körpers arbeitet, haben wir uns damit aber lediglich einen

Bitte beachten Sie!

Bei Yin Yoga, wie es in diesem Buch beschrieben wird, handelt es sich nicht um regeneratives Yoga. Wenn das Gewebe, mit dem Sie arbeiten möchten, auf irgendeine Weise geschädigt ist, dann geben Sie ihm bitte eine Chance, zu heilen, bevor Sie Ihre gewohnte Übungspraxis wiederaufnehmen.

ersten und kleinen Teil der ganzen Bedeutung von Yin Yoga erschlossen. Wir betrachten zunächst den Kern der zugrunde liegenden Prinzipien des Yin und des Yoga, um Klarheit zu erhalten, mit welcher Absicht man beginnt, Yoga zu praktizieren, um den Nutzen zu entdecken und die Methoden, die in die Yin Yoga-Praxis einfließen.

Es gibt viele Gründe, Yoga zu praktizieren. Einen optimalen Grad an physischer Gesundheit zu erzielen ist nur einer davon. Viele Menschen fühlen sich zum Yoga hingezogen, weil sie sich davon Hilfe beim Abbau der Auswirkungen von Stress in ihrem Leben versprechen. Andere möchten ihre Meditationspraktiken vertiefen oder ganz einfach bewusster durch ihr tägliches Leben gehen. Wie wir sehen werden, bietet Yoga im Allgemeinen und Yin Yoga im Besonderen einen physischen, mentalen, emotionalen, energetischen – und für manche Menschen auch einen spirituellen – Nutzen. Welchen Nutzen Sie ganz persönlich daraus ziehen, hängt wesentlich davon ab, mit welcher Absicht Sie Yoga praktizieren.

Wie Sie praktizieren, ist genauso wichtig, wie was Sie praktizieren. Das Leben hat eine Yin- und eine Yang-Komponente. Ebenso gibt es eine Yin- und eine Yang-Perspektive, aus der man Yoga praktizieren kann und die über die eigentlichen Bewegungen und Positionen, die man während einer Yoga-Session verwendet, hinausgeht. Yin ist nachgiebig, gewährend und nährend. Auch im Rahmen einer aktiven, schweißtreibenden Yang-Praxis können wir eine Yin-Sensibilität annehmen, die uns dabei unterstützt, einen wesentlich höheren Nutzen aus unserer Yoga-Praxis zu ziehen. Und auch im Rahmen eines aktiven Yang-Lebensstils können wir ein Yin-Bewusstsein und eine akzeptierende Haltung annehmen, die uns dabei helfen werden, in unserem Leben Zufriedenheit zu erlangen.

Yin Yoga kann die gleichen Ziele haben wie jede andere Yoga-Richtung. Was wir im Yin Yoga tun, wird anders sein, doch der größte Unterschied wird darin liegen, wie wir es tun. Im Grunde praktizieren wir Yoga immer, weil wir damit unsere ureigenen, besonderen Absichten verwirklichen möchten. Die Vorzüge des Yin Yoga-Stils zu kennen wird Ihnen dabei helfen, Klarheit über die Absichten zu gewinnen, die Sie mit der Praxis verbinden.

Manche empfinden diesen Yoga-Stil zu Beginn als ziemlich langweilig, passiv oder weich. Sie lernen allerdings schnell, dass er aufgrund der langen Dauer der Positionen eine ziemliche Herausforderung darstellen kann. Yin Yoga ist einfach, aber einfach bedeutet keineswegs leicht. Wir können die Positionen für eine beliebige Dauer zwischen 1 und 20 Minuten halten! Wenn Sie dies erleben, auch wenn es nur ein einziges Mal ist, wird Ihnen klar werden, dass Sie bislang nur einen Teil der Asana-Praxis ausgeführt haben.

Yin und Yang

Muster bestimmen unser Leben. Schauen Sie sich genau jetzt in Ihrer Nähe um und Sie werden die Muster erkennen, von denen Sie umgeben sind. Schauen Sie nach oben und Sie sehen Dinge, die groß sind. Schauen Sie nach unten und Sie sehen Dinge, die klein sind. Lauschen Sie und Sie hören Dinge in der Nähe und in der Ferne. Richten Sie Ihre Aufmerksamkeit nach innen und Sie können Ihre Nasenspitze oder den Scheitelpunkt Ihres Kopfes spüren. Nun spüren Sie vielleicht die Spitzen Ihrer Zehen. Oben, unten … nah, fern … das sind nur einige der Adjektive, die wir wählen können, um die Muster des Lebens, unserer Existenz, zu beschreiben. Alle Muster werden von Kontrasten geprägt. Das Muster eines Schachbretts ist durch den Kontrast von Dunkel und Hell geprägt. Wenn Sie über das Muster Ihres Lebens nachdenken, dann wurde es durch den Kontrast von guten und schlechten Zeiten geprägt. In den Augen der Daoisten entstehen Harmonie und Gesundheit unter Bedingungen, in denen sich die kontrastierenden Aspekte im Gleichgewicht befinden.

Gleichgewicht ist kein statischer Zustand. Denken Sie an die typische Darstellung einer alten Waage: zwei Teller, die von einem gemeinsam genutzten Seil gehalten werden, das von einem Punkt in der Mitte zwischen beiden ausgeht. Wenn zwei Objekte mit dem gleichen Gewicht auf die Waagschalen gelegt werden, kommt es zu einer leicht schwankenden Bewegung wie bei einem Pendel. Wenn eines der beiden Objekte zu schwer ist, verschieben sich die Waagschalen nach oben und unten und das Gleichgewicht geht verloren. Doch auch wenn sich beide Seiten auf gleicher Höhe befinden, gibt es immer noch eine leichte Schwingung um den Mittelpunkt herum. Dieses Ausbalancieren stellt die Rückkehr zu Ganzheitlichkeit und Gesundheit dar.

Die alten Chinesen bezeichneten diese Mitte als Rückkehr zum Dao. Das Dao ist die Ruhe im Zentrum aller Ereignisse und gleichzeitig der Weg, der zu dieser Mitte führt. Es gibt stets eine Mitte, auch wenn wir uns nicht immer dort befinden und diesen Zustand genießen können. Wenn wir die Mitte verlassen, nehmen wir Färbungen von Yin oder Yang an.

Yin und Yang sind relative Begriffe: Sie beschreiben die beiden Facetten des Daseins. Wie bei den beiden Seiten einer Münze kann Yin nicht ohne Yang existieren, ebenso wenig wie Yang ohne Yin. Sie ergänzen einander. Und weil unser Dasein niemals statisch ist, sind die Merkmale von Yin und Yang stets im Fluss, verändern sich ständig.

Die alten Chinesen stellten fest, dass jedem Ding oder Wesen die Eigenschaften von Yin oder Yang zu eigen sind. Die Begriffe existierten bereits im Konfuzianismus und in den frühesten daoistischen Schriften. Der Yin-Charakter bezeichnet die schattige Seite eines Hügels

Yin- und Yang-Zeichen

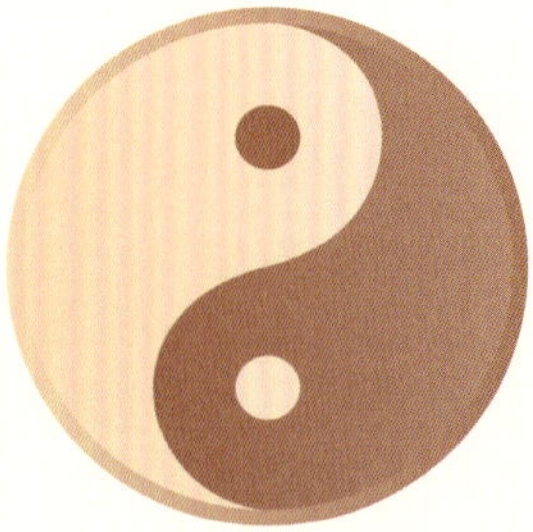

oder Flusses. Yang bezieht sich auf die sonnige Seite. Schatten kann nicht ohne Licht existieren und Licht ist nur dann Licht, wenn es im Kontrast zur Dunkelheit steht. Und hier erkennen wir, wie schon bei der frühesten Verwendung dieser Begriffe Muster Beachtung fanden.

Es gibt kein absolutes Yin oder absolutes Yang. Es wird immer ein Kontext benötigt: Im Kontext des Lichtes definieren Dunkelheit und Helligkeit Yin und Yang. In diversen anderen Kontexten bezeichnet Yin das, was relativ betrachtet dichter, schwerer, kleiner, versteckter, nachgiebiger, weiblicher, mysteriöser und passiver ist. Yang bezeichnet die gegenteiligen Bedingungen – das, was weniger dicht, heller, größer, offensichtlicher oder oberflächlicher, männlicher und dynamischer ist. Die Tabelle zeigt eine vollständigere Liste der Vergleiche. Die Anzahl der relativen Kontexte, in denen Yin und Yang verwendet werden können, ist unendlich.

Eigenschaften von Yin und Yang

YIN	YANG
dunkel	hell
kalt	warm
passiv	aktiv
innen	außen
solide	hohl
langsam	schnell
dämmrig	leuchtend
hinunterstrebend	aufstrebend
Substanz	Funktion
Wasser	Feuer
Materie	Energie
mysteriös	offensichtlich
weiblich	männlich
Mond	Sonne
Nacht	Tag
Erde	Himmel
gerade	ungerade
Drache	Tiger
plastisch	elastisch

Schauen Sie sich noch einmal das Symbol für Yin und Yang zu Beginn dieses Abschnitts an. Erkennen Sie den weißen Punkt inmitten des dunklen Paisley-Musters? Sogar innerhalb der Dunkelheit des Yin finden wir die Helligkeit des Yang – und umgekehrt. Im Kontext der Temperatur sagen wir, dass Yang wärmer und Yin kühler ist. Doch heißes Wasser ist Yin verglichen mit kochendem Wasser, das Yang ist. Und auf der anderen Seite ist kaltes Wasser Yang im Vergleich zu Eis, das Yin ist.

In unserer Yoga-Praxis gibt es sehr aktive Asana-Übungen, die wir als Yang bezeichnen könnten. Doch sogar innerhalb dieser Yang-Praktiken finden wir Yin-Aspekte, wie, um nur ein Beispiel zu nennen, die bewusste Beobachtung unseres Atems während eines kraftvollen Vinyasa-Flows.

Yin wird zu Yang

Ebenso, wie wir Yin-Elemente in Yang-Aspekten erkennen können, können wir auch beobachten, wie Yin zu Yang wird und Yang sich in Yin verwandelt. Diese Übergänge können langsam und subtil vor sich gehen, können aber auch vernichtend schnell passieren. Die Jahreszeiten ziehen gemächlich vorbei und verändern sich kaum merklich. Das Yang von Frühling und Sommer verwandelt sich Tag für Tag in das Yin von Herbst und Winter. Es ist trotz astronomischer Messungen nicht möglich, den exakten Moment zu benennen, in dem eine Jahreszeit die andere ablöst. Der Übergang kann sich allerdings auch rasch vollziehen: Das Auge des Orkans bringt schnell Ruhe, zieht aber auch genauso schnell weiter – und dann schlägt die andere Seite des Sturms zu.

Im Laufe unseres eigenen Lebens erleben wir oft sowohl die langsamen als auch die schnellen Verwandlungen von Yin in Yang und von Yang in Yin. Wir wachen morgens auf und aus Yin wird Yang. Manchmal vollzieht sich dieses Aufwachen langsam und gemächlich. Das ist dann ein sanfter Übergang. Manchmal erwachen wir ganz plötzlich und hüpfen sofort aus dem Bett, weil wir verschlafen haben. Wenn wir über viele Wochen oder Monate hinweg kontinuierlich viele Stunden am Tag arbeiten (ein Lebensstil, der äußerst Yang ist), kann es sein, dass unser Körper versucht, das Gleichgewicht wiederherzustellen, indem er uns zu krank zum Arbeiten macht (ein Lebensstil, der sehr Yin ist) –, oder er schenkt uns vielleicht eine heftige Migräne, um uns auszubremsen. Yang verwandelt sich schnell in Yin.

Yin kontrolliert Yang

Dieses letzte Beispiel lässt uns erkennen, dass das Universum versucht, ein Gleichgewicht wiederherzustellen, wenn wir zu lange in einer Situation der Unausgeglichenheit verharren. Es zwingt uns auf die andere Seite: Unsere Gesundheit kann leiden und unser Leben kann sich verändern. Wenn wir nicht darauf achten, Yin und Yang im Gleichgewicht zu halten, kann dieser Übergang vernichtend sein. Bei der ausgleichenden Kraft, die auf uns einwirkt, könnte es sich um einen Herzinfarkt handeln. Die Ungleichgewichte werden oft als Überfluss oder als Mangel wahrgenommen. Wir können an einem Überfluss oder einem Mangel von sowohl Yin als auch Yang leiden. Die Heilung besteht darin, die gegenläufige Energie einzusetzen, um das Ungleichgewicht unter Kontrolle zu bringen.

In der östlichen Welt, unter Yogis aus Indien und Daoisten aus China, ist die Notwendigkeit des Gleichgewichts ein wohlbekanntes und verinnerlichtes Konzept. Die Yogis verwenden sogar ähnliche Bezeichnungen für Yin und Yang, nämlich Tha und Ha, die gemeinsam den Begriff Hatha bilden, der einer bekannten Schule des Yoga ihren Namen verleiht. Und auch wenn wir im Westen die Begriffe Yin und Yang traditionell nicht verwenden, haben auch hier bereits zahlreiche kluge Beobachter unserer Seelenlandschaft erkannt, wie notwendig es ist, dass wir den Gegensätzen unserer Natur Aufmerksamkeit schenken und diese ins Gleichgewicht bringen. Der bekannte Psychologe C.G. Jung erkannte seine dunkle Seite, die er »den Schatten« nannte, und er fand heraus, dass diese unterdrückten, dunklen Energien das Leben eines Menschen zerstören können, wenn man sich nicht um sie kümmert. Die gegensätzlichen Kräfte in unserem Inneren erschaffen eine dynamische Spannung, die zur Zerstörung oder zu erstaunlicher Kreativität führen kann. Jungs Auffassung zufolge sollten wir mit diesen gegensätzlichen Energien arbeiten, indem wir sie integrieren oder differenzieren. Er und seine Schüler entwickelten zahlreiche Hilfsmittel, um diese Integration auszuführen. Die Arbeit mit dem Schatten kann unter anderem über aktive Imaginationen oder Rituale geschehen, die beiden Energieströmungen in unserem Inneren gerecht werden.

Beachten Sie die Unterschiede und Ähnlichkeiten zwischen der weiter vorne stehenden Tabelle mit den Merkmalen von Yin und Yang und der Tabelle Spirituell/Praktisch, die dem Buch »Owning Your Own Shadows« von Robert Johnson, einem bekannten Jungianer, entnommen ist. Hier führt uns Johnson die zahlreichen gegensätzlichen Werte vor Augen, die uns in den westlichen Kulturen vorgehalten werden. Die eine Seite zeigt, was religiöse oder spirituelle Glaubensgrundsätze von uns verlangen, und auf der anderen sind jene Merkmale aufgelistet, die wir benötigen, um in unserem weltlichen Dasein, in der Geschäftswelt, zu überleben und erfolgreich zu sein. Beachten Sie die Yin-Eigenschaften und die gegensätzlichen Yang-Energien. Wie gut es uns gelingt, die gegensätzlichen Energien des Sonntagvormittags und der restlichen Woche miteinander auszusöhnen, ist entscheidend dafür, ob wir einen Zusammenbruch erleiden oder einen Durchbruch erzielen bzw. eine Offenbarung haben. Letzteres ist nur dann möglich, wenn wir die dafür nötige Arbeit leisten, wenn wir unser Yoga praktizieren, mit westlichen oder östlichen Techniken.

YIN- und YANG-Energien

YIN SPIRITUELL	YANG PRAKTISCH
verlieren	gewinnen
Verbindlichkeiten	Einkommen
fasten	essen
Passivität	Aktivität
geben	verdienen
Armut	Besitz
Ruhe	Aktivität
Enthaltsamkeit	Sex
Beobachtung	Entschiedenheit
Gehorsam	Freiheit
Pflicht	Wahlfreiheit
Ekstase	Nüchternheit
Vision	Fokus
Weniger ist mehr	Je mehr, desto besser

Im Westen ist ein wirkliches Verständnis von Yin und Yang unüblich. Wir denken nicht in diesen Begriffen und unsere Lebensstile sind selten darauf ausgerichtet, das notwendige Gleichgewicht zu erzielen. Wir suchen nur dann danach, wenn das Universum uns zwingt, darauf zu achten, wenn wir den Zusammenbruch erleiden, der dadurch entsteht, dass wir unsere dunkle Seite ignorieren. Erst wenn wir erschöpft oder krank sind, nehmen wir uns eine Auszeit. Erst wenn wir unsere Körper verletzen, lassen wir es langsamer angehen und suchen nach sanfteren Trainingsmethoden. Wir können nur eine gewisse Zeit lang Yang-dominiert sein, bevor wir zusammenbrechen. Wir können nur eine gewisse Zeit lang Yin-dominiert sein, bevor wir stagnieren.

Yin-Gewebe und Yang-Gewebe

Wie bereits erwähnt sind Yin und Yang relative Begriffe, die einen Kontext benötigen, um korrekt angewendet werden zu können. Sie können als Adjektive verwendet werden, werden jedoch häufig als Substantive gebraucht. Innerhalb unseres Körpers können wir die Kontexte von Position und Dichte verwenden und unsere Muskeln, unser Blut und unsere Haut als Yang-Gewebe betrachten, während es sich bei den Bändern, Knochen und Gelenken um Yin-Gewebe handelt. Man kann auch die Kontexte der Flexibilität oder der Wärme einsetzen: Muskeln sind elastisch, während Knochen plastisch sind. Elastische Materialien kehren zu ihrer ursprünglichen Form zurück, wenn die Beanspruchung endet, während plastische Materialien die neue Form dauerhaft beibehalten. Muskeln werden schnell warm, während Bänder in der Regel kühl bleiben.

Im Yoga zielen Yang-Stile im Allgemeinen auf die Muskeln ab und setzen rhythmische, sich wiederholende Bewegungen ein, um die Fasern und Zellen der Muskeln zu beanspruchen. Da sie elastisch und feucht sind, schätzen die Muskeln diese Art von Training und sprechen gut darauf an. Im Gegensatz dazu würde Yin-Gewebe, das trockener und viel weniger elastisch ist, möglicherweise durch diese Art der Beanspruchung geschädigt. Stattdessen schätzt und benötigt unser eher plastisches Gewebe sanfteren Druck, der über eine längere Zeitspanne hinweg anhält, um stimuliert und gekräftigt zu werden. Das ist auch der Grund dafür, warum Zahnspangen über eine lange Zeit bei angemessenem (aber nicht immer angenehmem) Druck getragen werden müssen, um den Kieferknochen eine neue Form zu geben.

Unsere Gelenke können als Raum zwischen den Knochen betrachtet werden, in dem Bewegung möglich ist. Die Gelenke werden durch Bänder, Muskeln und Sehnen stabilisiert, die die Knochen miteinander verbinden. Im Allgemeinen ist es eine der Aufgaben der Muskeln, das Gelenk zu schützen. Wird das Gelenk zu stark beansprucht, wird zunächst der Muskel reißen, dann die Bänder – und erst ganz zum Schluss kann auch das Gelenk selbst geschädigt werden. Vor diesem Hintergrund wurde Yang Yoga so entwickelt, dass es die Gelenke nicht beansprucht. Daher wird in der Yang-Praxis so viel Wert darauf gelegt, den Körper in die richtige Haltung zu bringen und die Muskeln korrekt anzusteuern, bevor man die Positionen der Asanas einnimmt. Yin Yoga wurde hingegen speziell dafür entwickelt, die Bänder zu trainieren und Raum und Kraft in den Gelenken zurückzugewinnen.

Ein Beispiel kann hier hilfreich sein, die unterschiedlichen Rollen der Muskeln und Bänder zu erklären. Legen Sie Ihren rechten Zeigefinger in Ihre linke Hand. Strecken Sie den Finger, spannen Sie die Muskeln fest an und versuchen Sie, mit Ihrer linken Hand den Finger nach oben zu drücken. Bemerken Sie, dass er sich kaum bewegt? Es ist die Aufgabe der Muskeln, die Knochen miteinander zu verbinden und den Bewegungsradius des Gelenks zu begrenzen. Entspannen Sie den Finger nun vollständig. Schütteln Sie ihn einen Moment aus. Anschließend versuchen Sie, den Finger nach oben zu drücken, während die Muskeln passiv bleiben. Sehen Sie den Unterschied? Der entspannte Finger kann um 90 Grad oder sogar noch weiter bewegt werden. Wenn die Muskeln entspannt sind, geht die Beanspruchung auf die Bänder über, die das Gelenk zusammenbinden.

Stabilität und Beweglichkeit

Erinnern Sie sich an den weißen Punkt inmitten des Paisley-Musters des Yin-und-Yang-Symbols? Im Yang ist Yin und umgekehrt. Und das gilt auch für unser Gewebe. Betrachten Sie den Muskel, den wir soeben als Yang-Gewebe definiert haben. Auch hier finden wir Yin inmitten von Yang: 30 % dessen, was wir als Muskel bezeichnen, sind in Wirklichkeit Faszien. Wie wir noch sehen werden, sind innerhalb unserer Muskeln die Faszien entscheidend für den Bewegungsradius des Muskels, während die Muskelzellen verantwortlich für seine Kraft sind. Yang Yoga eignet sich hervorragend dafür, das Yang-Attribut der Kraft in unseren Muskeln zu entwickeln, aber – und das mag vielleicht überraschen – es sind die Yin-Anteile unserer Praxis, das Halten der Position, die entscheidend für die Länge sind.

Innerhalb unseres Yin-Gewebes finden sich auch Yang-Elemente. In unseren Faszien und Bändern, die vorwiegend Yin sind, existieren ebenso kontrahierende Fasern wie in unseren Muskeln. Des Weiteren befinden sich in unserem Yin-Gewebe auch elastische Fasern, die man als Elastin bezeichnet. Es gibt also folglich hier auch Yang im Yin: Unser Bindegewebe kann kontrahieren und sich verkürzen.

Physiologisch betrachtet steigern wir durch unsere Yoga-Praxis Stabilität und Beweglichkeit. Wenn wir den Alterungsprozess betrachten, der bei jedem von uns unweigerlich einsetzt, auch wenn er im Einzelfall schneller oder langsamer voranschreitet, dann erkennen wir, dass wir zu Beginn unseres Lebens ganz Yang sind: Wir verfügen über das höchste Ausmaß an Beweglichkeit, das wir jemals haben werden, haben jedoch keinerlei Stabilität. Neugeborene müssen sehr vorsichtig behandelt werden, da sie keine interne Stabilität haben. Anschließend beginnen wir, steifer und mehr Yin zu werden. Wir gewinnen an Stabilität, während wir altern. Solange wir jung sind, müssen wir nicht daran arbeiten, mehr Beweglichkeit zu erzielen. Stattdessen müssen wir unsere Muskeln trainieren, um kräftiger zu werden. Dies ist eine Yang-Phase des Lebens und daher benötigen wir Formen des Trainings, die Yang sind. Irgendwann im Lebensalter zwischen Mitte zwanzig und Mitte dreißig erreichen wir das optimale Gleichgewicht zwischen Yin und Yang, zwischen Beweglichkeit und Stabilität. Doch der Alterungsprozess schreitet unaufhaltsam voran: Während wir altern, werden wir zunehmend Yin, bis wir ganz am Ende komplett steif werden, wenn in unserem Leichnam der Rigor mortis einsetzt. Während wir altern und zunehmend Yin werden, benötigen wir eine Yin-Form des Trainings, um unsere Beweglichkeit zu erhalten.

Die Trainingslehre

Alle Formen des Trainings haben zwei Merkmale gemeinsam:

- Zunächst muss das Gewebe beansprucht werden
- und anschließend müssen wir das Gewebe ausruhen lassen.

Yang-Gewebe entwickelt sich besser, wenn es auf eine Yang-Art beansprucht wird, und Yin-Gewebe nimmt eine günstigere Entwicklung, wenn die Beanspruchung Yin ist. Der Begriff der Beanspruchung, Stress, ist in unserer Kultur sehr negativ belegt, da wir dem Teil des Ausruhens in der Gleichung keine Beachtung schenken. Allerdings ist für unser Leben keine oder wenig Beanspruchung genauso schädlich wie zu viel Stress. Wir müssen den Körper beanspruchen und wir müssen ihn ausruhen lassen. Es gibt auch hier ein gesundes Gleichgewicht zwischen Yin und Yang. Eine Sache im Übermaß ist nie gesund.

Yang-Training zielt auf das Yang-Gewebe ab: die Muskeln. Muskeln lieben es, wenn sie rhythmisch und repetitiv bewegt werden. Das Halten der Positionen ist stets von kurzer Dauer. Kurz bedeutet in diesem Zusammenhang für die Dauer von fünf bis acht Atemzügen bis zu maximal ein oder zwei Minuten. Die Muskeln sind elastisch und vertragen diese Art von Training gut. Wendet man jedoch ein Yang-Training auf Yin-Gewebe an, dann kann man es schädigen. Das plastischere Yin-Gewebe benötigt eine sanftere, aber anhaltendere Beanspruchung. Stellen Sie sich vor, dass Sie Ihre Kreditkarte jeden Morgen 108-mal vor- und zurückbiegen, immer und immer wieder. Sie müssten diese Prozedur nicht viele Tage hindurch anwenden, bevor die Kreditkarte in der Mitte durchbricht. Die Kreditkarte ist plastisch, genau wie unsere Bänder. Wenn man Bänder immer wieder rhythmisch beugt, so wie es einige Schüler tun, wenn sie sich aus dem Stand nach hinten in das Yoga-Rad fallen lassen oder aus der Position Heraufschauender Hund in die Position Herabschauender Hund wechseln, können damit im Laufe der Zeit die Bänder ebenso geschädigt werden, wie die Kreditkarte beschädigt wurde.

Vorsicht

Die Warnung lautet hier also: Wenden Sie keine Techniken des Yang-Trainings auf Yin-Gewebe an!

Auch wenn man Yang-Gewebe mit Yin-Übungen trainiert, kann dies schädigend sein. Wird ein Muskel über einen längeren Zeitraum hinweg kontrahiert gehalten, bezeichnet man dies als Krampf und er kann dadurch beschädigt werden.

Ist es besser, Muskeln anzuspannen (Yang) oder sie zu entspannen (Yin)? Das hängt von Ihren Absichten ab. Wir spannen unsere Muskeln an, um unsere Gelenke zu schützen. Wir entspannen unsere Muskeln, damit wir unsere Gelenke trainieren können. Welche Absicht verfolgen Sie mit der Position, die Sie ausführen?

Vielen Fachkräften im Gesundheitswesen jagt der Gedanke daran, Gelenke zu trainieren, kalte Schauer über den Rücken. Sie gehen fälschlich davon aus, dass jede Art von Training Yang-Training ist. Trotz dieser Vorbehalte ist es jedoch möglich, Bänder, Knochen und Gelenke auf Yin-Art zu trainieren. Tatsächlich ist dies sogar notwendig.

Doch da es sich hier um Yin-Gewebe handelt, muss es auch auf Yin-Art trainiert werden. Und bitte denken Sie immer an den wichtigen zweiten Teil der Gleichung: Ausruhen ist unerlässlich! Zahlreiche Forschungsarbeiten belegen die Bedeutung von Beanspruchung und Ruhe, auch über die reine Entwicklung von physischer Kraft hinaus. Es würde jedoch den Rahmen dieses Buches sprengen, hierauf noch näher einzugehen.

Dehnung kontra Beanspruchung

Es erscheint notwendig, an dieser Stelle ein Begriffspaar näher zu betrachten, das von zahlreichen Yogalehren recht ungenau definiert wird: Beanspruchung und Dehnung. Hierbei handelt es sich nicht um Synonyme. Technisch betrachtet handelt es sich um Beanspruchung bzw. Stress, wenn wir unser Gewebe anspannen, während die Dehnung eine Verlängerung und das Ergebnis dieser Beanspruchung darstellt. Wir sprechen oft davon, dass wir unsere Muskeln dehnen, doch genau ausgedrückt beanspruchen wir unsere Muskeln bzw. setzen sie unter Stress, um eine Dehnung zu erzielen. Eine Beanspruchung wird jedoch nicht in allen Fällen von einer Dehnung begleitet, somit handelt es sich also nicht um zwei identische Phänomene. Im Rahmen von isometrischen Übungen beanspruchen wir z. B. zwar die Muskeln, ihre Länge verändert sich jedoch dadurch nicht.

Wir können, insbesondere beim Yin Yoga, auch Bänder beanspruchen, doch da diese plastischer und weniger elastisch sind als Muskeln, ist es weniger wahrscheinlich, dass diese Beanspruchung zu einer Dehnung führt. Es kann vielleicht zu einer leichten Dehnung eines Bandes kommen, aber im Allgemeinen ist es nicht wünschenswert, Sehnen und Bänder um mehr als 4–10 % zu dehnen, da sonst das Risiko einer Schädigung besteht. Es ist nicht das Ziel von Yin Yoga, Bänder oder Gelenkkapseln zu dehnen. Ziel ist vielmehr, diese zu beanspruchen. Mit der Zeit kann das Gewebe länger, dicker und kräftiger werden, doch wir streben im Rahmen einer Yin Yoga-Session nicht danach, diese speziellen Gewebearten zu verlängern. Oder anders ausgedrückt: Der Schlüssel zum Yin Yoga ist Beanspruchung, nicht Dehnung.

Immer, wenn in diesem Buch der Begriff Dehnung verwendet wird, ist damit entweder eine Verlängerung von Gewebe gemeint (zum Beispiel die Dehnung eines Muskels, um ihn zu verlängern) oder der Ausdruck wird verwendet, um zu erläutern, dass eine Beanspruchung mit der Absicht eingesetzt wird, das Gewebe zu verlängern – auch wenn es dann nicht tatsächlich zu einer Verlängerung kommt. Wenn wir nicht die Absicht haben, das Gewebe zu verlängern – und dies ist beim Yin Yoga meistens der Fall –, dann wird der Begriff Dehnung auch nicht verwendet, sondern wir bleiben bei dem Ausdruck Beanspruchung.

Ursprünge des Yin Yoga

Ein Siegel, das bei der Ausgrabung von Mohenjo-Daro entdeckt wurde – einer der größten Städte der antiken Harappa-Kultur, die ihre Blütezeit vor mehr als 4000 Jahren erlebte –, stellt einen Yogi dar, der in einer Meditationspose dasitzt – und zwar in einer Yin Yoga-Pose.

Bei Hatha Yoga, jener Form des Yoga, die heute in der westlichen Welt am häufigsten praktiziert wird, handelt es sich um eine physische Praxis. Hatha Yoga entstand im 10. Jahrhundert n. Chr. Und hatte den Zweck, den Körper auf die weiter fortgeschrittenen Yogapraktiken der Meditation und der Erkenntnis vorzubereiten. Der Ursprung des Hatha Yoga geht auf den vorhergehenden Tantra-Stil zurück, der wiederum seine Wurzeln im klassischen Yoga hatte, wie es vor etwa 2000 Jahren praktiziert wurde.

Es gab niemals das eine Yoga, aus dem sich alle anderen Formen entwickelt haben. Demnach gibt es auch nicht den einen Yoga-Stammbaum, den man aufmalen könnte, um die Zusammenhänge zwischen all den unterschiedlichen Arten und Ausdrucksformen des Yoga über die Jahrtausende hinweg zu erklären. Stattdessen müsste man einen ganzen Wald voller Yoga-Stammbäume zeichnen, um dessen ganze und vielseitige Historie im vollen Umfang erfassen zu können. Wir wissen heute, dass Hatha Yoga als spezifische Praxis nicht Tausende von Jahren alt ist. Es hat aber durchaus Wurzeln, die so weit zurückreichen. Und es ist bekannt, dass sich bereits in antiken Formen des Yoga einige fundamentale physische Praktiken fanden, wie etwa das Sitzen in einer meditativen Pose, wie auf dem oben erwähnten Siegel dargestellt.

Über einen langen Zeitraum hinweg zu sitzen ist eine Yin-Form des Trainings. Falls Sie schon jemals versucht haben, auch nur eine Stunde am Stück zu sitzen, dann wissen Sie, dass dies nicht einfach ist. Tagtäglich Stunde um Stunde sitzen zu können erfordert ein besonderes Training von Körper und Geist. Es erfordert eine kräftige Rückenmuskulatur, eine korrekte Haltung, geöffnete Hüften und einen konzentrierten Geist. Und obwohl keine Texte aus der Zeit vor 2000 Jahren oder davor überliefert sind, die uns erläutern könnten, wie diese Meditierenden der Antike ihre Körper auf diese Belastungen vorbereitet haben, können wir doch sicher davon ausgehen, dass irgendeine Art von Vorbereitung stattgefunden haben muss. Und eine der besten Arten, sich auf eine Yoga-Position vorzubereiten, ist es, genau diese Position einzunehmen! Einer der besten Wege, sich auf das Sitzen vorzubereiten ist es zu sitzen. Und über eine lange Zeit hinweg ruhig dazusitzen, ist eine Yin-Praktik. Man kann spekulieren, dass die meisten – wenn nicht sämtliche – der frühesten Asana-Praktiken Yin-Charakter hatten. Allerdings ist es nicht dabei geblieben.

Nur wenige Texte, die beschreiben, wie Hatha Yoga vom 10. bis zum 18. Jahrhundert gelehrt wurde, haben die Jahrhunderte überdauert: die Hathayogapradipika, die Gheranda Samhita, die Shiva Samhita und ein paar andere. Außerdem wurde keine dieser alten Schriften verfasst, um ausschließlich gelesen zu werden. In allen Fällen war die Anleitung eines Gurus für ein wirkliches Verständnis notwendig. Bei den Büchern handelte es sich eher um Notizen – stichwortartige Aufzeichnungen der wahren Lehre. Große Teile des wahren Wissens wurden absichtlich unter Verschluss gehalten. Erst wenn der Lehrer der Meinung war, dass der Schüler dafür bereit sei, wurde ihm das Wissen enthüllt. Allein dadurch, dass wir heute diese alten Texte lesen, erschließt sich uns also nicht, wie Yoga physisch praktiziert wurde. Wie oben bereits erwähnt wissen wir allerdings, dass es der Sinn der physischen Praxis war, den Schüler auf die tiefer gehende Praxis der Meditation vorzubereiten.

In den frühesten geistlichen Schriften Indiens, den Veden, wird Yoga nicht als ein Pfad zur Befreiung beschrieben und die Asana-Praxis wird überhaupt nicht erwähnt. Stattdessen bezeichnete Yoga, neben seinen zahlreichen anderen Wortbedeutungen, Disziplin – und das Wort, das Asana am nächsten kam, war Asundi. Damit bezeichnete man den Block, auf dem man zum Meditieren Platz nahm. Als dann ca. 200 v. Chr. das Yogasutra zusammengestellt wurde, das in der Mythologie dem Weisen Patanjali zugeschrieben wird, wurde Yoga als eine psycho-spirituelle Praxis definiert, die die ultimative Befreiung zum Ziel hatte. Asana war allerdings immer noch ein sehr unbedeutender Aspekt dieser Praxis. Im Yogasutra wird der Ausdruck Asana in allen 196 Aphorismen lediglich zweimal erwähnt. Und alles, was über das Asana gesagt wird, ist, dass es sthira und sukhaur sein sollte, stabil und bequem. Dies sind im Vergleich zu den Asanas, die heute in Yogasessions praktiziert werden, natürlich charakteristische Yin-Eigenschaften. Wenn wir ruhig sind und der Geist nicht von körperlichen Befindlichkeiten abgelenkt wird, kann meditative Versenkung entstehen.

Die Idee hinter der Praxis des Yoga ist es, sich in einen meditativen Zustand zu versenken, aus dem Erkenntnis oder Befreiung erwachsen können. In den unterschiedlichen Yoga-Schulen soll dies mit unterschiedlichen Techniken erreicht werden. Einige dieser Schulen sind sogar der Auffassung, dass ein Mensch keine Befreiung erfahren kann, solange er sich noch in einem Körper befindet. In diesen frühen dualistischen Schulen wird das Ziel verfolgt, den Körper so schnell wie möglich zu verlassen. Dies muss jedoch auf die richtige Art und Weise geschehen. Andere Schulen wiederum wiesen diesen Ansatz zurück und waren der Meinung, dass wir nur dann meditieren und Yoga praktizieren können, wenn wir in unserem Körper sind – und dass wir diesen daher gut behandeln müssen. Der Körper muss gesund sein. Der Schwerpunkt der Hatha-Yoga-Schulen lag darauf, einen kräftigen, gesunden Körper aufzubauen, der es dem Yogi gestattete, jeden Tag viele Stunden lang zu meditieren. Im Hatha Yoga erlangte die Asana-Praxis somit eine neue, größere Bedeutung. Dennoch war es immer noch das ultimative Ziel, viele Stunden lang bequem und stabil sitzen zu können.

Die Hathayogapradipika wurde um das Jahr 1350 n. Chr. von Swami Swatmarana verfasst. Sie ist nahezu doppelt so umfangreich wie das Yogasutra und wurde seit ihrem Erscheinen vielfach kommentiert. Sie ist eines der ältesten noch existierenden Dokumente, das uns eine Beschreibung des Hatha Yoga liefert. Verglichen mit den heutigen Methoden ist allerdings auch in diesem Dokument wenig Asana-Praxis enthalten. Es werden lediglich 15 Asanas aufgeführt und bei acht davon handelt es sich um Positionen im Sitzen. Darüber hinaus beschreibt die Hathayogapradipika noch weitere Positionen, die für die Mudra-Arbeit oder Pranayama verwendet werden, doch diese werden nicht spezifisch als Asanas aufgeführt. Die in der Schrift erwähnten Asanas haben einen starken Yin-Charakter. Viele der anderen aufgeführten Positionen sind allerdings eindeutig Yang. So wird zum Beispiel der Pfau (Mayurasana) empfohlen. Und wer einmal gesehen hat, wie diese Position ausgeführt wird, weiß, dass sie weder entspannend noch Yin ist. Außerdem erfahren wir, dass eine der 15 Positionen den anderen übergeordnet ist: Hat man erst einmal die Siddhasana gemeistert, dann sind alle anderen Positionen überflüssig. Und diese Siddhasana ist nichts anderes als eine einfache Sitzposition mit Yin-Charakter.

Laut der Hathayogapradipika hat der Gott Shiva dem Hatha-Yoga-Weisen Matsyendra 84 Asanas beigebracht. In anderen Mythen ist die Rede von 84 000 oder gar 840 000 Asanas. Wie dem auch sei, in der Pradipika werden nur 15 aufgeführt. Und zu den Asanas wird gesagt, dass diese ausgeführt werden sollten, um eine stabile Haltung, Gesundheit und Leichtigkeit des Körpers zu erlangen. In keinem der Hatha-Texte wird erwähnt, wie lange eine Position gehalten werden sollte. Hier wird die Anleitung des Gurus notwendig. Wir können allerdings davon ausgehen, dass die sitzenden Positionen dazu bestimmt waren, lange gehalten zu werden, während die eher kräftezehrenden Positionen wie der Pfau über einen kürzeren Zeitraum gehalten wurden. Die sitzenden Positionen sind diejenigen, in denen die Vayus (die Winde bzw. der Atem) durch Pranayama trainiert werden. Die empfohlene Position zur Ausführung von Pranayama ist demnach der Lotussitz (Padmasana).

Im Laufe der Zeit erhöhte sich in den Schriften die Zahl der Asanas, die erläutert wurden. Die Gheranda Samhita, die wahrscheinlich gegen Ende des 17. Jahrhunderts und damit einige Jahrhunderte nach der Pradipika verfasst wurde, beschreibt 32 Asanas, von denen man etwa ein Drittel als Yin und die anderen als eher Yang bezeichnen könnte. Dies war der Beginn eines Trends: mehr Yang- als Yin-Asanas. Einige Jahrzehnte später listete die Shiva Samhita 84 Asanas auf. Zu Zeiten der britischen Oberherrschaft, als die Engländer damit begannen, die indische Kultur zu kolonialisieren und das Schulsystem zu verändern, wurden die Asanas mit anderen Sportarten vermischt. Ringen, Gymnastik und Übungen aus anderen Bereichen bereicherten die Asanas – und umgekehrt. Zum Ende des 19. Jahrhunderts existierten dann Tausende von Asanas.

Der Yoga-Lehrer Krishnamacharya behauptete, rund 3000 Positionen zu kennen, und sprach davon, dass sein eigener Guru Ramamohan Brahmachari 8000 gekannt habe. Das Zeitalter des Yang Yoga hatte begonnen.

Diese zunächst graduelle und dann plötzliche Evolution der Asana-Praxis entfernte sie vom ursprünglichen Yin-Stil, in dem sitzende Positionen über eine lange Zeit gehalten wurden, um auf die fortgeschrittene Praxis der Meditation vorzubereiten. Stattdessen gab es eine Annäherung an den eher Yang-geprägten Stil mit dem Ziel der Förderung von Kraft und Gesundheit. Allerdings heißt das nicht, dass die eher vom Yin geprägten Positionen von der Bildfläche verschwanden: In seinem Werk »Licht auf Yoga« empfahl B. K. S. Iyengar beispielsweise, dass die Position Supta Virasana (Liegender Held), die im Yin Yoga als Sattelposition bezeichnet wird, 10 bis 15 Minuten gehalten werden sollte. Dies ist nichts anderes als Yin Yoga, Iyengar verwendete lediglich dafür niemals diesen Ausdruck. Theos Bernard, um die Mitte des 20. Jahrhunderts ein sehr prominenter Hatha-Yoga-Lehrer, empfahl ebenfalls das lange Halten diverser Positionen. Allerdings ergab sich das Problem, dass Yin-Positionen, auch wenn sie weiterhin Bestandteil des Asana-Lexikons blieben, zunehmend von eher Yang-geprägten Positionen verdrängt wurden. Das eine ist nicht besser als das andere – sie sind lediglich verschieden. Um über lange Zeiträume hinweg in tiefer und ungestörter Meditation zu verharren, muss der Körper offen und kräftig sein. Diese Offenheit, insbesondere im Bereich der Hüften und der Lendenwirbelsäule, wird durch eine dezidierte Yin-Praxis erzielt. Allerdings ist es sicher nicht falsch, auch das Herz zu trainieren und die Muskeln zu verlängern und zu kräftigen.

Der ursprüngliche Stil des physischen Yoga war äußert Yin. Im Laufe der letzten 200 Jahre entwickelte er sich überwiegend in Richtung Yang. Wie bei allen Dingen im Leben entsteht auch hier die Harmonie durch Gleichgewicht. Wenn beide Stile miteinander kombiniert werden, ist ein Fortschritt wahrscheinlicher. Aber wieso sprechen wir eigentlich von Yin Yoga?

Yin ist schließlich kein indischer Begriff, sondern ein chinesisches Wort. Wie entstand diese Kreuzung? Betrachten wir hierzu die parallele Entwicklung des physischen Yoga aus einer chinesischen bzw. daoistischen Perspektive.

Daoistisches Yoga

Über 10 000 Jahre waren in allen Kulturen die Schamanen führend im spirituellen Leben. In Indien entwickelten sich die vorgenannten Praktiken und Philosophien des Yoga aus den schamanischen Traditionen. Diese Evolution blieb jedoch nicht auf die Täler der Flüsse Indus, Saraswati (heute nicht mehr existent) und Ganges beschränkt. Die gleichen Entdeckungen wurden auch in Europa (insbesondere in Griechenland), im Nahen Osten und in China gemacht. Trotz der Entfernungen und der Beschwernisse des Reisens kristallisierten sich im Laufe der Jahrhunderte einige Weisheiten heraus, die in allen beteiligten Kulturräumen Verbreitung fanden. Es ist daher nicht überraschend, dass in den spirituellen Praktiken und Philosophien jeder dieser Regionen ähnliche Konzepte diskutiert werden. Allerdings wurden die Denkmodelle und Metaphern jeweils an die kulturelle Landschaft einer jeden Region angepasst.

Das europäische Konzept des Geistes (Atem) fand seine Entsprechung im indischen Konzept des Prana (Atem). In China wurde dieselbe Energie als Chi bezeichnet. Das Chi ist nur eines von mehreren grundlegenden Konzepten der chinesischen Medizin. Diese Konzepte entwickelten sich aus einheimischen spirituellen Praktiken, die unter der Bezeichnung Daoismus zusammengefasst werden.

Es gibt zahlreiche Formen des Daoismus und viele Wege, um die Lehre zu praktizieren. Gelegentlich wird das Dao als ein Gott personalisiert, meistens versteht man jedoch darunter eine nicht personalisierte, wohlwollende, jedoch unparteiische Macht: das Gesetz des Universums. Lebe im Einklang mit diesem Gesetz und du wirst Nutzen daraus ziehen. Kämpfst du jedoch dagegen an, so wirst du leiden.

Den meisten Menschen in der westlichen Welt ist das Dao über ein Buch von Lao-Tse bekannt geworden: das Daodejing. Der Weg der Tugend. Im Daodejing lernen wir, dass das Dao der Ursprung von allem ist. Es ist namenlos, da man bei jeglichem Versuch, die Essenz des Universums in einem Konzept auszudrücken, notwendigerweise scheitern muss, weil jede Bezeichnung für das Allumfassende zu kurz greift. Das Dao ist unendlich und unerschöpflich. Und nur das Dao ist unveränderlich und unveränderbar.

Da alles Teil des Dao ist, sind folglich auch Erde, Himmel, Flüsse, Berge, Sterne und die Menschen Bestandteil des Dao. Der Mensch steht nicht außerhalb, sondern ist ein Teil des Ganzen. Die Botschaft des Daodejing lautet: Engagiere dich! Helfe, aber nicht auf eine aufdringliche Art. Und wenn du dein Werk vollendet hast, zieh dich zurück. Yang ist Aktivität, Yin ist Rückzug. Dao ist das Gleichgewicht zwischen beiden.

Im Daoismus nach Lao-Tse kultiviert der Weise das Leben und erlernt zu diesem Zweck physische Techniken: Er reguliert seinen Atem, er perfektioniert seinen Körper, er verbessert seine Gesundheit und er hat seine inneren Energien, einschließlich der wichtigen sexuellen Energie, unter Kontrolle. Neben den physischen Techniken verfolgt der Weise auch ethische Prinzipien und reguliert seinen eigenen Geist durch Meditation. Die Ernährung spielt beim Aufbau und beim Erhalt der Gesundheit ebenfalls eine wichtige Rolle. Mit all diesen Praktiken strebt der Weise eine Veränderung von Körper und Geist an, um Jugend und Vitalität zurückzugewinnen und in Frieden zu leben.

Den Körper kultivieren

Wie verändern wir z. B. unsere Sehnen und warum ist das so wichtig? Eine gute Frage. Die Daoisten verwenden Begrifflichkeiten, die für unsere westlichen Ohren zunächst vertraut klingen, doch sie meinen damit nicht genau das, was wir darunter verstehen. So bezeichnet etwa das Wort Organe nach unserem westlichen Verständnis physisch klar voneinander abgegrenzte Gewebeteile, die spezifische Funktionen erfüllen und die sich in spezifischen Regionen des Körpers befinden. Für den Daoisten sind Organe ebenfalls die physischen Organe, wie wir sie in der westlichen Welt kennen und schätzen. Gleichzeitig versteht er aber darunter auch eine Organfunktion, die über den gesamten Körper verteilt ist. Auf ähnliche Weise betrachten unsere daoistischen Freunde Blut nicht nur als eine Flüssigkeit, die durch unsere Venen fließt – sie durchfließt vielmehr auch unsere Meridiane und nährt unsere Sehnen. Auch unter Sehnen wird hier mehr verstanden als nach westlichem Standpunkt. Für uns sind Sehnen lediglich das Bindegewebe, das einen Muskel mit einem Kochen verbindet. Im Daoismus bezeichnet der Ausdruck Sehnen auch Bänder, Muskeln, Faszien, Nerven und andere Weichteile des Körpers.

Somit zielen sehnenverändernde Praktiken auf eine große Bandbreite von Gewebearten ab und beinhalten deren Beanspruchung, Kräftigung und Massage. Für uns von Belang ist hierbei die Tatsache, dass die Sehnenveränderung ganz bewusst nicht nur auf die Muskeln zielt, sondern auch auf Bänder und Gelenke. Ziel ist es hierbei, einen natürlichen und dynamischen Zustand und unseren ursprünglichen oder optimalen Bewegungsradius (wieder) herzustellen. Die daoistischen Praktiken zur Kultivierung des Körpers umfassen sowohl Yin- als auch Yang-Übungen, ebenso wie dies ursprünglich im Hatha Yoga der Fall war.

Zu den Übungen für die Knochen zählt eine Technik, die als »Markreinigung« bezeichnet wird. Glücklicherweise ist damit nicht gemeint, dass unser Knochenmark herausgesaugt, gereinigt und anschließend zurückgepumpt wird. Der Begriff »Knochenmark« wird hier im daoistischen und nicht im rein physischen Sinne verwendet. Unter Markreinigung versteht man, dass auf unsere Knochen und Gelenke ein sanfter, gleichmäßiger Druck ausgeübt wird. Dies ist eine Yin-Art, Knochen und Gelenke zu beanspruchen. Es gibt eine Yang-Methode, zu der Schlagen und Schleifen der Knochen gehören, aber diese Technik ist ziemlich esoterisch.

Um den Körper wirklich zu kultivieren, ist auch Atemarbeit sehr wichtig. Dazu gehören die tiefe, natürliche und ungezwungene Bauchatmung, das Atmen durch den Mund, die Nase, durch Mund und Nase, durch den Damm sowie einige andere esoterischere Praktiken. Die Schildkröten-Atmung verdient besondere Beachtung: Da Schildkröten sehr langlebig sind, machen sie bei der Atmung offensichtlich etwas richtig. Sie atmen sehr flach, wenn sie sich in ihren Panzer zurückgezogen haben. Eigentlich atmen sie so gut wie gar nicht.

Zweifellos haben Sie bereits von einigen der klassischen Trainingsmethoden des Daoismus gehört, z.B. dem Tai Chi Chuan und dem Qi Gong. Diese Praktiken wirken von außen betrachtet wie Freiübungen in Zeitlupe, wurden jedoch konzipiert, um innere Energie fließen zu lassen. Sie verbinden Dehnungsübungen, Atmung und Meditation. Sie können im Sitzen, im Stehen und sogar beim Gehen ausgeführt werden. Die Übungen können auch im Schlaf praktiziert werden, entsprechen aber nicht der Shavasana, die wir alle zum Abschluss unserer Hatha-Yoga-Praxis genießen. Wenn Ihre Sehnen gesund und geschmeidig und Ihre Energiekanäle geöffnet sind, dann fördern diese Praktiken den Fluss der inneren Energie.

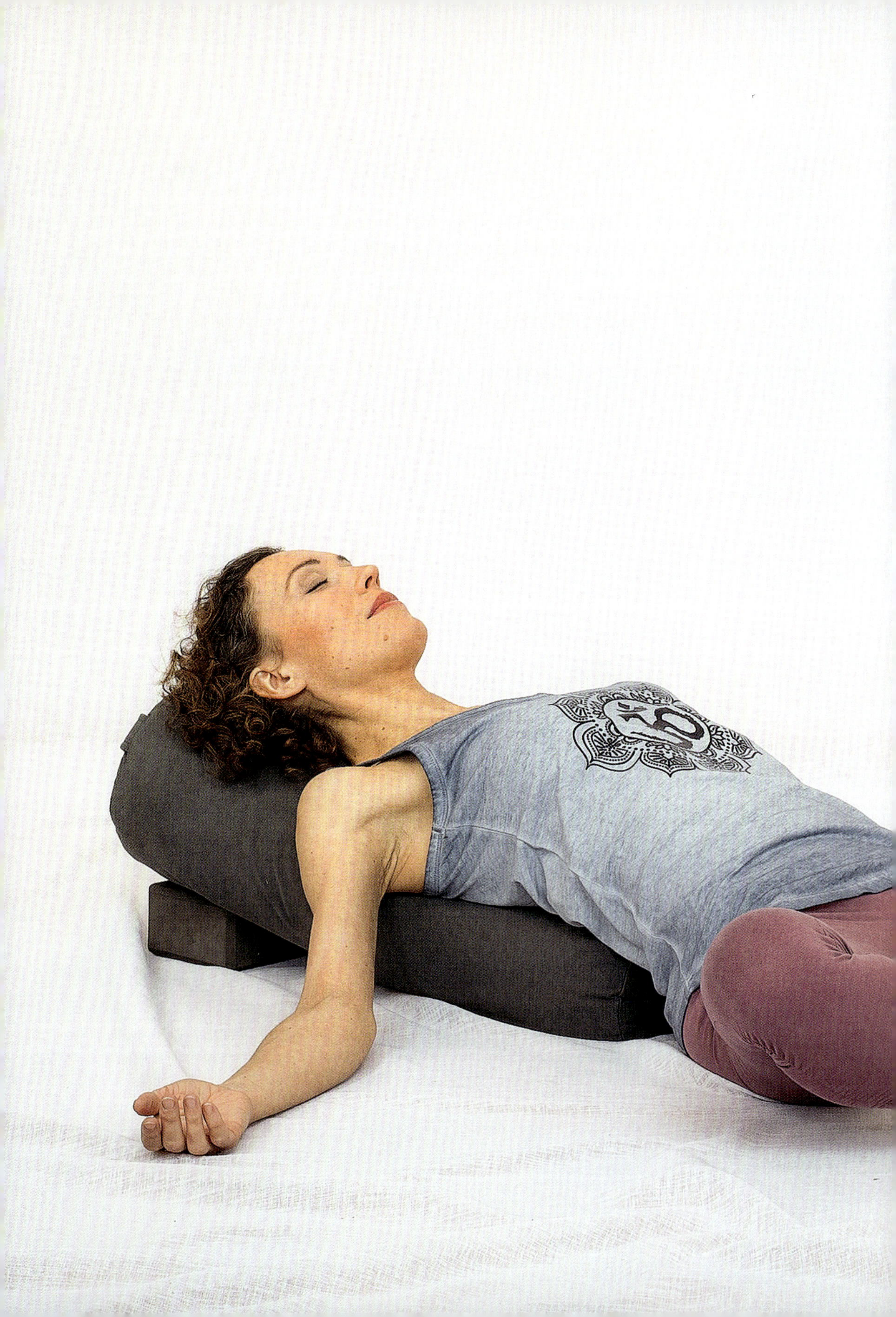

Die Praxis des Yin Yoga

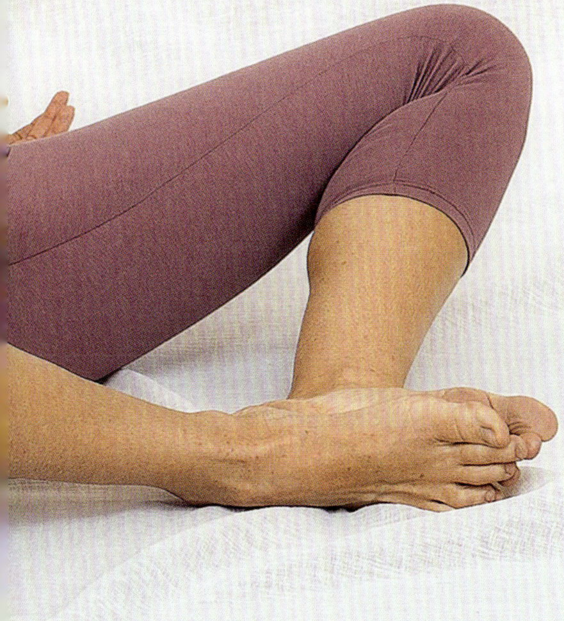

Yin Yoga praktizieren

Wie wir praktizieren, ist sehr viel wichtiger, als was wir praktizieren. Viel zu oft zwingen sich Yogaschüler dazu, verdrehte Positionen einzunehmen, ohne darüber nachzudenken, ob das, was sie da tun, ihnen eigentlich hilft oder schadet. Ihr Ego hat die Kontrolle übernommen und das Ego möchte vor anderen gut aussehen. Yoga war niemals ein Wettkampfsport, sondern ist vielmehr eine nach innen gerichtete Praxis, die entwickelt wurde, um das Bewusstsein zu erweitern und um Loslassen, Ausgeglichenheit und Zufriedenheit zu fördern. Man nutzt nicht seinen Körper, um in eine Position zu finden, sondern die Position, um in den Körper zu finden. Wenn Yoga auf die richtige Art und Weise praktiziert wird, kann man damit all den physiologischen Nutzen und gleichzeitig die tiefe innere Ruhe und Erkenntnis erlangen, die die Yogis bereits in alten Zeiten so sehr schätzten. Dazu müssen wir ganz einfach achtsam, bewusst und zielgerichtet praktizieren. In den folgenden Abschnitten werden wir unser Augenmerk darauf richten, wie man Yin Yoga praktizieren sollte. Anschließend werden wir uns dann die Asanas anschauen, die im Yin Yoga am häufigsten eingesetzt werden. Im Yin Yoga gibt es nicht annähernd so viele Asanas, wie dies bei den aktiveren Formen der Fall ist. Es gibt wahrscheinlich höchstens drei Dutzend Positionen (Variationen nicht eingerechnet). Wir werden die am häufigsten verwendeten Positionen entdecken und diese im Detail betrachten, inklusive ihrer Variationen, Optionen und einiger Kontraindikationen.

Daran anschließend werden wir uns einigen Flows zuwenden, die nichts anderes sind als die Verkettung mehrerer Asanas in einer logischen Reihenfolge zu einem ganz bestimmten Thema oder Zweck. Die vorgestellten Asanas stellen keine erschöpfende Sammlung aller möglichen Positionen dar, die Sie im Yin Yoga einsetzen können, und die Auswahl an Flows ist noch weniger umfassend.

Auch wenn Yin Yoga im Allgemeinen auf den Unterkörper abzielt, ist es durchaus möglich, die Methodik auf jede beliebige Körperregion anzuwenden. Wir werden einen kurzen Blick auf einige Yin Yoga-Praktiken für den

Bitte beachten Sie!

Bevor Sie mit der Praxis beginnen, stellen Sie bitte sicher, dass damit kein Risiko verbunden ist. Bevor Sie mit jedweder Art von Yoga beginnen, sollten Sie Ihren Arzt oder eine Fachkraft im Gesundheitswesen konsultieren. Die in diesem Buch gegebenen Anleitungen können keine medizinische Beratung ersetzen, und auch wenn sie mit größter Sorgfalt zusammengestellt wurden, können wir keine Verantwortung für mögliche negative Auswirkungen Ihrer Yoga-Praxis übernehmen. Falls Sie sich im Hinblick auf einen Aspekt der Praxis unsicher fühlen oder gar Unwohlsein verspüren, nehmen Sie medizinischen Rat in Anspruch. Bitte lesen Sie die Kontraindikationen für jede Position, bevor Sie diese ausprobieren, und beachten Sie bitte die Hinweise auf die zahlreichen Möglichkeiten, eine Position zugänglicher zu gestalten. Praktizieren Sie zielgerichtet und bewusst.

Oberkörper werfen und auch einige der besonderen Situationen betrachten, in denen Yin Yoga eventuell hilfreich sein kann, darunter Schwangerschaft, Knieprobleme und Beeinträchtigungen der Lendenwirbelsäule.

Mit Yin Yoga beginnen

»Nachdem er in einem Raum eine sitzende Haltung eingenommen und sich von jedweden Ängsten freigemacht hat, sollte der Schüler Yoga so praktizieren, wie es ihm sein Guru beigebracht hat.« (Hathayogapradipika)

Das klingt zunächst nach einem eindeutigen Rat. Doch Sie mögen sich fragen: was für eine Art von Raum? Den Raum zu finden ist kein Problem. Finden Sie ganz einfach: »... einen kleinen Raum, vier Ellen im Quadrat, frei von Steinen, Feuer, Wasser und Störungen jeder Art, der sich in einem Land befindet, in dem Gerechtigkeit herrscht, in dem gute Menschen zu Hause sind und in dem man Nahrung leicht und im Überfluss findet ... Der Raum sollte über eine kleine Tür verfügen, frei von Löchern und Mulden und weder zu hoch noch zu niedrig sein, ordentlich mit Kuhdung ausgekleidet und frei von Dreck, Unrat und Insekten.« (Hathayogapradipika)

Einen solchen Ort zu finden ist doch wahrlich nicht schwer, oder? Kuhdung gibt es schließlich im Überfluss und er ist wahrscheinlich auch in Ihrer nächsten Supermarktfiliale erhältlich. Gerechtigkeit ist heutzutage allgegenwärtig. Alles kein Problem ... aber was zum Teufel ist eigentlich genau eine Elle?

Der oben zitierte Lehrsatz zeigt uns, dass die Ratschläge vergangener Zeiten unter Umständen nicht uneingeschränkt auf unsere Gegenwart anwendbar sind. Daher ist es von unschätzbarem Wert, einen guten Lehrer zu haben, der die Lehren und Absichten der Gurus aus vergangenen Tagen interpretieren und für unsere moderne Gegenwart zeitgemäß aufbereiten kann. In Indien, wo es tagsüber nicht nur häufig warm, sondern gelegentlich auch unerträglich heiß wird, wurden die Asanas oft sehr früh am Morgen ausgeführt. Ist dies demnach auch der beste Zeitpunkt, um Yin Yoga zu praktizieren? Lassen Sie uns diese Frage betrachten.

Wann praktiziert man Yin Yoga?

Es gibt keine absolute Wahrheit. Daher kann die Frage, wann man Yin Yoga praktizieren sollte, auch nicht völlig eindeutig beantwortet werden. Es gibt zahlreiche Optionen und die Auswahl der am besten geeigneten Tageszeit für unsere persönliche Yin Yoga-Praxis richtet sich danach, was wir mit unserer Praxis erreichen möchten, also letztlich nach unseren Absichten.

Wir könnten z.B. Yin Yoga praktizieren:

- wenn unsere Muskulatur kühl ist (sodass sich die Beanspruchung nicht von den tiefer liegenden Gewebeschichten auf die Muskeln verlagert)
- früh am Morgen (wenn es wahrscheinlicher ist, dass die Muskulatur kühl ist)
- am späteren Abend, bevor wir ins Bett gehen (um den Geist vor dem Schlafengehen zu beruhigen)
- bevor wir zu einem aktiven Yang-Training übergehen (auch hier bevor sich die Muskulatur zu sehr erwärmt hat)
- im Frühjahr oder im Sommer (als Ausgleich zu dieser Yang-geprägten Jahreszeit)
- wenn das Leben sehr hektisch geworden ist (als Ausgleich zur Yang-Energie in unserem Leben)
- nach langen Reisen (Reisen ist sehr Yang)
- während des Menstruationszyklus (um Energie zu erhalten)

Wir könnten uns zum Ziel setzen, den größtmöglichen physiologischen Nutzen aus unserer Yin Yoga-Praxis zu ziehen und an unseren Gelenken und unserem Bindegewebe zu arbeiten. Es könnte aber auch unsere Intention sein, den emotionalen und psychologischen Nutzen auszuschöpfen und unsere Praxis der Achtsamkeit zu intensivieren. Oder wir könnten uns dafür entscheiden, an unserem Energiekörper zu arbeiten, um den Energiefluss zu verbessern oder Blockaden zu beseitigen. Die beste Tageszeit, um Yoga zu praktizieren, wird je nach unseren Absichten variieren.

Physiologisch betrachtet zielt Yin Yoga auf das tiefer liegende Bindegewebe. Wenn die Muskeln warm und aktiv sind, absorbieren sie tendenziell den Großteil der Beanspruchung, der mit einer Position verbunden ist, daher wünschen wir uns eine entspannte Muskulatur. Wenn wir frühmorgens Yin Yoga praktizieren, sind die Muskeln noch nicht erwacht. Das ist auch der Grund, warum wir uns direkt nach dem Aufwachen manchmal steif fühlen. Aus dem gleichen Grund wird unser tiefer liegendes Gewebe stärker beansprucht, wenn wir zuerst Yin Yoga praktizieren und dann zu einer aktiven Yang-Praxis übergehen. Im Allgemeinen ist es übrigens keine gute Idee, ein ernsthaftes Training unmittelbar nach dem Aufstehen zu beginnen. Die Bandscheiben schwellen über Nacht aufgrund von Osmose an. Wenn wir also morgens binnen ca. 30 Minuten nach dem Aufwachen mit dem Training beginnen, beanspruchen wir diese Bandscheiben und ihre Bänder unter Umständen zu stark. Personen mit Rückenproblemen, wie beispielsweise einem Bandscheibenvorfall oder einer vorgewölbten bzw. verrutschten Bandscheibe, sollten frühmorgens insbesondere bei Flexionen Vorsicht walten lassen.

Am Ende eines Tages haben sich unsere Muskeln über die längste mögliche Zeitspanne hinweg aufgewärmt. Der physische Nutzen der

Yin Yoga-Praxis wird also zu diesem Zeitpunkt geringer sein, doch der psychologische Nutzen ist möglichweise höher. Der Tag ist Yang, daher kann eine Yin-Praxis vor dem Schlafengehen diese Energie unter Umständen ausgleichen. Ebenso sind Frühling und Sommer Yang-Jahreszeiten. Wenn unser Leben geschäftig ist und wir viele Stunden unterwegs sind, dann sind dies von Yang geprägte Zeiten. Hier wird ein Gleichgewicht hergestellt, wenn wir unsere Yin-Energien kultivieren.

Allerdings ist ein Yin-Training nicht zu empfehlen, wenn man sich bereits sehr ruhig verhalten hat. Nachdem man an einem trüben Wintertag acht Stunden lang am Schreibtisch gesessen hat, kann eine aktivere Praxis sehr viel besser geeignet sein, das Gleichgewicht herzustellen, als ein Yin-Training. Auf Ihre innere Stimme zu hören kann Ihnen die beste Antwort auf die Frage geben: Ist dies eine Zeit für Yin oder für Yang? Hören Sie also auf Ihre innere Stimme, aber hören Sie dabei wirklich hin! Die meisten Menschen tendieren nämlich dazu, das zu tun, was sie wollen, und nicht das, was sie brauchen.

Gut vorbereitet üben

Auch wenn Yin Yoga im Allgemeinen als eine sanftere Trainingsmethode betrachtet wird als die Yang-Variante, ist es dennoch notwendig, ein Mindestmaß an Vorsicht walten zu lassen. Bitte beachten Sie, dass die folgende Liste von Vorsichtsmaßnahmen nicht erschöpfend ist. Falls Sie Fragen haben, sprechen Sie mit einem Lehrer oder dem Mediziner Ihres Vertrauens.

- Falls Sie schwanger sind oder bei Ihnen ernsthafte gesundheitliche Probleme vorliegen, wie etwa Verletzungen am Gelenk, ein kürzlich erfolgter operativer Eingriff, Epilepsie, Diabetes und jegliche Art von kardiovaskulären Problemen (insbesondere hoher Blutdruck), sprechen Sie bitte mit Ihrem Arzt über Ihre Absicht, Yoga zu praktizieren.
- Tragen Sie während des Trainings kein Parfüm oder Eau de Toilette. Eine tiefe Atmung ist Bestandteil der Praxis und es ist nicht wünschenswert, diese Dämpfe kräftig zu inhalieren.
- Verzichten Sie für mindestens ein oder zwei Stunden vor dem Training auf jegliche Nahrungsaufnahme. Ihre letzte größere Mahlzeit sollte mindestens drei Stunden zurückliegen. (Für ein Yang-Training sollten diese Wartezeiten noch verlängert werden.)
- Bevor Sie beginnen, sollten Sie nach Möglichkeit duschen. Entleeren Sie außerdem Ihren Darm und Ihre Blase. Dies ist alles Bestandteil des gewöhnlichen Morgenrituals und bedeutet, dass Sie nicht auf der Stelle zur Yin Yoga-Praxis übergehen werden, nachdem Sie aus dem Bett gefallen sind. Geben Sie sich nach dem Aufstehen mindestens 30 Minuten Zeit, bevor Sie mit jedweder Form des Yoga-Trainings beginnen.
- Wenn Sie bereits physisch erschöpft sind, halten Sie die Session sehr kurz und sanft.
- Praktizieren Sie nicht, wenn Sie tagsüber viel in der Sonne waren. Lange Sonnenbäder schwächen den Körper. Lassen Sie ihn sich erst einmal erholen, bevor Sie ihn noch weiter beanspruchen.
- Legen Sie Armbanduhren und andere Metallgegenstände ab, die einen vollen Kreis um den Körper beschreiben. Bänder aus Metall verzerren und stören den elektromagnetischen Energiefluss, der eine der Formen des Chi darstellt. Wenn es sinnvoll erscheint, nehmen Sie ggf. auch Ihre Brille ab.

- Tragen Sie weite, bequeme Kleidung, damit der Körper nicht eingezwängt ist.
- Ihnen wird nicht von innen warm werden. Tragen Sie also bei Bedarf eine zusätzliche Schicht Kleidung und Socken.
- Halten Sie Kissen, Blöcke und Decken in Reichweite. Diese werden zur Polsterung benötigt und um bei den meisten Vorbeugen sowie bei der Meditation darauf zu sitzen.
- Sorgen Sie dafür, dass offensichtliche Störfaktoren unterbunden sind: Schalten Sie das Telefon aus, setzen Sie ggf. die Katze vor die Tür und teilen Sie Ihren Familienmitgliedern mit, dass Sie ein wenig ungestört bleiben möchten.
- Vermeiden Sie Zugluft und kalte Luft.

Vor allem sollten Sie aber beim Training entspannt sein. Wenn Sie unmittelbar im Anschluss an die Praxis etwas Wichtiges zu tun haben, beenden Sie das Training früher als notwendig, damit Sie sich zum Ende der Session hin nicht gehetzt fühlen. Nehmen Sie sich nicht vor, dass Sie eine »großartige Trainingssession« haben werden. Ein solcher Erwartungsdruck kann kontraproduktiv sein. Geben Sie einfach Ihr Bestes und seien Sie unter den gegenwärtigen Umständen voll präsent.

Die drei Tattvas der Yin Yoga-Praxis

Unter Tattva versteht man die einem Ding innewohnende Wahrheit bzw. seine Kategorie oder prinzipielle Natur. Die international anerkannte Yoga-Expertin Sarah Powers gibt uns drei ganz simple und effektive Prinzipien für die Praxis des Yin Yoga an die Hand:

1. Kommen Sie in der Position zu einer angemessenen Tiefe.
2. Entschließen Sie sich, ruhig zu bleiben.
3. Halten Sie die Position für einige Zeit.

Diese drei Prinzipien während Ihrer Praxis im Hinterkopf zu behalten wird alles einfacher machen. Das erste dieser Prinzipien, das für jede Yoga-Asana gilt, wird oft auch als »Grenzen austesten« bezeichnet.

Unsere Grenzen austesten

Das erste Prinzip des Yin Yoga lautet wie folgt: Immer, wenn Sie eine Position einnehmen, gehen Sie nur bis zu dem Punkt, an dem Sie einen deutlichen Widerstand im Körper wahrnehmen. Versuchen Sie nicht, sofort so tief wie möglich in die Position zu gehen. Geben Sie Ihrem Körper die Möglichkeit, sich zu öffnen und Sie dazu einzuladen, tiefer zu gehen. Nach 30 Sekunden oder einer Minute wird der Körper gewöhnlich lockerer und eine größere Tiefe wird möglich. Dies ist jedoch nicht immer der Fall! Hören Sie auf Ihren Körper und respektieren Sie seine Wünsche.

Betrachten Sie Ihren Willen und Ihren Körper als zwei Tänzer, die sich absolut synchron bewegen. Viel zu viele Anfänger und sogar erfahrene Yoga-Schüler verwandeln Yoga in einen Ringkampf – der Geist kämpft gegen den Körper und zwingt diesen dazu, Positionen einzunehmen, gegen die sich der Körper wehrt. Yoga ist jedoch ein Tanz und kein Ringkampf.

Gelassenheit ist eine Grundlage des Yin. Yang möchte die Welt verändern, Yin akzeptiert die Welt so, wie sie ist. Keine dieser Haltungen ist besser als die andere. Es gibt in der Tat Zeiten, in denen es nicht nur angemessen, sondern sogar notwendig ist, die Welt zu ändern. Zu anderen Zeiten ist es besser, wenn man die Dinge sich einfach entwickeln lässt. Es ist Teil der Yin-Praxis, diese Gelassenheit zu erlernen.

Diese Philosophie kommt gut in dem folgenden Gebet zum Ausdruck, dessen Ursprünge ungeklärt sind. Es handelt im Grunde genau von dieser Herausforderung, Yin und Yang ins Gleichgewicht zu bringen:

» *Gott, gib mir die Gelassenheit, Dinge hinzunehmen, die ich nicht ändern kann, den Mut, Dinge zu ändern, die ich ändern kann, und die Weisheit, das eine vom anderen zu unterscheiden.* «

Ausgeglichenheit oder Gleichgewicht im Leben entstehen aus dieser Weisheit, die wir durch eigene Erfahrungen erwerben müssen. Unser erstes Tattva gibt uns die Möglichkeit, diese Weisheit zu erlangen. Hören Sie auf Ihren Körper und gehen Sie an Ihre Grenzen. Falls und wenn sich der Körper öffnet und Sie dazu einlädt, tiefer zu gehen, dann nehmen Sie diese Einladung an und gehen Sie bis zu Ihrer nächsten Grenze. Und wenn Sie diese neue Grenze erreicht haben, halten Sie wieder inne und warten auf die nächste Einladung.

Wenn Sie in die Position kommen, vergessen Sie Ihre Vorstellungen davon, wie Sie aussehen oder sich fühlen sollten. Es ist ein destruktiver Mythos der westlichen Yoga-Praxis, dass wir in jeder Position eine ideale Haltung einnehmen sollten und aussehen müssen wie das Model auf der Titelseite einer Yoga-Zeitschrift. Um uns von diesem Mythos zu lösen, können wir das folgende Mantra nutzen:

» *Wir benutzen nicht unseren Körper, um in eine Position zu finden, sondern wir nutzen die Position, um in unseren Körper zu finden.* «

Wenn Sie eine Grenze erreicht haben, halten Sie inne. Richten Sie Ihren Blick nach innen und nehmen Sie wahr, wie sich dies anfühlt. Die Position tut ihre Wirkung, wenn Sie fühlen können, wie der Körper gedehnt, zusammengedrückt oder verdreht wird. Das sind die drei Dinge, die wir in einer Position tun: Gewebe zusammendrücken, dehnen oder drehen (Scherkräfte zum Einsatz bringen). Näheres zu diesem Thema können Sie dem Kapitel »Der physische Nutzen« (S. 228) entnehmen.

Ein weiteres für unsere Praxis nützliches Mantra lautet:

» *Wenn Sie es spüren, dann tun Sie es.* «

Es ist nicht notwendig, weiter zu gehen, wenn Sie bereits eine Dehnung, einen Druck oder eine Drehung deutlich spüren können. Jetzt noch weiter zu gehen ist ein Zeichen von Ego. Wenn Sie jetzt bleiben, wo und wie Sie sind, dann nehmen Sie das Yin an.

Das soll keine Entschuldigung dafür sein, sich zurückzuhalten und nicht tief in eine Position zu gehen. Wenn wir an unsere Grenzen gehen, erreichen wir einen Punkt, an dem wir einen deutlichen Widerstand spüren. Dies wird bis zu einem gewissen Maß unbequem sein. Bequemlichkeit ist keine Eigenschaft des Yin Yoga und Sie werden Ihre Komfortzone deutlich spürbar verlassen. Ein großer Teil des Nutzens der Praxis wird sich sogar nur dann einstellen, wenn Sie in dieser Zone der Unbequemlichkeit verbleiben, obwohl Ihr Geist Sie dringend darum bittet, diese zu verlassen. Auch das ist Teil der Praxis.

Solange wir keinen Schmerz verspüren, bleiben wir in der Position. Schmerz ist jedoch stets ein eindeutiges Signal, dass wir die Position verlassen müssen, weil wir dem Körper Verletzungen beibringen oder zumindest kurz davor sind. Ein Brennen oder stechende und kribbelnde elektrische Schmerzen sind ganz klare Tabus und rechtfertigen, dass Sie die Position sofort verlassen. Stumpfe Schmerzempfindungen sind hingegen zu erwarten. Kein Lehrer weit und breit kann wissen, was Sie fühlen. Seien Sie also in diesen Situationen Ihr eigener Guru und entwickeln Sie Ihre Weisheit.

Erinnern Sie sich an das Märchen von Goldlöckchen und den drei Bären? Darin fand Goldlöckchen das Bett der Bärenmutter zu weich und das des Bärenvaters zu hart – das Bett des Babybären war jedoch genau richtig. Die sogenannte Goldlöckchen-Position ist also keine Position an sich, sondern ein Ratschlag, wie tief wir in unsere Position gehen sollten, um einen optimalen Gesundheitszustand zu erzielen. Beachten Sie an dieser Stelle, dass wir nicht über die optimale Leistungsfähigkeit reden! Dies ist eine Abwägung, über die wir uns im Klaren sein müssen: Immer, wenn wir Yoga praktizieren, müssen wir uns unserer Absichten voll bewusst sein – streben wir nach optimaler Gesundheit oder arbeiten wir an der Verwirklichung von Leistungszielen? Sportler, Tänzer und Gymnasten können durchaus die Maximierung ihres Bewegungsradius zum Ziel haben, doch dies bedeutet nicht, dass sie dadurch gesünder werden. Ganz im Gegenteil: Zahlreiche Sportler und Tänzer haben zu einem späteren Zeitpunkt in ihrem Leben ernsthafte Probleme mit ihren Gelenken, da sie in jungen Jahren ihre Körper auf gefährliche Weise überbeansprucht haben, um eine maximale Leistungsfähigkeit zu erreichen.

Die optimale Position

Die optimale Position für Ihre Gesundheit ist die folgende: nicht zu viel und nicht zu wenig. Das kann auch grafisch dargestellt werden: Unten stehend sehen Sie eine klassische glockenförmige Kurve, die die Gefahrenpotenziale außerhalb des optimalen Bereichs zeigt. Wenn wir unser Gewebe zu wenig beanspruchen, verkümmert es. Jedes lebendige Wesen benötigt ein Mindestmaß an Beanspruchung, um gesund zu sein! Wird die Beanspruchung hingegen zu groß, degeneriert das Gewebe.

Zahlreiche wissenschaftliche Untersuchungen haben diese glockenförmige Kurve bestätigt. Um den optimalen Gesundheitszustand zu erzielen, müssen wir an den Punkt gelangen, wo die Spannung in unseren Positionen »genau richtig« ist – nicht zu hoch, was zu Degeneration führt, und nicht zu niedrig, was einen Gewebeschwund nach sich zieht.

Das ideale Verhältnis zwischen Beanspruchung und Gesundheitseffekt

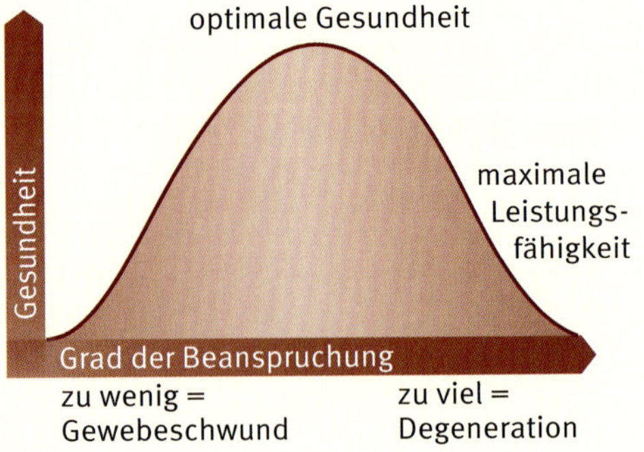

Wir haben nicht nur physische, sondern auch emotionale und mentale Grenzen. Vielleicht scheuen Sie unbewusst davor zurück, tiefer zu gehen, da Sie vermeiden möchten, von schmerzhaften Erinnerungen, Gedanken und Gefühlen überschwemmt zu werden. Vielleicht ist es noch zu früh für Sie, sich dem zu stellen. Erkennen Sie Ihre Grenzen an, wann immer Sie diesen begegnen – und vor allem: Nehmen Sie sie wahr!

An die Grenzen zu gehen bedeutet nicht immer, diese zu überschreiten. Oft gehen wir vorwärts, dann vielleicht ein Stück zurück, warten ab – und gehen dann wieder nach vorn oder verharren einfach, wo wir sind. Unsere Grenzen verschieben sich ständig und können heute vielleicht an ganz anderer Stelle verlaufen, als dies gestern noch der Fall war. Unsere Körper verändern sich. An manchen Tagen lagern wir mehr Wasser in unserem Gewebe ein als an anderen (dies gilt insbesondere für Frauen, deren Körper sich im Verlauf ihres Monatszyklus verändert). Unsere Grenzen verlaufen nicht jeden Tag an der gleichen Stelle. Diese Veränderungen sollten Sie akzeptieren und einfach nehmen, was Ihnen angeboten wird. Akzeptanz ist die Essenz des Yin.

Entschlossenheit zur Ruhe

Das zweite Tattva der Yin Yoga-Praxis ist die Ruhe. Wenn wir unsere Grenze gefunden haben, finden wir uns in die Position ein. Wir warten ab, ohne uns zu bewegen. Dies ist unser Entschluss, unsere Verpflichtung. Unabhängig davon, welcher Drang unseren Geist überkommen mag und welche Gefühle sich in unserem Körper regen, wir bleiben ruhig.

Von dieser Regel gibt es zwei Ausnahmen. Zum einen bewegen wir uns, wenn wir Schmerz verspüren oder kämpfen müssen, um die Position halten zu können. Zum anderen bewegen wir uns, wenn sich der Körper geöffnet hat und uns dazu einlädt, tiefer in die Position zu gehen. Geschieht keines dieser beiden Dinge, dann bleiben wir ruhig.

Wir streben nach drei Arten von Ruhe:

1. Ruhe des Körpers, gleich einem majestätischen Berg
2. Ruhe des Atems, gleich einem stillen Bergsee
3. Ruhe des Geistes, gleich dem tiefen Blau des Himmels

Die Ruhe des Körpers Der Körper wird so ruhig wie ein großer Berg, der von den Windstößen und Dramen um ihn herum unberührt bleibt. Wolken kommen und gehen, Regenschauer prasseln herab, Schnee schmilzt – doch der Berg bleibt unverändert.

Ruhe des Körpers bedeutet, dass die Muskeln inaktiv sind. Immer, wenn wir uns bewegen, setzen wir unsere Muskeln ein. Die Muskeln möchten von Natur aus jede Dehnung des Körpers übernehmen. Eine ihrer Aufgaben ist es, die Gelenke zu schützen. Nur wenn wir die Muskeln sehr ruhig halten, wird der Effekt einer tiefen Dehnung auch zu unseren Gelenken vordringen.

Wenn wir uns bewegen, benötigen wir Energie, die wir erlangen, indem wir atmen. Wenn wir uns bewegen, hat dies also Auswirkungen auf die Atmung. Ein ruhiger Körper führt somit dazu, dass sich auch der Atem beruhigt.

Die Ruhe des Atems Ruhe ist nicht gleichbedeutend mit Stillstand. Der Atem wird ruhig, mühelos und leicht. Er ist ruhig wie die Oberfläche eines Bergsees, die sich von launischen Windböen nicht kräuseln lässt. Ruhiger Atem ist gleichmäßig, langsam und tief, natürlich und ungezwungen.

Manche Schüler bevorzugen bei ihrer Yin-Praxis eine leichte Ujjayi-Atmung, die auch als der Atem des Meeresrauschens bezeichnet wird. Um die Ujjayi-Atmung einzusetzen, verengen Sie leicht den hinteren Teil des Rachenraums, als wenn Sie versuchen wollten, einen Spiegel oder eine Fensterscheibe mit Ihrem Atem beschlagen zu lassen. Bei geschlossenen Lippen bringt die Ujjayi-Atmung sowohl beim Ein- als auch beim Ausatmen ein »Hah«-Geräusch hervor, das Sie vielleicht an das Rauschen des Windes in einem Baumwipfel oder die Brandung der Wellen an der Küste erinnert. Setzen Sie beim Yang-Training die Ujjiya-Atmung ein, klingen Sie möglicherweise eher wie Darth Vader. Kultivieren Sie also den ruhigen, sanften Atem des Meeresrauschens. Die heftigere Ujjayi-Atmung, wie man sie beim Yang-Training findet, kann zu einem Wellenschlag auf der Oberfläche des Sees führen. Ein sanfter, rhythmischer Klang des Atems, der an Meeresrauschen erinnert, kann hingegen dazu beitragen, den Geist zu beruhigen. Mehrere wissenschaftliche Studien haben sich bereits mit den positiven Auswirkungen des Atems des Meeresrauschens beschäftigt. Auf diese werden wir im Kapitel »Der energetische Nutzen« (S. 253) noch zu sprechen kommen.

Die Atemzüge müssen nicht flach und kurz, jedoch gleichmäßig und ungezwungen sein. Sie können versuchen, jedes Ein- und Ausatmen auf eine Dauer von mindestens vier Sekunden auszudehnen. Zwischen dem Ein- und Ausatmen kann es zu natürlichen Pausen kommen. Die Pause zwischen zwei Atemzügen ist ein Augenblick tiefster Ruhe. Lange, gleichmäßige und tiefe Atemzüge können dazu beitragen, dass diese Ruhe entsteht.

Die Ruhe des Geistes Bereits vor langer Zeit haben Yogis erkannt, dass es sehr schwierig ist, den Geist mit dem Geist zu kontrollieren. Dies ist die Zen-Praxis des Samurai-Kriegers, die Unmengen an Willenskraft erfordert. Doch es gibt einen Hintereingang zu unserem Geist, und das ist der Atem. Geist und Atem sind wie zwei Fische im gleichen Schwarm – bewegt sich der eine, dann bewegt sich auch der andere. Wenn Ihr Geist unruhig ist, sind Ihre Atemzüge kurz und abgehackt. Sind die Atemzüge kurz und abgehackt, wird der Geist unruhig. Verlangsamen wir den Atem und nehmen tiefere Atemzüge, beruhigt sich auch der Geist wieder.

Der Himmel ist immer gegenwärtig. Zwar können uns Wolken die Sicht nehmen, aber wir wissen mit Sicherheit, dass sich hinter der Wolkendecke stets der tiefblaue Himmel verbirgt. Der Himmel ist eine Metapher für unsere wahre Natur. Wir nehmen nur selten wahr, wer oder was wir sind, weil uns so viele Gedanken und Ablenkungen davon abhalten zu sehen, was wirklich ist. Eine solche Sicht auf unsere wahre Natur ist nur dann möglich, wenn sich die Wolken der Gedanken verzogen haben. Ein ruhiger Geist ist die Voraussetzung für eine solche Klarheit. Ruhe kann man nicht erzwingen, sondern sie muss sich spontan von allein einstellen. Wir können jedoch die Voraussetzungen dafür schaffen, dass sie sich einstellen kann.

Um den Geist zur Ruhe kommen zu lassen, muss der Atem ruhig sein. Um den Atem ruhig werden zu lassen, muss der Körper ruhig sein.

Wenn diese Bedingungen erfüllt sind, ist eine tiefe Wahrnehmung möglich. Dieser Zustand lässt sich nur über Engagement und Hingabe erreichen. Verpflichten Sie sich der Ruhe und ermöglichen Sie, dass, was immer dann entsteht, einfach sein kann, was und wie es ist.

Die Position halten

Wenn wir an unserer Grenze angekommen und ruhig geworden sind, verbleibt noch die Aufgabe, die Position zu halten. Das Yin-Gewebe, das wir trainieren, ist nicht elastisch. Es reagiert nicht besonders auf ständige Bewegung, sondern benötigt als plastisches Gewebe über einen längeren Zeitraum anhaltende, angemessene Zugkraft, um wirklich stimuliert zu werden.

Yin-Gewebe spricht nicht auf eine maximale Beanspruchung an, wenn diese nur über einen kurzen Zeitraum hinweg anhält. Der Yin Yoga-Experte Paul Grilley stellte fest, dass z. B. Basketballspieler keine Senkfüße entwickeln, obwohl sie ständig auf- und abspringen und dabei die Bänder im Fuß enorm mit Gewicht belasten. Sie entwickeln keine Senkfüße, weil die immense Belastung nur von sehr kurzer Dauer ist. Sie brechen sich eher die Knochen oder reißen sich die Bänder, als dass sie Senkfüße bekommen. Eine nur 50 Kilo schwere Kellnerin, die jeden Tag acht Stunden auf den Beinen ist, ist hingegen massiv gefährdet, Senkfüße zu entwickeln. Sie ist über einen langen Zeitraum hinweg einem sanften Druck ausgesetzt. Und das sind genau die Bedingungen, unter denen sich unser Yin-Gewebe verändert.

Yang-Positionen werden unter Umständen lediglich für die Dauer von fünf Atemzügen oder für wenige Minuten gehalten – je nachdem, welcher Yoga-Stil praktiziert wird. Yang-Gewebe benötigt ein Yang-Training. Yin-Positionen werden im Allgemeinen mindestens eine Minute lang gehalten, manchmal sogar bis zu 20 Minuten. Yin-Gewebe benötigt ein Yin-Training. Es wird durch lang anhaltenden, sanften Druck gestärkt.

Es kann gefährlich sein, diese beiden Trainingsformen miteinander zu verwechseln. Yang-Gewebe kann geschädigt werden, wenn es im Yin-Stil beansprucht wird. Kein Trainer der Welt käme auf die Idee, Ihnen vorzuschlagen, dass Sie einen kräftigeren Bizeps entwickeln könnten, wenn Sie eine schwere Langhantel über 5 Minuten lang mit angewinkeltem Arm halten würden. Muskeln benötigen repetitive Bewegungen, um gekräftigt zu werden.

Ebenso kann auch Yin-Gewebe geschädigt werden, wenn es auf Yang-Weise beansprucht wird. Wenn Sie sich wiederholt rückwärts aus dem Stand in die Position des Rades fallen lassen, können Sie damit die Bänder in der Lendenwirbelregion überbeanspruchen und sie letztlich abnutzen. Wir müssen sicherstellen, dass wir Yang-Gewebe Yang und Yin-Gewebe Yin trainieren.

Wie intensiv?

Jeder Körper ist einzigartig, aber im Allgemeinen führt jede Beanspruchung von Gewebe dazu, dass dessen Toleranzschwelle sinkt. Deshalb trainieren wir: Wir beanspruchen Gewebe, um es zu schwächen, zumindest zu Beginn. Wenn wir dann die Beanspruchung einstellen, erholt sich das Gewebe und wird kräftiger. Wenn die Beanspruchung zu hoch ist oder zu lange anhält – und wenn wir keine ausreichend langen Ruhepausen einlegen –, dann sind wir in Gefahr.

Die Grafiken stellen den Zusammenhang zwischen diesen drei Variablen dar. Die obere Kurvenlinie in der ersten Grafik zeigt, wie weit man die Toleranzschwelle des Gewebes absenken kann, bevor eine Schädigung einsetzt. Die untere Kurvenlinie stellt das Ausmaß der Spannung oder Beanspruchung dar, das entweder durch eine repetitive oder durch eine länger andauernde stetige Beanspruchung ausgeübt wird. Auf der horizontalen Achse ist die Zeitdauer ablesbar.

Beachten Sie, wie das Ausmaß der Beanspruchung (die obere Linie), das unser Gewebe verkraften kann, mit zunehmender Beanspruchung und Zeitdauer sinkt. Wenn wir die Beanspruchung des Gewebes bis an den Punkt aufrechterhalten, an dem sich die beiden Kurvenlinien schneiden, wird es zu Verletzungen kommen. Beachten Sie allerdings hierzu auch die zweite Grafik. Hier können wir die erholsame Wirkung von Ruhepausen ablesen.

Wenn wir das Gewebe zunächst beanspruchen und dann ausruhen lassen, steigt die Toleranzschwelle über das ursprüngliche Maß hinaus an. Es ist also von entscheidender Bedeutung, das Gewebe nicht übermäßig zu beanspruchen, indem die Beanspruchung entweder zu stark ist oder zu lange andauert. Stattdessen sollte man dem Gewebe Zeit geben, sich zu erholen und kräftiger zu werden.

Egal ob beim Yin- oder beim Yang-Training: Finden Sie stets die optimale Position. Gehen Sie nicht zu tief oder zu lange in eine Position (es sei denn, Ihr Ziel ist Leistungsfähigkeit und nicht Gesundheit). Aber halten Sie sich auch nicht dort auf, wo die Beanspruchung zu gering ist. Aus physiologischer Perspektive ist beim Yin Yoga die Dauer die magische Zutat und nicht die Intensität. Tiefer zu gehen bedeutet beim Yin Yoga, eine Position länger zu halten und nicht unbedingt, intensiver in die Position hineinzugehen.

Denken Sie auch daran, dass es durchaus ein Zuviel des Guten gibt. Halten Sie Ihre Yin

Die Toleranzschwelle des Gewebes sinkt, je länger und stärker die Belastung anhält.

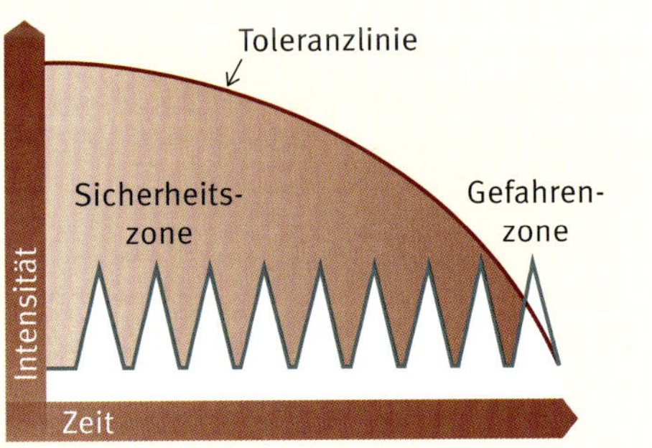

Nach Ruhephasen steigt die Toleranzschwelle des Gewebes über das ursprüngliche Maß hinaus an.

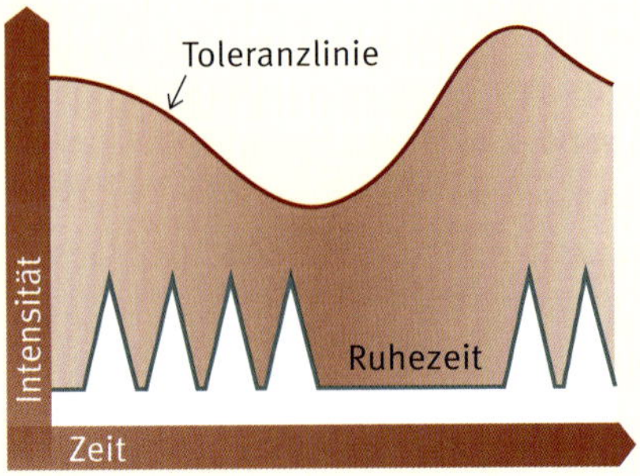

Yoga-Positionen nicht so lange, dass Sie die Toleranzschwelle Ihres Gewebes überschreiten. Finden Sie den Mittelweg!

Wie lange?

Herauszufinden, wie lange wir in einer Position bleiben sollten, um den optimalen gesundheitlichen Nutzen daraus zu ziehen, ist ebenso wichtig, wie die richtige Tiefe zu finden. Auch hier gilt wieder, dass jeder Körper einzigartig ist. Was bei einem Freund genau richtig ist, kann bei uns selbst gefährlich sein. Geben Sie sich selbst Zeit, sich zu öffnen. Dies kann Wochen und sogar Jahre dauern. Im Kapitel »Yin Yoga-Asanas« (S. 59) wird für jede Position eine Zeitdauer empfohlen, über die diese gehalten werden sollte. Anfänger sollten sich hier am unteren Ende der angegebenen Skala orientieren, es sei denn, sie sind bereits flexibel und geöffnet. Bei der angegebenen Dauer handelt es sich im Übrigen lediglich um eine Empfehlung. Einige Schüler können eine bestimmte Position wesentlich länger halten, andere müssen sie vielleicht früher verlassen. All dies hängt von Ihren eigenen individuellen Umständen bei und Ihrer Erfahrung mit dem Üben ab.

Wenn Sie allein trainieren, verwenden Sie eine Zeitschalt- oder eine Stoppuhr. Drei bis fünf Minuten könnten für Sie angemessen sein. Falls Sie Anfänger sind, kann es sinnvoll sein, eine Position zu Beginn zunächst einmal nur ein bis zwei Minuten zu halten und auf eine längere Dauer hinzuarbeiten. Es kann vorkommen, dass Sie eine bestimmte Position länger halten können als andere. Dies ist kein Problem – stellen Sie einfach die Zeitschaltuhr neu ein und verweilen Sie länger in der Position. Unsere Körper sind nicht gleichmäßig offen. Es kann zuträglich sein, eine anspruchsvolle Position wie etwa den Sattel für eine geringere Dauer zu halten als eine weniger anspruchsvolle, wie z.B. den Schmetterling. Wenn Sie kämpfen müssen, um eine Position zu halten, verlassen Sie diese – unabhängig davon, ob der Signalton Ihrer Zeitschaltuhr nun bereits ertönt ist oder nicht.

Wie oft?

In der Yang-Welt wird empfohlen, die Muskeln zwischen zwei Trainingseinheiten mindestens einen Tag lang ausruhen zu lassen. Damit soll den Muskeln die Möglichkeit gegeben werden, mikroskopische Schädigungen, die während des Trainings entstehen, zu reparieren und Abfallprodukte des Stoffwechsels abzubauen. Um diese Regel einzuhalten, werden an aufeinanderfolgenden Tagen unterschiedliche Muskelgruppen trainiert – der Oberkörper an einem Tag und der Unterkörper am nächsten. In der Yin-Welt sieht es ganz anders aus. Die Abfallprodukte, die während eines Yang-Trainings produziert werden, entstehen aufgrund der Energie, die in den Muskelzellen erzeugt wird. Bei der Yin-Praxis sind die Muskeln ruhig und es werden keine Brennstoffe verstoffwechselt. Daher entstehen auch weniger oder gar keine Abfallprodukte, die abgebaut werden müssten.

Im Rahmen des Yin-Trainings fügen wir unserem Bindegewebe mikroskopische Schädigungen zu und es wird natürlich Zeit benötigt, damit das Gewebe heilen und sich kräftigen kann. Untersuchungen haben jedoch gezeigt, dass es hier nicht notwendig ist, ganze Tage zwischen Trainingssessions vergehen zu lassen, damit dieser Heilungsprozess stattfinden kann. Insbesondere hat eine Untersuchung, die sich mit der therapeutischen Beanspruchung eines beschädigten Gelenks beschäftigt hat, ergeben, dass »... die ideale Behandlung eines Klinikers für einen Patienten mit nichtknöchernen, passiven Gelenkschädigungen in so viel sanfter Dehnung wie möglich bestehen sollte. Diese Behandlung sollte rund um die Uhr und jeden Tag erfolgen, sie sollte aufgenommen werden, sobald eine Bewegung des Gelenks zulässig ist.«

Erinnern Sie sich noch an die weiter oben erwähnte Kurve der Alterung? Solange wir jung sind, befinden wir uns im Yang-Abschnitt unseres Lebens und sind sehr beweglich. Wenn wir jung sind, benötigen wir zusätzliche Stabilität. Wir brauchen Yang-Übungen. Wenn wir altern, bewegen wir uns auf den Yin-Abschnitt des Lebens zu und werden steifer. Wenn wir älter sind, benötigen wir zusätzliche Beweglichkeit. Und je älter wir werden, desto eher empfiehlt es sich, täglich Yin Yoga zu praktizieren.

Achten Sie darauf, wie Sie sich fühlen, sowohl während des Trainings als auch an den darauffolgenden Tagen. Wenn Sie Schmerzen oder ein Kribbeln verspüren, versuchen Sie sich daran zu erinnern, was Sie beim Yoga-Training getan haben (Yin oder Yang!), das vielleicht zu diesem Unwohlsein geführt hat. Und dann verändern Sie Ihr Training entsprechend: Gehen Sie nicht mehr so tief in eine Position, halten Sie sie nicht mehr so lang. Wie schon erwähnt: Trainieren Sie mit klaren Intentionen und mit Bewusstheit.

Die Yin-Praxis ist nicht ortsgebunden – sie können an jedem Ort der Welt trainieren. Sie benötigen dazu kein Yogastudio und nicht einmal eine Yogamatte. Alles, was Sie benötigen, ist eine freie Fläche auf dem Boden, die 4 Ellen im Quadrat misst. Will heißen: Sie brauchen lediglich genug Platz, um sich ausstrecken zu können. Sie können die Positionen des Yin Yoga sogar einnehmen, während Sie mit anderen Dingen beschäftigt sind. Sie werden dann vielleicht nicht den größtmöglichen Nutzen daraus ziehen (es wird an der meditativen Versenkung mangeln, die sich bei einer dezidierten Praxis einstellt), doch Sie können dennoch physische Effekte auf Ihr Gewebe erzielen. Zum Beispiel kann es dazu beitragen, auch die engsten Hüften zu öffnen, wenn Sie beim Lesen oder beim Telefonieren in Yin-Positionen sitzen. Aufgrund einer heimtückischen westlichen Erfindung namens Stuhl sind unsere westlichen Rücken sehr schwach und unsere Hüften sehr eng. Unsere Rücken ruhen ständig an der Lehne unserer Stühle oder Sofas, was bedeutet, dass unsere Rückenmuskulatur keinerlei Arbeit verrichten muss. Um unseren Rücken wirklich zu kräftigen, die natürliche Kurvenkrümmung unserer Lendenwirbelsäule zu erhalten und unsere Hüften zu öffnen, sollten wir so oft wie möglich von unseren Stühlen aufstehen, von unseren Sofas rutschen und uns auf dem Fußboden aufhalten.

Und ein letzter Ratschlag: Menschen lieben es, Dinge zu tun, die ihnen gefallen. Das klingt offensichtlich. Anders ausgedrückt könnte man auch sagen: Wenn Sie sich im Gleichgewicht befinden, werden Sie dazu tendieren, auch weiterhin Dinge zu tun, die Sie im Gleichgewicht halten. Haben Sie allerdings das Gleichgewicht verloren, tendieren Sie dazu, auch weiterhin Dinge zu tun, die Sie im Ungleichgewicht halten! Aktive Menschen lieben ein aktives Yoga-Training. Ruhigere Menschen (eine freundliche Bezeichnung für weniger aktive Menschen) lieben ruhigeres Yoga. Praktizieren Sie nicht immer nur das, was Sie lieben, sondern praktizieren Sie das, was Sie brauchen! Aktive Menschen brauchen Yin Yoga wahrscheinlich dringender als alle anderen.

Intention und Aufmerksamkeit

Es ist wahrscheinlicher, dass wir unsere Ziele verwirklichen, wenn wir ein klares Bild von dem vor Augen haben, was wir erreichen möchten, und immer wieder überprüfen, ob wir immer noch auf dem richtigen Weg sind. Anders ausgedrückt bedeutet dies, dass wir mit unserer Yoga-Praxis – und mit unserem Leben im Allgemeinen – eine Intention verfolgen sollten und dann unser Tun aufmerksam beobachten. Diese beiden Werte können für uns zu einem weiteren Mantra werden: Was ist meine Intention? Und bin ich bewusst? Wir werden diese Grundsätze immer wieder aufgreifen: Lassen Sie uns alles mit Intention und Bewusstheit tun.

Mit der Praxis beginnen

Viele Schüler, die der Herausforderung gegenüberstehen, zu Hause mit der Yoga-Praxis zu beginnen, sind zunächst einmal überwältigt von der schieren Fülle der Möglichkeiten und können nicht entscheiden, wie sie anfangen sollen. Die Anfänger unter den Lehrern stehen vor dem gleichen Dilemma: Was mache ich nun, um einen guten Anfang zu finden? Doch bevor Sie überhaupt mit der Praxis beginnen, ist es hilfreich, erst einmal über Ihre Intention nachzudenken. Sobald Sie sich über Ihre Intention im Klaren sind, wird es einfach sein, die passenden Asanas für Ihr Training auszuwählen.

Warum werden Sie heute Yoga praktizieren? Sie haben sich vielleicht diese Frage noch nie gestellt und dennoch drängt es Sie zu trainieren. Warum? Es gibt keine falschen Antworten: Alles, was Sie auf die Matte bringt, ist zu respektieren. Doch Ihre eigene innere Triebfeder zu kennen wird Ihnen dabei helfen, sich auf Ihr Ziel zu konzentrieren und aufmerksam zu sein.

Von Anfang bis Ende des Trainings an den Grund zu denken, warum Sie Yoga praktizieren, wird Ihnen helfen, Ihr Ziel zu erreichen. Für manche lautet dieses Ziel, die Gesundheit zu verbessern. Wenn dies Ihr Grund ist, streben Sie während Ihres Trainings danach, Ihren Gesundheitszustand zu spüren und zu fühlen, wie die heilende Energie durch Sie hindurchfließt. Sie werden schneller Heilung erfahren, wenn Sie an diese Intention denken. Für andere lautet das Ziel, den Körper zu kräftigen oder ihn zu öffnen.

Vielleicht machen Sie gerade in Ihrem Leben eine sehr hektische Phase durch und haben das Bedürfnis, zu entschleunigen. Dann wird das heute Ihr Ziel sein: Gleichgewicht. Manche Menschen praktizieren Yoga als Teil ihrer Meditationsübungen oder einfach nur, weil sie wissen, dass sie sich anschließend besser fühlen.

All dies sind absolut triftige Gründe, Yoga zu praktizieren. Aber wir können auch darüber hinausgehen und eine Intention verfolgen, die jenseits unseres persönlichen Nutzens liegt. Wir können dies zu Anfang und Ende jeder Session tun. Natürlich bleiben alle die anderen physischen, psychischen und emotionalen Nutzen dabei erhalten – doch wir können noch mehr erreichen. Jahrhundertelang wurden Gebete auf die gleiche Art und Weise verwendet – wir widmen unsere Anstrengungen einem höheren Ziel als uns selbst.

In den Yogaschriften wird dies als Ishvara Pranidhana bezeichnet – die Hingabe unserer Anstrengungen an etwas, das größer ist als wir selbst. Wenn Sie zu Beginn Ihrer Session sitzen oder stehen, richten Sie Ihren Geist auf jemanden oder etwas, der/das einer besonderen Unterstützung oder Bewusstheit bedarf – oder dem Dankbarkeit gebührt. Widmen Sie Ihre Anstrengungen während der Praxis dieser Person oder Sache. Diese Hingabe wird Ihren Entschluss stärken, das Training neben der klaren Intention auch mit voller Aufmerksamkeit zu absolvieren. Und wenn Sie während der Session eine besonders fordernde Phase durchmachen (und das ist die Regel), werden Sie aufgrund Ihrer Hingabe die zusätzliche Kraft finden, die Sie brauchen.

Eine persönliche Intention in Richtung Hingabe zu lenken richtet Ihre Energie nach außen. Manchmal ist das vielleicht nicht das, was Sie brauchen. Manchmal müssen Sie tatsächlich Energie mittels einer Art Beschwörung in Ihr Inneres ziehen. Nicht selten beginnt eine Yogasession damit, dass man Ressourcen und Unterstützung von außerhalb des Selbst erbittet.

Eine Beschwörung kann einfach darin bestehen, dass man »Om« skandiert (chantet), und zulässt, dass die Vibrationen den Körper erfüllen und in ihm verweilen. Auch ein längerer Chant kann angenehm sein. Chanten ist eine wunderbare Form der Atemarbeit. Es stimuliert nicht nur die Energie, durch uns hindurchzufließen, sondern es hat auch eine beruhigende, fokussierende Wirkung auf den Geist.

Beschwörungen müssen aber nicht unbedingt gechantet werden. Sie können jegliche Art von Symbol oder Energie anrufen, zu dem oder der Sie einen Bezug haben. Bitten Sie einfach gedanklich um deren Unterstützung, Kraft, Führung – oder was immer es ist, das Sie gerade brauchen. Ihr Training ist dann sozusagen Ihre »Rückzahlung«.

Die Eröffnungsmeditation

Wenn Ihnen klar geworden ist, warum Sie heute hier sind, dann sind Sie bereit zu beginnen. Der Anfang ist in der Regel sanft. Eine Zeit der Meditation ist angenehm. Setzen Sie sich, legen Sie sich hin oder stehen Sie in der Berghaltung (Tadasana) und meditieren Sie. Verbringen Sie drei oder mehr Minuten damit, Inventur zu machen, und werden Sie sich darüber klar, von welchem Ausgangspunkt Sie das Training beginnen.

Fangen Sie damit an, dass Sie Ihre Aufmerksamkeit in Ihren Unterbauch hinabsinken lassen, und spüren Sie von dort aus den Rhythmus Ihres eigenen Atems. Fühlen Sie das Auf- und Abschwellen bei jedem Ein- und Ausatmen. Versuchen Sie nicht, etwas zu ändern. Nehmen Sie den Atem wahr und akzeptieren Sie ihn genau so, wie er ist.

Nach einigen Atemzügen gestatten Sie es, dass sich Ihre Aufmerksamkeit erweitert. Spüren Sie die anderen Wahrnehmungen Ihres Körpers: Ihr Gewicht auf dem Boden, die Temperatur des Luftzugs auf Ihrer Haut, die Geräusche um Sie herum.

Nach einer Weile lenken Sie Ihre Aufmerksamkeit auf die Dinge des Herzens und nehmen Ihren emotionalen Zustand wahr. Das kann schwierig sein, aber Sie müssen auch keine großen, dramatischen Gefühle verspüren. Schauen Sie genau hin und weisen Sie nichts zurück, das aufkommt. Möglicherweise ist es ein so kleines Gefühl wie Langeweile. Vielleicht sind Sie ein klein wenig verärgert. Und manchmal kommt tatsächlich auch einfach Zufriedenheit auf. Es kommt darauf an, einfach nur wahrzunehmen, was man fühlt, ohne sich selbst dafür zu verurteilen oder zu beglückwünschen.

Nach etwa einer weiteren Minute lassen Sie Ihre Aufmerksamkeit nach oben an einen Punkt genau zwischen Ihren beiden Augen wandern. Von dort aus richten Sie Ihre Achtsamkeit auf Ihre aufkommenden Gedanken. Versuchen Sie nicht, sie zu unterdrücken, sondern beobachten Sie einfach nur, wie jeder neue Gedanke aufkommt, nehmen Sie ihn wahr und lassen Sie ihn davonschweben.

Beginnen Sie damit, Ihre Energie fließen zu lassen. Yin Yoga beseitigt die Blockaden in der Tiefe Ihres Bindegewebes und ermöglicht es dem Chi oder Prana, ungehindert zu fließen. Im Yang Yoga nutzen wir die Bewegung, um diesen Energiefluss in Gang zu setzen. Dadurch werden jedoch die Muskeln aktiviert, was wir beim Yin Yoga zu vermeiden versuchen. Im Yin Yoga können wir uns anderer Techniken bedienen.

Während Sie eine Position einnehmen, diese halten und sie schließlich verlassen, fahren Sie mit Ihrer Inventur fort. Nehmen Sie wahr, welche Auswirkungen das Training auf der physischen, emotionalen und psychologischen Ebene auf Sie hat. Akzeptieren Sie, was immer Sie dabei herausfinden, und bleiben Sie neugierig.

Im Rahmen einer kurzen Meditation wird eventuell nicht genug Zeit sein, all die oben genannten Punkte durchzugehen. Machen Sie sich jedoch darüber keine Sorgen – während der Positionen werden Sie viel Zeit haben, darauf zurückzukommen.

Im Flow

Abhängig davon, mit welcher Intention Sie die Praxis aufnehmen, werden Ihre Asanas variieren. Zu wissen, was Sie wollen, macht es sehr viel einfacher, die passenden Positionen auszuwählen. Nehmen wir z.B. einmal an, Sie wollen heute an Ihren Hüften arbeiten. Von der Liste der Asanas, die im nächsten Kapitel vorgestellt werden, würden Sie irgendeine der verschiedenen Positionen auswählen, die die Hüften trainieren oder öffnen. Wenn eine bestimmte Position für Sie nicht funktioniert, probieren Sie eine andere aus. Zu diesem Zweck werden jeweils verschiedene Asanas für die Arbeit an einer bestimmten Region vorgestellt.

Im Kapitel Yin Yoga-Flows (S. 179) finden Sie einige exemplarische Flows, die im Hinblick auf spezifische Themen oder Intentionen zusammengestellt wurden. Dort finden Sie Flows für die Hüften, die Wirbelsäule, den Oberkörper und die Beine. Es gibt sogar einen, der den ganzen Körper im Yin-Stil trainiert. Wenn Sie die Intention verfolgen, ein bisschen Energiearbeit zu verrichten, dann können Sie zwei der vorgestellten Flows ausprobieren – der eine arbeitet mit den Nieren, der andere mit der Leber. Wenn es Ihre Intention ist, eher achtsam und meditativ zu praktizieren, dann ist jeder der vorgestellten Flows passend.

Asanas für den Einstieg

Für diejenigen, die gerade erst anfangen und wenig Erfahrung mit Yin Yoga haben, werden auch drei spezielle Anfänger-Flows angeboten. Mit der Zeit werden Sie intuitiv wissen, welche Asanas für Sie geeignet sind, und Sie werden dann Ihre eigenen Flows zusammenstellen.

Zu Beginn unserer Praxis möchten wir zunächst den Körper auflockern. Bevor wir tief in eine Rückbeuge gehen, beugen wir uns zur Vorbereitung zunächst sanft zurück. Das Gleiche gilt für die Vorbeuge oder Drehungen. Öffnen Sie zunächst den Körper mit einfachen Positionen, bevor Sie tiefer gehen.

Im Yin Yoga versuchen wir nicht wirklich, uns aufzuwärmen. Wir möchten, dass die Muskeln kühl bleiben, sodass sie nicht die gesamte mit den Positionen verbundene Beanspruchung auf sich ziehen. Wenn die Muskeln kühl sind, kann die Beanspruchung tiefer in unser Bindegewebe hineinreichen. Hier sind ein paar Asanas zum Einstieg, die sich dazu eignen, uns auf den Weg zu bringen:

- Schmetterling: lockert die Hüften und die Wirbelsäule
- Stellung des Kindes: erdet und beruhigt
- Raupe und Hängende Position: lockern die Wirbelsäule für tiefere Vorbeugen
- Frosch (die Kaulquappen-Version): lockert die Hüften und den oberen Rücken
- Sphinx: lockert die Wirbelsäule für tiefere Rückbeugen und stimuliert den Lebermeridian, was zur Unterstützung aller anderen Organe beiträgt

Jede dieser Positionen beginnt damit, eine bestimmte Körperregion zu trainieren, und bereitet Sie auf die kommenden, tieferen Positionen vor. Berücksichtigen Sie Ihre Intentionen und welche Regionen des Körpers Sie trainieren möchten, und dann wählen Sie das erste Asana aus, die Ihnen dabei hilft, sich diesem Ziel zu nähern. Eine sehr flexible Schülerin könnte ihre Praxis mit nahezu jeder Position beginnen, wenn sie dabei stets das erste Tattva des Yin Yoga beachtet: Gehen Sie auf angemessene Art an Ihre Grenzen. Es gibt allerdings einige Asanas, bei denen man sich definitiv vorbereiten sollte, bevor man sich daran versucht (es müssen z. B. selbst die flexibelsten Schüler erst einmal auf Asanas wie die Schnecke, den vollständigen Seehund und den Geflügelten Drachen hinarbeiten). Vor der Schnecke lockern Sie Ihren Nacken. Vor der tiefsten Rückbeuge wie beim Seehund üben Sie zunächst mit einer sanfteren Rückbeuge. Bevor Sie Ihre Hüften ganz tief öffnen, beginnen Sie mit sanfteren Versionen.

Der Schmetterling eignet sich hervorragend als erste Position für beinahe jede Session, da er sanft mit den Hüften und der Wirbelsäule arbeitet. Es handelt sich um eine sanfte Flexion der Wirbelsäule und der Hüften, ein leichtes Spreizen der Oberschenkel und eine sanfte Außenrotation der Hüften. Von diesem Ausgangspunkt kann man in viele Richtungen weitergehen – tiefer gehende Arbeit mit den Hüften, der Wirbelsäule etc. Wenn Sie allerdings am Abend Yin Yoga praktizieren und Sie bereits den ganzen Tag über die Tastatur des Computers gebeugt verbracht haben, dann empfiehlt es sich vielleicht eher, Ihre Praxis mit einer sanften Rückbeuge wie der Sphinx statt mit dem Schmetterling zu beginnen. Entscheidend ist, dass Sie Ihre erste Position bewusst auswählen und dabei erwägen, wo Sie hinmöchten und wo Sie gerade herkommen.

Der Atem des Meeresrauschens

An diesem Punkt sind Sie im Flow. Sie haben eine Position eingenommen und die drei Tattvas angewendet. Nun lassen Sie uns eine bereits erwähnte, äußerst Yin-typische Atemtechnik näher betrachten: den Atem des Meeresrauschens.

Im Yoga gibt es viele Formen der Atemarbeit, die als Pranayama bezeichnet werden. Manche dieser Formen sind äußerst aktiv und stimulierend. Doch um das parasympathische Nervensystem zu aktivieren, unser Ruhe- und Verdauungssystem, benötigen wir das langsame, tiefe Pranayama, das als Ujjayi bekannt ist. Ujjayi bedeutet »Siegeratem«. Ein poetischer Ausdruck hierfür ist »Atem des Meeresrauschens«.

In seinem Buch »Das Herz des Yoga« beschreibt Max Strom sehr gut die Praxis des Atems des Meeresrauschens: Stellen Sie sich vor, Sie versuchen auf Ihre Sonnenbrille zu hauchen, um diese zu reinigen. Versuchen Sie, das »Hah«-Geräusch sowohl beim Ausatmen als auch beim Einatmen zu machen. Zunächst tun Sie dies mit offenem Mund so lange, bis Sie das sanfte Geräusch der Wellen, die an den Strand branden, gewohnheitsmäßig erzeugen können, ohne darüber nachzudenken. Erst dann versuchen Sie, das gleiche Geräusch mit geschlossenem Mund zu erzeugen.

Der Atem des Meeresrauschens belebt und dehnt die Lunge. Er saugt auf dynamische Weise die frische Luft ein und stößt verbrauchte Luft und Stress hinaus. Er beruhigt den Geist und kann äußerst hilfreich dabei sein, Trauer zu verarbeiten. Wenn Sie bei der Anwendung tiefe Gefühle haben oder sogar ein paar Tränen fließen, betrachten Sie dies einfach als heilsame Erfahrung.

T. K. V. Desikachar empfiehlt in seinem Buch »Yoga – Tradition und Erfahrung«, dass wir uns zunächst auf das Ausatmen konzentrieren sollten. Üben Sie, Ihr Ausatmen zu beobachten, bis Sie alles darüber wissen. Erst dann gestatten Sie Ihrem Bewusstsein, sich auch dem Einatmen zuzuwenden. Streben Sie nun danach, alles über das Einatmen zu erfahren. Versuchen Sie nicht, den Atem mit voller oder leerer Lunge anzuhalten. Stattdessen verlängern Sie Ihre Atemzüge, erzwingen sie aber nicht. Surfen Sie auf den Wellen der Atemzüge. Laut Desikachar ist es in Ordnung aber keineswegs Pflicht, die Atemzüge zu verlängern. Vielmehr geht es darum, alles zu tun, was nötig ist, um konzentriert und präsent zu bleiben und die Aufmerksamkeit auf den Atem zu richten. Verlängerte Atemzüge haben allerdings definitiv einen physiologischen und psychologischen Nutzen, auf den wir später noch zurückkommen werden.

So könnte es aussehen: Wenn Sie in Ihrer Position zur Ruhe gekommen sind, beginnen Sie damit, das Geräusch des Meeresrauschens zu machen, zunächst mit offenem Mund. Lassen Sie den Atem ruhiger werden. Zählen Sie beim Einatmen im Sekundentakt bis vier, halten Sie eine Sekunde lang inne, zählen Sie dann beim Ausatmen erneut bis vier und halten Sie dann wiederum eine Sekunde lang den Atem an. Damit zählen Sie insgesamt bis 10, durchlaufen also sechs Atemzyklen pro Minute. Als Nächstes versuchen Sie es mit geschlossenem Mund. Machen Sie eine Gewohnheit daraus. Immer, wenn Sie eine Position ausführen, beginnen Sie damit, auf dem Atem des Meeresrauschens zu surfen. Mit der Zeit werden Sie dazu in der Lage sein, den Atem des Meeresrauschens die ganze Zeit über zu praktizieren – und nicht nur während Ihres Yoga-Trainings.

Als Nächstes richten Sie Ihre ganze Bewusstheit nach innen. Spüren Sie, wie sich das Atmen anfühlt. Spüren Sie alle Facetten Ihres Atems und was passiert, wenn Sie atmen. Erkunden Sie die Yin-Seite Ihres Atems.

Asanas verbinden

In der Yang-Welt erschaffen Yogis gerne wunderbare Flows. Wie bei einem Tanz gleiten wir dann von einer Position in die andere. Diese Flows verfügen über einen Rhythmus und eine Logik: Sie öffnen den Körper schrittweise, bereiten uns auf die anspruchsvolleren Positionen vor, versetzen uns in schwindelnde Höhen und ermöglichen Phasen der Ruhe. In der Yin-Welt sieht es ganz anders aus. Wir halten die Positionen länger und daher nehmen wir in einer einzelnen Session eine geringe Anzahl von Positionen ein.

Wir sollten unsere Reise mit oberflächlicheren Positionen beginnen, bevor wir tiefer gehen. Oberflächliche Positionen sind der natürliche Vorläufer von tieferen Positionen. Wenn Sie zum Beispiel an Rückbeugen arbeiten oder die Nieren stimulieren möchten, könnten Sie mit der Sphinx oder der Sattelposition beginnen. Nach der sanften Rückbeuge werden Sie dann bereit sein, zum Seehund oder zum Kamel überzugehen.

Manche Asanas scheinen förmlich dazu bestimmt zu sein, miteinander kombiniert zu werden. So scheint z. B. der Schnürsenkel ganz natürlich und organisch in den Schwan überzugehen. Drehungen fließen leicht von einer Seite auf die andere. Und wenn man den Oberkörper bei der Libelle über ein Bein gebeugt hat, lädt dies dazu ein, ihn anschließend auch über das andere Bein und zu guter Letzt in die Mitte zu beugen – oder umgekehrt.

Beim Yang Yoga folgt auf jede Position, die tief gehalten wird, eine Art Ausgleichshaltung zur Lockerung des Gewebes. Ausgleichshaltungen bewegen den Körper in die der vorhergehenden Position entgegengesetzte Richtung. Auch beim Yin-Stil sind Ausgleichshaltungen empfehlenswert, sie müssen allerdings nicht unmittelbar stattfinden. Es ist eine gute Idee, zwischen den Positionen ein paar sanfte Yang-Bewegungen zu machen, um einer einsetzenden Stagnation entgegenzuwirken und die Energie wieder zum Fließen zu bringen. Dennoch ist es nicht notwendig, unmittelbar nach einem bestimmten Asana eine Ausgleichshaltung einzunehmen. Sie können gerne erst sämtliche Vorbeugen ausführen, bevor Sie zu den Rückbeugen übergehen. Verrichten Sie ruhig erst all Ihre Hüftarbeit, bevor Sie mit den Ausgleichshaltungen beginnen. Aber übertreiben Sie es nicht – wenn Sie zu irgendeinem Zeitpunkt den starken Drang verspüren, eine Ausgleichshaltung einzunehmen, dann tun Sie das!

Ausgleichshaltungen sind eine sehr logische Angelegenheit. Rückbeugen gleichen Vorbeugen aus und umgekehrt. Rechts balanciert links aus. Eine Innenrotation der Hüften ist der Ausgleich für eine Außenrotation. Drehungen können eingesetzt werden, um beinahe jede Position auszugleichen, bei der die Wirbelsäule involviert ist. Gelegentlich handelt es sich bei diesen Ausgleichshaltungen um einfache Bewegungen und manchmal sind es lang gehaltene Positionen. Einige Yang-Positionen scheinen wie dafür geschaffen, auf Yin-Positionen zu folgen: Der Herabschauende Hund fühlt sich nach dem Schwan ganz hervorragend an. Und wenn Sie bislang mit dem Herabschauenden Hund noch nie viel anfangen konnten, werden Sie nach 5 Minuten der Auseinandersetzung mit den Drachen ganz schnell begreifen, warum der Hund des Yogis bester Freund ist.

Stellen Sie sicher, dass Sie zum Ende Ihrer Session für jede tief gehaltene Position eine Ausgleichshaltung ausgeführt haben. Am Ende des Kapitels »Yin Yoga-Asanas« (S. 59) werden einige empfehlenswerte Yang-Ausgleichshaltungen vorgestellt.

Gönnen Sie dem Körper nach jeder Position eine kurze Verschnaufpause – besonders dann, wenn es eine sehr tiefe Position war. Respektieren Sie die Wünsche des Körpers und lassen Sie sich zwischen den Positionen Zeit.

Schluss-Asanas

In den Yang-Stilen des Yogas wird ein Lehrer Ihnen zum Ende einer Session eine wesentliche Zeitspanne einräumen, in der Sie Ihren Körper abkühlen lassen können. Dies ist in der Yin-Praxis nicht notwendig, da der Körper nie erwärmt wurde. Dennoch wollen wir einen Weg zurück zu Neutralität und Gleichgewicht finden. Jedes der Asanas, das zur Eröffnung eingesetzt wurde, könnte auch gut das Ende einer Session markieren, doch eine Position, die hier häufig verwendet wird, ist der Korkenzieher. Dieses Asana ermöglicht es dem Körper, vollständig zu entspannen und locker zu werden. Es ist eines der Yin-lastigsten Asanas von allen.

Der Dreh- und Angelpunkt der Wirbelsäule kann hier, je nachdem mit welcher Region am intensivsten gearbeitet wurde, weiter oben oder unten liegen. Wenn man die Knie weiter in Richtung Armbeuge anzieht, wandert der Dreh- und Angelpunkt der Wirbelsäule weiter nach oben, da sie nach vorne gekrümmt wird. Werden die Knie gerade nach vorne gestreckt, wird die Wirbelsäule gerade gezogen und die Beanspruchung durch die Drehung verteilt sich gleichmäßig auf ihre Länge. Die Knie nach unten zu bewegen bringt die Wirbelsäule in eine leichte Bogenform und verlagert den Schwerpunkt der Drehung auf den unteren Rücken/das Kreuzbein.

Die Wirbelsäule kann in vielen verschiedenen Haltungen gedreht werden – im Sitzen oder im Liegen. Dies ist nicht die einzige Art und Weise, eine Session zu beenden, aber Drehungen geben dem Nervensystem sein Gleichgewicht zurück und helfen, den einen oder anderen verbliebenen Knoten zu lösen.

Bei einigen Schülern ist eine Körperseite klar offener als die andere. Der US-amerikanische Yoga-Lehrer und Autor Erich Schiffmann hat hierzu einen wunderbaren Vorschlag: Beginnen Sie Ihre Asana auf der weiter geöffneten Seite. Auch der japanische Parapsychologe und Meditationsexperte Dr. Motoyama hat sich diesem Vorschlag angeschlossen. Ihre geschlossene Seite wird staunend zur Kenntnis nehmen, was da passiert, und wird dazu inspiriert, sich ebenfalls so weit zu öffnen. Wenn Sie allerdings gar nicht wissen, welche Ihrer Körperseiten weiter offen ist, dann spielt es natürlich keine Rolle, auf welcher Seite Sie beginnen. Nur sollten Sie darauf achten, dass Sie nicht zwei Mal mit der gleichen Körperseite arbeiten, sonst fangen Sie am Ende noch an zu hinken. Lachen Sie nur! Das kommt tatsächlich vor. Und ein Weg, um sicherzustellen, dass dies nicht passiert, ist immer mit Ihrer rechten Körperseite zu beginnen. So wissen Sie immer, dass als Nächstes die linke Seite dran ist.

Wenn Sie wenig Zeit haben, führen Sie weniger Positionen aus, statt jede einzelne über einen kürzeren Zeitraum zu halten. Es sind tatsächlich diese letzten paar Atemzüge, während der Sie den größten Nutzen aus einer Position ziehen. Das ist wie bei dem letzten Pushup, der Sie am meisten kräftigt – oder bei jenem letzten süßen Gebäckstückchen mit Cremefüllung, das am meisten Hüftgold einbringt. Natürlich gibt es hier keine absoluten Wahrheiten, also tun Sie gerne auch das Gegenteil, wenn Sie möchten – nehmen Sie mehr Positionen ein und halten Sie diese jeweils über einen kürzeren Zeitraum hinweg, wenn Sie es eilig haben. Doch die Zeit in jeder einzelnen Position zu verkürzen, führt uns weg von der wahren Yin-Natur der Praxis. Und wenn Sie lediglich Zeit für eine einzige Position haben, dann sollte das der Schmetterling sein.

Und zu guter Letzt: Achten Sie darauf, wie viel Zeit Sie insgesamt für eine Session eingeplant haben. Die Eröffnungsmeditation und die Eröffnungspositionen können bis zu 15% dieser Zeitspanne in Anspruch nehmen und auf die Abschlusspositionen inklusive Shavasana können noch einmal rund 15% entfallen. Damit stehen Ihnen 70% der gesamten Zeit zur Verfügung, um die zentralen Positionen auszuführen, die Sie sich tatsächlich vorgenommen haben. Achten Sie also auf die Zeit, während Sie im Flow sind. Hetzen Sie nicht am Schluss, weil Sie sich in der Mitte der Session vor lauter Begeisterung ganz in der einen oder anderen Position verloren haben. Shavasana ist der wichtigste Teil der Praxis, wie wir gleich sehen werden.

Abschluss der Praxis

Auch wenn wir nicht abzukühlen brauchen, möchten wir doch den Körper in einen neutralen Zustand zurückversetzen. Wenn wir also unsere letzte Position abgeschlossen haben, ist die Zeit für Ruhe gekommen, damit wir anschließend in die Welt zurückkehren können, die wir hinter uns gelassen haben. Diese Ruhephase wird Shavasana genannt.

Jede Übung besteht aus zwei Phasen: der Beanspruchung und der Entspannung des Körpers. Viele Lehrer, Trainer und Schüler verbringen sehr viel Zeit damit zu erlernen, wie man den Körper auf unzählige Arten beanspruchen kann. Shavasana, die Ruhephase zum Abschluss, ist jedoch genauso wichtig. Leider sind sich viele Schüler nicht der Tatsache bewusst, dass es notwendig ist, Beanspruchung mit Entspannung auszugleichen. Wenn Sie zu Hause oder allein praktizieren, lassen Sie Shavasana vielleicht einfach weg. Oder Sie kürzen die Phase zu sehr ab. Es ist jedoch sinnvoller, die anderen Asanas abzukürzen, um Shavasana die volle notwendige Zeitspanne widmen zu können.

Nicht alle Formen der Entspannung sind gleich. Eine medizinische Studie hat ergeben, dass die Auswirkungen der Beanspruchung wesentlich schneller verringert werden konnten, wenn man Shavasana praktizierte, als wenn man sich einfach nur ruhig hinsetzte oder hinlegte. Es handelt sich um eine aktive Form der Entspannung, auch wenn sich das oberflächlich betrachtet zunächst wie ein Oxymoron anhören mag. Es ist bewiesen, dass Shavasana die effektivste mögliche Form des Ausruhens ist – also lassen Sie sie nicht weg!

Wenn wir fertig sind, sollten wir uns vollständig ausgeglichen fühlen. Nach Shavasana, oder direkt davor, wird häufig ein ruhiges Pranayama oder Energiearbeit ausgeführt. Direkt nach Shavasana befinden Sie sich möglicherweise in einem tiefen, von Yin geprägten, veränderten Zustand. Angeleitete Atemarbeit auszuführen kann Ihr Yin und Yang hier wieder ins Gleichgewicht bringen und Sie aufwecken. Nadi Shodhana, auch als alternierende Nasenlochatmung bekannt, ist eine gute Methode, Yin- und Yang-Energien in Balance zu bringen.

Abschlussmeditation Nach der Entspannung und dem Ausbalancieren Ihrer Energie möchten Sie vielleicht mit einer kurzen Meditation abschließen. Diese kann ein Spiegelbild Ihrer Eröffnungsmeditation sein, bei der Sie sich an die Intention Ihrer Praxis erinnern und/oder innerlich Inventur machen. Vergleichen Sie Ihren jetzigen Zustand damit, wie Sie sich zu Beginn der Session gefühlt haben. Nehmen Sie einfach die Unterschiede wahr, so es denn welche gibt. Be- oder verurteilen Sie nicht Ihre Praxis als gut oder schlecht.

Vielleicht möchten Sie mit einer Art Abschlussgeste zum Ende kommen. Bringen Sie dazu die Handflächen zusammen wie bei einem Gebet; lassen Sie jedoch ein wenig Abstand zwischen den Händen, der den Platz in Ihrem Herzen symbolisiert. Beugen Sie sich hinunter in Richtung Boden.

Wenn Sie sich wieder aufrichten, möchten Sie vielleicht etwas Kurzes chanten. Hier reicht z.B. ein »Om« oder das Mantra »Lokah Samasta Sukhino Bhavantu«, das »mögen alle Wesen überall glücklich sein« bedeutet. Oder kommen Sie einfach zum Ende, indem Sie zur Anerkennung des Göttlichen in sich selbst und anderen die Grußformel Namaste benutzen – und damit all die Lehrer grüßen, von denen Sie im Leben Anleitung erfahren haben.

Bei manchen eifrigen Yogis schließt sich an Shavasana eine vollständige Meditationssession an. Der Körper ist geöffnet und kräftig. Das Sitzen fällt vielleicht leichter, das Herz verspürt Zufriedenheit. Der Atem ist jetzt ruhig. Ein perfekter Zeitpunkt, um den Geist zu trainieren.

Wenn die Praxis beendet ist und das Alltagsleben auf Sie wartet, lassen Sie sich nicht einfach direkt hineinfallen, sondern kosten Sie erst einmal für eine Weile die Ruhe aus. Was auch immer Ihre nächsten Handlungen sind, führen Sie sie mit Achtsamkeit aus. Ermöglichen Sie es der gesteigerten Aufmerksamkeit, Sie den ganzen Tag hindurch zu begleiten. Spüren Sie die Offenheit Ihres Körpers, wenn Sie sich bewegen. Lächeln Sie viel und halten Sie häufig inne. Nehmen Sie sich Zeit, wieder bewusst zu werden.

Energie fließen lassen

Yoga funktioniert auf vielen Ebenen: auf der physischen, der psychologischen und der energetischen. Die gewählte Art der Praxis kann auf unseren Energiekörper genauso große Auswirkungen haben wie auf unseren physischen Körper. Es gibt mindestens vier Wege, auf denen wir den Energiefluss im Körper stimulieren können: Akupunktur, bei der Nadeln in spezielle Punkte entlang der Meridiane gesteckt werden; Akupressur, bei der das Gewebe entlang der Meridianlinien stimuliert wird (und damit verbunden alle Arten von Massagetherapien und Asanapraxis); einfache Bewusstheit und gelenkter Atem. In der Yin Yoga-Praxis arbeiten wir nicht mit Akupunktur, aber wir üben Druck entlang unserer Meridianlinien aus, um den Energiefluss zu stimulieren. Und während wir die Positionen beim Yin Yoga halten, können wir die zwei weiteren Werkzeuge nutzen, um die Energie fließen zu lassen: Bewusstheit und Atem.

Einfache Bewusstheit

Wir haben die Bewusstheit schon einige Male erwähnt: Wir praktizieren Bewusstheit, wir praktizieren Gegenwärtigsein, wenn wir aufmerksam dafür sind, was gerade tatsächlich genau hier und genau jetzt in diesem gegenwärtigen Moment geschieht. Als wir unsere Praxis mit einer kurzen Meditation eröffnet haben, haben wir unsere Aufmerksamkeit darauf gelenkt, wie wir uns fühlten. Als wir eine Position eingenommen haben und ruhig geworden sind, haben wir unsere Bewusstheit auf unseren Atem oder auf die Gefühle gerichtet, die wir empfanden.

Führen Sie das folgende, kleine Experiment durch: Betrachten Sie Ihren Daumen und stellen Sie sich vor, dass Sie die Energie spüren können, die ihm innewohnt. Spüren Sie, wie er sich allein dadurch erwärmt, dass Sie sich auf ihn konzentrieren? Fahren Sie damit fort und spüren Sie Ihren Daumen eine ganze Minute lang. Das Gefühl der Wärme bilden Sie sich nicht ein.

Wenn wir unsere Bewusstheit auf einen spezifischen Teil des Körpers lenken, aktivieren wir unser parasympathisches Nervensystem. Wenn das passiert, verlangsamt sich unser Herzschlag und die Blutgefäße dehnen sich aus, wodurch mehr Blut und Energie in die Region fließen können. Wir können spüren, wie das geschieht. Die einfache Bewusstheit lässt die Energie an den Punkt fließen, auf den wir uns konzentrieren. Das ist auch der Grund dafür, warum wir während unserer Yoga-Praxis darauf achten sollten, was wir in unserem Körper verspüren. Dadurch, dass wir hinspüren, was dort geschieht, streben wir danach, den Energiefluss durch das trainierte Gewebe zu intensivieren.

Eine Technik, die Frauen während der Schwangerschaft einsetzen, um Schmerz zu lindern, heißt Effleurage, was »sanftes Streicheln« bedeutet. Sie wird gelegentlich auch als Vorstufe einer Tiefenmassage verwendet. Die Regionen, in denen Sie während einer Yin Yoga-Position intensive Gefühle empfinden, sanft zu streicheln, wird hilfreich dabei sein, Bewusstheit und Energie dorthin zu bringen. Unter Umständen kann eine Effleurage in der Region, in der Sie eine Position stark spüren, dazu führen, dass der Drang, sich zu bewegen, gemindert wird.

Experimentieren Sie mit einer sanften Berührung mit den Fingerspitzen oder intensiverem Druck unter Verwendung Ihrer Handfläche. Zum Beispiel können Sie beim Korkenzieher, wenn das obere Bein zur Seite ausgestreckt wird, ein leichtes Ziehen an der Außenseite der Hüfte verspüren. Streicheln Sie diese Region sanft mit Ihren Fingern. Statt mental vor dem Geschehen zu flüchten, richten Sie Ihre Bewusstheit ganz auf das Gefühl. Je mehr Aufmerksamkeit Sie aufbringen, desto mehr Energie wird fließen.

Noch stärker als die einfache Bewusstheit ist Bewusstheit in Kombination mit gelenktem Atem.

Gelenkter Atem

Abgesehen davon, dass wir eine bestimmte Region des Körpers bewusst spüren können, ist es auch möglich, unseren Atem dorthin zu lenken. Für jemanden, der dies noch nie getan hat, mag sich das seltsam anhören. Wie können wir an einen Punkt atmen, der außerhalb unserer Lunge liegt? Nehmen Sie jetzt gleich einen tiefen Atemzug und spüren Sie, wie sich Ihre Schultern und Ihr Unterleib dabei bewegen. Dies ist eine Bewegung jenseits der Lunge. Der Magen und die Leber drücken auf die unteren Organe und in die Bauchhöhle. Der Blutdruck und die Pulsfrequenz erhöhen sich beim Einatmen und verringern sich beim Ausatmen. Dieser Effekt ist im gesamten Körper spürbar.

Der Atem hat direkte oder indirekte Auswirkungen auf jede einzelne Körperzelle. Zunächst findet dies einfach ohne unsere bewusste Steuerung statt. Während wir üben, unseren Atem zu lenken, beginnen wir, den Effekt des Atems zu spüren. Zu einem späteren Zeitpunkt können wir dann tatsächlich diesen Effekt erhöhen oder verbessern. Am einfachsten ist dies in den Regionen, die der Lunge am nächsten liegen. Spüren Sie während Ihres nächsten Atemzyklus Ihren Unterleib und fühlen Sie, wie die Spannung dort abwechselnd steigt und abflaut. Im nächsten Schritt nehmen Sie nicht mehr nur die Spannung, sondern auch den Energietransfer wahr. Kombiniert man diese beiden miteinander, Bewusstheit und in die Region gelenktem Atem, verdoppelt sich der Energiefluss, der zu dieser Region fließt.

Das Hamsa-Mantra

Im Schnitt chanten wir 21 600-mal am Tag das Hamsa-Mantra. »Ha« bezeichnet den Klang beim Ausatmen und »Sa« jenen beim Einatmen. In manchen Traditionen wird die Reihenfolge umgekehrt und das Mantra lautet »So'ham« – wir hören »Hmmm« beim Einatmen und ein geseufztes »Sa« beim Ausatmen. Laut Iyengar werden die Laute in Wirklichkeit kombiniert und jedes Wesen bringt beim Einatmen den Laut So'ham (was »Er bin Ich« bedeutet) und beim Ausatmen den Laut Hamsa (was »Ich bin Er« bedeutet) hervor. Dies wir als Ajapa-Mantra bezeichnet.

Während wir bei jedem Atemzug kaum vernehmlich dieses Mantra chanten, können wir spüren, wie die Energie in uns fließt. Schließen Sie Ihre Augen und fühlen Sie, wie sich Ihr energetischer Zustand verändert, während Sie ein- und ausatmen. Versuchen Sie, beim Einatmen das »Ham« und beim Ausatmen das »Sa« zu vernehmen. Fühlen Sie dabei, wie Ihre Energie ansteigt, oder werden Sie ruhiger? Dann drehen Sie das Mantra um und hören »Sa« beim Ein- und »Ham« beim Ausatmen. Verändert das Ihren gefühlten Energiefluss?

Wie auch der Atem des Meeresrauschens kann die Hamsa-Atmung außerhalb Ihrer Yoga-Praxis eingesetzt werden. Wir alle haben in unserem Leben Phasen, in denen wir übermäßig angespannt sind und uns entspannen sollten. Hierbei kann die Hamsa-Atmung hilfreich sein. Zu anderen Zeiten benötigen wir vielleicht eher einen kleinen Energieschub und die gegensätzliche Atemtechnik kann perfekt für uns sein.

Nadi Shodhana

Manchmal kann der Energiefluss, den wir in uns verspüren, sich unausgeglichen anfühlen. Nach einer ausgiebigen Yin-Session sind wir vielleicht ein wenig »daneben«. Dann ist es notwendig, dass wir uns einen Schubs geben. Nach einer Session, die sehr Yang-lastig war, fühlen wir uns hingegen unter Umständen zwar energiegeladen, aber auch überdreht. Wir müssen ruhiger werden. Wenn Sie Shavasana nicht in einen ruhigen, aber wachen Zustand zurückversetzt hat, benötigen Sie vielleicht eine stärkere Medizin, um Ihr Gleichgewicht zurückzugewinnen. Nadi Shodhana könnte sich dafür hervorragend eignen.

Nadi bedeutet kleiner Fluss und bezieht sich auf die Kanäle, durch die das Prana fließt. Nadis sind gleichbedeutend mit den Meridianen. Shodana heißt Reinigung. Nadi Shodana bezeichnet somit die Reinigung der Energiekanäle. Andere Bezeichnungen für diese Praktik sind alternierende Nasenlochatmung oder Anuloma Viloma, was »gegen den Strom« bedeutet. Die Praktik reinigt nicht nur die Nadis, sondern bringt auch die Energien auf beiden Körperseiten ins Gleichgewicht – Yin und Yang.

Die Positionierung der Hand beim Nadi Shodhana ist einzigartig. Man verwendet dazu die rechte Hand und die beiden mittleren Finger werden entweder in die Handfläche hineingebeugt oder ausgestreckt, sodass sie auf dem Punkt zwischen beiden Augenbrauen ruhen. Der rechte Daumen drückt den rechten Nasenflügel zusammen und verschließt so das rechte Nasenloch. Der kleine Finger und der Ringfinger der rechten Hand werden zusammengenommen und verwendet, um das linke Nasenloch zu verschließen. Da der rechte Arm während dieser Übung angehoben ist, kann er schwer werden. Sie können daher die linke Hand verwenden, um den rechten Arm zu stützen.

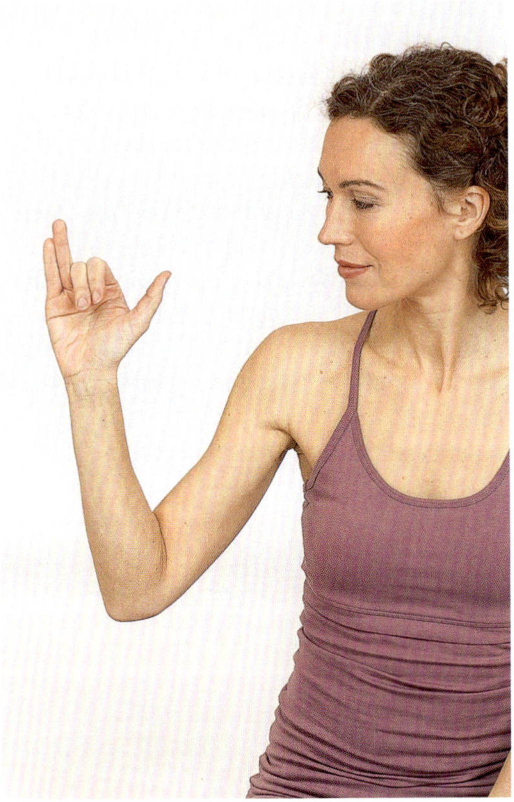

Die Handhaltung bei Nadi Shodhana

Die Basis-Übung Das Basismuster funktioniert wie folgt: Beginnen Sie mit der linken Seite. Atmen Sie aus und verwenden Sie dann den rechten Daumen, um gegen den rechten Nasenflügel zu drücken und auf diese Weise das rechte Nasenloch zu verschließen. Anschließend atmen Sie durch das linke Nasenloch ein und zählen dabei bis vier. Dann öffnen Sie das rechte Nasenloch, während Sie gleichzeitig das linke mit dem Ringfinger und dem kleinen Finger verschließen. Atmen Sie aus und zählen Sie auch dabei wieder bis vier. Vollenden Sie den Zyklus, indem Sie durch das rechte Nasenloch einatmen, es verschließen und gleichzeitig das linke öffnen – und dann ausatmen. Fahren Sie fort, bei jedem Atemzug bis vier zu zählen und setzen Sie die Praktik über 8 bis 12 Atemzyklen fort. Wenn Sie damit fertig sind, bleiben Sie ruhig sitzen.

Die Ausatmung verlängern Bei der Fortgeschrittenenversion des Nadi Shodhana verfahren Sie wie oben beschrieben und zählen Sie weiterhin beim Einatmen bis vier, beim Ausatmen jedoch nun jeweils bis acht. Wenn Sie diese Technik beherrschen, können Sie zwi-

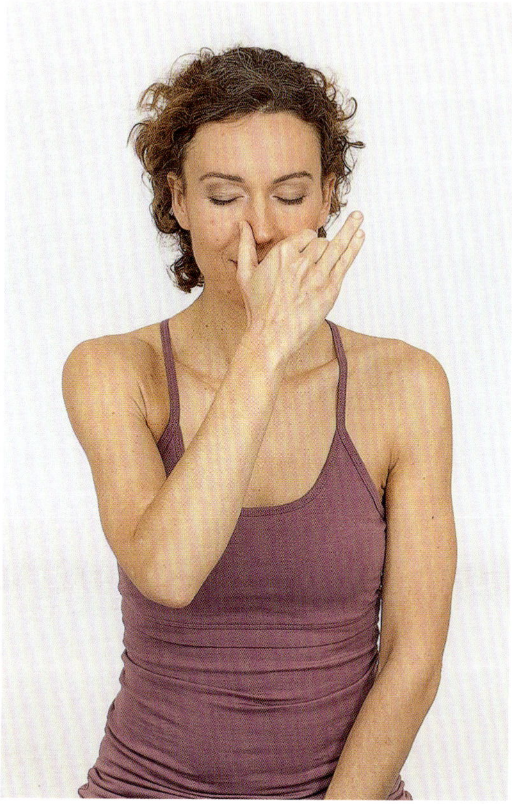

Der rechte Daumen verschließt das rechte Nasenloch.

schendurch auch den Atem anhalten. Drücken Sie dazu zwischen dem Ein- und Ausatmen beide Nasenlöcher zu und zählen Sie bei angehaltenem Atem bis vier. Dies wird als Antar Kumbhaka bezeichnet: das Anhalten des Atems bei voller Lunge. Mit zunehmender Erfahrung können Sie nach dem Ausatmen zusätzlich Bahir Kumbhaka hinzufügen, das Anhalten des Atems nach vollständiger Ausatmung, bei leerer Lunge, und ebenfalls dabei bis vier zählen. Mit diesen einfachen Varianten können Sie nach einigen Monaten eine fortgeschrittene und ausgedehnte Nadi-Shodhana-Praxis erzielen, wenn sich dabei keine Probleme oder Nebenwirkungen einstellen.

Energie kreisen lassen

Letztlich möchten wir, dass die Energie in unserem Zentralkanal oder Lenkergefäß, der Sushumna Nadi, frei und ungehindert fließen kann. Bevor das geschieht, müssen jedoch zunächst die Ida und Pingala Nadis, die Meridiane, die neben dem Zentralkanal verlaufen, offen sein. Das oben beschriebene Nadi Shodhana ist ein Weg, die beiden Kanäle zu öffnen. Ein anderer Weg ist es, Energie mental durch die drei Kanäle zirkulieren zu lassen, während wir atmen und unsere Positionen halten. Es gibt mehrere Wege, dieses Kreisen der Energie zu erzielen.

Das einfache Kreisen Ein einfaches Kreisen der Energie beginnt damit, dass man das Herzzentrum fühlt. Sitzen Sie dazu bequem und schließen Sie Ihre Augen. Atmen Sie aus. Beginnen Sie, wenn die Lunge leer ist: Beim Einatmen fühlen Sie – oder stellen Sie sich vor –, wie die Energie Ihre Wirbelsäule hinunterfließt bis zur Spitze Ihres Kreuzbeins. Während Sie ausatmen, kehren Sie die Richtung um und folgen der Energie, wie sie zurück in die Herzregion fließt. Wiederholen Sie dies einige Male. Lassen Sie den Atem ruhig werden und zählen Sie bei jedem Ein- und Ausatmen mindestens bis vier.

Zunächst werden Sie nicht spüren können, dass irgendetwas irgendwohin fließt. Lassen Sie sich davon nicht entmutigen – für diese Art von Wahrnehmung benötigt man Übung. Für den Moment tun Sie einfach so, als könnten Sie es spüren. Es kann dabei hilfreich sein, sich vorzustellen, dass jemand mit dem Finger an Ihrer Wirbelsäule entlangfährt; vom Herzen hinab während des Einatmens und zum Herzen hinauf während des Ausatmens.

Wenn Sie diesem Fluss erst einmal folgen können und wenn es auch nur in Ihrer Vorstellung ist, dann fügen Sie am Ende des Einatmens eine kurze Pause hinzu. Die Energie befindet sich nun im Muladhara-Chakra (Wurzel-Chakra) am Ansatz der Wirbelsäule. Belassen Sie sie für einen Augenblick dort, aber lenken Sie Ihre Aufmerksamkeit auf das Ajna-Chakra (Stirn-Chakra, das dritte Auge zwischen den Augenbrauen). Spüren Sie einfach die Energie dort – oder stellen Sie sich vor, sie zu spüren. Nach ungefähr einer Sekunde atmen Sie aus und folgen dem Energiefluss zurück hinauf zum Herzen.

Probieren Sie dies über einige Atemzyklen hinweg aus. Wenn Sie der Energie über einige Zyklen hinweg folgen können, ohne sich ablenken zu lassen und den Fluss zu verlieren, fügen Sie auch noch diese abschließende Variation hinzu: Halten Sie weiterhin am Ende jedes Einatmens inne und machen Sie nun auch eine kurze Pause am Ende des Ausatmens. Wenn Sie vollständig ausgeatmet haben, wird die Energie zurück in die Herzregion geflossen sein. Lassen Sie sie dort, aber lenken Sie Ihre Aufmerksamkeit zurück auf das Muladhara-Chakra. Spüren Sie den Damm und wie die Energie dort ansteigt. Halten Sie einen Augenblick inne und beginnen Sie mit dem nächsten Einatmen, indem Sie Ihre Aufmerksamkeit wieder auf das Herz lenken.

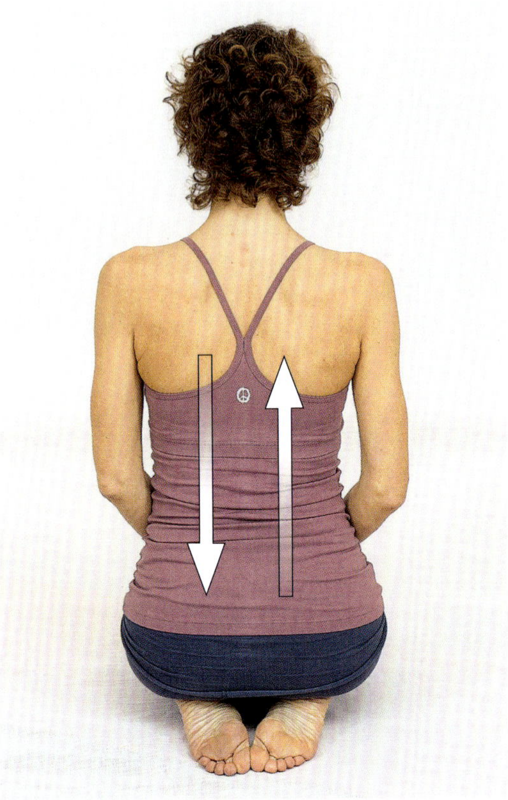

Einfaches Energiekreisen entlang der Wirbelsäule.

Während der gesamten Übung können Sie den Atem des Meeresrauschens einsetzen. Denken Sie daran: Beim Einatmen bis vier zählen, eine Sekunde innehalten, beim Ausatmen wieder bis vier zählen, erneut eine Sekunde innehalten.

Wenn wir beim Einatmen einen Energiefluss nach unten ermöglichen, vereinigt sich das Prana des Einatmens mit dem Apana im Unterbauch. Wenn wir die Richtung umkehren, vereinen wir das Apana des Ausatmens mit dem Prana des Oberkörpers. Die einfache Atemarbeit bringt uns diesem ultimativen Ziel näher. Wir können dies tun, während wir eine

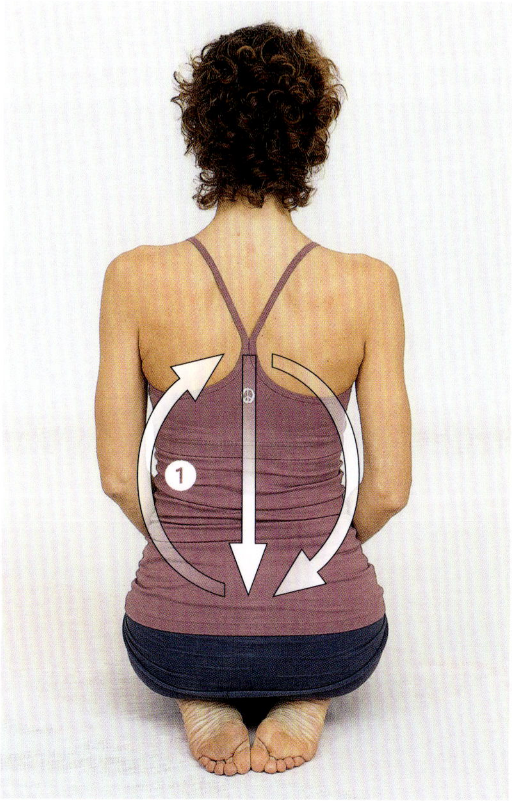

Variation: Beim Einatmen fließt die Energie nach unten, während der Atempause zirkuliert sie erst auf der linken Seite nach oben und auf der rechten Seite nach unten.

Position halten. Alles, was wir dafür benötigen, sind Intention und Bewusstheit.

Energiekreisen in einer Position Rückbeugen sind von Natur aus energetischer als Vorbeugen und Vorbeugen sind von Natur aus beruhigender als Rückbeugen. Wir können während jedem beliebigen Asana üben, unsere Energie auf die oben beschriebene einfache Art kreisen zu lassen. Doch wenn wir uns in einer Rückbeuge befinden, fühlt es sich natürlicher an, nur nach Abschluss des Einatmens eine Pause einzulegen und die Aufmerksamkeit auf das Ajna-Chakra zu lenken. In der Vorbeuge fühlt es sich hingegen natürlicher an, nur am Abschluss des Ausatmens eine Atempause einzulegen und unsere Aufmerksamkeit auf das Muladhara-Chakra zu richten.

Wenn Sie in Positionen mit Rückbeuge wie den Seehund, die Sphinx oder den Sattel gehen, lassen Sie die Energie wie oben beschrieben kreisen, aber halten Sie dabei den Atem nur zum Abschluss des Einatmens an. Lenken Sie Ihre Aufmerksamkeit auf das Ajna. Halten Sie für einige Sekunden inne und vollenden Sie dann den Kreislauf. Tun Sie dies während rund der Hälfte der Zeit, in der Sie die Position halten. Während der zweiten Hälfte lassen Sie einfach los und folgen Sie dem natürlichen Rhythmus des Atems oder werden Sie sich der vorherrschenden Empfindungen in Ihrem Körper bewusst.

In der Vorbeuge, bei Positionen wie dem Schmetterling, der Libelle oder der Schnecke, lassen Sie ebenfalls die Energie kreisen, aber halten Sie dabei den Atem nur zum Abschluss des Ausatmens an. Lenken Sie Ihre Aufmerksamkeit hinunter auf das Muladhara und aktivieren Sie dort Ihre Chi-Brücke, indem Sie den Damm anspannen. Halten Sie für einige Sekunden inne und vollenden Sie dann den Kreis.

Bei allen anderen Positionen, in denen Sie sich weder in der Vor- noch in der Rückbeuge befinden, können Sie den Atem wie gehabt jeweils sowohl zum Abschluss des Einatmens als auch des Ausatmens anhalten.

Eine einfache Variation Jetzt, wo Sie den einfachen Kreislauf beherrschen, können Sie versuchen, die Seitenkanäle miteinzubeziehen. Hier ziehen wir wie zuvor beim Einatmen die Energie nach unten, doch während wir anschließend den Atem für einige Sekunden anhalten, schicken wir die Energie auf der linken Seite des Torsos aufwärts, durch die Herzregion hindurch und dann auf der linken Seite abwärts zurück zum Ansatz der Wirbelsäule. Wir halten hierbei den Atem lediglich zum Abschluss des Einatmens an – zum Schluss des Ausatmens gibt es keine Pause. Beim nächsten Atemzyklus lassen Sie dann, während Sie den Atem anhalten, die Energie auf der rechten Seite aufwärts- und auf der linken Seite abwärtskreisen. Die Energie durch die linke und rechte Seite des Körpers kreisen zu lassen stimuliert und balanciert den Energiefluss durch die Nadis Ida und Pingala. Während all dieser Varianten können Sie die Hamsa- oder die So'ham-Atmung einsetzen. Oder den Atem des Meeresrauschens.

Es gibt auch eine Yang-Variation des kreisenden Atems: Atmen Sie sehr tief und halten Sie den Atem mit voller Lunge lange an. Dies verleiht Ihnen Energie. Bei der Yin-Variante ist ein sehr viel ruhigerer, flacherer Atem gefragt, der nur mit leerer Lunge für wenige Sekunden angehalten wird – dies ist beruhigend.

Der mikrokosmische Kreislauf Der Begriff »mikrokosmischer Kreislauf« ist eine Übersetzung des daoistischen Ausdrucks für einen vollständigen Energiekreislauf durch

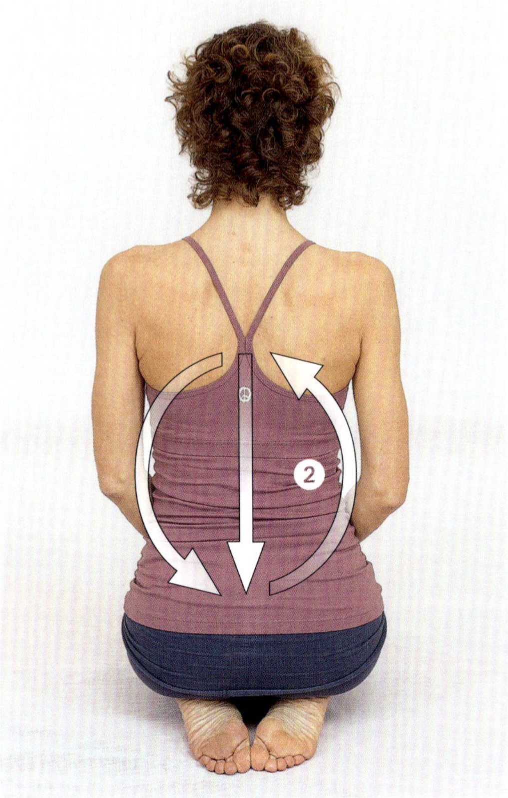

Beim nächsten Atemzug zirkuliert die Energie von rechts unten nach oben und über die linke Seite nach unten.

die Vorder- und Rückseite des Körpers. Im Japanischen wird dies als Shoshuten bezeichnet, was »Kreisen des Lichtes« bedeutet. Der mikrokosmische Kreislauf ist eine Methode, sämtliche über den Körper verstreute Energien zu bündeln und zu kanalisieren und sie vom Muladhara hinauf zum Ajna zu lenken. Wird der mikrokosmische Kreislauf aktiviert, werden die Reservoirs des Lenkergefäßes und des Konzeptionsmeridians (s. Kapitel »Der energetische Nutzen«, S. 253) wieder aufgefüllt und damit wird Energie auch für alle anderen Meridiane und Organe verfügbar. Dies ist vielleicht

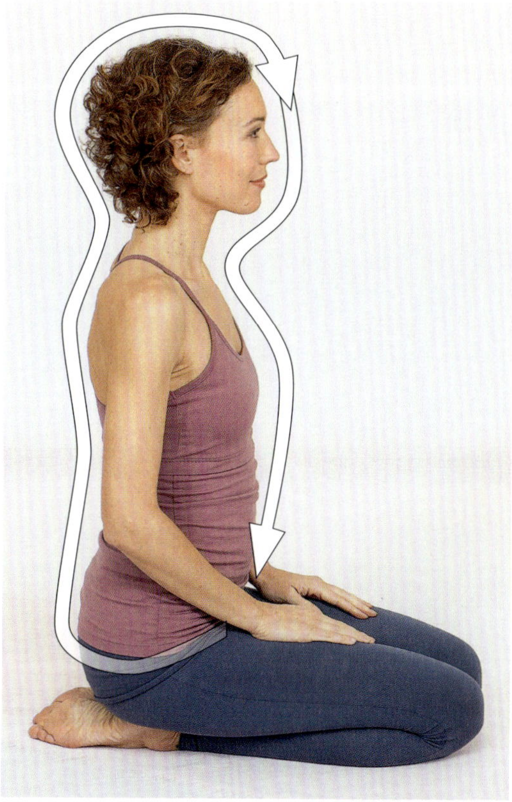

Mikrokosmischer Kreislauf: Während die Energie durch Ihren Körper wandert, berührt sie jedes der sieben Chakren.

die beste Art, Gesundheit und ein langes Leben zu kultivieren und gleichzeitig den Weg zu einem tiefen spirituellen Verständnis zu ebnen.

Sie können jederzeit Energie durch den mikrokosmischen Kreislauf zirkulieren lassen: vor der Asana-Praxis, direkt vor der Meditation, während des langen Zeitraums, über den die Yin-Positionen gehalten werden, oder sogar zu Beginn von Shavasana, während Sie auf dem Rücken liegen.

Um den mikrokosmischen Kreislauf während Shavasana zu aktivieren, lenken Sie Ihre Aufmerksamkeit auf das zweite Chakra auf der Vorderseite des Körpers. Dies ist das Svadhisthana (Sakral-Chakra), das sich etwa in der Mitte zwischen unserem Nabel und dem Schambein befindet. Spüren Sie die Energie an diesem Punkt oder stellen Sie sich vor, dass Sie sie verspüren. Atmen Sie vollständig aus. Während Sie einatmen, folgen Sie dem Energiefluss hinab entlang der Mittelinie Ihres Körpers, unter dem Schambein hindurch zum Steißbein und dann entlang der Wirbelsäule zurück nach oben über den Nacken, den Scheitel und direkt zum Ajna-Punkt zwischen den Augenbrauen. Halten Sie dann hier zum Abschluss des Einatmens zwei oder drei Sekunden inne. Während Sie ausatmen, spüren Sie, wie die Energie langsam über das Gesicht und die Kehle nach unten wandert. Folgen Sie ihr weiter entlang der Mittellinie des Körpers hinunter zum Brustbein, zum Nabel und bis zurück zum Svadhisthana. Dann halten Sie erneut für zwei bis drei Sekunden den Atem an, bevor Sie mit einem neuen Kreislauf beginnen.

Berühren Sie während des Kreislaufs durch den Körper jedes Chakra, sowohl auf der Yin- als auch auf der Yang-Seite (Vorder- und Rückseite) des Körpers und spüren Sie die Energie an diesen Punkten. Es sollte ausreichen, die Energie zwei bis drei Minuten kreisen zu lassen. Wenn Sie fertig sind, lösen Sie die Anstrengung und lassen Sie den Atem fließen, wie er will. Beobachten Sie genau, wie Sie sich fühlen, ohne auf irgendetwas zu reagieren.

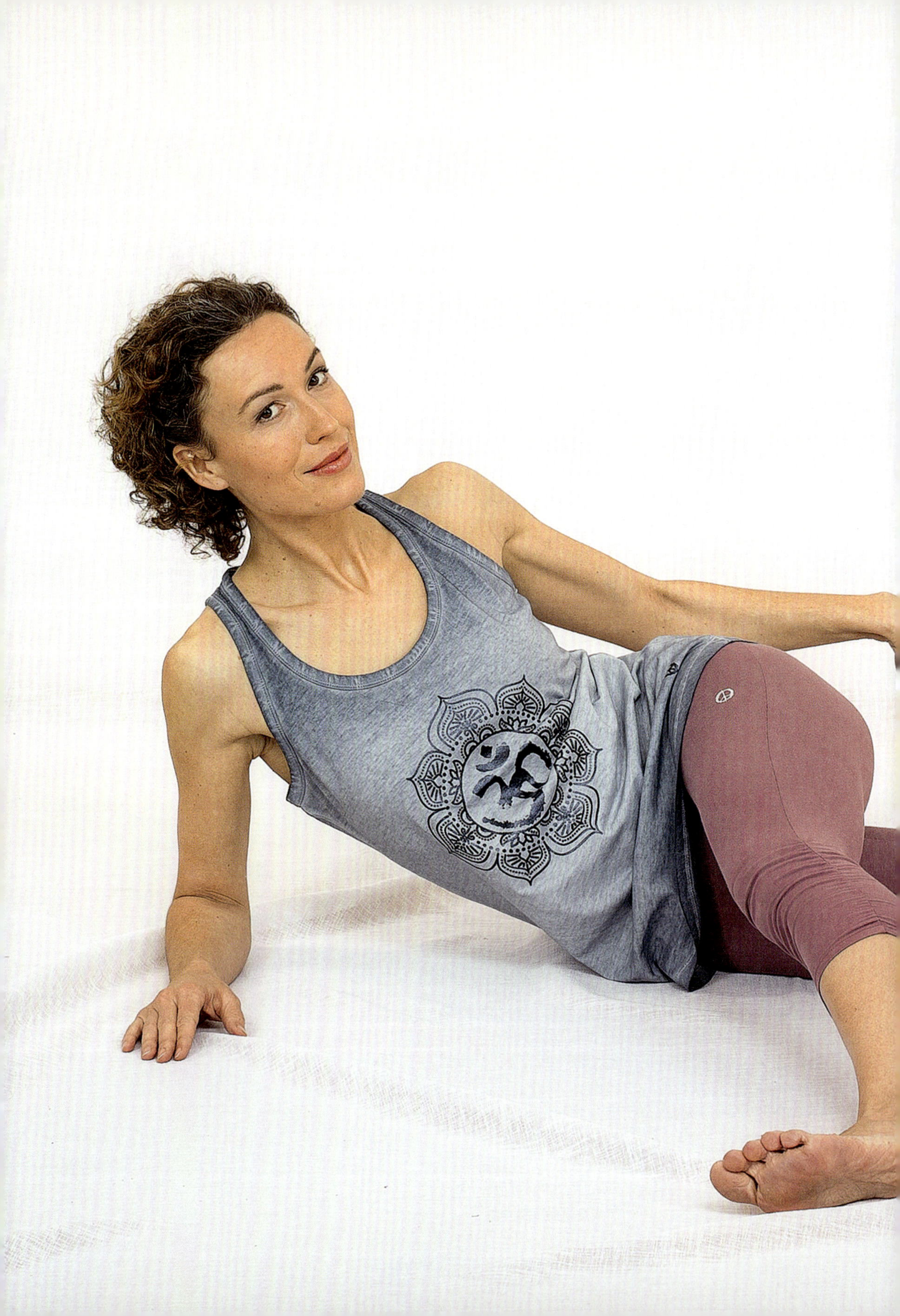

Yin Yoga-Asanas

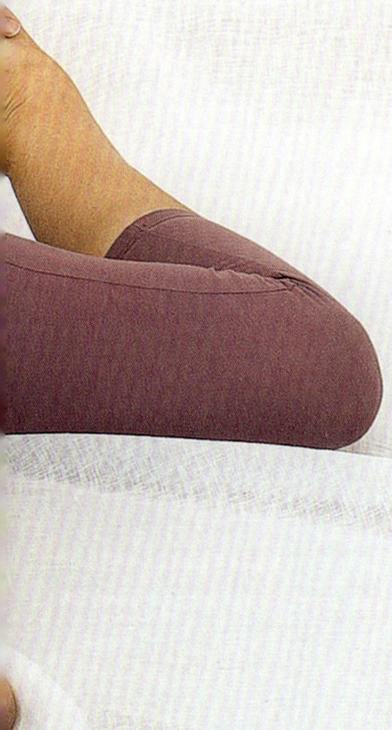

Die 25 Asanas

In der Hathapradipika werden nur 15 Asanas genannt und bei acht davon handelt es sich um sitzende Positionen. Diese Positionen sind dafür vorgesehen, über einen langen Zeitraum gehalten zu werden. Heute nennen wir sie Yin-Positionen. In seinem Buch »Yin Yoga« nennt Paul Grilley 18 Yin-Positionen und erwähnt zusätzlich fünf Yang-Positionen, die dazwischen ausgeführt werden sollen. Wenn Sie planen, jede Position fünf Minuten lang zu halten und jeweils eine Pause von einer Minute zwischen den Positionen und jeweils fünf Minuten für die Eröffnungsmeditation und Shavasana zum Abschluss einkalkulieren, haben Sie innerhalb von 90 Minuten lediglich Zeit für 13 Positionen. Und es werden sogar noch weniger, wenn Sie mit beiden Körperseiten arbeiten oder andere Variationen jeder Position ausführen möchten.

Innerhalb der Yin Yoga-Praxis gibt es keinen großen Bedarf an zahlreichen Positionen. In seinem Buch sagt Paul Grilley: »Je mehr Yin Sie praktizieren, desto weniger Abwechslung wird benötigt und desto mehr liegt die Betonung auf einigen wenigen Grundpositionen.« Im nächsten Abschnitt werden mehr als zwei Dutzend Yin Yoga-Asanas nach folgender Struktur vorgestellt:

- Fotos der Position
- die empfohlene Haltedauer
- Nutzen
- Auswirkungen der Position auf Meridiane, Organe und Gelenke
- Kontraindikationen
- Anleitung zu Einnehmen und Verlassen der Position (»Ausführung«)
- Ausgleichshaltungen
- Tipps
- Variationen
- Ähnliche Yang-Asanas

Das Bild der Asana liefert ein Beispiel für die Position, aber bitte denken Sie daran, dass jeder Körper anders ist. Die Form ist nicht das Wichtige.

Die Aufzählungen zum jeweiligen Nutzen in den Beschreibungen der Asanas sind nicht erschöpfend, sondern sollen Ihnen eine Richtschnur bieten, um ein spezielles Asana in Ihre Übungspraxis zu integrieren. Wenn Sie die Zeit, die Ihnen für eine Session zur Verfügung steht, für die Arbeit an einer bestimmten Körperregion oder einem Organ nutzen möchten, das Stimulation benötigt, können diese Hinweise nützlich sein. Kombinieren Sie dieses Wissen mit den Informationen zu den betroffenen Gelenken, Meridianen und Organen, um Ihren Flow zu strukturieren.

Informieren Sie sich stets über die Kontraindikationen, bevor Sie eine Position zum ersten Mal ausprobieren. Kennen und respektieren Sie Ihre Grenzen. Wenn eine bestimmte Position nicht die richtige für Sie ist, gibt es noch viele andere Wege, an dem gleichen Gewebe zu arbeiten. Wählen Sie aus den »Variationen« oder »Tipps« eine abgewandelte Version, die angemessener oder leichter zugänglich ist.

Die empfohlene Zeit zum Halten einer Position ist eine subjektive Angabe. Hier werden Hinweise gegeben, die Sie komplett ignorieren sollten, wenn diese für Sie persönlich nicht angemessen sind. Manche Schüler können ein Asana wesentlich länger halten als angegeben. Andere müssen es deutlich früher verlassen. Hören Sie auf Ihren inneren Lehrer und respektieren Sie die einzigartigen Bedürfnisse Ihres Körpers.

Wenn Sie eine Position verlassen, wird sich ein natürliches Gefühl der Verletzlichkeit einstellen – wir haben absichtlich unseren Körper auseinandergezogen und ihn dann auch noch in dieser Position gehalten. Es ist nichts anderes zu erwarten als ein Gefühl der Erleichterung. Genießen Sie Ihre Praxis! Lächeln Sie, wenn Sie eine Position verlassen! Lachen Sie oder weinen Sie sogar. Danken Sie Buddha, Jesus, Allah, Paul Grilley … rufen Sie »Om Namah Shivaya!«. Genießen Sie diesen Moment.

Diese Erfahrung beim Verlassen eines Asana ist einer der Vorzüge des Yin Yoga. Nach einer intensiven, lang gehaltenen Position zur Hüftöffnung mag es sich zwar anfühlen, als ob man nie wieder laufen könnte – aber Sie können sich sicher sein, dass dieses Gefühl der Verletzlichkeit vorbeigehen wird. Manchmal kann allerdings auch eine Bewegung in die entgegengesetzte Richtung hilfreich sein. Dies ist dann eine Ausgleichshaltung, eine ausgleichende Position, die uns wieder in einen neutralen Zustand versetzt. (Mögliche Yang-Ausgleichshaltungen werden zum Ende dieses Kapitels Yang-Ausgleichshaltungen, S. 176) beschrieben.)

Viele der Asanas werden erfahrenen Yogaschülern bereits vertraut sein. Ihr Name kann allerdings innerhalb der Yin-Tradition ein anderer sein – und zwar mit Absicht. Zum Beispiel wirkt die Yin-Position des Schwans, als sei sie identisch mit der Yang-Position der Taube. Doch bei der Yin-Praxis entspannen wir hier die Muskulatur. Es ist unsere Intention, zu den Gelenken und den sie umgebenden tief liegenden Gewebeschichten vorzudringen und nicht das eher oberflächliche Muskelgewebe anzusprechen.

In der Welt des Yoga besteht kein Konsens hinsichtlich der Benennung der Asanas und unterschiedliche Bezeichnungen sind weit verbreitet. Die hier vorgestellten werden besonders häufig verwendet, sind jedoch nicht universal. Wenn zwei Namen weit verbreitet sind, werden beide genannt, doch es wurde nicht versucht, sämtliche existierenden Bezeichnungen aufzuzählen.

Die folgende Auswahl an Asanas ist ausreichend, um mit all den Körperregionen zu arbeiten, auf die Yin Yoga gewöhnlich abzielt.

Bananasana

Empfohlene Haltedauer

- 3–5 Minuten pro Seite

Nutzen

- umfassende Dehnung einer ganzen Körperseite
- bearbeitet die Wirbelsäule in der Lateralflexion (Seitbeuge), vom iliotibialen Band bis zur Oberseite des Brustkorbs
- dehnt die seitlichen Bauchmuskeln und die seitliche Zwischenrippenmuskulatur
- kann sogar die Achselhöhle dehnen

Auswirkungen auf

Meridiane & Organe

- Öffnung und Dehnung des Gallenblasenmeridians
- stimuliert die Herz- und Lungenmeridiane, wenn die Arme neben dem Kopf ausgestreckt werden

Gelenke

- Wirbelsäule und Brustkorb in der Lateralflexion (Seitwärtsneigung)

Ausführung

- Liegen Sie in Rückenlage auf dem Boden, die Beine zusammen, die Arme neben dem Kopf ausgestreckt, die Hände sind ineinanderverschränkt oder umfassen die Ellenbogen.

- Drehen Sie nun Ihre Füße und Ihren Oberkörper auf die linke Seite, während das Gesäß fest auf dem Boden bleibt. Krümmen Sie sich wie eine schöne, reife Banane.

- Achten Sie darauf, dass Sie Ihre Hüften nicht vom Boden rollen oder drehen. Gehen Sie bis an Ihre erste Grenze.

- Wenn sich Ihr Körper weiter öffnet, bewegen Sie Ihre Füße und Ihren Oberkörper noch weiter nach links. Spielen Sie weiter mit dieser Grenze.

- Vergessen Sie nicht, die Übung mit beiden Seiten auszuführen!

- Um die Position zu verlassen, strecken Sie einfach wieder Ihre Beine gerade aus und nehmen Sie die Arme nach unten.

Ausgleichshaltungen

- Ziehen Sie die Knie an die Brust und entspannen Sie den Rücken, indem Sie sich sanft nach vorn beugen.

- Kreisen Sie mit den Knien, um das Kreuzbein und den unteren Rücken zu massieren.

- Nehmen Sie spontan jede Position ein, die sich natürlich anfühlt.

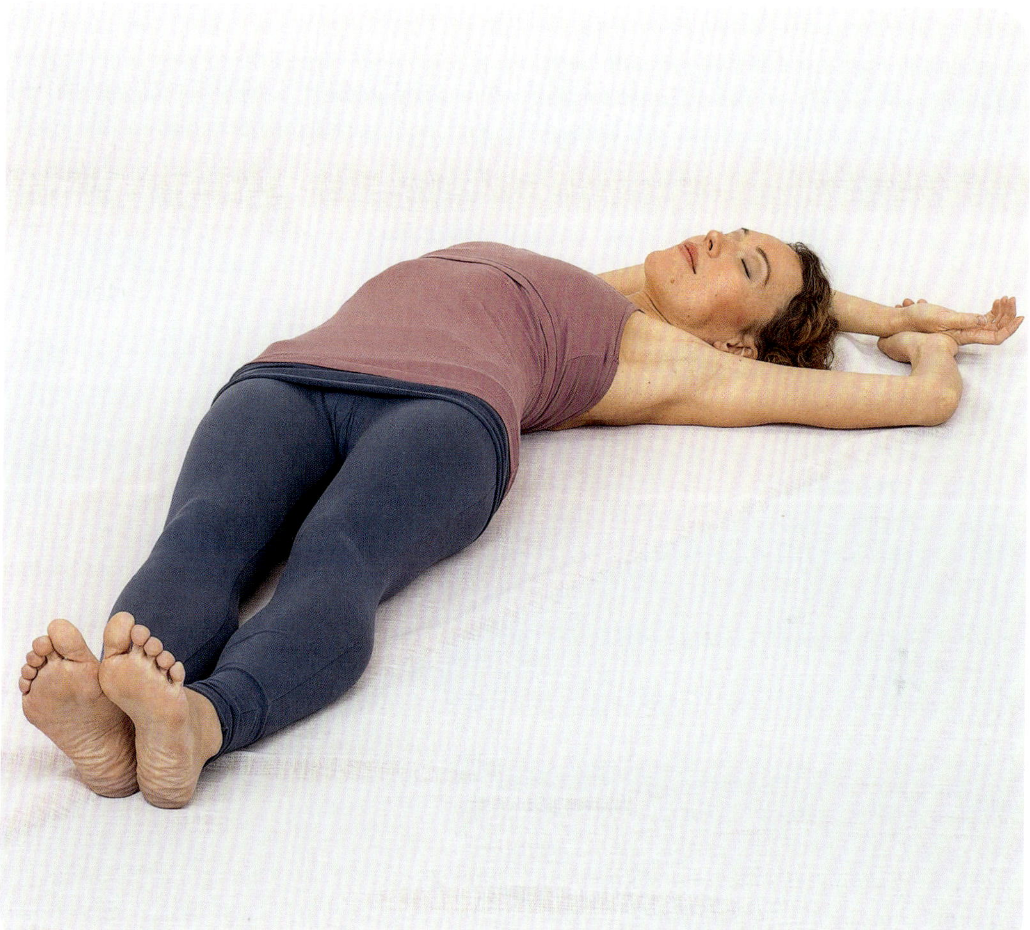

Tipps

- In dieser Position arbeiten Sie mit dem iliotibialen Band (ITB) an der Außenseite des Oberschenkels. Wenn Sie dabei ein Ziehen an der Außenseite der Hüfte (am Trochanter major) verspüren, arbeiten Sie möglicherweise mit dem M. tensor fasciae latae (und nein, das ist kein neues Getränk bei Starbucks, sondern der Muskel, der das IT-Band mit dem Beckenkamm verbindet) oder dem M. gluteus maximus, zwei Muskeln, die jeweils mit dem IT-Band verbunden sind.

Variationen

- Wenn Sie Ihre Füße so weit wie möglich zur Seite bewegt haben, versuchen Sie, die Knöchel übereinanderzuschlagen. Die meisten Schüler spüren hier die intensivste Dehnung, wenn sie den außenliegenden über den innenliegenden Knöchel schlagen. Bei manchen ist es jedoch auch umgekehrt. (1)

- Wenn Sie ein Kribbeln in den Händen verspüren, versuchen Sie, die Arme mit einem Polster zu unterstützen oder über der Brust ruhen zu lassen. (2)

Ähnliche Yang-Asanas

- Eine liegende Variante von Halbmond (Ardha Chandrasana)

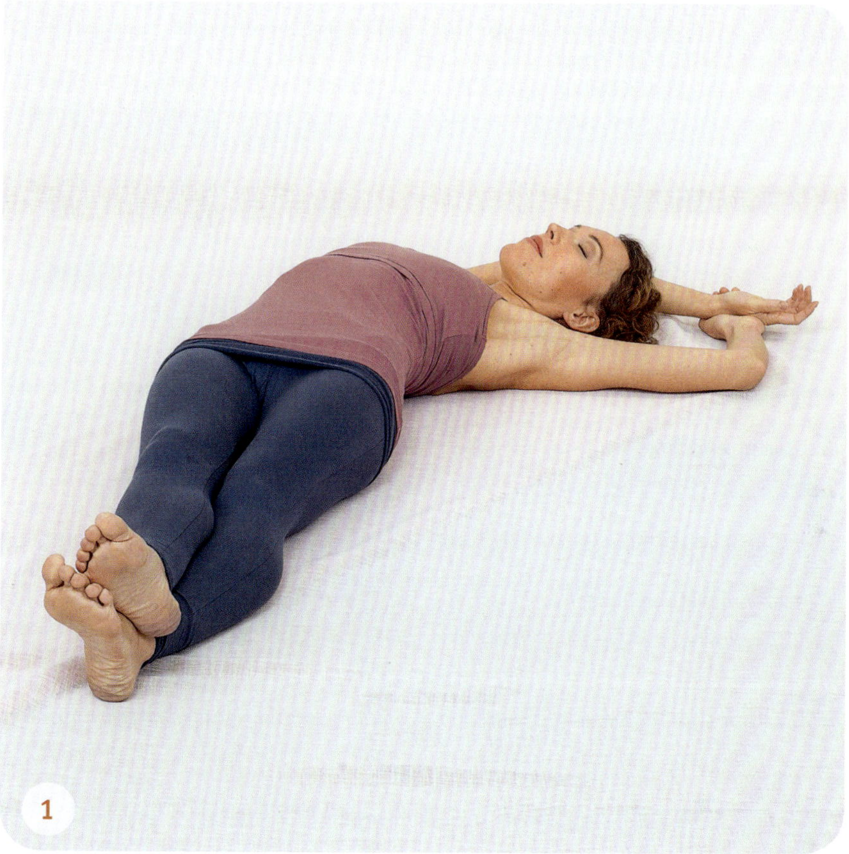

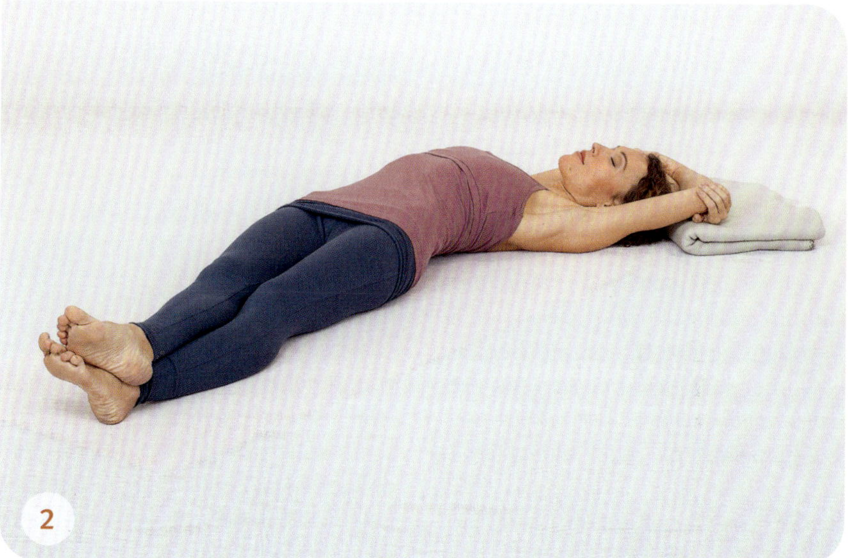

Drachen

Empfohlene Haltedauer

- 1 Minute für jede Variation
- durchlaufen Sie alle Variationen und halten Sie eine davon für 3–5 Minuten

Nutzen

- tiefe Öffnung der Hüfte und der Leiste, die direkt bis in das Gelenk hineinreicht
- Dehnung der Hüftflexoren und des M. quadriceps (Oberschenkelmuskulatur) des hinteren Beines
- Viele Variationen arbeiten intensiv mit der Hüftpfanne.
- kann Ischiasbeschwerden lindern

Auswirkung auf

Meridiane & Organe

- Magen, Milz, Leber, Gallenblase und Nieren
- bei den Varianten Hochfliegender Drache und Hanumanasana (Spagat) mit aufgerichtetem Oberkörper auch die Harnblase

Gelenke

- Hüften und Knöchel
- bei den Rückbeugen auch der untere Rücken

Kontraindikationen

- Bei den Drachen kann es zu Missempfindungen in den Regionen der Kniescheibe und des Knöchels kommen. Wenn Sie steif sind, steht der Oberschenkel des hinteren Beins in einem 90-Grad-Winkel zum Oberschenkel des vorderen Beins und die Kniescheibe wird stark mit Gewicht belastet. Stützen Sie das Knie des hinteren Beins mit einer Decke oder platzieren Sie ein Polster unter dem Schienbein, um das Knie vom Boden weg zu halten.

Ausführung

- Beginnen Sie entweder im Vierfüßlerstand oder im Herabschauenden Hund. Treten Sie mit einem Fuß zwischen die Arme und bringen Sie dann dieses Bein so weit nach vorn, dass sich das Knie direkt über der Ferse befindet. Schieben Sie dann das Knie des hinteren Beins so weit wie möglich zurück. Belassen Sie die Hände auf beiden Seiten des vorderen Fußes. Drücken Sie die Oberseite des hinteren Fußes fest auf den Boden und betonen Sie dabei den kleinen Zeh.

- Um die Position zu lösen, bringen Sie Ihre Hände zurück in die Position des Herabschauenden Hundes, bringen Sie das hintere Knie ein wenig nach vorn, klappen Sie die Zehen des hinteren Fußes nach unten um und kehren Sie mit einem tiefen, befreienden Seufzer in die Position des Herabschauenden Hundes zurück.

Ausgleichshaltungen

- Kurz die Position des Herabschauenden Hundes einzunehmen, fühlt sich im Anschluss an eine der Positionen des Drachen einfach herrlich an. Beugen Sie ein Knie und heben Sie dabei die Ferse desselben Beins an, während Sie die Ferse des anderen Beins

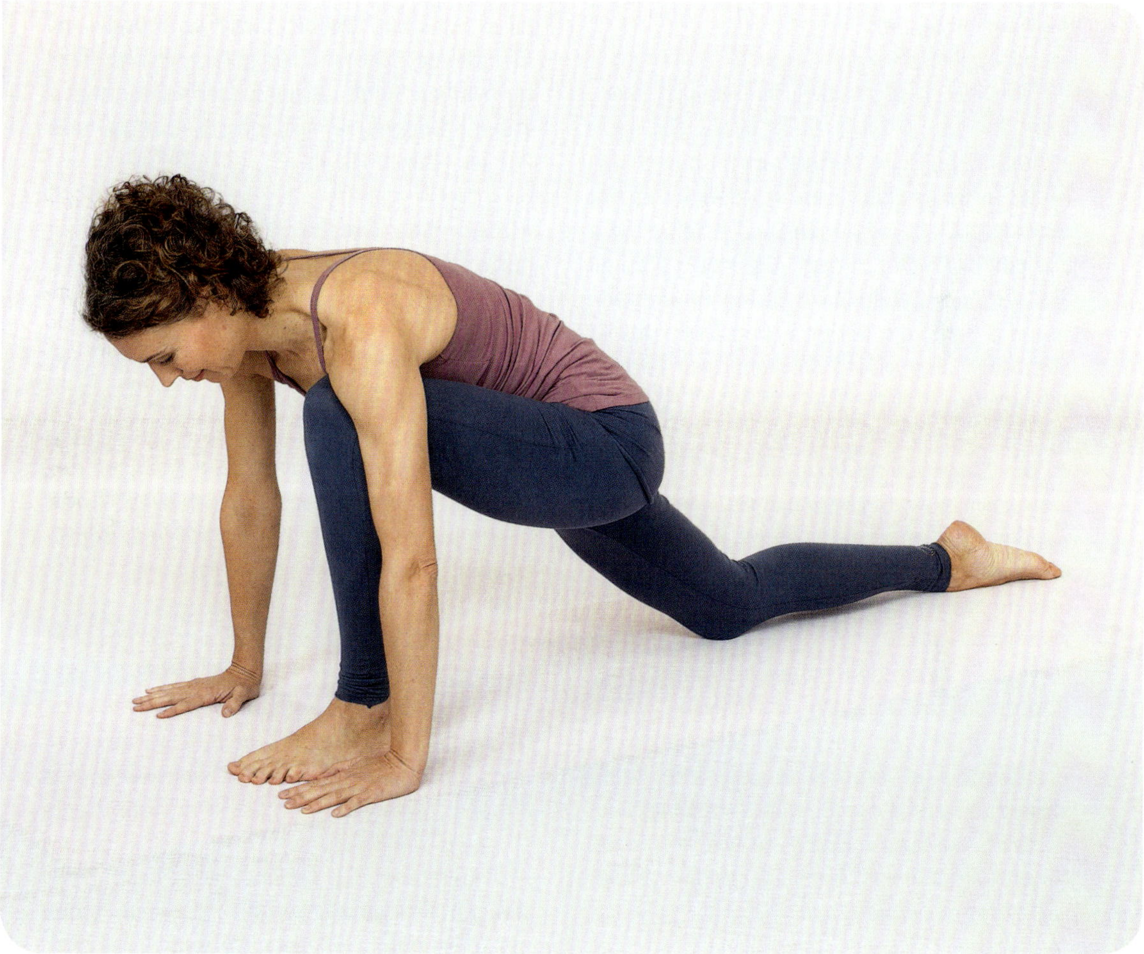

nach unten drücken. Wechseln Sie wiederholt die Seiten ab.

- Nach dem Herabschauenden Hund und bevor Sie den Drachen auf der anderen Seite ausführen, fühlt sich die Stellung des Kindes sehr angenehm an.

Tipps

- Wenn Sie Missempfindungen im Knie des hinteren Beins verspüren, stützen Sie es mit einer Decke ab und lassen Sie das Schienbein auf einem Polster ruhen. Alternativ können Sie auch die Zehen nach unten umklappen und das Bein vom Boden heben. Letzteres ist allerdings eine Übung für sehr weit Fortgeschrittene.

- Bei Missempfindungen im Knöchel platzieren Sie eine Decke darunter oder heben Sie das Knie an, indem Sie ein Polster oder eine zusammengefaltete Decke unter das Schienbein schieben.

- Unter Umständen haben Sie keine Empfindungen im äußeren Hüftgelenk. Wenn Ihre Hüftflexoren oder der M. quadriceps verspannt sind, wird sich sämtliche Beanspruchung auf diese Region verlagern. Dies ist dann weiterhin eine gute Position, doch für eine sinnvolle Hüftarbeit sind dann andere Asanas notwendig.

Variationen

- Babydrache: ein einfacher, tiefer Ausfallschritt. Wenn Sie möchten, können Sie dabei Ihre Hände auf Blöcke stützen. (1)

- Hochfliegender Drache: Bei dieser Position ruhen die Arme oder Hände auf dem Oberschenkel des vorderen Beins und die Brust wird angehoben. Dies erhöht das auf die Hüften verlagerte Gewicht. (2)

- Tieffliegender Drache: Für diese intensivere Option platzieren Sie zunächst beide Hände hinter dem vorderen Fuß, laufen Sie dann auf den Händen nach vorne und senken Sie die Hüfte ab. Für noch mehr Intensität bringen Sie die Arme bis zum Ellenbogen auf den Boden oder stützen Sie sie auf einem Polster oder Block ab. (3)

- Gedrehter Drache: Drehen Sie das Knie des vorderen Beins zur Seite, während Sie die Brust seitlich nach oben wenden. (4)

- Geflügelter Drache: Drehen Sie mit den Händen auf dem Boden das Knie einige Male nach außen, indem Sie auf die Außenseite des Fußes rollen. Verharren Sie dann bei tiefliegendem Knie in dieser Position. Die Arme ruhen bis zu den Ellenbogen auf dem Boden oder auf einem Block oder Polster. (5)

- Vorgebeugter Drache: In dieser Position wird der Knöchel trainiert. Bringen Sie das vordere Knie in der Position Babydrache weiter nach vorn und/oder schieben Sie die Ferse nach hinten so lange, bis sie fast vom Boden abhebt. (6)

- Feuerspeiender Drache: Um diese Position einzunehmen, verlängern Sie in jeder der oben beschriebenen Haltungen das hintere Bein, indem Sie die Zehen nach unten umklappen und das Knie anheben. Dadurch wird mehr Gewicht auf die Hüfte verlagert und die Dehnung wird verstärkt. (7)

Ähnliche Yang-Asanas

- Tiefer Ausfallschritt mit dem Knie am Boden/Sprinterposition (Anjaneyasana).

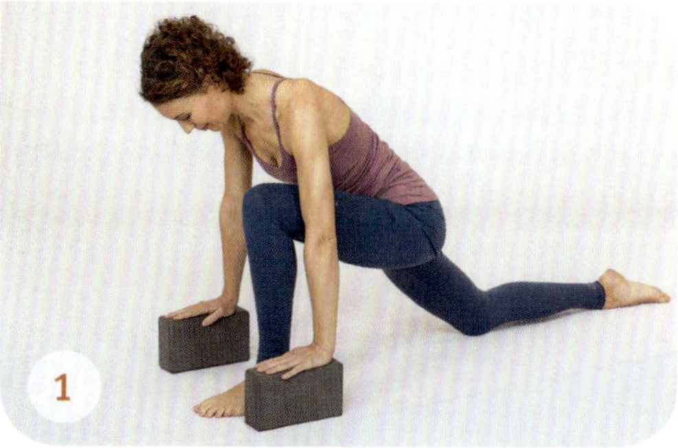
1

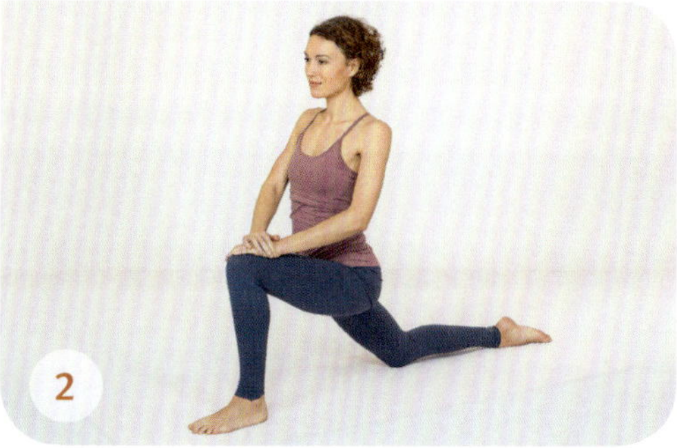
2

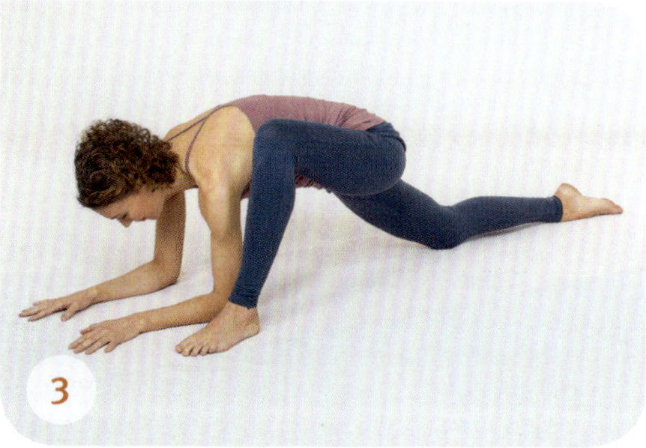
3

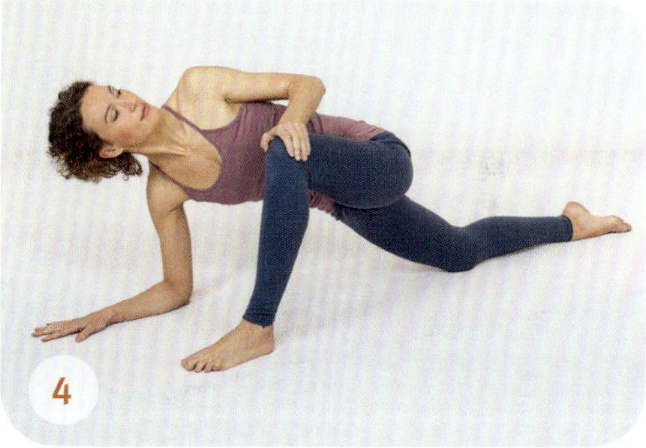
4

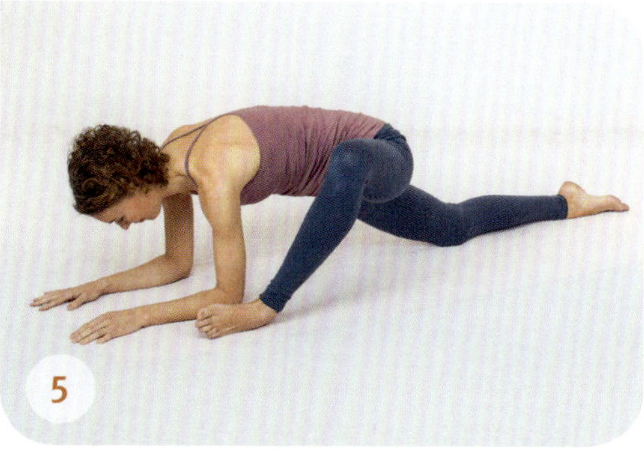
5

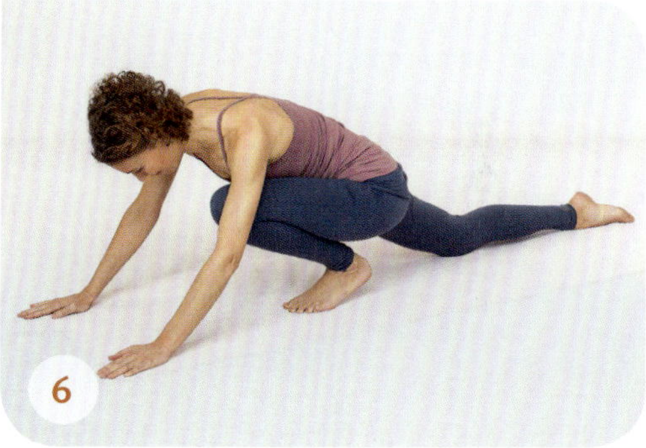
6

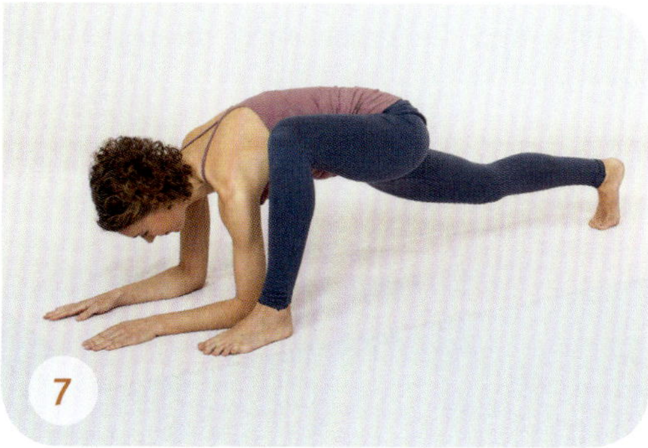
7

Fersensitz

Empfohlene Haltedauer

- rund 1 Minute
- relativ intensiv, sollte daher bei starken Missempfindungen nicht zu lange gehalten werden
- Mit der Zeit werden Sie möglicherweise in der Lage sein, den Fersensitz sehr lange zu halten.

Nutzen

- öffnet und kräftigt die Knöchel
- starke Stimulation der vier Meridiane, die durch die Füße und Knöchel verlaufen
- hervorragend geeignet als Ausgleichshaltung für Übungen in der Hocke oder unter Einsatz der Zehen

Auswirkung auf Meridiane & Organe

- Magen, Milz, Leber und Gallenblase werden stark stimuliert

Gelenke

- Knöchel

Kontraindikationen

- Falls Sie einen stechenden Schmerz in den Knöcheln verspüren, verlassen Sie die Position. Probieren Sie aus, eine Decke oder ein Handtuch unter den Knöcheln zu platzieren, um diese abzufedern.
- Knieprobleme können es Ihnen erschweren, auf den Fersen zu sitzen. Hier kann es von hoher therapeutischer Wirksamkeit sein, ein zusammengerolltes Handtuch in die Kniekehlen zu schieben. Zusätzlich kann ein Kissen zwischen Oberschenkeln und Waden erforderlich sein.

Ausführung

- Nehmen Sie die Position ein, indem Sie sich auf Ihre Fersen setzen. Wenn dies zu Missempfindungen in den Knöcheln oder Knien führt, ist dies möglichweise keine geeignete Position für Sie.

- Um die Position zu verlassen, beugen Sie sich nach vorn und bringen Sie die Hände neben den Knien auf den Boden. Nehmen Sie langsam, Fuß für Fuß, eine Push-up-Position ein.

Ausgleichshaltungen

- Push-up/Brett (Chaturanga) oder Krokodil – oder jede Position, in der die Beine ausgestreckt und die Zehen nach unten geklappt werden

- Hängende Position oder Hocke

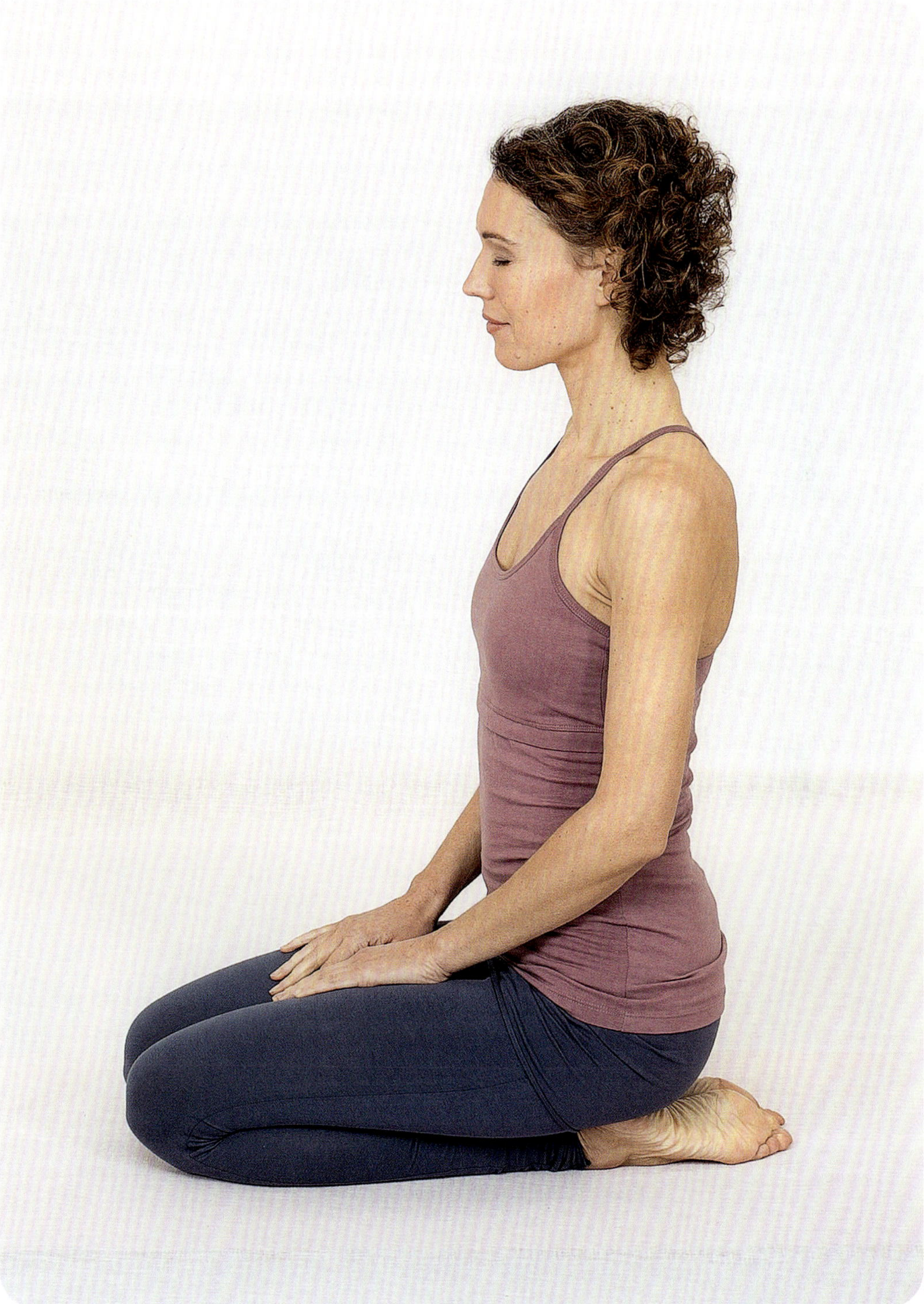

Tipps

- Dieses Asana eignet sich hervorragend als Ausgleichshaltung für zahlreiche Positionen, in denen die Füße beansprucht werden, wie etwa der Zehensitz, die Hocke und Sitzmeditationen.

Variationen

- Lehnen Sie sich hier zunächst einfach auf den Händen nach hinten – dies ist die Position mit der geringsten Beanspruchung. Passen Sie jedoch auf, dass Sie nicht rückwärts umfallen. Halten Sie die Herzgegend nach vorn gerichtet und stellen Sie sich vor, dass Sie eine Rückbeuge machen möchten.

- Nach einer Weile bringen Sie die Hände nach vorn auf den Boden neben Ihren Beinen.

- Versuchen Sie, sich nicht von den Knien weg zu neigen. Halten Sie das Herz geöffnet und krümmen Sie den Rücken nach vorn.

- Zum Schluss versuchen Sie, die Knie mit den Händen zu umfassen und sie sanft an die Brust zu ziehen.

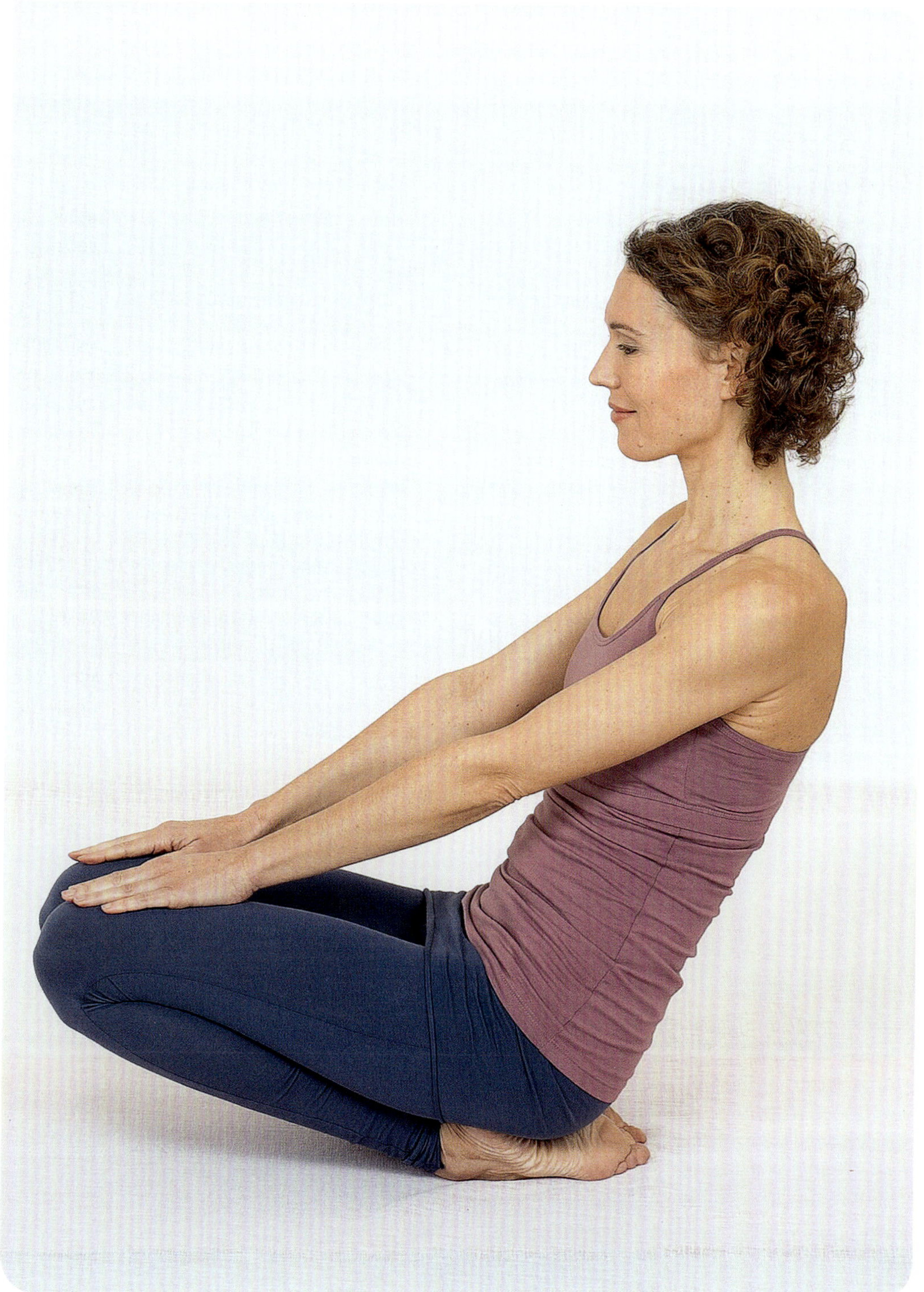

Frosch

Empfohlene Haltedauer

- 3–5 Minuten

Nutzen

- tiefe Öffnung der Leiste, insbesondere der Adduktoren
- ist mit einer leichten Rückbeuge verbunden, die den oberen und unteren Rücken sanft zusammendrückt
- ist hilfreich bei der Verdauung und lindert Krämpfe – sowohl Menstruationskrämpfe als auch solche, die durch das Essen entstanden sind

Auswirkung auf Meridiane & Organe

- Milz- (entlang der Innenseite der Knie), Leber- und Nierenmeridiane (entlang der Innenseite der Leiste)
- Wenn die Arme nach vorne ausgestreckt werden, werden die Meridiane des Oberkörpers massiert. Dies hat Auswirkungen auf die Meridiane des Herzens, der Lunge sowie des Dünn- und des Dickdarms.

Gelenke

- Hüften, unterer Rücken und Schultern

Kontraindikationen

- Führen Sie diese Position nicht aus, wenn Sie Rückenprobleme haben.
- Es kann zu Missempfindungen in den Knien kommen. Polstern Sie diese also ggf. ab.
- Wenn Sie einen steifen Nacken haben, lassen Sie die Stirn und nicht das Kinn auf dem Boden oder einem Polster ruhen.
- Wenn es zu einem Kribbeln in den Händen kommt, wenn Sie diese neben dem Kopf ausstrecken, kann es hilfreich sein, die Hände weiter auseinanderzunehmen oder dichter zusammenzubringen. Wenn das nicht hilft, strecken Sie die Arme abwechselnd aus.

Ausführung

- Beginnen Sie in der Stellung des Kindes und lassen Sie beide Hände nach vorne gleiten. Spreizen Sie die Beine und bringen Sie die Knie nach außen, aber bleiben Sie weiter auf den Fersen sitzen. Diese Position ist auch als Kaulquappe bekannt.

- Um die Position zu lösen, kehren Sie entweder in die Stellung des Kindes zurück oder gleiten Sie auf Ihrem Bauch nach vorn und nehmen Sie die Beine wieder zusammen.

Ausgleichshaltungen

- Stellung des Kindes

- Ziehen Sie auf dem Rücken liegend die Knie an die Brust und schaukeln Sie hin und her – oder lassen Sie die Knie kreisen.

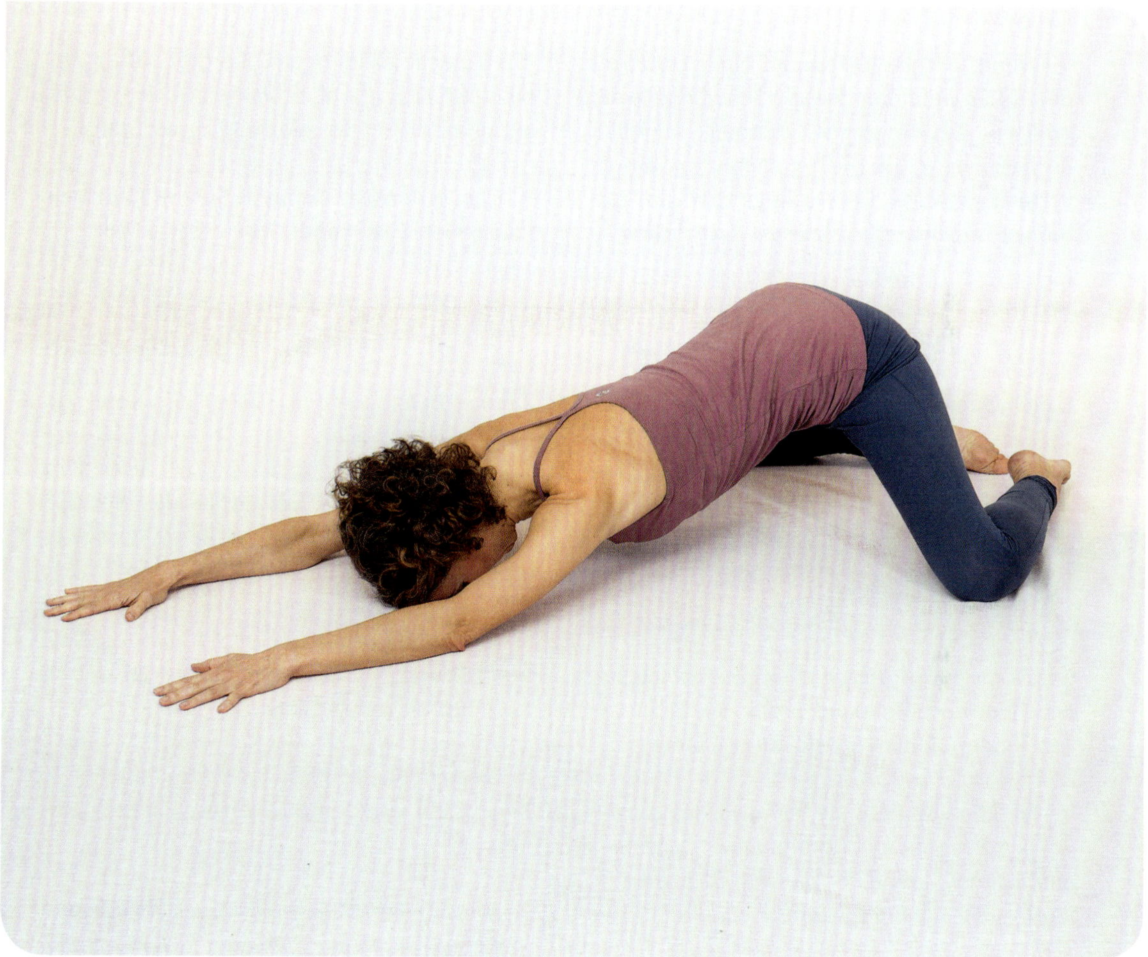

Tipps

- Wenn sich die Hüften auf einer Linie mit den Knien befinden, hat die Schwerkraft die größten Auswirkungen. Schüler schieben deshalb häufig die Hüften nach vorn, um zu verhindern, dass diese schmerzhaft zusammengedrückt werden. Dies ist in Ordnung.

- Wenn Sie dieses Asana direkt nach dem Essen ausführen, stützen Sie sich auf die Ellenbogen und liegen Sie nicht mit dem Bauch direkt auf dem Boden. Gestatten Sie dem Bauch durchzuhängen, was hilfreich für die Verdauung ist.

- Dies ist eine gute Position, um eine Unterrichtsstunde zu eröffnen oder wenn man wenig Zeit hat.

- Wenn Sie in dieser Position Fortschritte machen möchten, dann gehen Sie nicht tiefer, sondern halten Sie sie einfach länger!

- Sie können die erste Halbzeit des Asanas in der Position der Kaulquappe zubringen und dann während der zweiten Halbzeit zum Ganzen Frosch übergehen.

Variationen

- Halber Frosch: Heben Sie die Hüften an, bis diese sich auf einer Höhe mit den Knien befinden. Halten Sie die Füße zusammen. (1)

- Ganzer Frosch: Nehmen Sie die Füße genauso weit auseinander wie die Knie. (3)

- Strecken Sie die Arme abwechselnd aus. Dies ist sicherer, als beide Arme gleichzeitig nach vorn auszustrecken. Der andere Arm kann gebeugt werden, wobei der Kopf auf dem Unterarm ruht.

- Wenn der Druck auf die Leiste oder die Hüften zu stark wird, lassen Sie zu, dass sich die Hüften weiter nach vorn schieben.

- Alternativ dazu können Sie auch die Zehen zusammenlassen und die Hüften weiter nach hinten verlagern. (2)

- Sie können die Brust auf einem Polster ruhen lassen, um den Oberkörper zu entspannen.

- Wenn Sie Missempfindungen in den Schultern verspüren, nehmen Sie die Hände weiter auseinander.

Ähnliche Yang-Asanas

- Frosch (Mandukasana/Bhekasana)

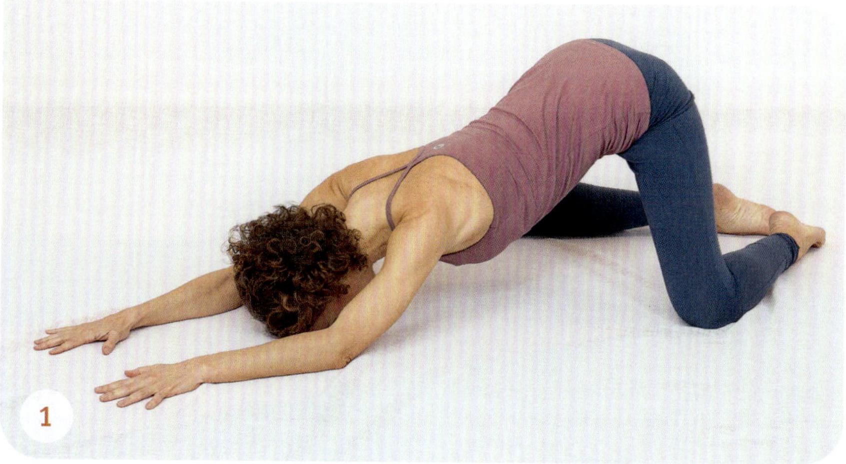
1

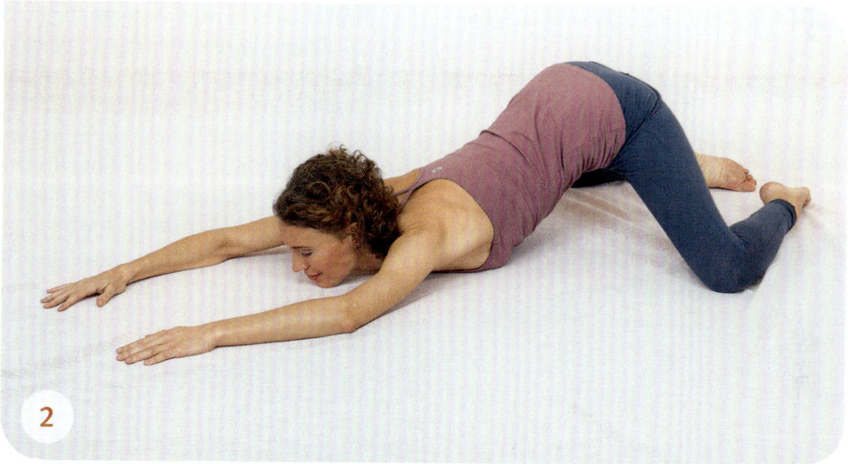
2

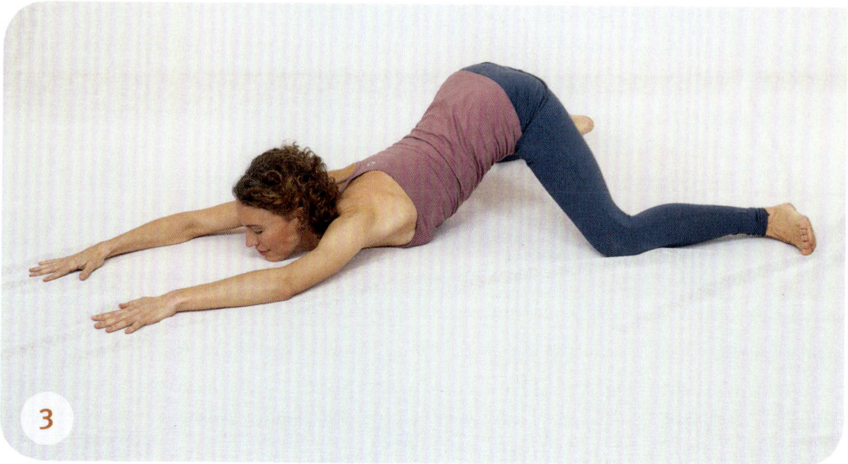
3

Glückliches Baby

Empfohlene Haltedauer

- 2 Minuten, wenn Sie aktiv mit den Armen an den Füßen ziehen
- bis zu 5 Minuten bei entspannten Armen

Nutzen

- tiefe Hüftöffnung, bei der die Kraft der Arme statt der Schwerkraft eingesetzt werden kann
- Wenn Sie mit den Armen an den Füßen ziehen, kräftigt dies den M. biceps.
- löst und nimmt Druck von den Iliosakralgelenken
- kann die Organe des Bauchraums komprimieren

Auswirkung auf

Meridiane & Organe

- stimuliert die Wirbelsäule und somit die Harnblase und die Nierenmeridiane. Die Stimulation über die Innenseite der Leiste hat auch Auswirkungen auf die Lebermeridiane

Gelenke

- Hüften, Iliosakralgelenke, Lendenwirbelsäule

Kontraindikationen

- Wenn die Hüften vom Boden abgerollt werden, kann es zu einer leichten Inversion und Flexion der Wirbelsäule kommen. Wenn Sie Probleme im Bereich der Lendenwirbelsäule haben, dann halten Sie die Hüften am Boden.
- Auch Frauen während der Menstruation sollten unter Umständen bei dieser Position nicht die Hüften vom Boden abrollen.
- Wenn Sie Probleme mit den Iliosakralgelenken haben, gehen Sie nicht zu tief in die Position.

Ausführung

- Ziehen Sie in Rückenlage die Knie an die Brust. Umfassen Sie mit den Händen die Fußsohlen, die Knöchel oder die Waden. Nehmen Sie die Füße auseinander, sodass diese sich oberhalb der Knie befinden, und ziehen Sie die Knie neben Ihrer Brust auf den Boden. Legen Sie Kopf und Schultern entspannt auf dem Boden ab.

- Zum Verlassen der Position lassen Sie die Füße los und platzieren Sie diese mit gebeugten Knien auf dem Boden. Halten Sie einen Moment inne.

Ausgleichshaltungen

- Sanfte Rückbeugen in Bauchlage oder ein leichtes Anheben der Wirbelsäule in Rückenlage, bei der diese nur die Hälfte ihrer maximalen Krümmung erreicht.

- Scheibenwischer in Rückenlage: Dadurch bewegen sich die Hüften von der Außenrotation des Glücklichen Babys zur Innenrotation. Beugen Sie dazu in Rückenlage die Knie und platzieren Sie die Füße mattenbreit auseinander auf dem Boden. Anschließend lassen Sie die Knie abwechselnd von einer Seite auf die andere fallen.

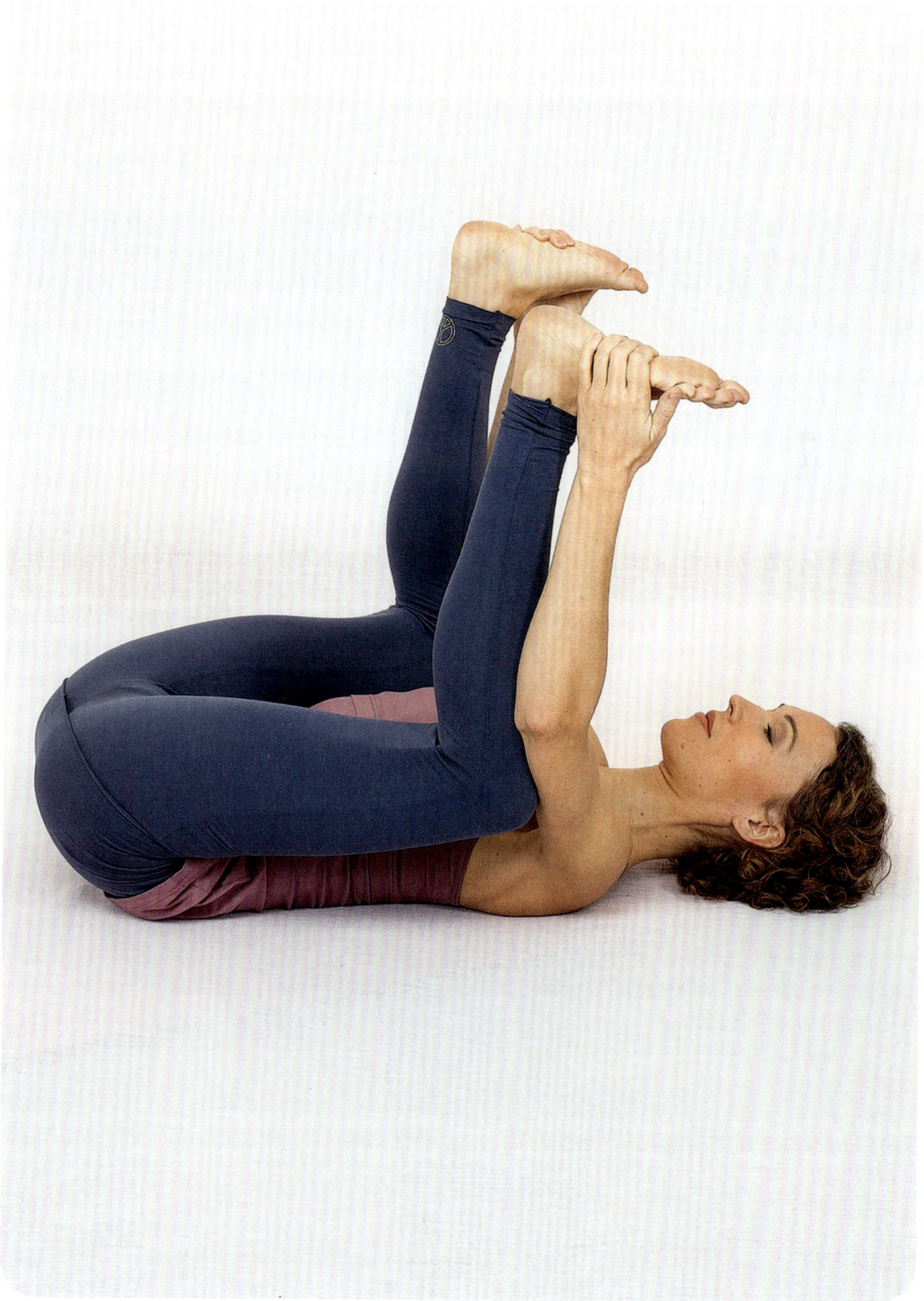

Tipps

- Diese Position ist der maßgebliche Grund dafür, dass Filmausrüstungen und Kameras in einem Yoga-Studio nichts zu suchen haben.

Variationen

- Halbes Glückliches Baby: ähnelt einem umgekehrten Babydrachen. Hierbei wird abwechselnd jeweils ein Fuß gehalten. (1)

- Wenn Sie sehr verspannt sind, können Sie einen Gürtel verwenden, um die Füße zu halten, oder die Füße an eine Wand stellen wie bei einer Hocke in Rückenlage.

- Sie können auch die Rückseite der Oberschenkel umfassen.

- Lassen Sie in der ersten Phase der Übung die Zehen zusammen und in der Nähe der Leiste. Zu einem späteren Zeitpunkt nehmen Sie dann die Zehen vor die Nase. (2)

- Schlussendlich nehmen Sie die Füße hinter den Kopf! (Aber vielleicht nicht mehr unbedingt in diesem Leben.)

- Nach einigen Minuten, in denen Sie aktiv mit den Armen an den Knien gezogen haben, entspannen Sie die Arme und lassen Sie die Knie in Richtung Boden ziehen – nur durch das Gewicht der Beine.

- Wählen Sie zwischen den beiden folgenden Optionen:
  — Lassen Sie zu, dass das Steißbein in die Luft gehoben wird (dies entlastet die Iliosakralgelenke).
  — Halten Sie das Steißbein dicht am Boden. Fühlen Sie den Unterschied!

- Eine intensivere Option, die sowohl mit der ischiokruralen Muskulatur als auch mit den Hüften arbeitet: Beine schrittweise ausstrecken, während Sie weiterhin die Füße nach unten und weiter auseinanderziehen. Wenn Sie diese Variante praktizieren, beachten Sie jedoch, dass die Hüften auf dem Boden bleiben sollten.

Ähnliche Yang-Asanas

- Einsteiger-Variante des Yoga-Schlafes (von Sarah Powers als Stirrup Pose bezeichnet und im Sanskrit als Yoga Nidra bekannt)

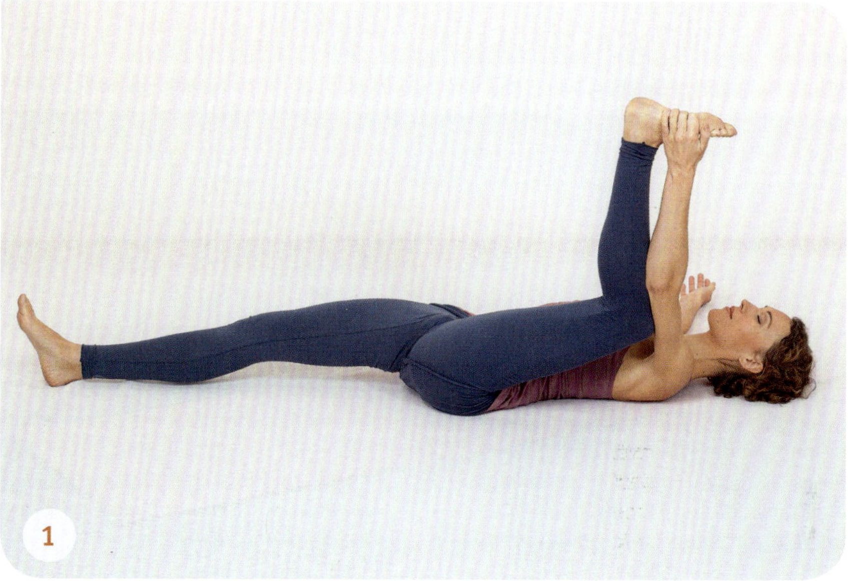
1

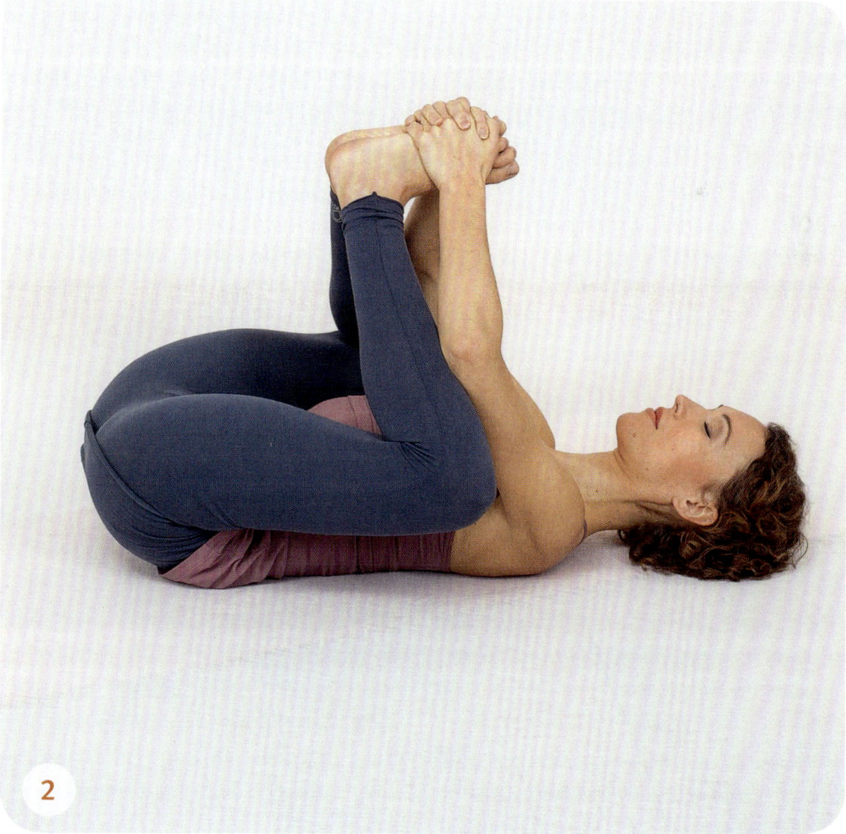
2

Hängende Position

Empfohlene Haltedauer

- 3 Minuten können intensiv sein
- Gelegentlich wird diese Position innerhalb von zwei Sessions mit einer Dauer von jeweils 2 Minuten ausgeführt, die durch 2 Minuten in der Position Hocke unterbrochen werden.

Nutzen

- sanfte Dehnung der Lendenwirbelsäule
- entspannt die rückseitige Oberschenkelmuskulatur und wärmt den M. quadriceps auf
- komprimiert den Bauch und die inneren Organe
- kräftigt das Zwerchfell und massiert die abdominalen Organe
- heilt Menstruationskrämpfe
- verlangsamt den Herzschlag und verjüngt die Nerven der Wirbelsäule

Auswirkung auf

Meridiane & Organe

- Aufgrund der intensiven Dehnung entlang der Rückseite der Beine und der Wirbelsäule wird der Harnblasenmeridian stark stimuliert.
- hervorragend geeignet für Leber, Milz und Nieren

Gelenke

- Wirbelsäule

Kontraindikationen

- Vermeiden Sie diese Position, wenn Sie unter Bluthochdruck leiden, da sich der Blutdruck in einer Stellung, in der sich der Kopf unterhalb des Herzens befindet, erhöhen kann. Eine Erhöhung des Blutdrucks ist ebenfalls problematisch bei Diabetes und Glaukom. Daher ist die Position auch bei diesen Erkrankungen kontraindiziert.
- Falls Sie an niedrigem Blutdruck leiden, rollen Sie langsam nach oben in den Stand oder gehen Sie in die Hocke, um Schwindelattacken zu vermeiden.
- Wenn Sie Rückenprobleme haben, beugen Sie Ihre Knie stark! Sie können auch Ihre Ellenbogen auf den Oberschenkeln abstützen.
- Wenn Sie an Beeinträchtigungen der Lendenwirbelsäule leiden, bei denen die Wirbelsäule nicht flektiert werden darf, dann vermeiden Sie eine Krümmung der Wirbelsäule: Halten Sie den Rücken so gerade wie möglich und beugen Sie stark die Knie.

Ausführung

- Stehen Sie aufrecht, die Füße hüftbreit auseinander. Beugen Sie die Knie und lassen Sie den Oberkörper nach vorne sinken. Umfassen Sie jeweils den Ellenbogen mit der entgegengesetzten Hand.

- Um die Position zu verlassen, beugen Sie die Knie noch ein wenig mehr und lassen Sie Ihre Hände auf den Boden sinken. Rollen Sie langsam nach oben ab. Die Position wird auch als hängende Vorbeuge bezeichnet.

- Sie können Ihre Hände auf den Schienbeinen platzieren, sich halb aufrichten und sich dann erneut nach unten sinken lassen. Wiederholen Sie dies einige Male und richten Sie sich dann vollständig mit geradem Rücken auf, wenn Sie dazu bereit sind.

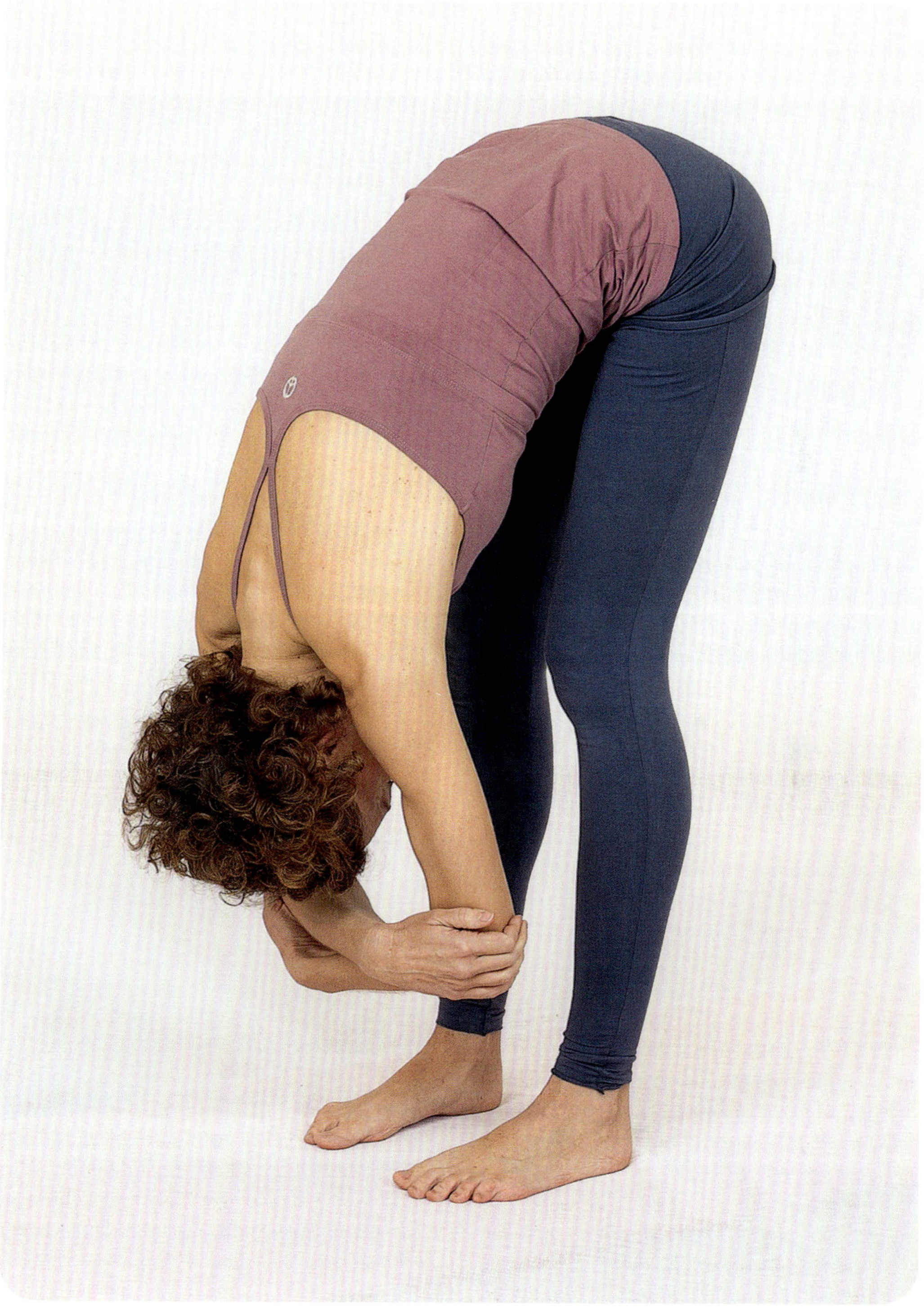

Ausgleichshaltungen

- Eine Hocke oder eine sanfte Rückbeuge, z.B. die Heraufschauende Katze in der Bauchlage. Oder sitzen Sie im Schneidersitz, die Hände hinter sich auf dem Boden, und heben Sie die Brust und die Hüften nach vorn.

Tipps

- Stellen Sie sicher, dass die Fußgewölbe angehoben werden.

- Verteilen Sie das Gewicht gleichmäßig auf Zehen und Fersen. Sie können leicht hin- und herschwingen bzw. pendeln, aber nicht die Füße vom Boden heben.

- Bei geraden Beinen wird die rückseitige Oberschenkelmuskulatur gedehnt, bei gebeugten Knien wird die Oberschenkelmuskulatur gekräftigt.

- Es entspricht eher dem Yin-Stil, die Knie zu beugen und die Brust dichter an die Oberschenkel zu bringen. Dadurch wird auch der Bauchraum massiert.

- Sie können diese Position mit der Hocke unterbrechen. Halten Sie letztlich beide Positionen für insgesamt 4 oder mehr Minuten.

Variationen

- Wenn Sie die Knie stärker beugen, wird der M. quadriceps gekräftigt und der Rücken entlastet.

- Wenn sich der Rücken verspannt anfühlt, lassen Sie die Ellenbogen auf einem Tisch, einem Stuhl oder auf den Oberschenkeln ruhen. (1)

- Die Raupe ist eine bequeme Alternative. Setzen Sie sich mit geraden Beinen hin.

- Wenn Sie diese Position mehr als einmal ausführen, probieren Sie beim ersten Mal, die Knie zu beugen, und beim zweiten Mal, die Beine gerade zu lassen.

- Wenn Sie sehr flexibel sind, versuchen Sie, die Handgelenke hinter den Beinen zu halten, wobei der Rücken gleichzeitig leicht gekrümmt bleibt. (2)

Ähnliche Yang-Asanas

- Stehende Vorwärtsbeuge (Uttanasana)

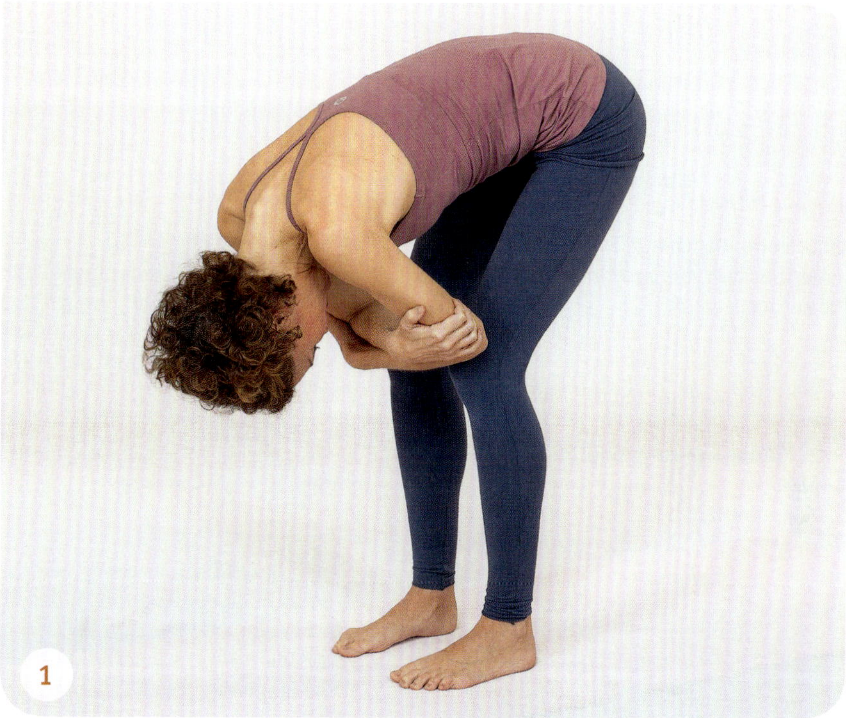

1

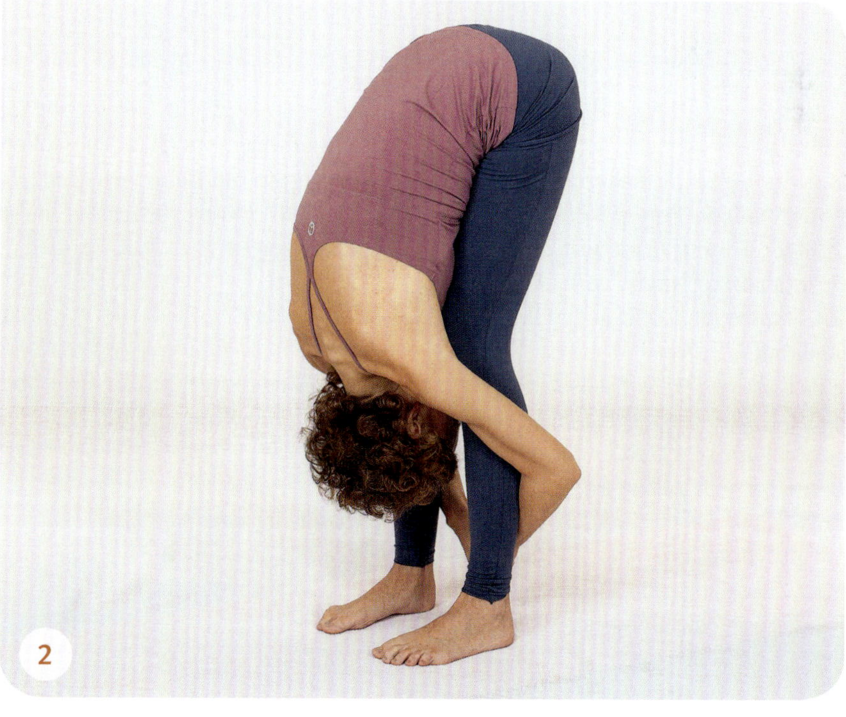

2

Hocke

Empfohlene Haltedauer

- 2–3 Minuten pro Durchlauf. Sie können während einer Session mehrere Male zu dieser Position zurückkehren.

Nutzen

- öffnet die Hüften und kräftigt die Knöchel
- entlastet den unteren Rücken
- kann den Körper hervorragend auf eine Geburt vorbereiten
- lindert Menstruationsbeschwerden, die sich in starken Schmerzen im unteren Rücken äußern

Auswirkung auf

Meridiane & Organe

- Leber-, Nieren- und Harnblasenmeridiane
- Wenn Sie die Position in Ihren Knöcheln spüren, stimulieren Sie möglicherweise auch die Meridiane von Magen, Milz, Gallen- und Harnblase.

Gelenke

- Hüften, Knie und Knöchel

Kontraindikationen

- Wenn die Hüften zu stark verspannt sind, kann es in dieser Position zu einem Drehmoment in den Knien kommen.
- Vermeiden Sie diese Position, wenn Sie an Traumata in den Knien leiden.

Ausführung

- Beginnen Sie aufrecht stehend, die Füße hüftbreit auseinander. Gehen Sie in die Hocke und bringen Sie die Arme mit den Händen in Gebetshaltung nach vorn. Drücken Sie mit den Ellenbogen leicht gegen die Knie oder Schienbeine.

- Ein einfacher Weg zum Verlassen der Position ist es, sich hinzusetzen und dann langsam die Beine vor sich auszustrecken.

- Eine anspruchsvollere Art, die Position zu lösen, ist, die Hängende Position einzunehmen, indem Sie die Beine strecken und den Oberkörper nach vorn sinken lassen. Während Sie die Beine ausstrecken, richten Sie die Füße so aus, dass diese in die gleiche Richtung zeigen wie die Knie.

Ausgleichshaltungen

- Die Hängende Position, wie oben erläutert, hilft, die Knie und den Rücken zu entlasten.

- Fersensitz oder Vajrasana (Diamant). Halten Sie in Vajrasana die Knie zusammen und sitzen Sie auf den Fersen.

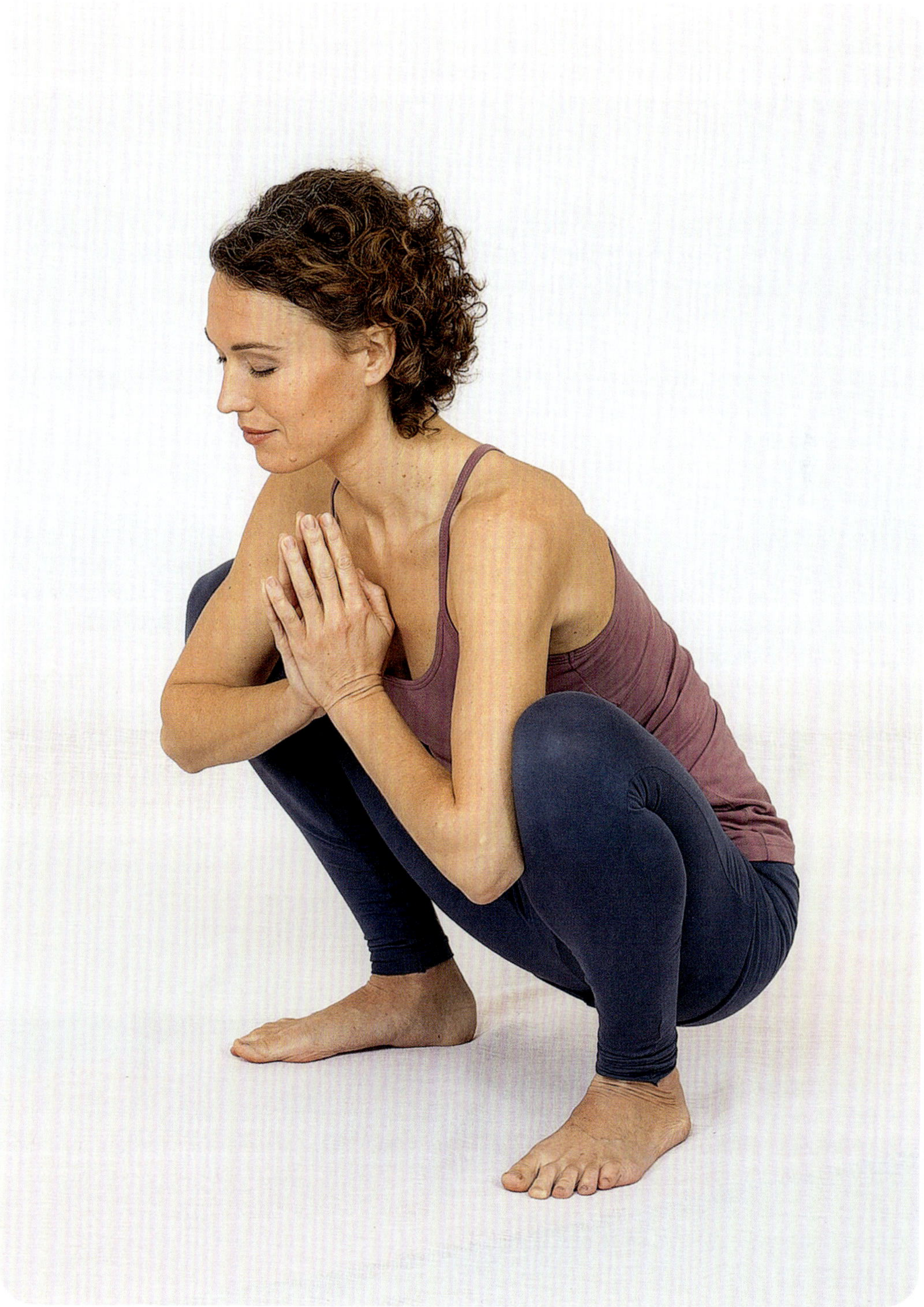

Tipps

- Etwa zwei Drittel der Weltbevölkerung gehen Tag für Tag in dieser Position zur Toilette! Wenn Sie hierbei Missempfindungen haben, sollten Sie vielleicht diese Position häufiger üben.

- Ein guter Flow entsteht, wenn Sie immer wieder von der Hängenden Position in die Hocke und dann zurück in die Hängende Position gehen und dabei jede Position 1–2 Minuten halten.

- Ellenbogen vor den Knien können in dieser Position als Hebel eingesetzt werden, um die Brust nach vorn und das Steißbein weiter nach unten zu ziehen.

Variationen

- Wenn Ihre Fersen vom Boden abheben, schieben Sie eine gefaltete Decke oder ein Polster darunter. Wir wollen, dass der Körper sich entspannt. Eine andere Möglichkeit bei vom Boden abgehobenen Fersen ist es, die Füße weiter auseinanderzunehmen. (1)

- Behalten Sie im Blick, wohin Ihre Knie im Verhältnis zu den Füßen zeigen. Beide sollten in die gleiche Richtung zeigen. Ist dies nicht der Fall, spreizen Sie die Füße weiter oder lassen Sie die Fersen auf einer gefalteten Decke oder einem Polster ruhen.

- Wenn Sie die Füße weit auseinandernehmen (hüftbreit oder weiter), ist die Hüftarbeit in dieser Position intensiver.

- Wenn die Füße dichter zusammenstehen oder sich sogar berühren, ist die Arbeit mit den Knöcheln in dieser Position intensiver.

- Eine besonders intensive Variation erhalten Sie, wenn sich die Füße berühren, die Knie jedoch weit gespreizt sind. Beugen Sie sich nach vorn und legen Sie die Arme seitlich ab. Sie können auch die Schienbeine mit den Armen umschlingen und dann die Hände hinter dem Rücken verschränken. (2)

- Eine weitere Möglichkeit ist es, die Hände hinter dem Kopf zu platzieren und das Kinn sanft auf die Brust zu ziehen. Dadurch erhalten Sie eine zusätzliche Dehnung des Nackens.

Ähnliche Yang-Asanas

- Tiefe Hocke (Malasana)

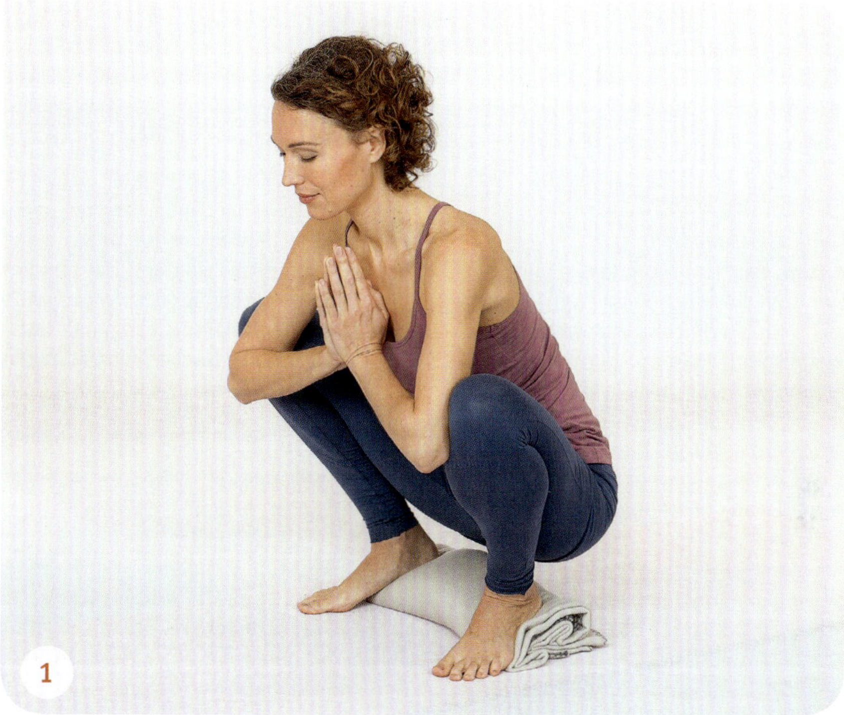
1

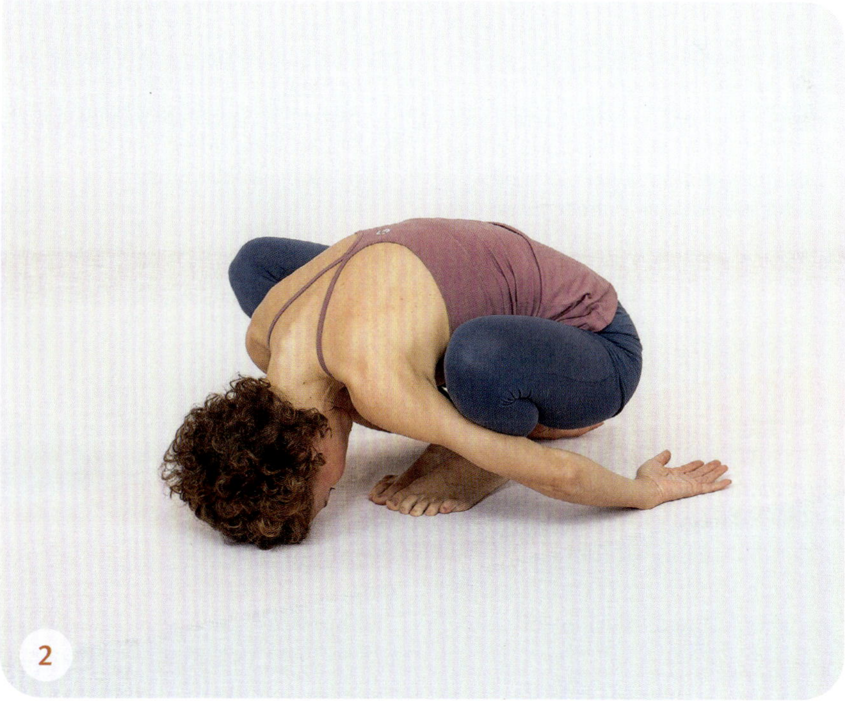
2

Kamel

Empfohlene Haltedauer

- höchstens 1–2 Minuten
- Diese Asana ist sehr Yang-lastig und erfordert viel Kraft in den Beinen, wenn Sie die Position vollständig eingenommen haben oder wenn Ihre Hände auf den Hüften bzw. am unteren Rücken ruhen. In der gestützten Haltung mit den Händen auf dem Boden, den Beinen oder den Füßen können Sie auch länger in der Position bleiben, da Sie Gewicht auf die Arme verlagern können.

Nutzen

- intensive Krümmung der Sakral- und Lendenwirbelsäule, Öffnung der Oberseite der Oberschenkel, leichte Öffnung der Knöchel
- Dehnung der Hüftflexoren und Öffnung der Schultern, hervorragende Übung bei hängenden Schultern und Rundrücken

Auswirkung auf

Meridiane & Organe

- Durch intensiven Druck auf die Sakral- und Lendenwirbelsäule werden die Harnblasen- und Nierenmeridiane stimuliert. Zudem stimuliert jedes Gefühl der Dehnung auf der Oberseite der Oberschenkel und des Bauches die Meridiane der Milz und des Magens.
- Gelegentlich werden die Oberarme und Schultern beansprucht, was zu einer Stimulation der Herz- und Lungenmeridiane führt.
- Wenn Sie den Nacken zurückbeugen, wird die Schilddrüse stimuliert.

Gelenke

- Wirbelsäule, Schultern und Knöchel

Kontraindikationen

- Auch ältere Menschen oder Personen mit Verletzungen an der Wirbelsäule können diese Position ausführen. Sollten Sie allerdings zu einer dieser beiden Kategorien gehören, holen Sie ärztlichen Rat ein.
- Ohne Unterstützung kann es bei dieser Position zu Krämpfen im Rücken kommen. Wenn Sie also über einen schwachen Rücken verfügen, sollten Sie eher die sanfteren Versionen wählen.
- Wenn Sie Nackenprobleme haben, beugen Sie den Kopf nicht zurück und behalten Sie das Kinn auf der Brust.

Ausführung

- Am einfachsten nehmen Sie die Position des Kamels ein, indem Sie sich auf Ihre Fersen setzen, Ihre Hände hinter sich auf dem Boden platzieren und Ihre Hüften nach vorn heben. Wenn die Hüften nach vorn geschoben werden, krümmt sich der Rücken automatisch.
- Es gibt zwei Möglichkeiten, diese Position zu verlassen. Der einfache Weg ist es, so lange mit den Händen nach hinten zu gehen, bis Sie wieder auf Ihren Fersen sitzen. Wenn Sie den Kopf zurückgebeugt haben, belassen Sie ihn in dieser Stellung, während Sie Ihre Brust nach vorn bringen und sich in die Stellung des Kindes vorbeugen. Bei der

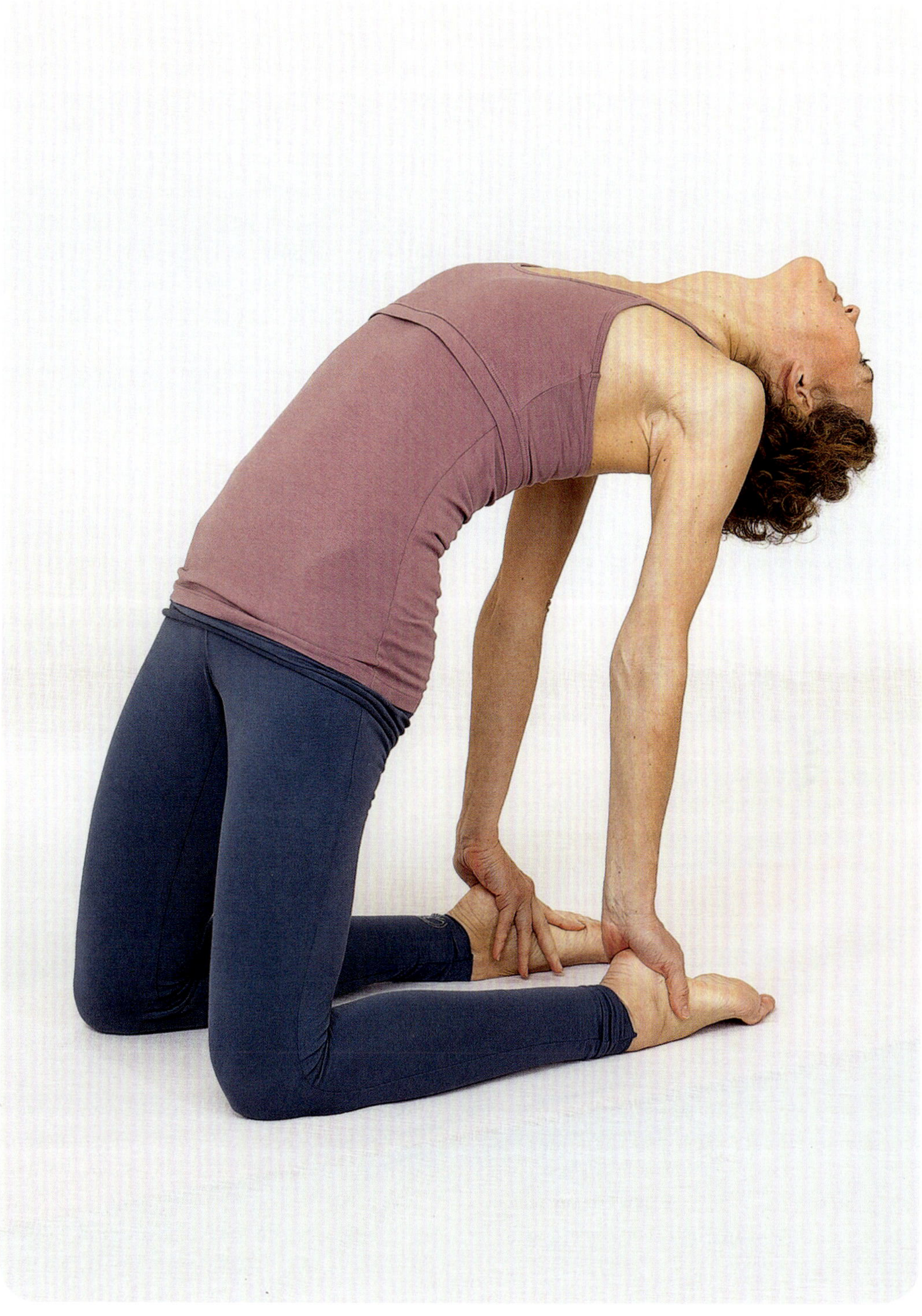

zweiten Möglichkeit kommen Sie zurück in den Kniestand. Wenn Sie den Kopf zurückgebeugt haben, heben Sie die Brust nach vorn und belassen Sie den Kopf in der Rückbeuge, bis sich die Schultern über den Hüften befinden. Dann heben Sie den Kopf nach vorn und setzen sich nach hinten in die Stellung des Kindes.

Ausgleichshaltungen

- Die Stellung des Kindes ist eine sanfte Vorbeuge, die die Wirbelsäule entlastet.

Variationen

- Sie können diese Position auch aus dem Kniestand einnehmen und dabei die Hände auf den Hüften halten. Schieben Sie die Hüften nach vorn und beugen Sie den Rücken zurück. Diese Option kann für Personen mit Rückenproblemen ungeeignet sein, da es hier nur wenig Unterstützung durch die Hände gibt. Stattdessen sollten Sie bei Rückenproblemen die Variante mit den Händen auf dem Boden vorziehen. (1)

- Mit den Händen auf dem Boden in Richtung der Füße zu gehen kann für Personen mit Knieproblemen ungeeignet sein, da in den frühen Phasen der Position dadurch mehr Druck auf die Knie gebracht wird.

- Wenn Sie sehr flexibel sind, können Sie Ihre Hände zwischen den Füßen auf dem Boden oder in der Nähe der Knie platzieren. Wenn Sie weniger flexibel sind, können Sie die Zehen nach unten umklappen und die Hände auf den Fersen oder auf einem Block neben den Füßen ruhen lassen. (2)

- Wenn Sie keine Nackenprobleme haben, können Sie den Nacken verlängern und den Kopf zurückbeugen.

Ähnliche Yang-Asanas

- Kamel (Ustrasana)

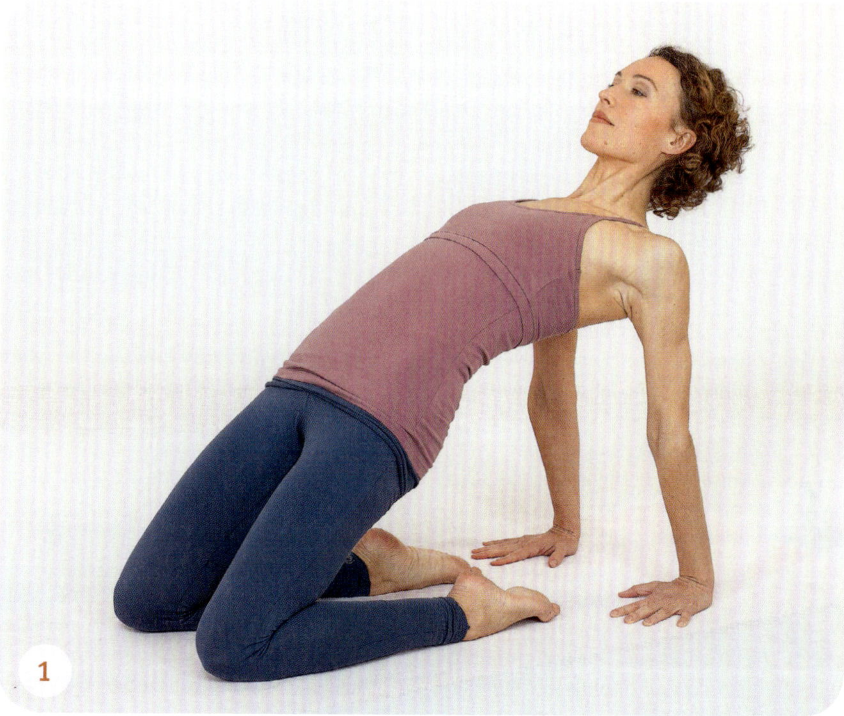

1

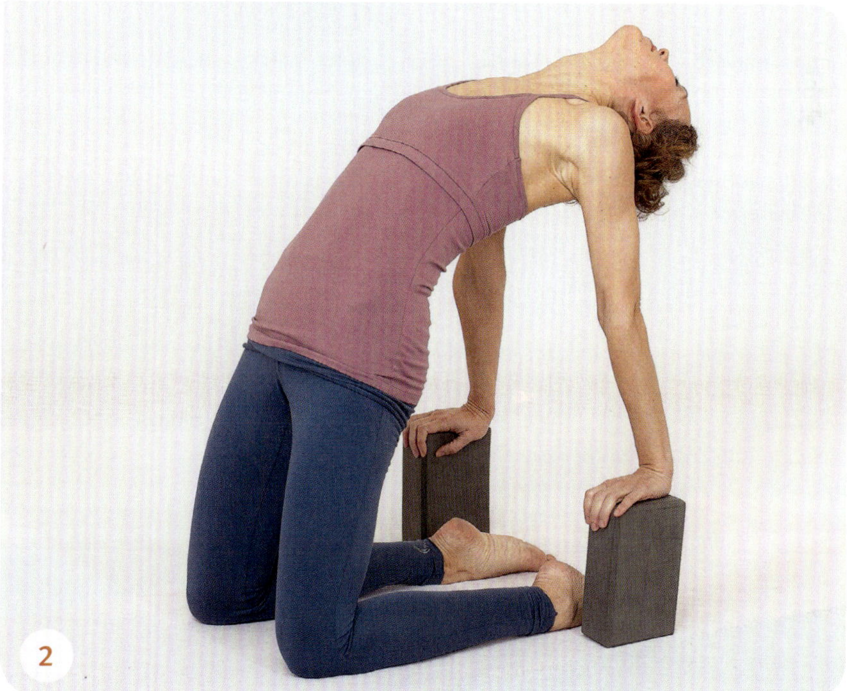

2

Korkenzieher

Empfohlene Haltedauer

- 3–5 Minuten

Nutzen

- Eine Drehung am Ende einer Session hilft dabei, das Gleichgewicht innerhalb des Nervensystems wiederherzustellen und den Rücken zu entspannen.
- Laut Sarah Powers können Ischiasbeschwerden gelindert werden, wenn das gebeugte Knie dichter an die Brust genommen wird.
- massiert die Bauchorgane und heilt Gastritis

Auswirkung auf

Meridiane & Organe

- Drehungen der Wirbelsäule stimulieren die Meridiane der Harnblase (die Ida- und Pingala Nadis).
- Wenn Sie einen Arm über den Kopf nehmen, werden unterschiedliche Meridiane in diesem Arm stimuliert – der Herz-, Lungen-, Dünndarm- und Dickdarmmeridian.
- Drehungen komprimieren den Bauchraum und massieren die inneren Organe. Drehungen des Brustkorbs stimulieren die Meridiane der Gallenblase.
- zuträglich für Leber, Milz und Bauchspeicheldrüse

Gelenke

- förderlich für Schultergelenk, die obere Wirbelsäule und das Gewebe der oberen Brustpartie, der Brust und der Schulter
- Wenn das Knie um 90 Grad oder weniger abgewinkelt wird, werden die Lendenwirbelsäule und insbesondere die Lumbal- und Iliosakralgelenke beansprucht.

Kontraindikationen

- Wenn Sie Schulterprobleme haben, z. B. eine Verletzung der Rotatorenmanschette, oder falls Sie schnell ein Kribbeln verspüren, wenn Sie die Arme neben dem Kopf ausstrecken, sollten Sie den Arm hier nicht neben dem Kopf ausstrecken oder in der Luft halten. Beugen Sie stattdessen den oberen Arm oder stützen Sie ihn mit einem Polster. Hält das Kribbeln an, nehmen Sie die Hand weiter nach unten oder lassen Sie diese auf den Rippen ruhen.

Ausführung

- Ziehen Sie in Rückenlage beide Knie an die Brust. Öffnen Sie die Arme zu den Seiten wie Flügel und lassen Sie die Knie auf eine Seite fallen.

- Um aus der Position zu kommen, rollen Sie sich auf den Rücken, umfassen Sie die Knie mit den Armen und ziehen Sie diese an die Brust, um die Sakral- und Lendenwirbelsäule zu entlasten.

Ausgleichshaltungen

- Ziehen Sie die Arme mit den Knien auf die Brust und schaukeln Sie auf dem Rücken hin und her.

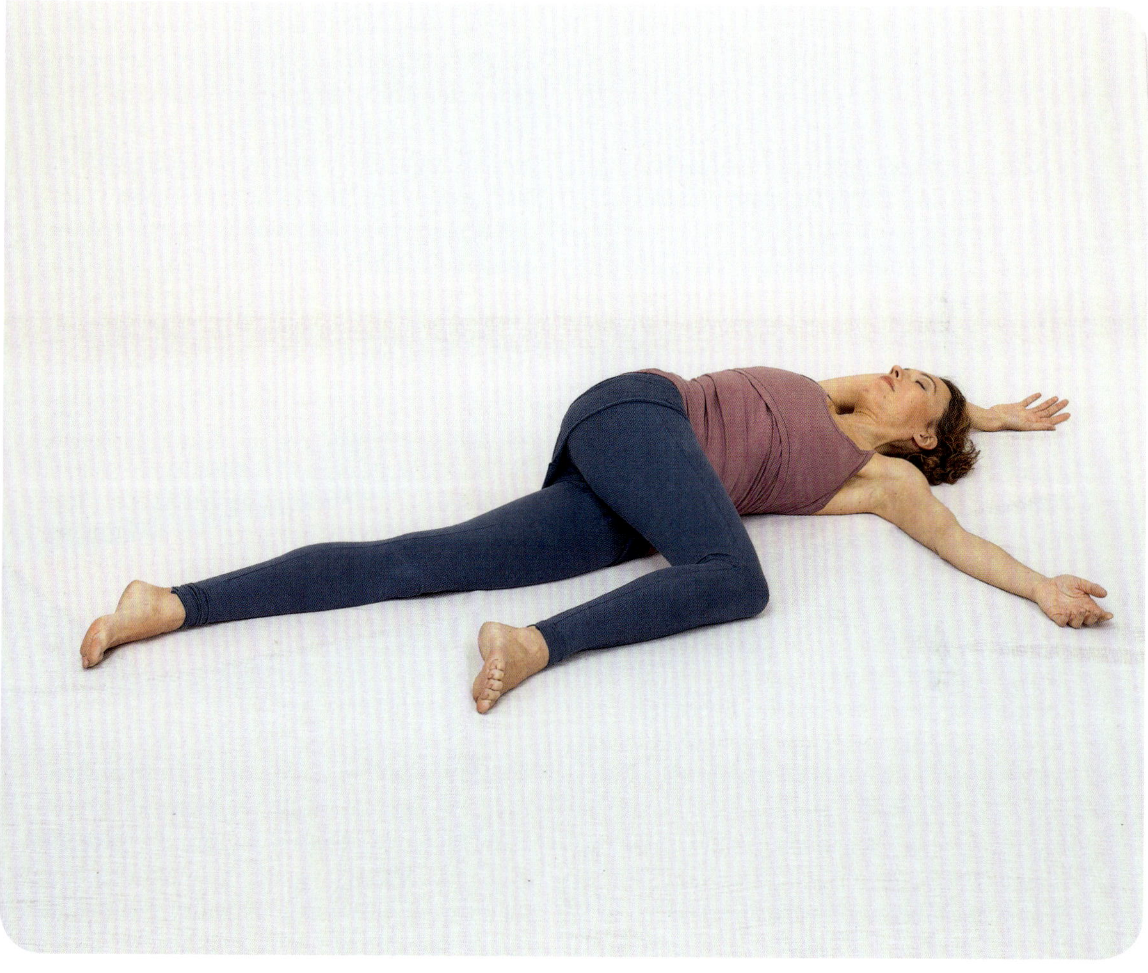

- Der Scheibenwischer in Rückenlage kann hier auch Entlastung bringen.

- Liegen Sie mit gebeugten Knien auf dem Rücken und platzieren Sie die Füße mattenbreit auseinander auf dem Boden. Lassen Sie die Knie von einer Seite auf die andere fallen.

Tipps

- Eine ausgezeichnete Abschlussposition für eine Session, da sie Verspannungen löst.

- Aus dieser Position können Sie direkt zu Shavasana übergehen.

- Falls es in den Händen und Armen kribbelt, nehmen Sie diese so weit nach unten, dass das Blut wieder zirkuliert. Dies ist übrigens ein guter Rat für jede Yogaposition! Nehmen Sie Empfindungen des Kribbelns nicht einfach hin – es könnte sein, dass Sie einen Nerv schädigen.

- Der Korkenzieher eignet sich hervorragend, um die Hüfte nach zahlreichen Außenrotationen – wie etwa beim Schnürsenkel, Schwan, Quadrat oder Geflügelten Drachen – auch einmal nach innen rotieren zu lassen.

- Zwingen Sie sich nicht in die Drehung hinein. Entspannen Sie und lassen Sie die Schwerkraft die Arbeit verrichten.

Variationen

- Je nachdem wie hoch oder tief Sie die Beine halten, werden Sie die Dehnung an unterschiedlichen Stellen verspüren. Wenn Sie die Knie höher nehmen, wird sich die Drehung in den oberen Rücken verlagern. (1) Tiefer liegende Knie führen zu einer stärkeren Drehung der Lenden- und Sakralwirbelsäule. (2)

- Um eine intensivere Drehung zu erzielen, ziehen Sie ein Knie an die Brust, halten Sie es mit der entgegengesetzten Hand und ziehen Sie es über den Körper. Schaukeln Sie einige Male hin und her, versuchen Sie dabei jedoch, die Schulterblätter flach auf dem Boden ruhen zu lassen. Wenn die Schulter vom Boden abhebt, platzieren Sie ein Polster unter dem gebeugten Knie/den gebeugten Knien. (3)

- Falls sich die Schulter weiterhin in der Luft befindet, schieben Sie eine Decke unter die Schulter oder platzieren Sie ein Polster entlang der Wirbelsäule. (4)

- Experimentieren Sie mit der Kopfhaltung. Drehen Sie Ihren Kopf von einer Seite auf die andere und spüren Sie, wie sich Ihre Empfindungen verändern.

- Der neben dem Kopf ausgestreckte Arm kann auf einem Polster oder auf dem Boden ruhen.

- Probieren Sie die Korkenzieherposition mit überkreuzten Beinen wie in der Adlerposition (Garudasana) aus. (5)

- Das obere Bein gerade zur Seite auszustrecken erzeugt die größte Hebelwirkung und hilft dabei, die Hüften vollständig gedreht zu halten. Manche Personen empfinden hier weniger eine Drehung als eine Dehnung an der Außenseite des Beins und der Hüfte, die sehr zuträglich für das iliotibiale Band ist. Bei der intensivsten Variante dieser Position halten Sie den Fuß mit der entgegengesetzten Hand. (6)

Ähnliche Yang-Asanas

- Korkenzieher (Jathara Parivartanasana)

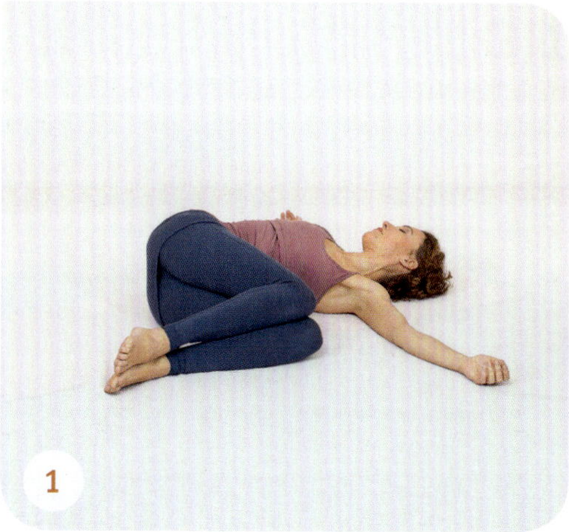
1

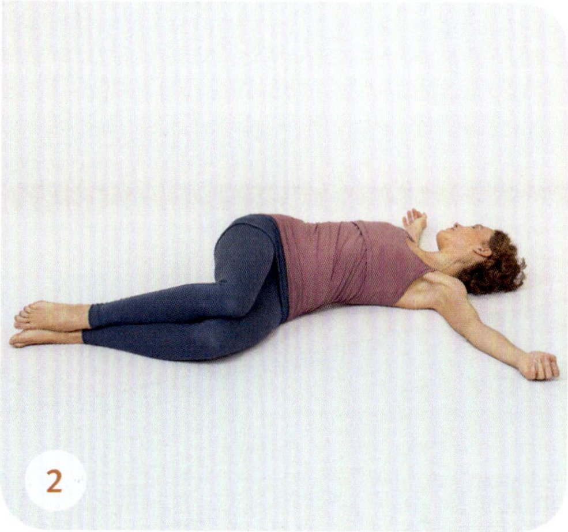
2

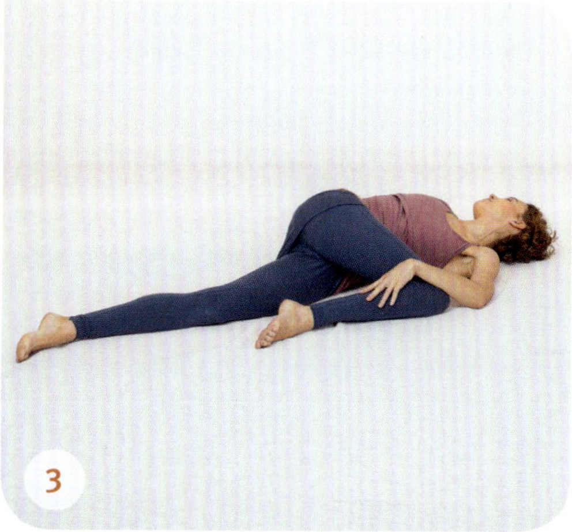
3

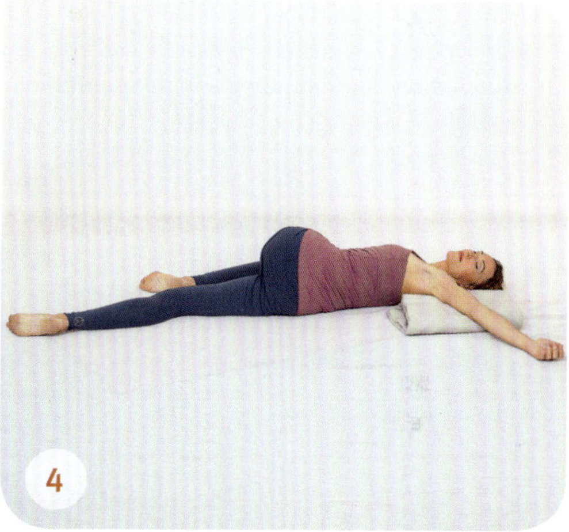
4

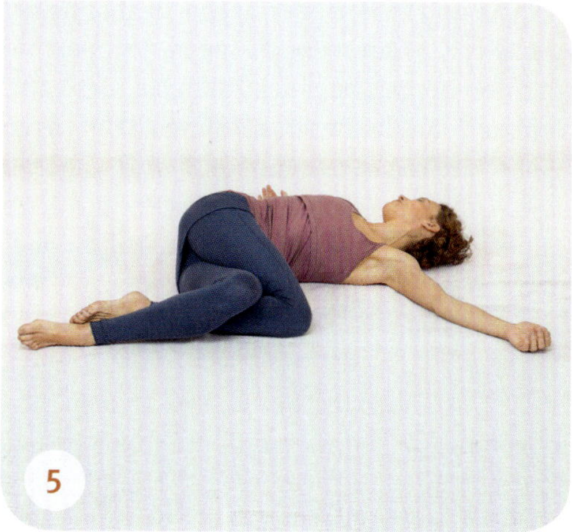
5

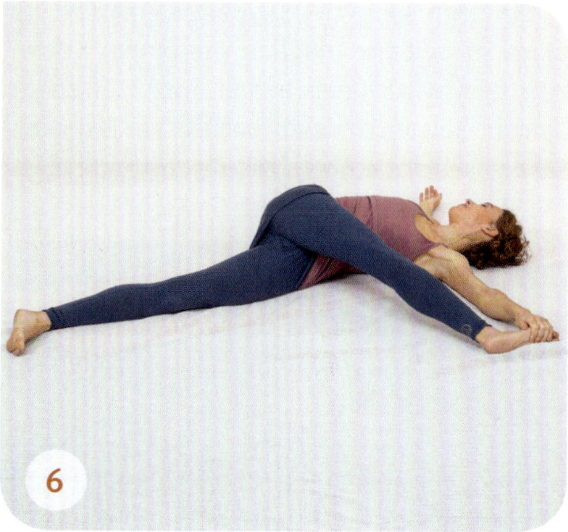
6

Libelle

Empfohlene Haltedauer

— 3–10 Minuten

Nutzen

— öffnet die Hüften, die Leiste und die Rückseite der Oberschenkel
— sanfte Öffnung der Kniekehle
— stimuliert die Eierstöcke

Auswirkung auf

Meridiane & Organe

— Harnblase, Leber, Niere und Milz
— Stimulation der Gallenblase in der gedrehten Version

Gelenke

— Hüften, unterer Rücken und Knie

Kontraindikationen

— Die Position kann Ischiasbeschwerden verschlimmern. Wenn Sie darunter leiden, heben Sie die Hüften an. Achten Sie darauf, dass die Hüften im Sitzen nicht nach hinten rotieren; wir zielen hier auf eine Vorwärtsrotation ab.
— Sollten Sie an Beeinträchtigungen des unteren Rückens leiden, die eine Flexion der Wirbelsäule ausschließen, dann verhindern Sie, dass die Wirbelsäule gekrümmt wird, und halten Sie den Rücken so gerade wie möglich.
— Wenn Sie unter Traumata des Innenknies oder Beeinträchtigungen in dieser Region leiden, bringen Sie die Beine dichter zusammen oder spannen Sie den oberen Teil des Beins (den M. quadriceps) an, um die Kniescheiben zu aktivieren.

Ausführung

• Spreizen Sie in der sitzenden Position die Beine so weit wie möglich. Auf einem Kissen zu sitzen wird Ihnen helfen, Ihre Hüften zu neigen. Beugen Sie sich nach vorn. Strecken Sie entweder die Arme gerade aus und belasten Sie Ihre Hände mit dem Gewicht oder lassen Sie die Ellenbogen auf einem Block ruhen.

• Um die Position zu lösen, stoßen Sie sich mit den Händen vom Boden ab und rollen Sie langsam nach oben.

• Wenn Sie sich aufgerichtet haben, lehnen Sie sich zurück auf Ihre Hände, um die Hüften zu entlasten. Spannen Sie die Beinmuskeln an und ziehen oder heben Sie Ihre Beine, um diese zusammenzubringen. Wippen Sie mit den Beinen oder schütteln Sie diese aus. Stöhnen ist erlaubt. (Das Stöhnen beim Lösen einer Yin Yoga-Position sollte sich anhören wie »Ommmmmmmm«, wobei »Om« die erste Silbe von »Oh mein Gott!« darstellt.)

Ausgleichshaltungen

• Der Scheibenwischer ist hier angenehm – oder eine Rückbeuge aus dem Schneidersitz.

• Tisch (auch als Hängematte bekannt)

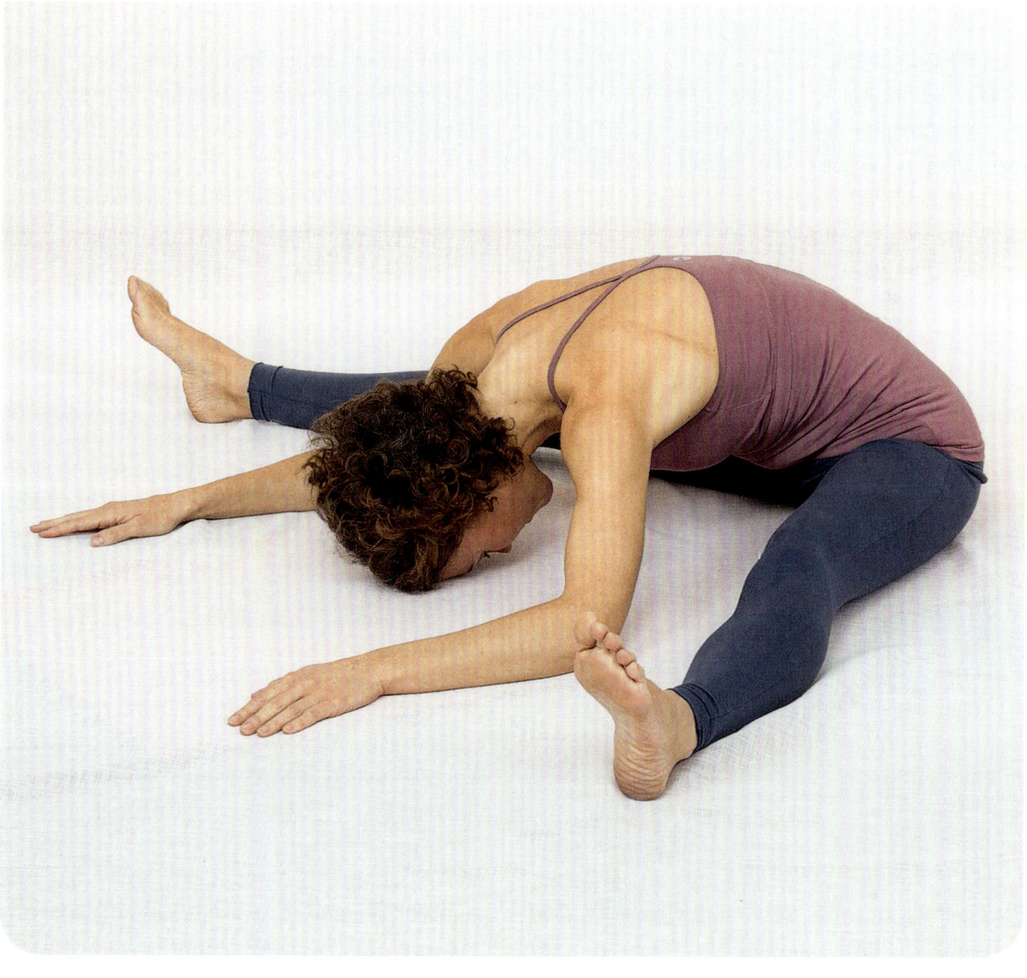

Tipps

- Für Anfänger ist es äußerst frustrierend, dass die Adduktoren und die rückseitige Oberschenkelmuskulatur an den Sitzbeinhöckern ziehen. Dadurch neigt sich die Oberseite der Hüften nach hinten. Hier ist Durchhaltevermögen gefragt! Auf einem Polster zu sitzen ist hilfreich.

- Verlagern Sie das Gewicht vor die Sitzhöcker. Ziehen Sie sogar das Fleisch vom Gesäß weg, bevor Sie sich nach vorn beugen.

- Es ist häufig angenehm, die Hälfte der Zeit in einer der Variationen zu verbringen, und dann für die zweite Halbzeit in der Position noch eine Drehung hinzuzufügen.

Variationen

- Verwenden Sie ein Polster, um die Hüften anzuheben.

- Sie können beide Hände hinter dem Rücken lassen.

- Sich über ein Bein zu beugen verstärkt die Dehnung der Wirbelsäule und der ischiokruralen Muskulatur. (1)

- Bei Missempfindungen in den Knien spannen Sie den M. quadriceps an, um das Kniegelenk zu schließen – oder bringen Sie die Beine dichter zusammen.

- Wenn die rückseitige Oberschenkelmuskulatur zu stark angespannt erscheint, beugen Sie das Knie/die Knie und platzieren Sie ein Polster unter dem Oberschenkel/den Oberschenkeln.

- Die Beine können in einem Winkel von 90 Grad oder, bei fortgeschrittenen Schülern, 120 Grad zueinanderstehen. Es ist nicht notwendig, einen 180-Grad-Spagat auszuführen, doch wenn Sie flexibel genug sind, dann tun Sie dies ruhig.

- Wenn Sie fortgeschritten sind, beugen Sie sich vor, bis der Bauch auf dem Boden ruht, und strecken Sie die Arme zu den Seiten aus.

- Verwenden Sie ein Polster unter der Brust, wenn Sie dicht am Boden sind.

- Falls Ihr Kopf zu schwer für Ihren Nacken ist, stützen Sie ihn mit Ihren Händen.

- Wenn Sie steif sind, beugen Sie stark die Knie. Es ist auch in Ordnung, die Füße flach auf dem Boden zu platzieren. Wenn die Knie gebeugt sind und Sie auf einem Kissen sitzen, dann können Sie sich leichter nach vorn beugen und die Arbeit der Schwerkraft überlassen. (2)

- Sie können in eine Drehung kommen, indem Sie sich über ein Bein beugen und die Brust nach oben wenden. Fortgeschrittene können hierbei den Fuß mit beiden Händen halten. (3)

- Sie können auch eine Drehung in den aufrechten Sitz ausführen. Dies hilft, die Meridiane des Oberkörpers unterhalb des Schulterblatts zu stimulieren.

Ähnliche Yang-Asanas

- Offene Winkelhaltung (Upavista Konasana)

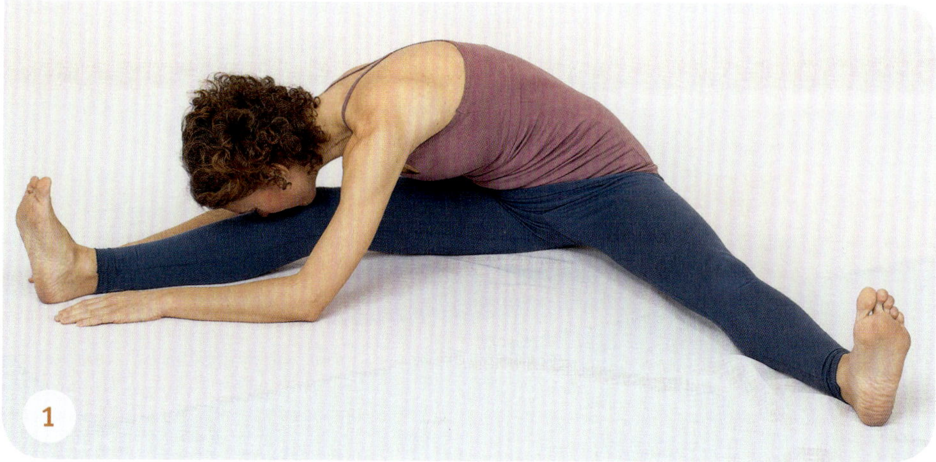
1

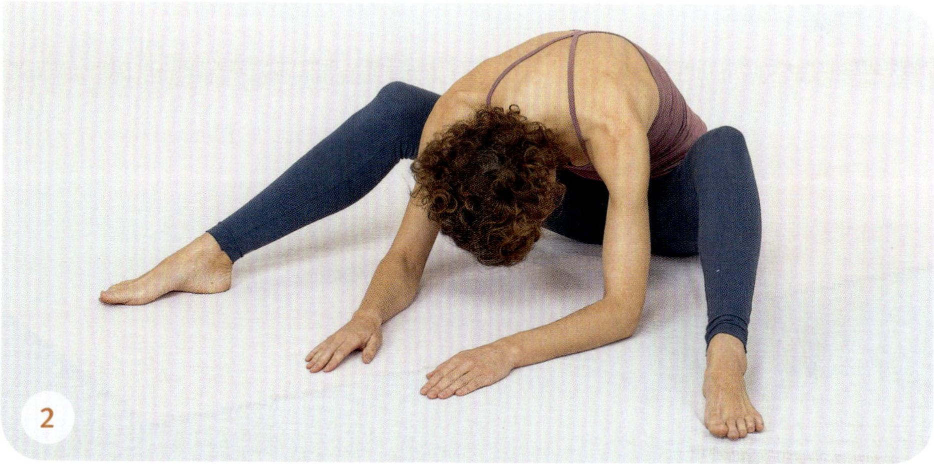
2

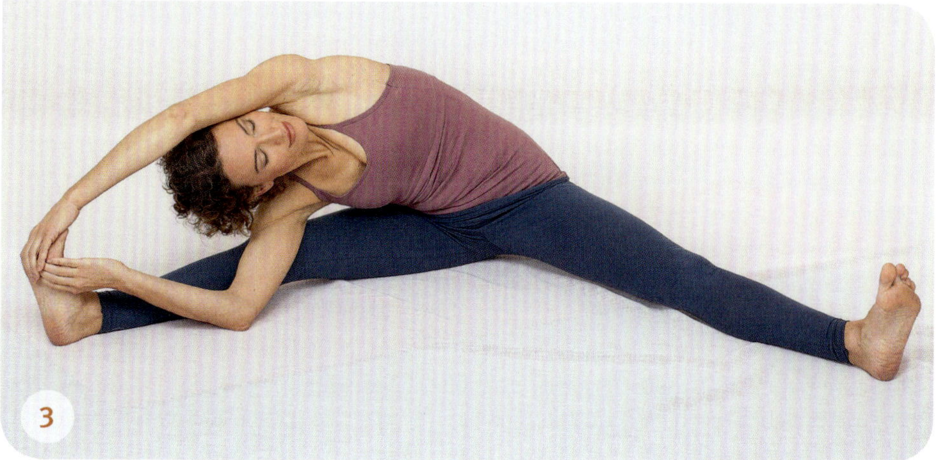
3

Liegende Katze

Empfohlene Haltedauer

- 1 Minute, falls das Asana als Ausgleichshaltung zu einer Vorbeuge ausgeführt wird
- 3–5 Minuten als Drehung in der Rückenlage

Nutzen

- angenehme Ausgleichshaltung für starke Vorbeugen (wie z. B. die Schnecke oder Raupe)
- verdichtet sanft den unteren Rücken
- öffnet den M. quadriceps und den oberen Teil der Oberschenkel

Auswirkung auf

Meridiane & Organe

- stimuliert die Meridiane von Magen und Milz (wenn der obere Teil der Oberschenkel aktiviert wird) sowie die Harnblasen- und Nierenmeridiane (wenn der Rücken gekrümmt und gedreht wird)
- Wenn Sie die Drehung auch über den seitlichen Brustkorb verspüren, wird der Gallenblasenmeridian stimuliert.

Gelenke

- öffnet meist die Lumbal- und Sakralgelenke
- Die Drehung zu verspüren kann ein Hinweis darauf sein, dass auch der Brustkorb angesprochen wird.

Kontraindikationen

- Falls Sie Probleme mit dem unteren Rücken haben, seien Sie vorsichtig. In diesem Fall können Sie eventuell den Fuß überhaupt nicht von sich wegziehen.

Ausführung

- Sie können in der Rückenlage beginnen. Von dort rollen Sie sich auf die rechte Seite. Lassen Sie Ihr unteres (rechtes) Bein gerade ausgestreckt und strecken Sie das obere (linke) Bein zur Seite. Beugen Sie das untere Bein und bringen Sie dessen Ferse in Richtung Gesäß. Strecken Sie Ihre obere (linke) Hand aus und greifen Sie den unteren Fuß. Ziehen Sie den Fuß von sich weg.

- Sie können auch damit beginnen, mit beiden Beinen vor sich ausgestreckt zu sitzen. Drehen Sie sich nach rechts und lassen Sie sich auf den linken Ellenbogen sinken. Lassen Sie das untere (linke) Bein gerade nach vorn ausgestreckt und strecken Sie das obere (rechte) Bein seitlich nach vorn. Beugen Sie das untere Bein und bringen Sie die Ferse in Richtung Gesäß. Strecken Sie die obere (rechte) Hand nach hinten aus und greifen Sie den unteren Fuß. Ziehen Sie den Fuß von sich weg.

- Um die Position zu verlassen, lassen Sie den unteren Fuß los und rollen Sie auf den Bauch. Strecken Sie das untere Bein gerade aus und rollen Sie auf den Rücken.

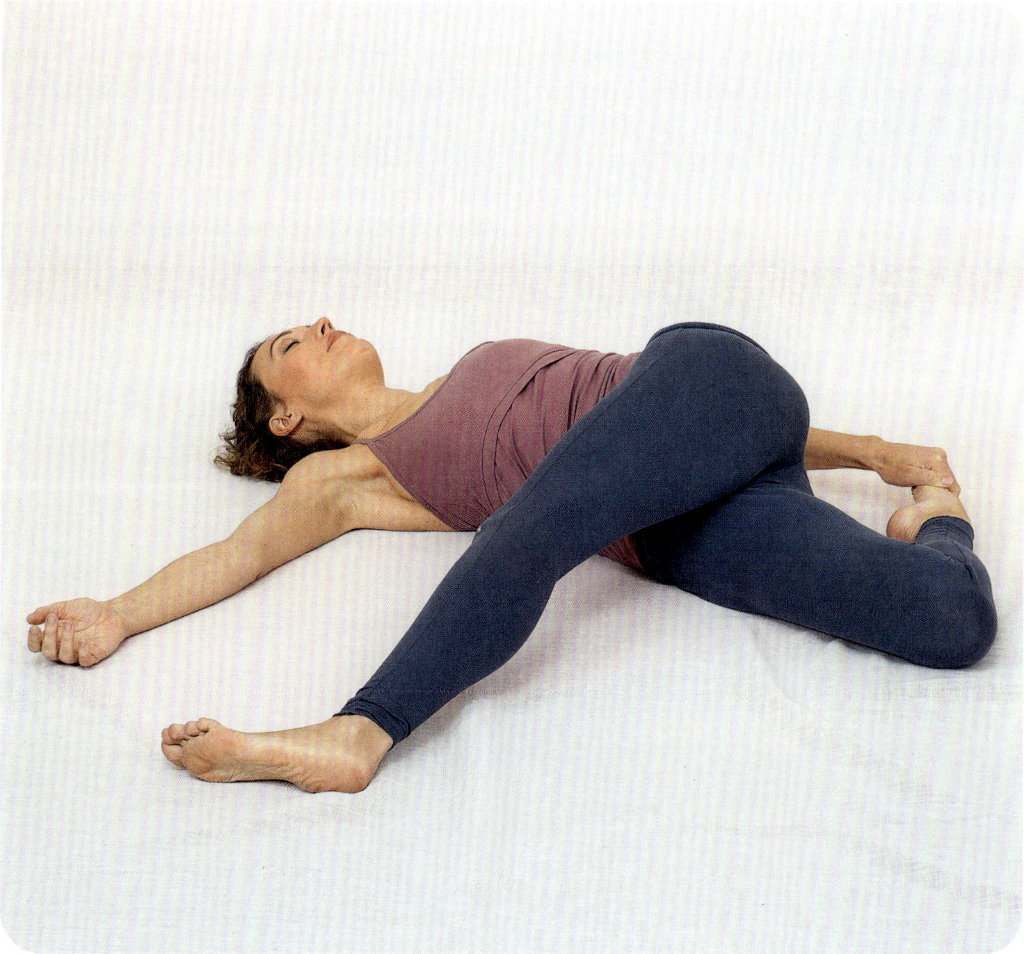

Ausgleichshaltungen

- Ziehen Sie die Beine mit den Armen an die Brust, um den unteren Rücken durch eine sanfte Vorbeuge zu entlasten. Tun Sie dies entweder in der Rückenlage oder in der Stellung des Kindes.

Tipps

- Wenn Sie den Fuß aktiv von sich wegziehen, verleiht dies der Position einen Yang-Charakter. In diesem Fall können Sie die Haltedauer verkürzen oder die Anspannung durch das Ziehen nach einer Minute lockern.

Variationen

- Die Position ist am einfachsten auszuführen, wenn Sie sich auf einem Arm abstützen.

- Sich zurückzulehnen und den Blick über die Schulter auf den unteren Fuß zu richten stellt eine größere Herausforderung dar. Das Asana wird dann zu einem Korkenzieher mit Rückbeuge. Versuchen Sie, den Fuß vom Gesäß wegzuziehen (den meisten Menschen gelingt dies nicht).

Ähnliche Yang-Asanas

- Jatharaparivartasanasana mit einer Rückbeuge

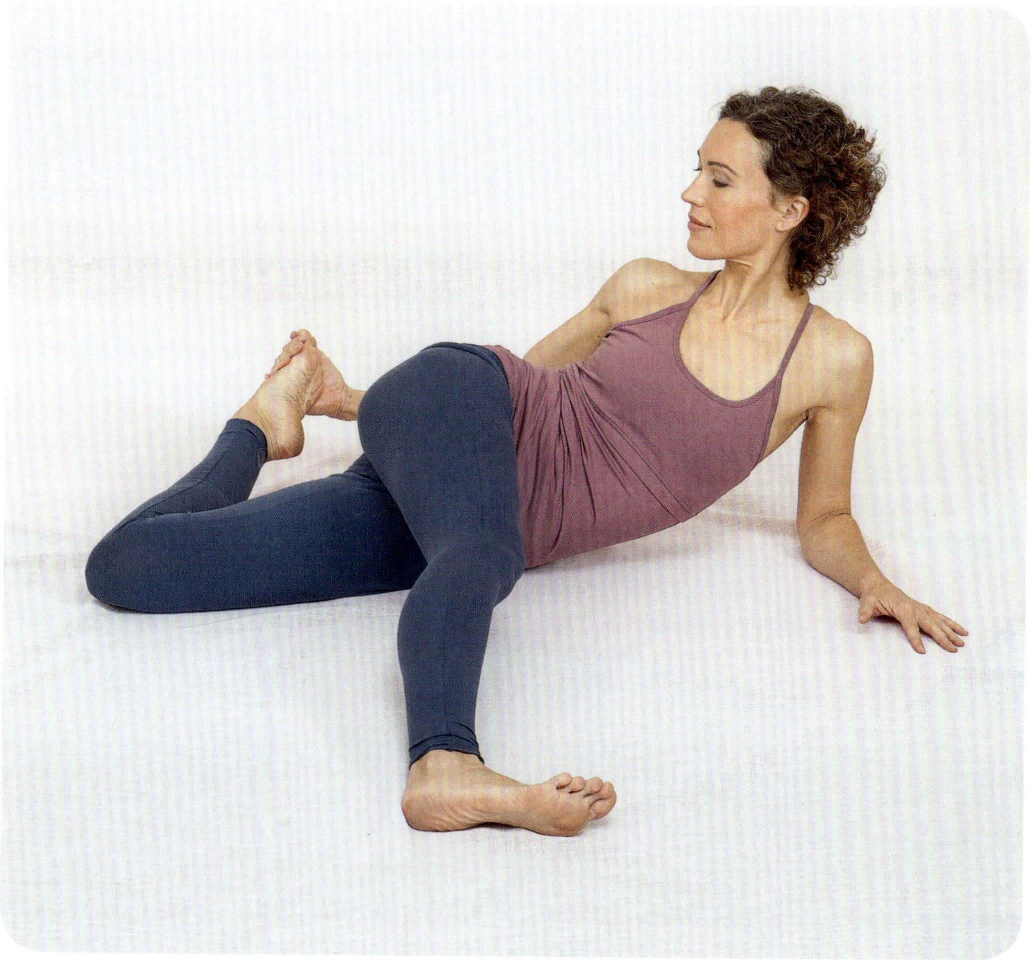

Öffnende Herzstellung

Empfohlene Haltedauer

- 3–5 Minuten
- Wenn Ihr Kinn auf dem Boden ruht, sollte die Haltedauer eventuell verkürzt werden. Beobachten Sie aufmerksam die Empfindungen in Ihrem Nacken.

Nutzen

- angenehme Rückbeuge für den oberen und mittleren Rücken
- öffnet die Schultern
- erweicht das Herz

Auswirkung auf Meridiane & Organe

- Der Druck entlang der Wirbelsäule stimuliert die Gallenblasenmeridiane.
- Wenn Sie die Dehnung in der Brust verspüren, werden Ihre Magen- und Milzmeridiane stimuliert.
- Diese Position kann den Energiefluss in den Meridianen des Arms ankurbeln, insbesondere in den Herz- und Lungenmeridianen.

Gelenke

- angenehmes Zusammendrücken des oberen Rückens
- sanfte Beanspruchung der Lendenwirbelsäule
- Schultergelenk und Humeruskopf

Kontraindikationen

- Wenn Sie Nackenprobleme haben, könnte dieser durch die Position gezerrt werden.
- Nehmen Sie sich vor jeglichem Kribbeln in den Händen oder Fingern in Acht! Dies ist oft ein Anzeichen dafür, dass ein Nerv eingeklemmt wird – und wenn wir ihn weiterhin einklemmen, können wir ihn dauerhaft schädigen. Wenn Sie ein Kribbeln verspüren, passen Sie die Haltung der Hände und Arme an – oder vermeiden Sie diese Position gänzlich.

Ausführung

- Lassen Sie aus dem Vierfüßlerstand die Hände nach vorn wandern, wobei sich Ihre Brust an den Boden annähert. Halten Sie die Hüften direkt oberhalb der Knie. Wenn möglich, halten Sie die Hände schulterbreit auseinander.

- Sie verlassen die Position, indem Sie entweder in die Stellung des Kindes übergehen oder nach vorn auf den Bauch gleiten.

Ausgleichshaltungen

- Die Bauchlage oder die Stellung des Kindes sind hier angenehm. Da es sich bei der Öffnenden Herzstellung um eine Rückbeuge handelt, ist die Stellung des Kindes mit ihrer leichten Vorbeuge die bessere Wahl für eine Ausgleichshaltung.

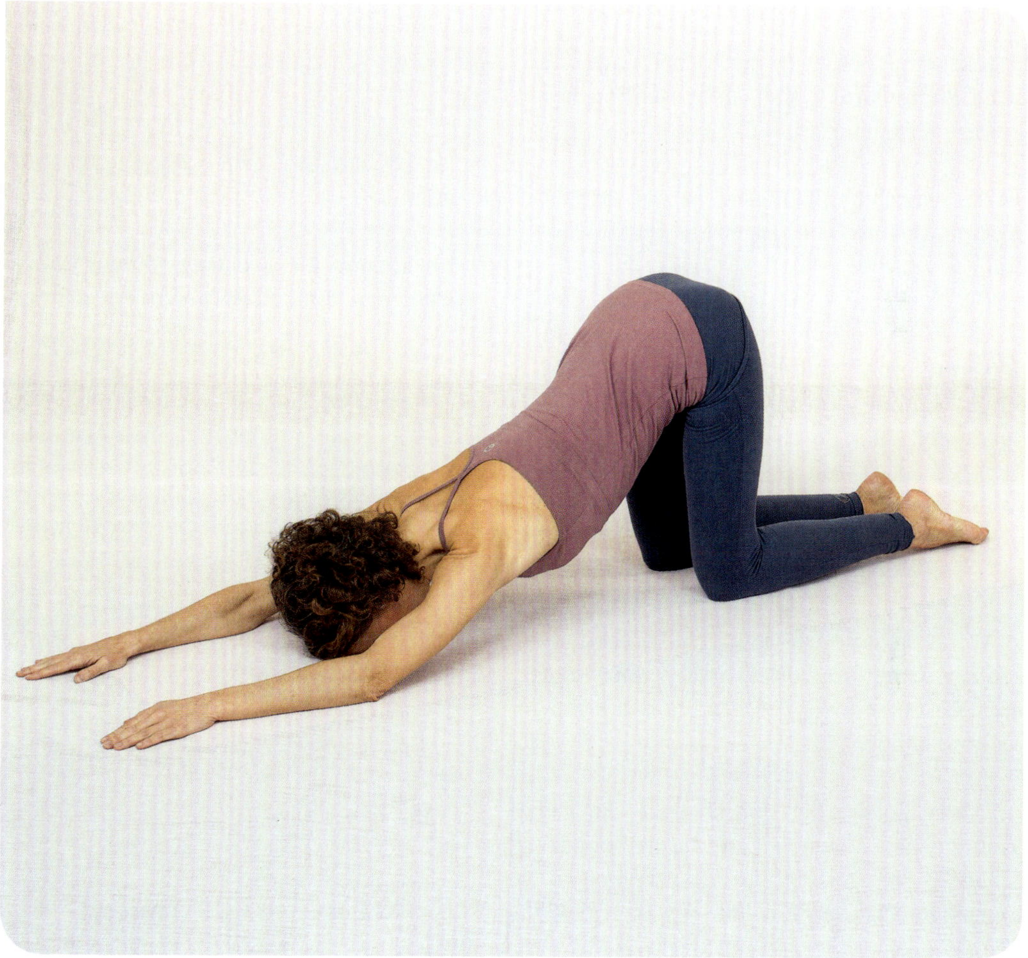

Tipps

- Nach einer Serie von Rückbeugen des unteren Rückens fühlt sich diese Position besonders angenehm an.

- Das Asana kann zum sanften Aufwärmen vor intensiveren Rückbeugen eingesetzt werden.

- Wenn Sie ein Zwicken im Rücken oder in den Schultern verspüren, haben Sie vielleicht einen Kompressionspunkt erreicht. Diese Spannung kann durch das Abspreizen der Arme gelockert werden (indem Sie die Arme weiter auseinandernehmen).

Variationen

- Wenn Sie aufgrund von Schulterschmerzen die Arme nicht direkt neben dem Kopf ausstrecken können, nehmen Sie diese weiter auseinander. (1)

- Wenn Sie flexibel sind, können Sie das Kinn auf den Boden setzen und geradeausschauen. Dies kann allerdings zu Verspannungen des Nackens führen.

- Falls Sie Missempfindungen in den Knien verspüren, platzieren Sie eine Decke darunter.

- Sie können Ihre Zehen nach unten umklappen.

- Sie können die Brust auf einem Polster ruhen lassen, um den Körper zu entspannen. (2)

- Die Position kann auch ausgeführt werden, indem man immer nur einen Arm nach vorn ausstreckt und den Kopf auf dem entgegengesetzten Unterarm ruhen lässt.

Ähnliche Yang-Asanas

- Halber herabschauender Hund (Ardha Adho Mukha Svanasana)

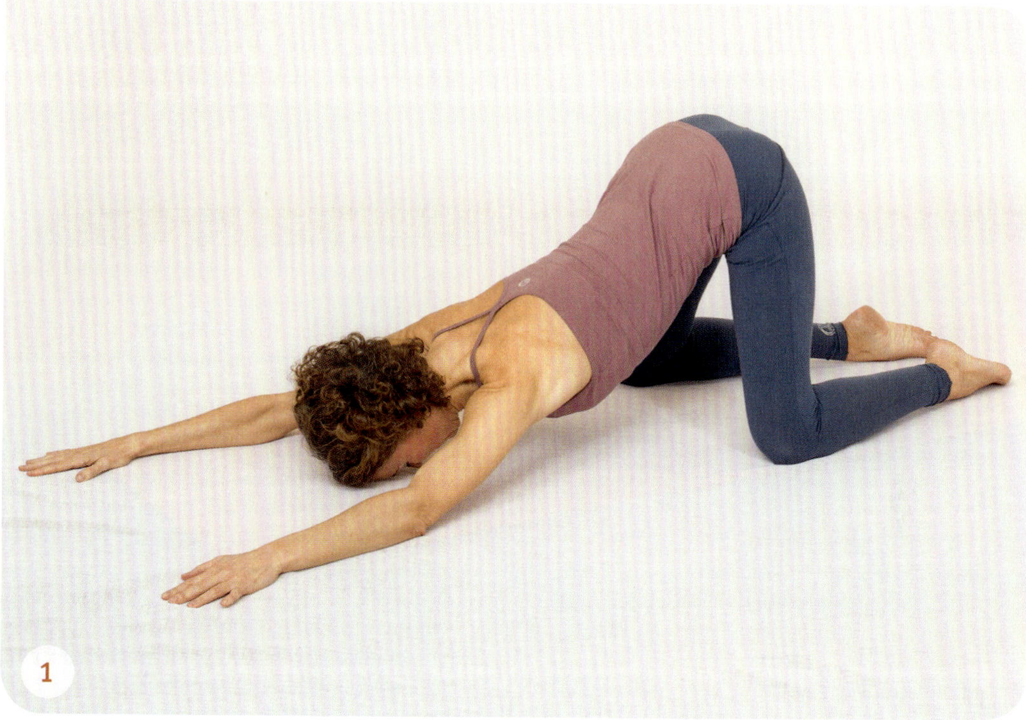

1

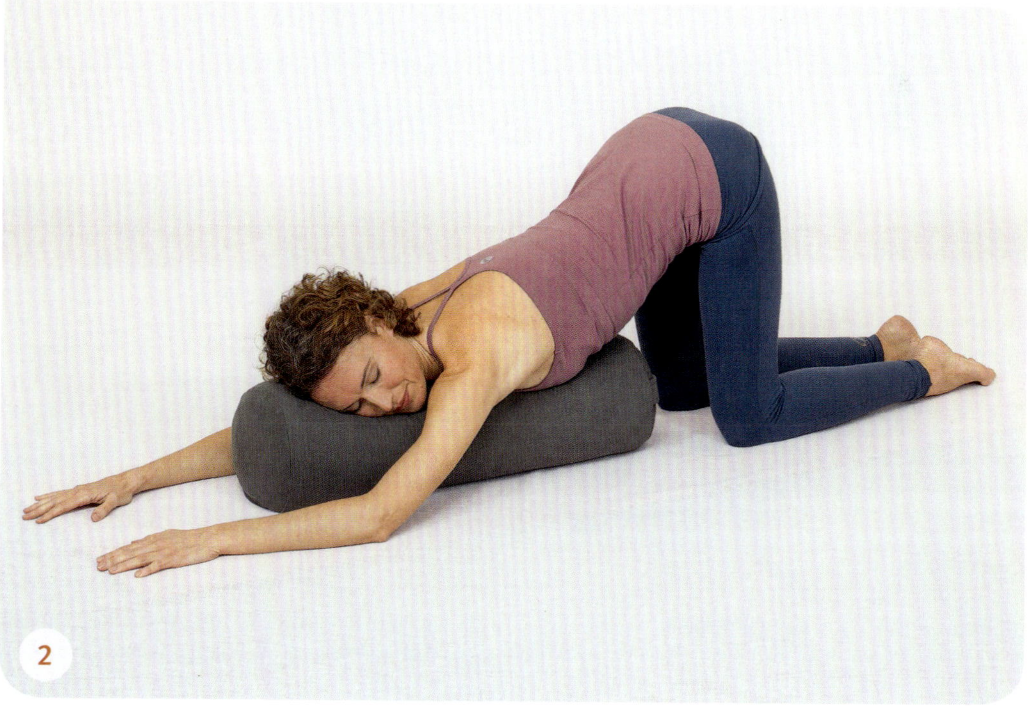

2

Quadrat

Empfohlene Haltedauer

— 3–5 Minuten pro Seite

Nutzen

— gute Vorbereitung auf den Lotussitz
— tiefe Öffnung der Hüften durch eine starke Außenrotation
— verringert in der Vorbeuge den Druck auf den unteren Rücken

Auswirkung auf

Meridiane & Organe

— Leber, Nieren und Gallenblase
— Harnblasenmeridian (in der Vorbeuge)

Gelenke

— Hüften und Wirbelsäule

Kontraindikationen

— Geben Sie Acht auf die Spannung in den Knien. Wenn die Hüften zu stark verspannt sind, wird die Spannung in die Knie wandern.
— Die Position kann Ischiasbeschwerden verstärken. Wenn Sie Ischiasbeschwerden haben, heben Sie die Hüften an, indem Sie auf einem Kissen sitzen, bis sich die Knie unterhalb der Hüften befinden – oder vermeiden Sie diese Position ganz. Vermeiden Sie, dass die Hüften im Sitzen nach hinten rotieren. Bei dieser Position ist eine Vorwärtsrotation der Hüften erwünscht.
— Wenn Sie unter Beeinträchtigungen des unteren Rückens leiden, die eine Flexion der Wirbelsäule ausschließen, dann lassen Sie nicht zu, dass die Wirbelsäule gekrümmt wird. Halten Sie den Rücken so gerade wie möglich.

Ausführung

• Es kann schwierig sein, in diese Position hineinzukommen. Der Schlüssel ist, mit Ihren Bewegungen dem gefühlten Energiefluss an der Außenseite der Hüften zu folgen und niemals jenem in den Knien. Beginnen Sie im Schneidersitz. Bewegen Sie Ihre Füße nach vorn, bis Ihre Schienbeine parallel zur Vorderkante Ihrer Matte stehen (Ihre Beine bilden ein »Quadrat« damit).

• Versuchen Sie, Ihre Knie dichter zusammenzubringen, ohne dass Ihre Füße wieder dichter an Ihren Körper rücken.

• Um die Position zu lösen, lehnen Sie sich nach hinten und strecken Sie langsam die Beine vor sich aus.

Ausgleichshaltungen

• Wippen Sie mit den Beinen und spannen/lockern Sie die Knie einige Male im Wechsel.

• Diese Position war mit einer ziemlich intensiven Außenrotation der Hüften verbunden, daher wollen wir die Hüften nun in die entgegengesetzte Richtung bewegen. Die Positionen Reh und Scheibenwischer bieten eine angenehme Innenrotation der Hüften.

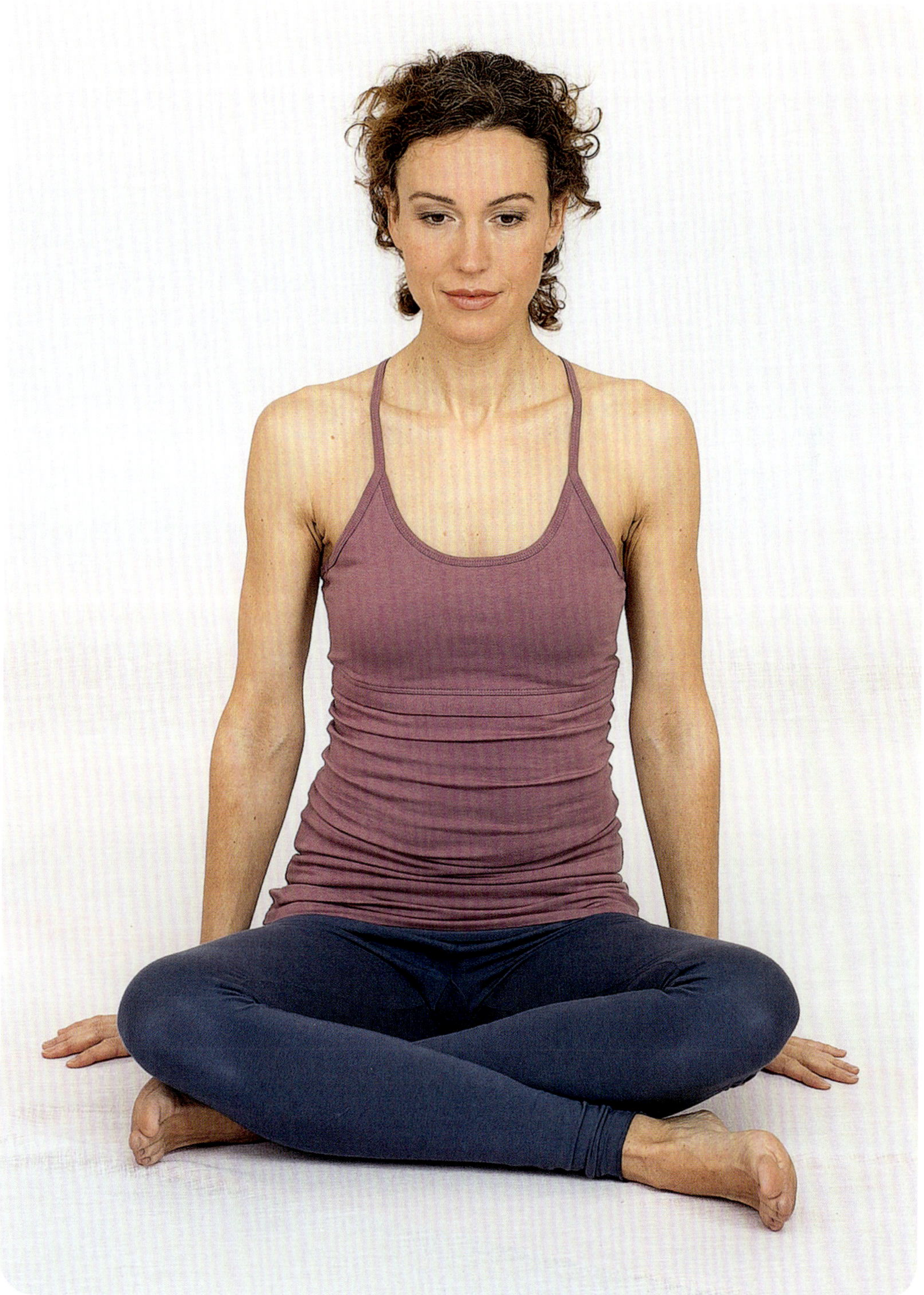

- Wenn Sie sich nach einer Rückbeuge sehnen, führen Sie die Position des Tisches aus oder legen Sie sich hin und gönnen Sie sich einige Brücken.

Tipps

- Wenn Sie Anfänger sind, tendieren Sie eventuell dazu, Ihre Füße dicht an die Leiste zu bringen. Stellen Sie sicher, dass dies nicht einfach nur ein Schneidersitz wird. Wir wollen diese Position in den Hüften spüren.

- Falls Sie allerdings das Gefühl haben, dass die Hüften schon durch den Schneidersitz stark beansprucht werden, dann ist dies Ihre Version der Position Quadrat! Verbleiben Sie in dieser Position und genießen Sie es.

Variationen

- Vorbeugen dehnen den unteren Rücken und können die Beanspruchung der Hüften intensivieren. Wenn es Ihnen nicht gelingt, sich vorzubeugen, setzen Sie sich auf ein Kissen. (1)

- Eine intensivere Option erhalten Sie, wenn Sie einen Knöchel über und den anderen unter dem entgegengesetzten Knie platzieren. Wenn das erste Knie dabei sehr stark angehoben wird, sind Sie noch nicht bereit für diese Variation! Legen Sie den betroffenen Fuß vor dem entgegengesetzten Knie auf den Boden. (2)

- Wenn Sie flexibler sind, versuchen Sie, die Knie dichter zusammenzuschieben, sodass sich die Füße weiter voneinander entfernen.

- Wenn Sie verspannt sind oder Missempfindungen in den Knien verspüren oder wenn sich die Knie weit über dem Boden befinden, können Sie Decken oder eine andere Form der Unterstützung unter den Knien platzieren.

- Zu den weiteren Alternativen zählen die Positionen Nadelöhr, Schnürsenkel oder Schwan.

Ähnliche Yang-Asanas

- Doppelte Taube (Agnistambhasana)

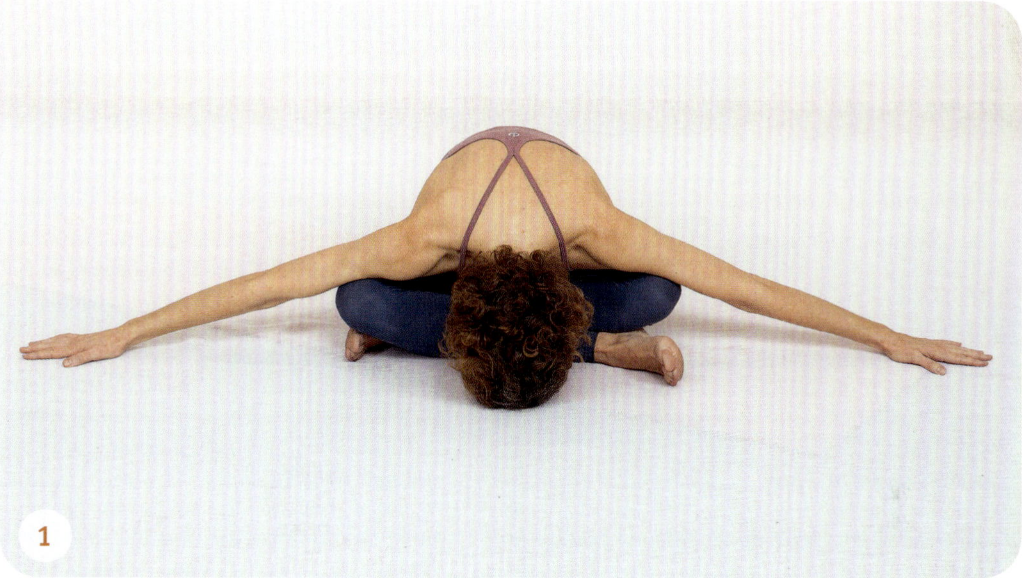

1

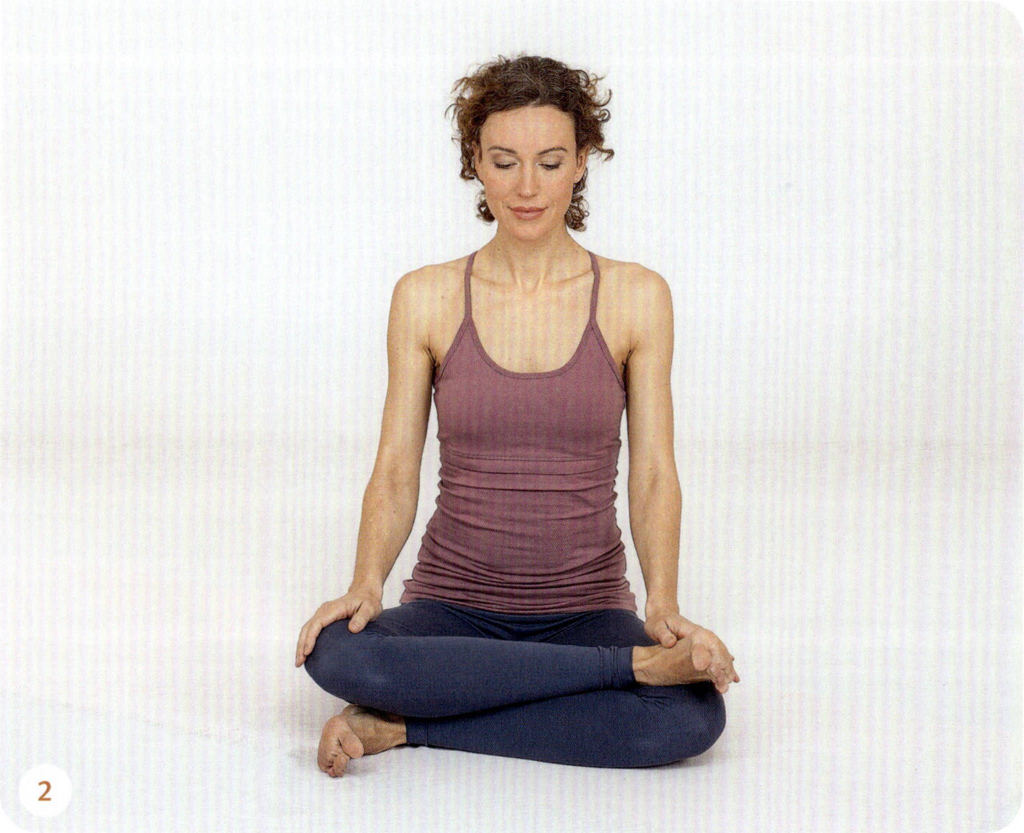

2

Raupe

Empfohlene Haltedauer

- 3–5 Minuten oder länger

Nutzen

- beansprucht die Bänder auf der Rückseite der Wirbelsäule
- komprimiert die Organe in der Bauchregion, was dabei hilft, die Verdauungsorgane zu kräftigen
- stimuliert die Nieren
- massiert das Herz
- hilft dabei, Impotenz zu heilen und sexuelle Kontrolle zu erlangen

Auswirkung auf

Meridiane & Organe

- Harnblase

Gelenke

- Wirbelsäule

Kontraindikationen

- Die Position kann Ischiasbeschwerden verstärken. Wenn Sie Ischiasbeschwerden haben, heben Sie die Hüften an, indem Sie auf einem Kissen sitzen, bis sich die Knie unterhalb der Hüften befinden – oder vermeiden Sie diese Position ganz. Vermeiden Sie, dass die Hüften im Sitzen nach hinten rotieren. Bei dieser Position ist eine Vorwärtsrotation der Hüften erwünscht.
- Wenn Sie unter Beeinträchtigungen des unteren Rückens leiden, die eine Flexion der Wirbelsäule ausschließen, dann lassen Sie nicht zu, dass die Wirbelsäule gekrümmt wird. Halten Sie den Rücken so gerade wie möglich.
- Wenn die rückseitige Oberschenkelmuskulatur sehr verspannt ist, sollten die Knie gebeugt und durch ein Polster unterstützt sein, sodass sich die Wirbelsäule krümmen kann.

Ausführung

- Sitzen Sie auf einem Kissen, beide Beine gerade vor sich ausgestreckt. Beugen Sie sich über die Beine nach vorn und lassen Sie zu, dass der Rücken sich krümmt.

- Um die Position zu lösen, verwenden Sie Ihre Hände, um sich vom Boden abzustoßen, und rollen Sie langsam nach oben.

- Sobald Sie aufrecht sitzen, lehnen Sie sich auf Ihren Händen zurück, um die Hüften zu lockern. Anschließend schütteln Sie die Beine aus.

Ausgleichshaltungen

- Aufrechtes Sitzen oder eine sanfte Rückbeuge im Sitzen

- Die Bauchlage stellt eine sanfte Rückbeuge dar. Das Gleiche gilt für eine Brücke aus der Rückenlage oder ein Hinübergleiten in die Tischposition (auch als Hängematte bekannt).

- Drehung im Sitzen.

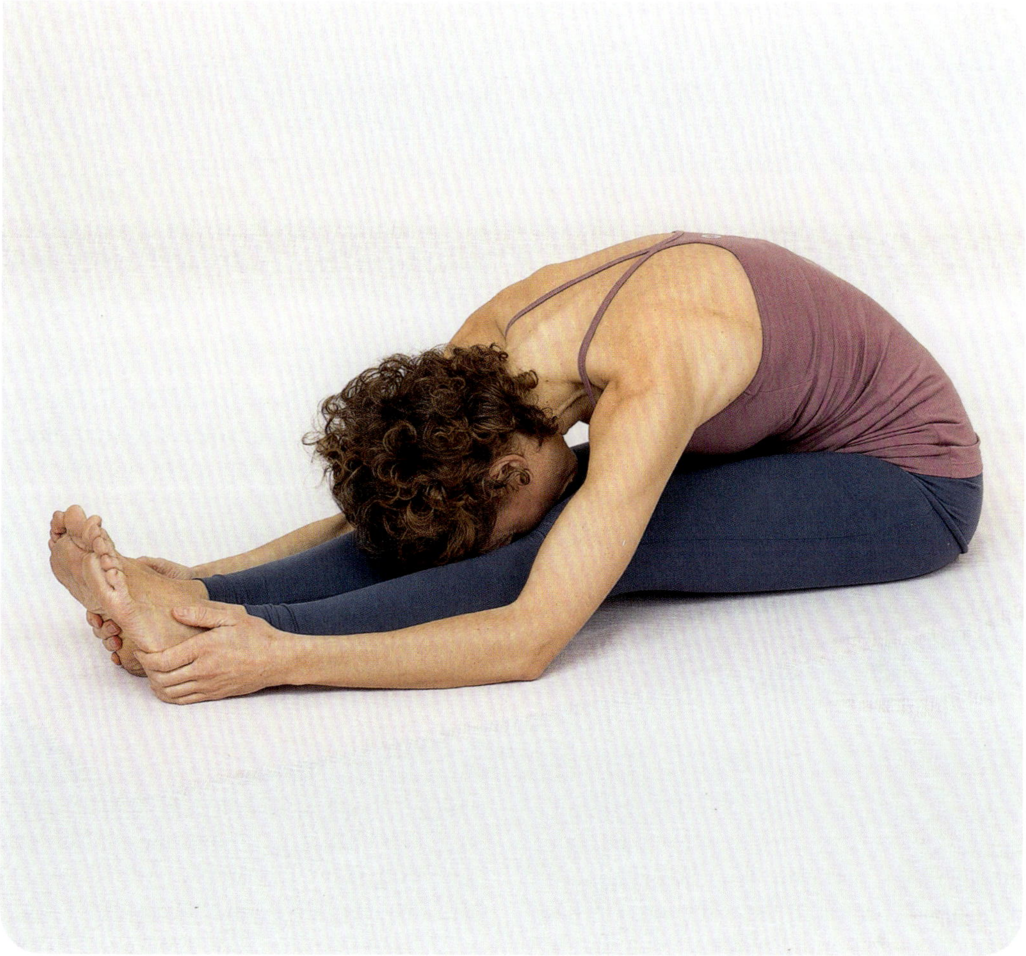

Tipps

- Laut Paul Grilley eignet sich diese Position hervorragend, um den Fluss des Chi ins Gleichgewicht zu bringen und den Körper auf die Meditation vorzubereiten.

- Halten Sie die Muskeln entspannt, besonders jene in den Beinen.

- Stellen Sie sicher, dass der obere Teil der Hüften nach vorn geneigt ist. Wenn die Hüften nach hinten rotieren, setzen Sie sich auf höhere Kissen und beugen Sie die Knie stärker. Beugen Sie sich so weit nach vorn, dass die Schwerkraft die Arbeit tut und nicht Ihre Muskeln. Wenn Sie sich nicht nach vorn beugen, werden Sie nicht in der Lage sein, sich vollständig zu entspannen. Begeben Sie sich ganz in die Hände der Schwerkraft! Nachzugeben ist Yin.

Variationen

- Wenn Ihre rückseitige Oberschenkelmuskulatur sehr verspannt ist, wird es Ihnen nicht möglich sein, sich weit genug vorzubeugen, damit die Schwerkraft Sie nach unten ziehen kann. Beugen Sie in diesem Fall die Knie und platzieren Sie ein Polster darunter. Gestatten Sie dem Rücken, sich so weit wie möglich zu krümmen. Wenn dies nicht hilft, verwenden Sie weitere Kissen, auf die Sie sich setzen. (1)

- Wenn der Nacken durch das Gewicht des Kopfes belastet wird, stützen Sie den Kopf, indem Sie ihn in Ihren Händen halten, und lassen Sie Ihre Ellenbogen auf den Beinen oder einem Polster ruhen.

- Sie können Ihre Brust auf einem Polster ruhen lassen, um entspannter in die Position zu kommen.

- Sie können diese Position mit gegen die Wand gestellten Beinen ausführen. Dies ist sehr angenehm für Personen, die den ganzen Tag lang stehen.

- Wenn sich die Knie verspannt anfühlen, aktivieren Sie den M. quadriceps (aber nicht die ganze Zeit über!) oder halten Sie die Knie leicht gebeugt, vielleicht mit einer Decke darunter.

- Experimentieren Sie mit der Haltung der Hände. Lassen Sie Ihre Ellenbogen auf den Oberschenkeln oder auf dem Boden ruhen, oder halten Sie die Zehen locker mit den Händen. Es ist nicht notwendig zu ziehen. Die Schwerkraft wird die Arbeit für Sie tun.

- Wenn Sie sehr flexibel sind, kann es eine größere Herausforderung sein, wenn Sie die Beine gerade genau so weit spreizen, dass Ihre Brust dazwischenpasst. (2)

Ähnliche Yang-Asanas

- Sitzende Vorbeuge (Paschimottanasana)

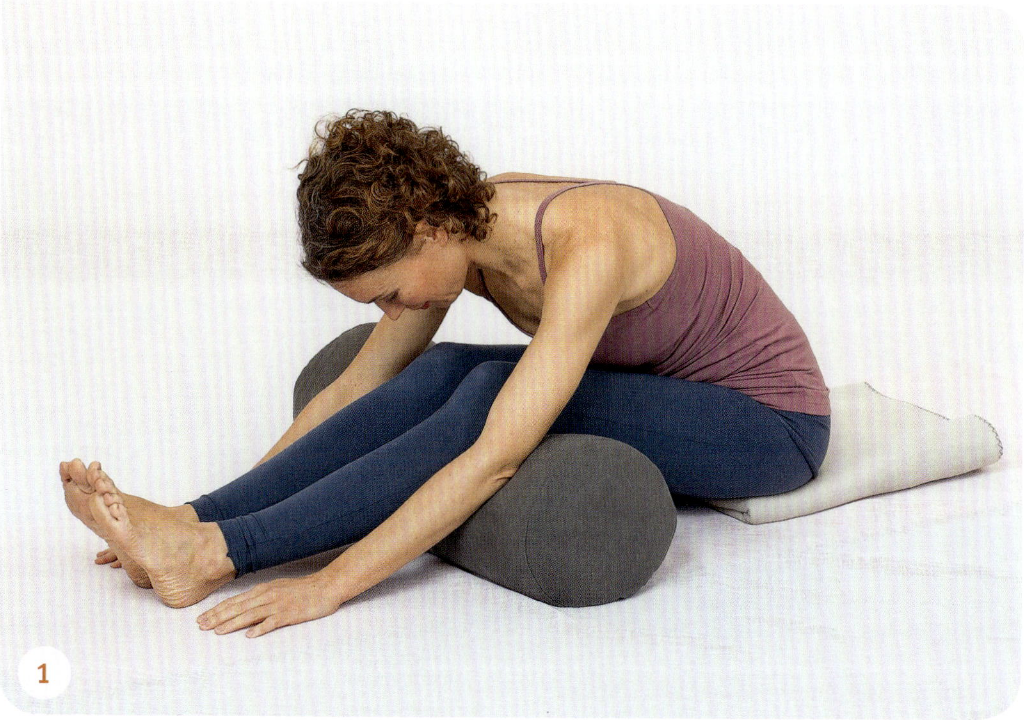

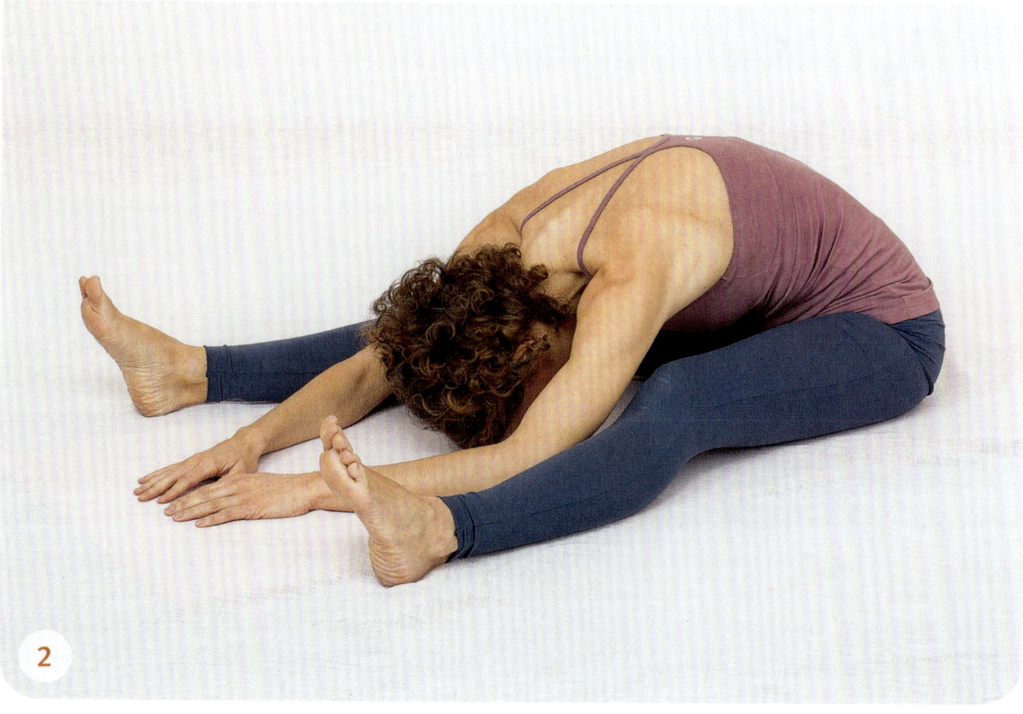

Reh

Empfohlene Haltedauer

- Die meisten Menschen können diese Position nicht gut genug ausführen, um großen Nutzen daraus zu ziehen. Daher eignet sie sich hauptsächlich als Ausgleichshaltung und sollte als solche bis zu 1 Minute lang gehalten werden.

Nutzen

- angenehme Ausgleichshaltung für Hüftöffner oder jegliche Außenrotation der Hüften
- eine balancierte Art und Weise, die Hüften sowohl nach außen (vorderes Bein) als auch nach innen (hinteres Bein) rotieren zu lassen
- verbessert die Verdauung und lindert Blähungen
- hilft, Wechseljahresbeschwerden zu lindern
- verringert ein Anschwellen der Beine während der Schwangerschaft (bis zum Ende des zweiten Trimesters)
- therapeutisch bei hohem Blutdruck und Asthma

Auswirkung auf

Meridiane & Organe

- Wenn das vordere Bein fest auf dem Boden ruht oder während Sie sich drehen, wird der Gallenblasenmeridian aktiviert. Jegliche Empfindungen im Bereich der inneren Leiste sind Anzeichen dafür, dass die Leber- und Nierenmeridiane stimuliert werden. Wenn der Oberschenkel gedehnt wird, werden Magen und Milz aktiviert.

Gelenke

- Hauptsächlich die Hüften. Wenn Sie jedoch auch die gedrehte Version ausführen, hat das Asana auch positive Auswirkungen auf die Wirbelsäule.

Kontraindikationen

- Falls Sie Probleme mit den Knien haben, seien Sie vorsichtig, wenn Sie die Hüfte nach außen rotieren (vorderes Knie). Halten Sie diesen Fuß dichter an der Leiste. Sie können das vordere Knie mit einem Polster oder einer gefalteten Decke unterstützen.

Ausführung

- Sitzen Sie zu Beginn in der Schmetterlingsposition auf dem Boden und lassen Sie dann das linke Bein nach hinten schwingen, sodass sich Ihr Fuß hinter der Hüfte befindet. Positionieren Sie das vordere Bein, indem Sie den Fuß von sich wegbewegen. Versuchen Sie, mit dem vorderen Knie einen rechten Winkel zu bilden. Bewegen Sie den hinteren Fuß so lange weg von Ihrer Hüfte, bis Sie das Gefühl haben, dass Sie sich von diesem Fuß weglehnen. Lassen Sie beide Sitzhöcker fest auf dem Boden verankert.

- Wenn Sie die Position verlassen möchten, neigen Sie sich weg von Ihrem hinteren Fuß und bringen Sie das Bein nach vorn, bis Sie wieder die Position Schmetterling eingenommen haben. Dann können Sie mit der anderen Seite fortfahren.

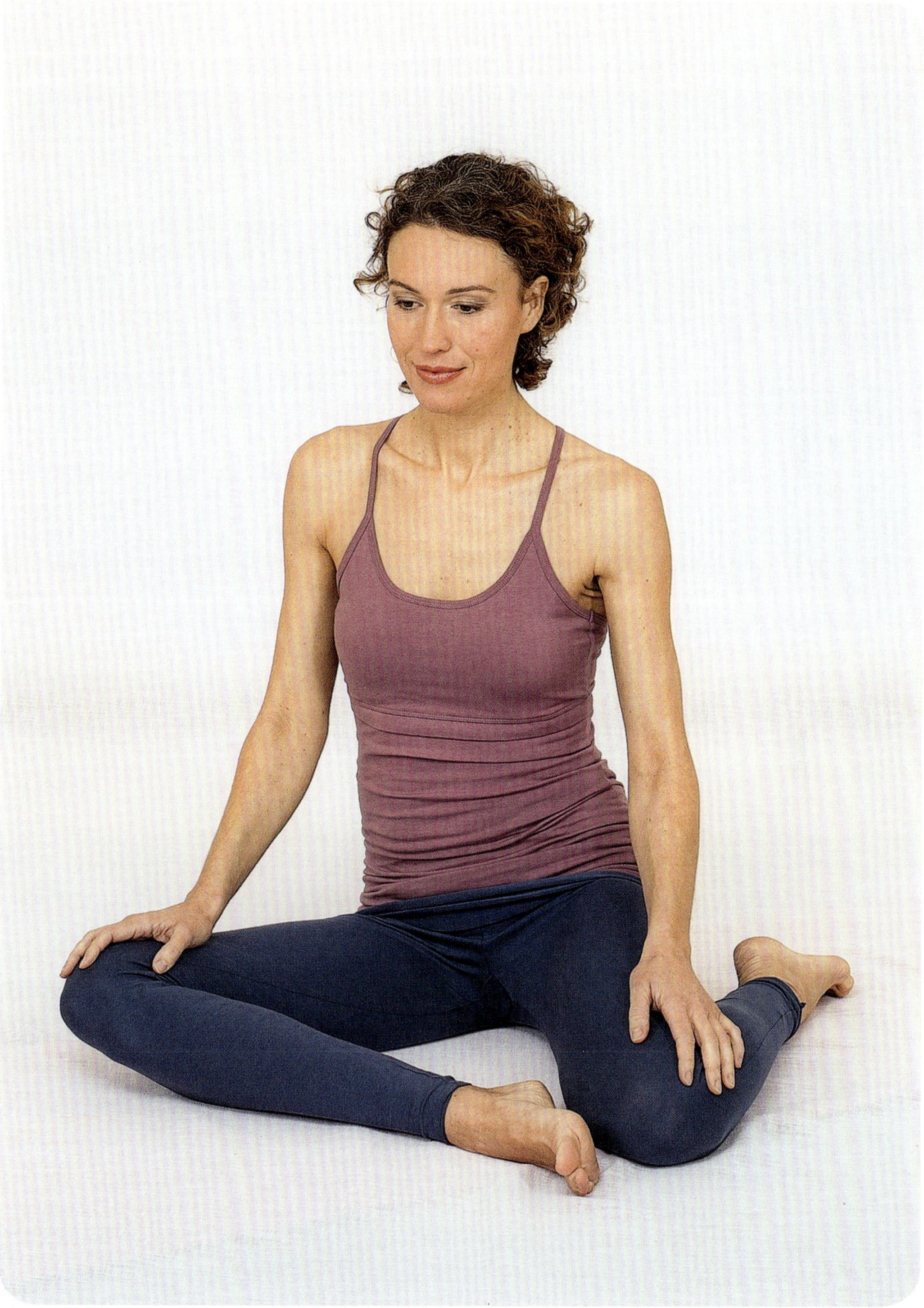

Ausgleichshaltungen

- Da diese Position sowohl eine Außen- als auch eine Innenrotation der Hüfte beinhaltet, ist es die beste Ausgleichshaltung, wenn Sie das Asana auf der anderen Körperseite ausführen.

- Scheibenwischer in der Rückenlage, im Sitzen oder auf die Ellenbogen gestützt.

Tipps

- Diese Position ist besonders nützlich nach lang gehaltenen Außenrotationen der Hüfte, wie etwa dem Schnürsenkel, dem Schwan oder dem Geflügelten Drachen.

- Die meisten Schüler verstehen nicht gleich auf Anhieb, worum es bei dieser Position geht. Sie bewegen ihre Füße nicht weit genug weg von der Leiste oder den Hüften. Oder sie neigen sich zu weit zur Seite, sodass die nach innen rotierte Hüfte vom Boden gehoben wird. Lehrer sollten hier die Bemühungen ihrer Schüler genau beobachten und ihnen Anleitung geben.

Variationen

- Bei dieser Position besteht eine Tendenz, sich von der nach innen rotierten Hüfte des hinteren Beins weg zu neigen. Stellen Sie sicher, dass beide Sitzhöcker fest auf dem Boden verankert sind. Eventuell müssen Sie dazu die Füße weiter nach innen in Richtung der Körpermitte bringen.

- Wenn Sie sehr flexibel sind, können Sie die Füße von den Hüften wegbewegen.

- Um eine gute Dehnung der Körperseite und der Rückseite des Oberschenkels zu erzielen, drehen Sie sich in Richtung des hinteren Beins, indem Sie auf die entgegengesetzte Seite rotieren. (1) Sie können sich hier auf dem Ellenbogen abstützen und versuchen, Ihren Kopf auf den Boden zu bringen. (2)

Ähnliche Yang-Asanas

- Kombination aus Helden-, Lotus- und Winkelsitz (Virasana, Padmasana und Baddha Konasana)

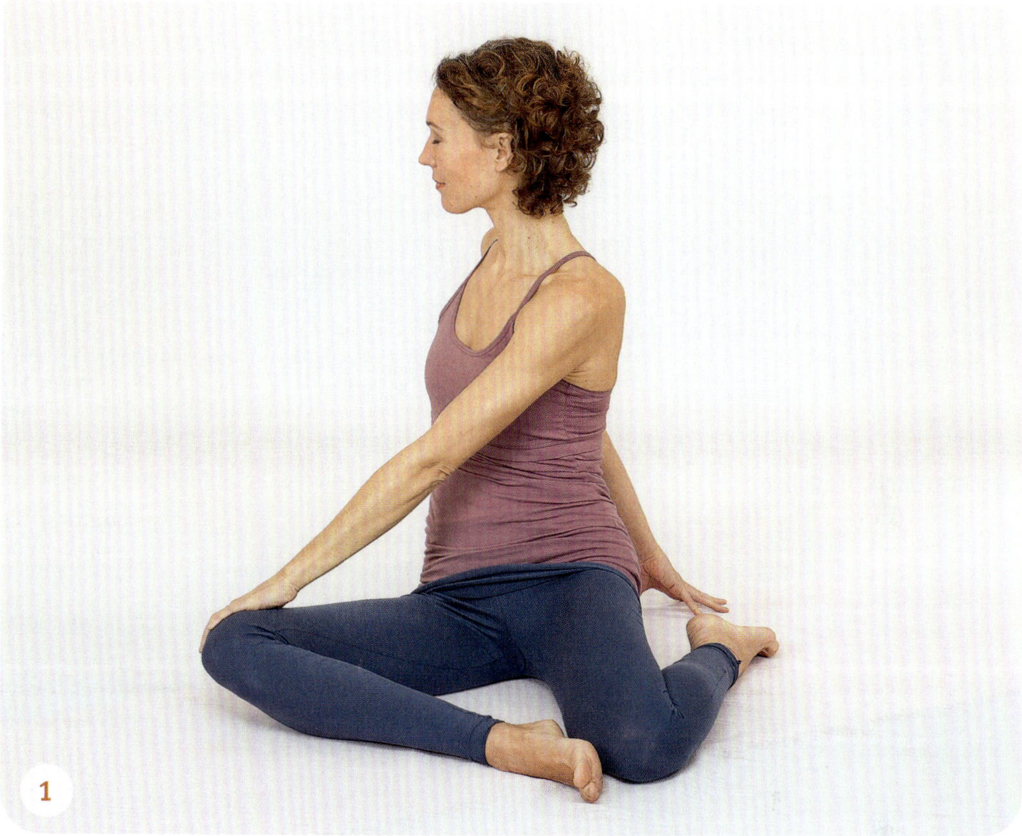
1

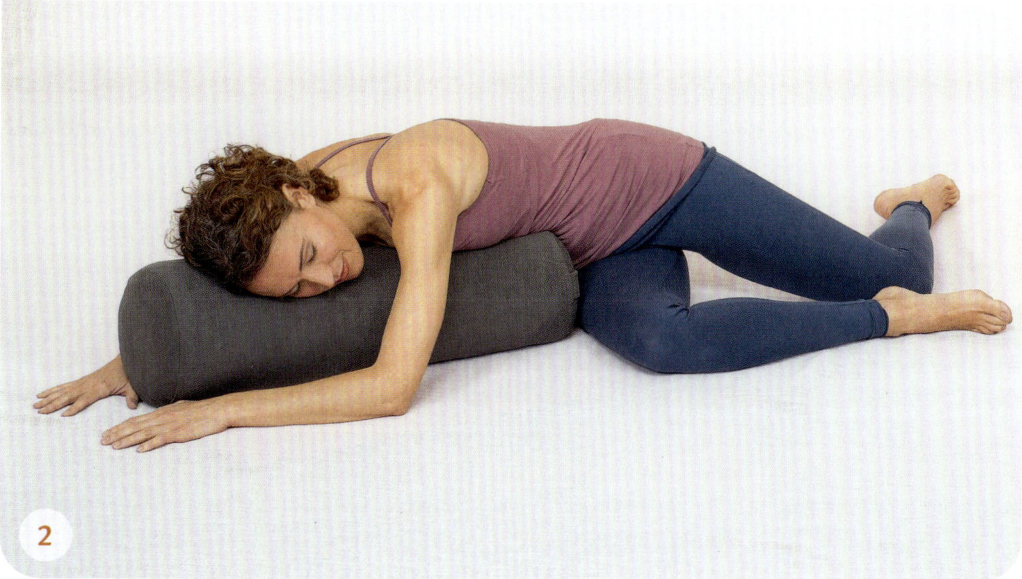
2

Sattel

Empfohlene Haltedauer

- 1–5 Minuten, laut Iyengar bis zu 15 Minuten

Nutzen

- intensives Zusammendrücken des sakral-lumbalen Bogens
- Dehnung der Hüftflexoren und des M. quadriceps
- hervorragend für Sportler und Menschen, die viel stehen oder gehen
- stimuliert bei zurückgelegtem Kopf die Schilddrüse
- Wenn sich der Fuß oder die Füße neben den Hüften befinden, bietet die Position eine gute Innenrotation der Hüften.

Auswirkung auf

Meridiane & Organe

- Magen, Milz, Gallenblase und Lebermeridiane
- Wenn sich Ihre Arme über dem Kopf befinden, arbeiten Sie auch mit den Herz- und Lungenmeridianen.

Gelenke

- Iliosakralgelenke, Lendenwirbelsäule, Knie und Knöchel

Kontraindikationen

- Die Position ist kontraindiziert, wenn Sie Rückenprobleme oder verspannte Iliosakralgelenke haben.
- Auch die Knie können hier überbeansprucht werden.
- Es kann zu Missempfindungen in den Knöcheln kommen.
- Wenn Sie stechende oder brennende Schmerzen verspüren, verlassen Sie die Position!

Ausführung

- Es gibt verschiedene Möglichkeiten, diese Position einzunehmen. Beginnen Sie damit, einfach auf den Fersen zu sitzen und zu spüren, wie sich dies anfühlt. Wenn Sie Schmerzen im Knie haben, lassen Sie diese Position aus. Bei Missempfindungen in den Knöcheln platzieren Sie eine Decke darunter oder lassen Sie die Position aus. Lehnen Sie sich zurück auf Ihre Hände und krümmen Sie leicht die Lendenwirbelsäule. Vergegenwärtigen Sie sich dabei Ihre Empfindungen. Vielleicht können Sie heute nicht weitergehen – doch wenn Sie es können, gehen Sie weiter hinunter, bis Sie sich auf Ihren Ellenbogen abstützen.

- Auch um die Position zu lösen, gibt es diverse Möglichkeiten. Wenn Sie können, richten Sie sich auf die gleiche Art und Weise auf, auf die Sie auch den Oberkörper abgesenkt haben: Stützen Sie sich zunächst auf den Ellenbogen und dann mit den Händen ab. Gehen Sie in die Bauchlage, strecken Sie Ihre Beine gerade aus und ermöglichen Sie es Ihren Knien, sich langsam zu entspannen.

- Falls dies nicht funktioniert und Sie stecken bleiben, mieten Sie einen Kran oder einen Gabelstapler. Sollten diese nicht gleich verfügbar sein, rollen Sie auf eine Seite und strecken Sie langsam das entgegengesetzte Bein aus. Möglicherweise möchten Sie ein

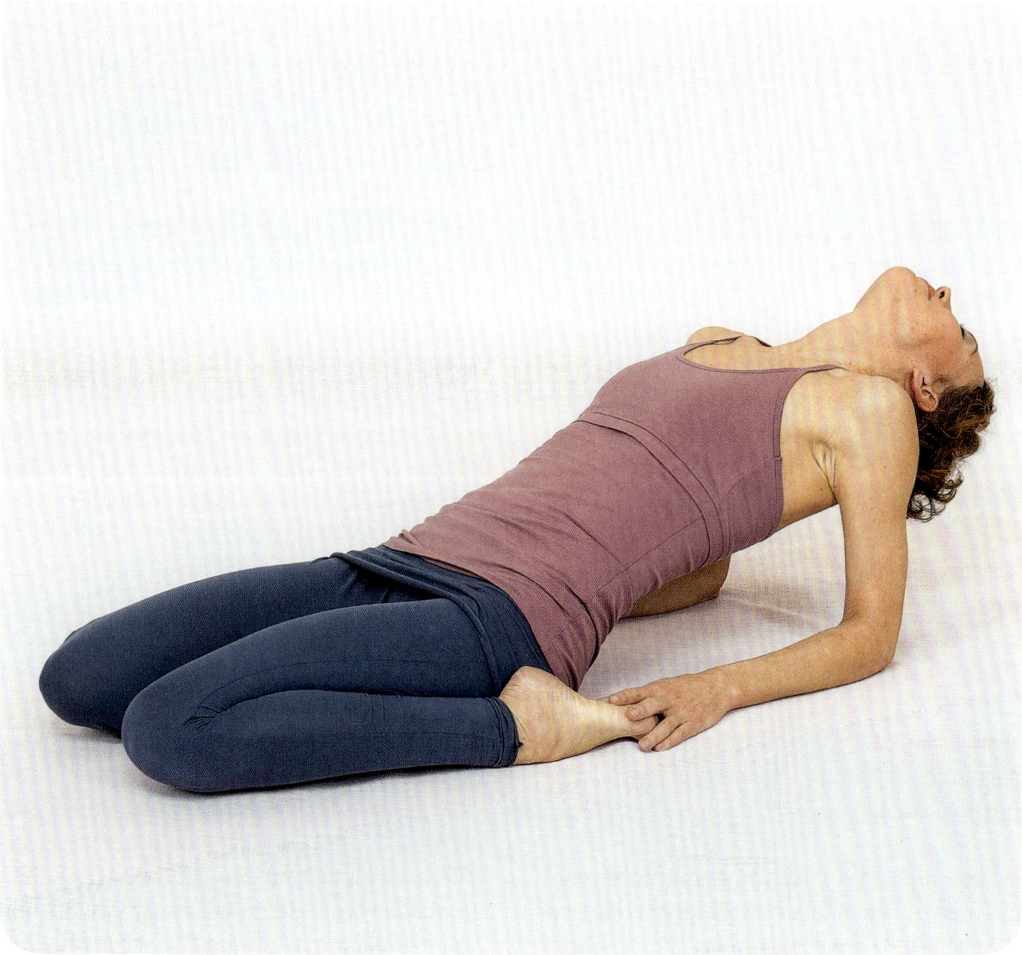

wenig innehalten, bevor Sie auf den Rücken rollen oder Ihr Kreuzbein mit der freien Hand halten und sanft hinunter auf den Rücken kommen.

- Wenn Sie flexibel sind, können Sie auch einfach die Knie anheben und die Füße hervorschnellen lassen.

Ausgleichshaltungen

- Nachdem Sie die Position verlassen haben, liegen Sie zunächst einige Atemzüge lang mit geraden Beinen auf dem Rücken. Die Kniescheiben sollten Sie dabei im Wechsel an- und entspannen. Wenn Sie so weit sind, umfassen Sie die Rückseiten der Oberschenkel mit den Armen und ziehen Sie die Knie an die Brust, um den unteren Rücken zu entspannen.

- Stellung des Kindes: Bewegen Sie sich langsam hinein. Eventuell müssen Sie zunächst den Kopf in den Handflächen ruhen lassen, bis Sie die Stellung des Kindes vollständig einnehmen können.

- Das Krokodil oder die Stellung Push-up aktivieren die Knie und bringen die Körpermitte in Form.

- Wenn Sie die Position gelöst haben und auf dem Rücken liegen, versuchen Sie das Scharnier: Heben und senken Sie die Beine in Rückenlage. Mit gebeugten Knien ist es am einfachsten, mit geraden Beinen schwieriger. Um den Rücken zu unterstützen, platzieren Sie die Hände mit nach unten zeigenden Handflächen unter dem Gesäß.

Tipps

- Bei dieser Position handelt es sich nicht um eine intensive Rückbeuge für erfahrene Yogis, deren unterer Rücken bereits sehr weit geöffnet ist. Allerdings arbeitet diese Position gleichzeitig mit zahlreichen Regionen: Knöchel, Knie, Mm. quadriceps, Hüftflexoren, Kreuzbein, Lumbalregion und Schultern.

- Dieses Asana kann unmittelbar nach dem Essen ausgeführt werden.

- Wenn Sie beruflich den ganzen Tag lang stehen müssen und Sie diese Position am Abend ausführen, bevor Sie zu Bett gehen, werden sich Ihre Beine am nächsten Morgen ausgeruht anfühlen.

- Klappen Sie hier nicht, wie Sie es bei Rückbeugen in Yang-Positionen für gewöhnlich tun würden, das Steißbein um.

Variationen

- Wenn diese Position für Ihren unteren Rücken zu intensiv ist, führen Sie stattdessen die Sphinx aus.

- Sie können auch eines Ihrer Beine ausstrecken und so die Position Halber Sattel einnehmen. (1) Es ist auch möglich, das gerade Bein zu beugen und den Fuß auf dem Boden zu platzieren. (2) Eine intensive Variante erhalten Sie dann, wenn Sie das obere Knie mit den Händen in Richtung Brust ziehen. Das kann sehr anspruchsvoll werden. (3)

- Wenn Sie sich nur bis auf Ihre Ellenbogen zurücklehnen können, ruhen Sie auf einem Polster, um zu entspannen. (4) Polster können hier auf verschiedene Arten eingesetzt werden – Sie können zwei davon quer unter die Schultern schieben, nur eines verwenden

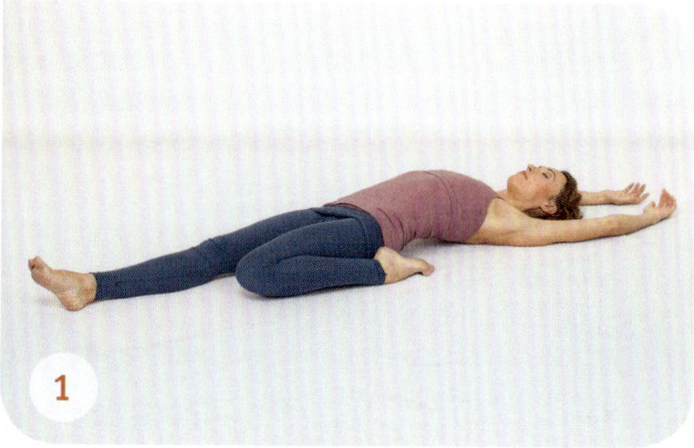

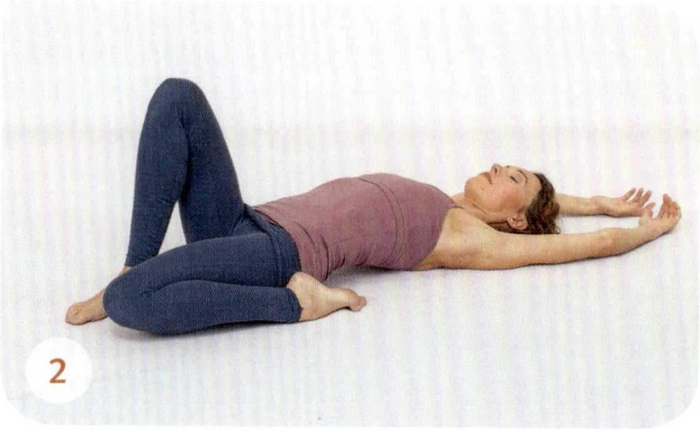

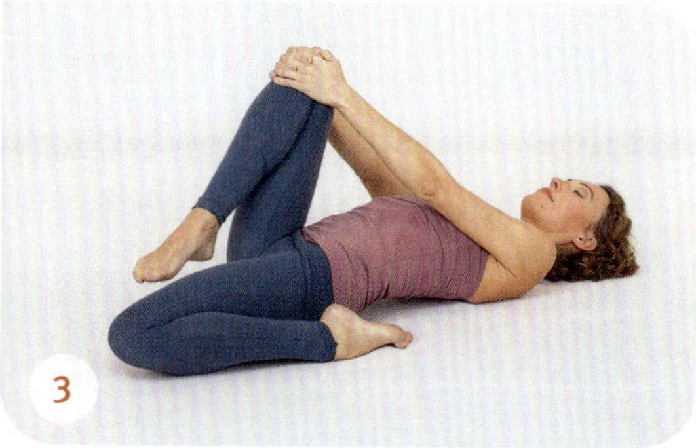

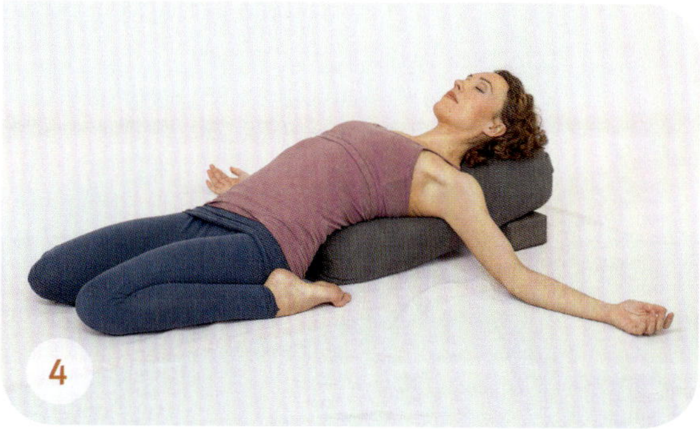

oder eines der Länge nach unter der Wirbelsäule platzieren.

- Den Scheitel des Kopfes auf dem Boden ruhen zu lassen öffnet die Kehle.

- Neben dem Kopf ausgestreckte Arme können die Schultern öffnen und die Dehnung der Hüftflexoren intensivieren.

- Heben Sie die Hüften noch weiter an, indem Sie einen Block zwischen den Füßen und unter dem Gesäß platzieren.

- Sie können Druck von den Knöcheln nehmen, indem Sie eine Decke oder ein zusammengerolltes Handtuch darunterlegen.

- Sarah Powers fügt dem Sattel oft noch eine Drehung hinzu, indem Sie eine Hand hinter den Rücken nimmt und die Innenseite des Oberschenkels greift. Dies stimuliert die Schultermeridiane. Bei dieser Variante lehnen Sie sich nicht aus dem Sitzen auf die Hände oder die Ellenbogen zurück, sondern beugen sich einfach nach hinten – und vergessen Sie nicht, diese Version auf beiden Seiten auszuführen!

- Experimentieren Sie damit, auf den Fersen oder zwischen den Fersen zu sitzen. Bei der ersten Variante wird die lumbale Region stärker betont und bei der zweiten arbeiten Sie intensiver mit den Mm. quadriceps und den Hüftflexoren.

Ähnliche Yang-Asanas

- Diamant (Supta Vajrasana) oder Liegender Held (Supta Virasana)

Schmetterling

Empfohlene Haltedauer

- 3–5 Minuten, wenn gewünscht auch wesentlich länger

Nutzen

- angenehme Dehnung für den unteren Rücken, die keine lockere rückseitige Oberschenkelmuskulatur erfordert
- Je gerader die Beine gehalten werden und je weiter die Füße von der Leiste entfernt sind, desto stärker wird die rückseitige Oberschenkelmuskulatur gedehnt. Wenn die Füße näher an der Leiste gehalten werden, werden die Adduktoren stärker gedehnt.
- zuträglich für Nieren und Prostata; äußerst empfehlenswert für Personen mit Harnwegsbeschwerden
- beseitigt Schweregefühle in den Hoden und reguliert die Menstruation, unterstützt die natürliche Funktion der Eierstöcke und erleichtert Geburten

Auswirkung auf Meridiane & Organe

- die an der Außenseite der Beine verlaufenden Gallenblasenmeridiane und die Harnblasenmeridiane (identisch mit den Ida und Pingala Nadis), die im unteren Rücken längs der Wirbelsäule verlaufen
- Wenn sich die Füße dicht an der Leiste befinden und Sie die Dehnung auf der Innenseite der Oberschenkel verspüren, werden die Nieren- und Lebermeridiane stimuliert.

Gelenke

- Hüften und Lendenwirbelsäule

Kontraindikationen

- Die Position kann Ischiasbeschwerden verstärken. Wenn Sie Ischiasbeschwerden haben, heben Sie die Hüften an, indem Sie auf einem Kissen sitzen, bis sich die Knie unterhalb der Hüften befinden – oder vermeiden Sie diese Position ganz. Vermeiden Sie, dass die Hüften im Sitzen nach hinten rotieren. Bei dieser Position ist eine Vorwärtsrotation der Hüften erwünscht.
- Wenn Sie unter Beeinträchtigungen des unteren Rückens leiden, die eine Flexion der Wirbelsäule ausschließen, dann lassen Sie nicht zu, dass die Wirbelsäule gekrümmt wird. Halten Sie den Rücken so gerade wie möglich oder führen Sie die Position in der Rückenlage aus.
- Vermeiden Sie es, den Kopf nach unten hängen zu lassen, wenn Ihr Nacken ein Schleudertrauma erlitten hat oder umgekehrt gekrümmt ist.

Ausführung

- Bringen Sie in der sitzenden Position die Fußsohlen zusammen und schieben Sie diese dann von sich weg. Krümmen Sie den Rücken, beugen Sie sich nach vorn und lassen Sie Ihre Hände locker auf den Füßen oder vor sich auf dem Boden ruhen. Ihr Kopf sollte nach unten in Richtung der Fersen zeigen.

- Um die Position zu lösen, drücken Sie sich mit den Händen vom Boden ab und rollen Sie langsam nach oben.

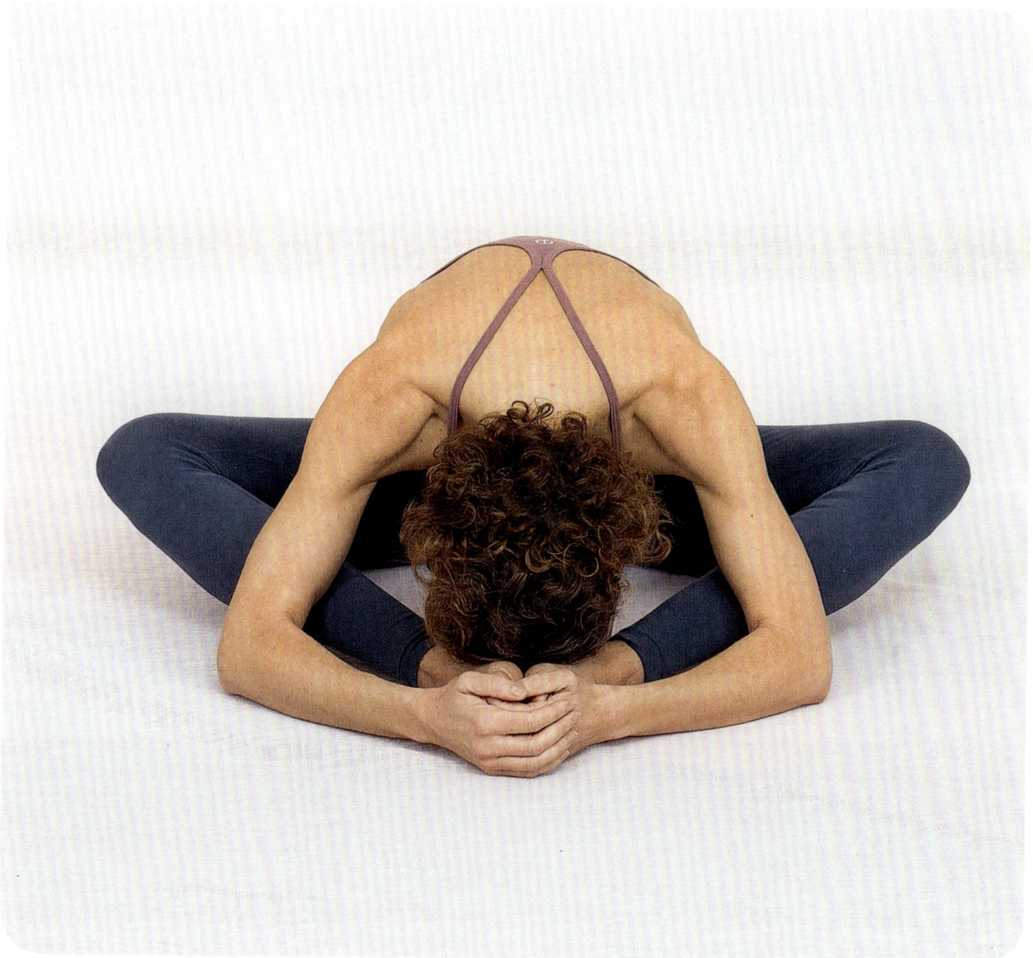

- Bevor Sie Ihre Beine austrecken, lehnen Sie sich zurück auf Ihre Hände, um die Hüften zu entspannen. Dann strecken Sie langsam jedes Bein für sich aus.

Ausgleichshaltungen

- aufrechtes Sitzen oder eine sanfte Rückbeuge im Sitzen

- Bauchlage, da es sich dabei um eine sanfte Rückbeuge handelt

- Brücken in der Rückenlage oder Übergang in die Tischposition (auch als Hängematte bekannt)

- Drehung im Sitzen

Tipps

- Die Position kann nach dem Essen ausgeführt werden, solange der Kopf nicht den Boden berührt – dies würde zu viel Druck auf den Bauchraum bringen.

- Wenn die Füße dichter am Körper sind, können Verspannungen der Adduktoren oder im unteren Rücken dazu führen, dass Sie sich nicht vorbeugen können. Schieben Sie in diesem Fall die Füße weiter von sich weg.

- Wenn Sie aufgrund Ihres Yang-Trainings versucht sind, eine enge Schmetterlingsposition einzunehmen, schieben Sie die Füße von sich weg und formen Sie mit den Beinen eine Raute.

- Diese Position ist angenehm für Schwangere, da die Beine abgespreizt werden und Platz für den Bauch schaffen.

Variationen

- Heben Sie die Hüften mithilfe eines Polsters oder Kissens an.

- Wenn Ihr Nacken zu stark beansprucht wird, lassen Sie Ihren Kopf in den Händen oder auf einem Block ruhen und die Ellenbogen auf Ihren Oberschenkeln. (1)

- Sie können Ihre Brust auf einem quer über den Oberschenkeln platzierten Polster ruhen lassen.

- Es gibt diverse mögliche Positionen für die Hände und Arme: Halten Sie Ihre Füße, platzieren Sie die Hände vor sich auf dem Boden oder halten Sie Ihre Arme entspannt hinter dem Körper.

- Wenn Ihrem Rücken diese Position nicht zusagt, gehen Sie in die Rückenlage und halten Sie die Beine in der Stellung des Schmetterlings. (2)

Ähnliche Yang-Asanas

- Winkelsitz (Baddha Konasana)

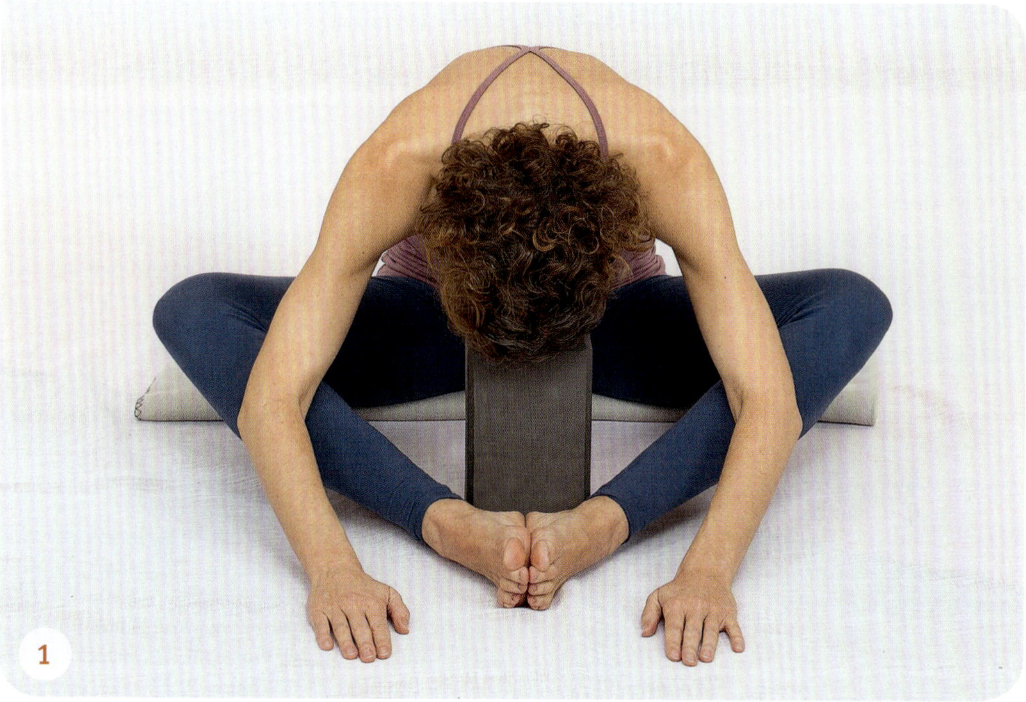

1

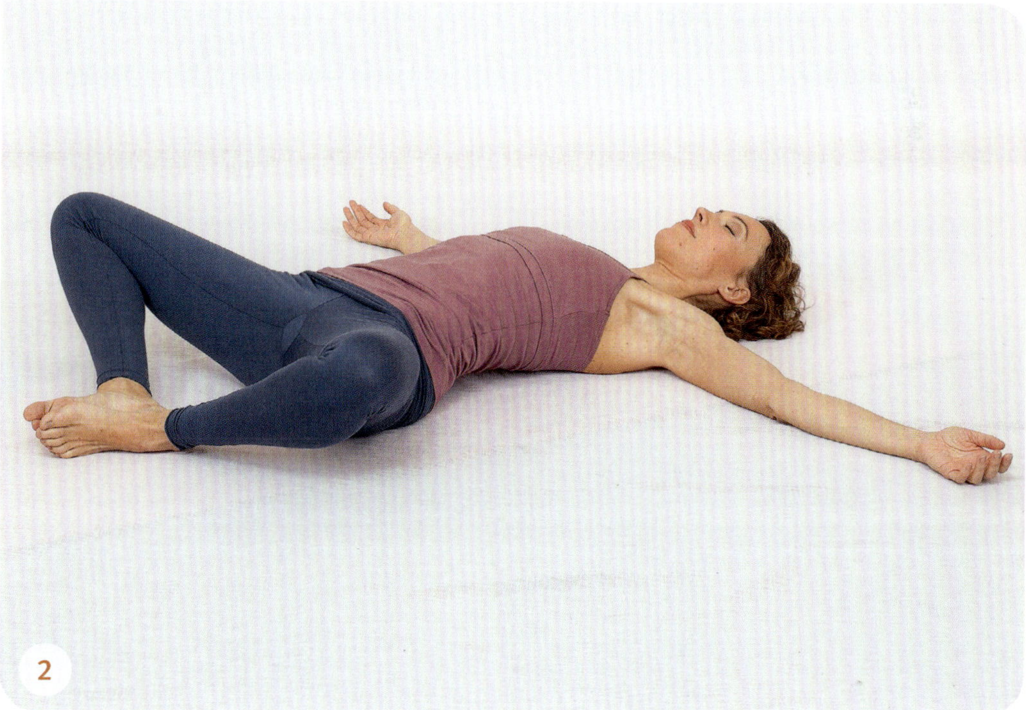

2

Halber Schmetterling

Empfohlene Haltedauer

- bis zu 5 Minuten
- Nach 2–3 Minuten können Varianten hinzugefügt werden.

Nutzen

- Dehnung des unteren Rückens, die keine lockere rückseitige Oberschenkelmuskulatur erfordert
- steuert die Bänder entlang der Rückseite der Wirbelsäule an
- stimuliert Leber und Nieren, kurbelt die Verdauung an (wenn Sie sich über das gerade ausgestreckte Bein beugen)

Auswirkung auf

Meridiane & Organe

- Harnblase
- Bei starken Empfindungen in der Leiste und in der Innenseite der Beine werden Leber und Nieren stimuliert.

Gelenke

- Wirbelsäule, insbesondere die Rückseite und die Seiten
- Kniekehlen, obwohl die Dehnung nicht so intensiv ist wie bei der Libelle.

Kontraindikationen

- Die Position kann Ischiasbeschwerden verstärken. Wenn Sie Ischiasbeschwerden haben, heben Sie die Hüften an, indem Sie auf einem Kissen sitzen, bis sich die Knie unterhalb der Hüften befinden – oder vermeiden Sie diese Position ganz. Vermeiden Sie, dass die Hüften im Sitzen nach hinten rotieren. Bei dieser Position ist eine Vorwärtsrotation der Hüften erwünscht.
- Wenn Sie unter Beeinträchtigungen des unteren Rückens leiden, die eine Flexion der Wirbelsäule ausschließen, dann lassen Sie nicht zu, dass die Wirbelsäule gekrümmt wird. Halten Sie den Rücken so gerade wie möglich.
- Nehmen Sie sich vor stechenden Schmerzen im Knie in Acht. Wenn Sie in dieser Region Probleme haben, spannen Sie den oberen Teil des Oberschenkels an (aktivieren Sie den M. quadriceps), da hierdurch das Gelenk geschlossen wird – oder bringen Sie die Beine dichter zusammen.
- Wenn Sie Missempfindungen in den gebeugten Knien verspüren, platzieren Sie eine Unterstützung unter dem entsprechenden Oberschenkel oder bewegen Sie den entsprechenden Fuß weg von der Leiste.
- Falls Ihre rückseitige Oberschenkelmuskulatur Protest anmeldet, beugen Sie das gestreckte Knie und unterstützen Sie den Oberschenkel mit einer Decke oder einem Block.

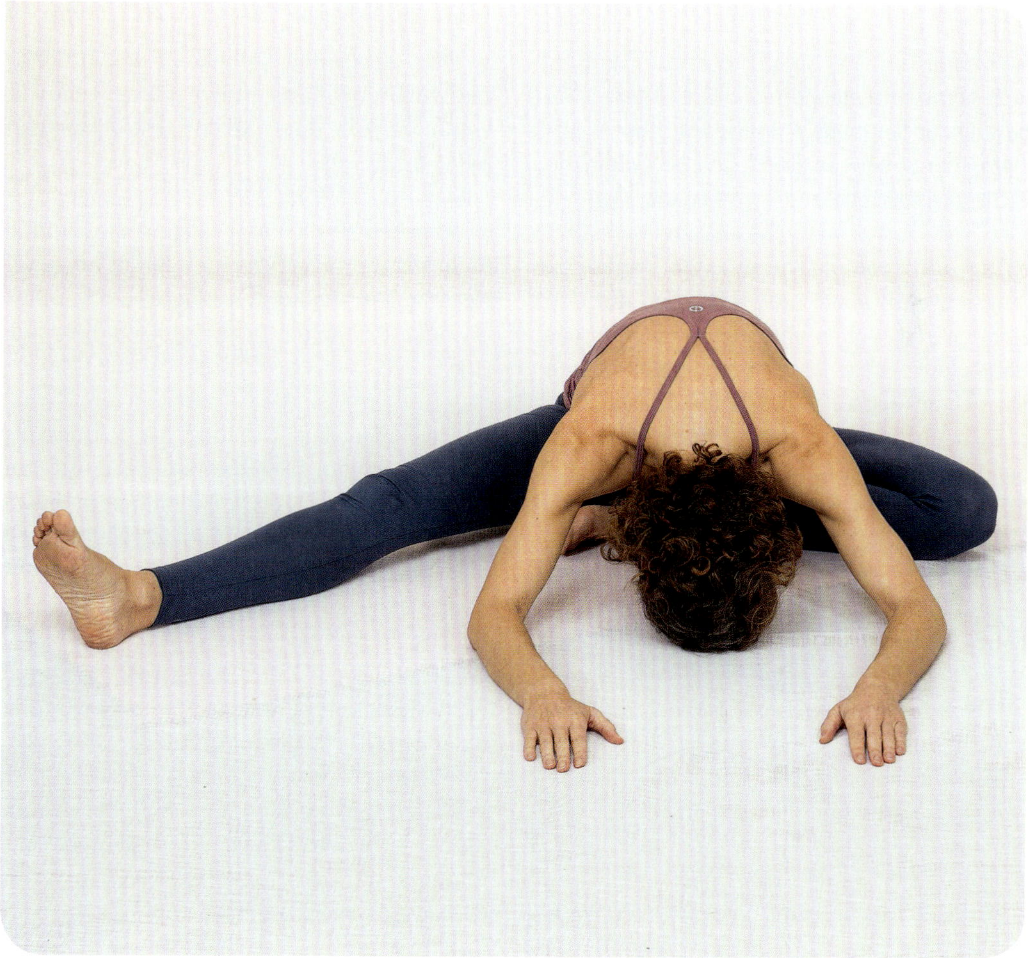

Ausführung

- Ziehen Sie in der Sitzposition einen Fuß zu sich heran und strecken Sie das andere Bein gerade zur Seite aus. Erlauben Sie Ihrem Rücken, sich zu beugen, und legen Sie sich in die Mitte zwischen beiden Beinen nach vorn.

- Um die Position zu verlassen, rollen Sie langsam nach oben, indem Sie sich mit den Händen vom Boden abstoßen. Bevor Sie das entgegengesetzte Bein ausstrecken, lehnen Sie sich zurück auf Ihre Hände, um die Hüften zu entspannen. Anschließend strecken Sie das Bein langsam aus.

Ausgleichshaltungen

- aufrechtes Sitzen oder eine sanfte Rückbeuge im Sitzen

- Tischposition (auch als Hängematte bekannt)

- Scheibenwischer

Tipps

- Dieses Asana kann sehr angenehm für Schwangere sein, da hierbei die Beine abgespreizt werden und Platz für den Bauch schaffen.

- Paul Grilley bezeichnet die Variante mit der Fußhaltung im Heldensitz (Virasana) als Halben Frosch.

Variationen

- Die rückseitige Oberschenkelmuskulatur wird unter Umständen stärker gedehnt, wenn Sie sich über das ausgestreckte Bein beugen. (1)

- Strecken Sie die entgegengesetzte Hand in Richtung des ausgestreckten Fußes aus und/oder senken Sie auf dieser Seite die Schulter ab, um die Seite der Wirbelsäule zu betonen. (2)

- Fügen Sie eine Drehung der Wirbelsäule hinzu, indem Sie den Ellenbogen auf den Oberschenkel stützen und den Kopf in dieser Hand ruhen lassen (flexiblere Schüler können auch einen Arm parallel zum ausgestreckten Bein platzieren) und den anderen Arm hinter den Rücken oder über den Kopf nehmen. Wenden Sie die Brust nach oben: Dadurch wird die Betonung auf die Seiten der Rippen und der Wirbelsäule intensiviert.

- Platzieren Sie den Fuß des gebeugten Knies im Heldensitz bzw. Virasana (nach hinten unter das Gesäß gefaltet), aber nur, wenn es dadurch nicht zu Missempfindungen im Knie kommt. (3)

Ähnliche Yang-Asanas

- Kopf-Knie-Haltung (Janu Sirsasana)

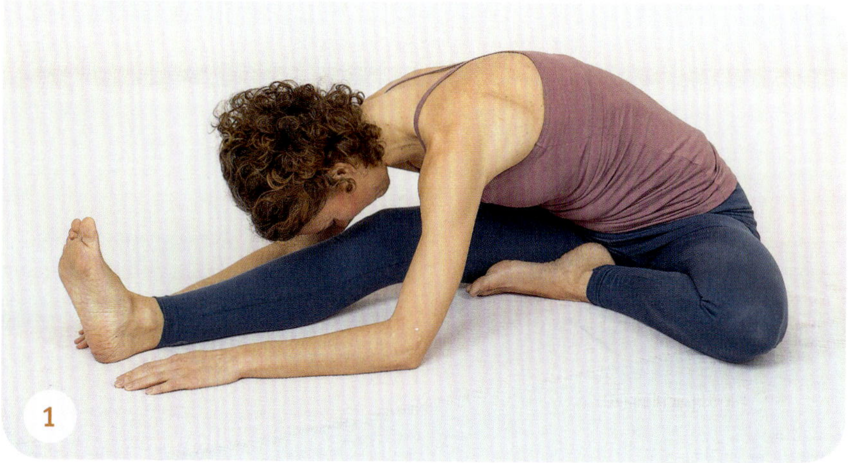
1

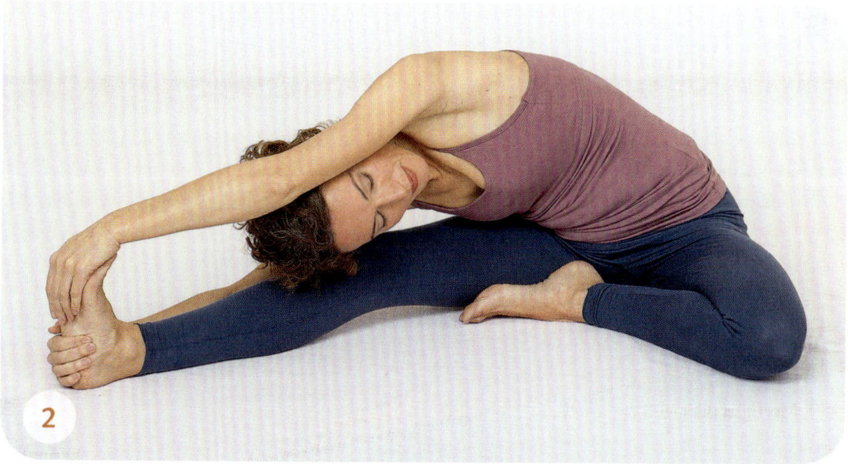
2

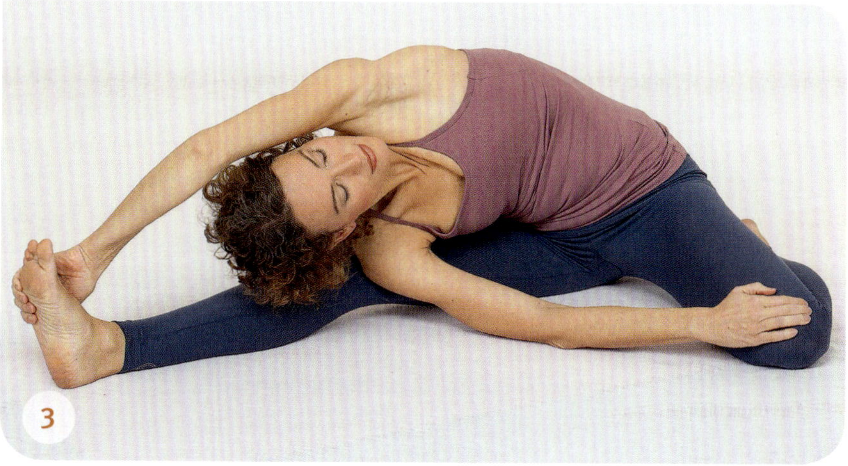
3

Schnecke

Empfohlene Haltedauer

- 3–5 Minuten

Nutzen

- mit die tiefste Entspannung der gesamten Wirbelsäule
- entspannt das Herz, verstärkt den Blutfluss in den Kopf, leert die Lunge und komprimiert die inneren Organe, die intensiv massiert werden

Auswirkung auf

Meridiane & Organe

- Sämtliche inneren Organe werden massiert und komprimiert – und jeder Atemzug intensiviert die Massage.
- Die Harnblasenmeridiane werden intensiv gedehnt.

Gelenke

- die gesamte Wirbelsäule

Kontraindikationen

- Diese Position bringt sehr viel Druck auf den Nacken. Seien Sie daher vorsichtig! Vermeiden Sie die Position, wenn Sie jegliche Art von Nackenproblemen haben.
- Diese Übung eignet sich nicht für Personen mit hohem Blutdruck, Infektionen im Bereich des Oberkörpers, Schwindel, Glaukom oder Erkältungen. Auch während der Menstruation kann diese Position als unangenehm empfunden werden.
- Versuchen Sie nicht, diese Position auszuführen, wenn Sie Probleme mit dem unteren Rücken haben, die eine Flexion der Wirbelsäule ausschließen.
- Die Position sollte nicht ausgeführt werden, wenn Sie gerade erst gegessen haben oder schwanger sind.

Ausführung

- Beginnen Sie in der Rückenlage. Heben Sie Ihre Hüften an und unterstützen Sie diese mit Ihren Händen. Krümmen Sie den Rücken (dies unterscheidet die Schnecke vom Pflug – Halasana –, bei dem wir danach streben, Wirbelsäule und Beine gerade zu halten) und senken Sie Ihre Füße hinter den Kopf Richtung Boden. Verlagern Sie das Gewicht Ihres Körpers auf Ihre Schultern und behalten Sie im Auge, wie sehr Ihr Nacken mit Gewicht belastet ist. Ein wenig ist in Ordnung, doch es sollte nicht zu viel sein!

- Der einfachste Weg, die Position zu lösen, ist es, die Knie zu beugen und die Hüften zu halten. Rollen Sie langsam ab. Wahrscheinlich werden Sie beim Abrollen automatisch den Kopf etwas anheben. Verwenden Sie keine Energie darauf, den Kopf auf dem Boden zu halten.

- Die Position mit geraden Beinen zu verlassen und die Füße zu halten ist anspruchsvoller. Rollen Sie langsam nach unten ab und halten Sie die Füße, um das Tempo des Absenkens zu verringern.

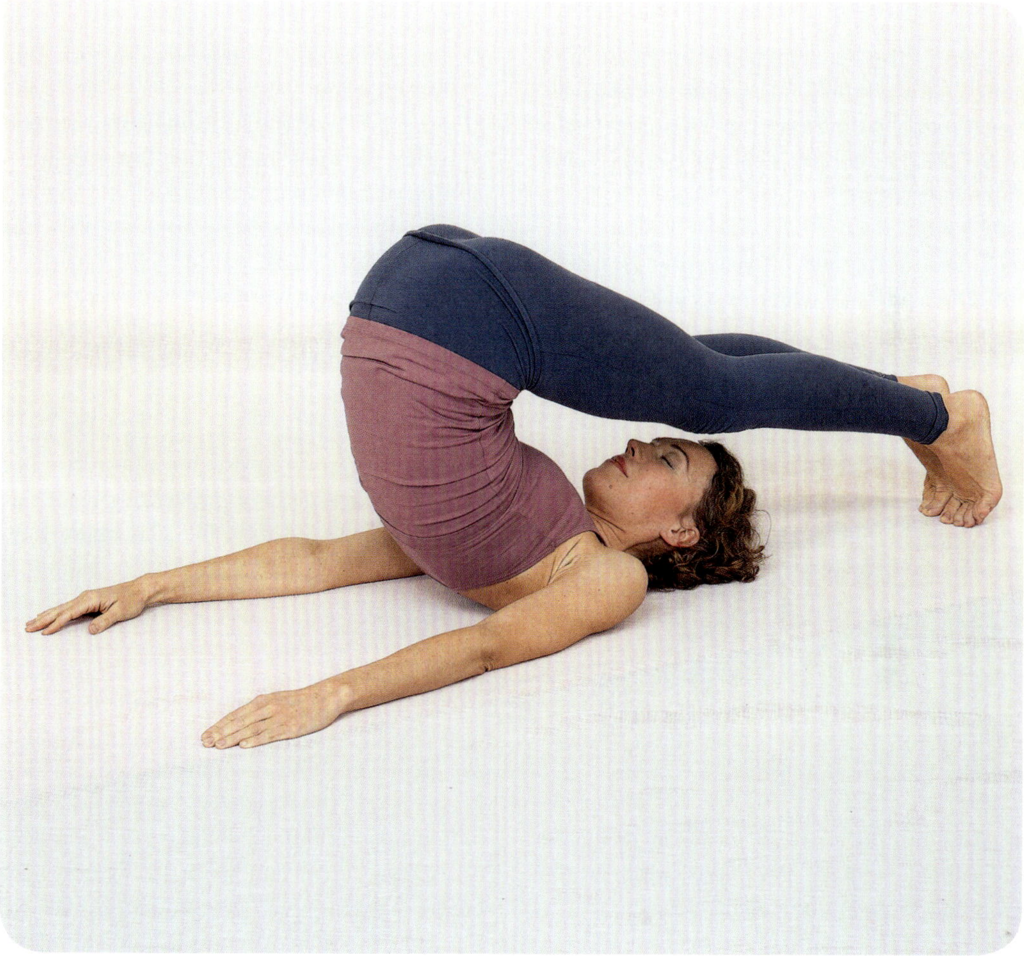

Ausgleichshaltungen

- Nachdem Sie die Position verlassen haben, liegen Sie für die Dauer von einigen Atemzügen mit angezogenen Knien und flach auf dem Boden platzierten Füßen auf dem Rücken.

- Führen Sie den Scheibenwischer aus und gehen Sie anschließend in eine sanfte Rückbeuge, etwa in die Bauchlage oder eine leichte Brücke, bei der Sie sich nur bis auf halbe Höhe aufrichten.

- Einen sanften Fisch (Matsyasana) auszuführen ist hilfreich dabei, den Nacken zu entspannen und die Wirbelsäule zu verlängern.

- Wenn die Fischposition zu viel ist und falls sich der Nacken schwach oder verkniffen anfühlt, führen Sie stattdessen das Asana Heraufschauende Katze aus.

- Stellung des Kindes

Tipps

- Bereiten Sie zunächst den Nacken auf die Position vor, indem Sie einige sanfte Vorbeugen des Nackens durchführen.

- Eine gute Alternative zu dieser Asana ist das Glückliche Baby, bei dem das Kreuzbein vom Boden abgehoben werden darf.

- Ermöglichen Sie eine vollständige Krümmung der Wirbelsäule. Versuchen Sie nicht, die Wirbelsäule gerade und die Hüften hoch zu halten.

Variationen

- Bei dieser Position gibt es zahlreiche Zwischenstufen. Anfänger oder Menschen, die nicht in die Inversion gehen möchten, können diese Position mit einer Vorbeuge aus dem Sitzen bei geraden Beinen ersetzen (wie etwa der Raupe).

- Die Position verfügt über drei Anspruchsniveaus:

1. Unterstützen Sie den Rücken mit den Handflächen. (1)
2. Eine größere Herausforderung entsteht, wenn Sie die Handflächen unter den Füßen platzieren und die Füße Richtung Boden absenken oder sie auf einem Polster ruhen lassen. (2)
3. In der anspruchsvollsten Variante beugen Sie die Knie bis auf den Boden. Dies ermöglicht die intensivste Krümmung der Wirbelsäule. (3)

- Eine extrem anspruchsvolle Variante: Wenn Sie die Knie bis auf den Boden gebeugt haben, drehen Sie sich, bis sich beide Knie auf der gleichen Seite des Kopfes befinden. Vergessen Sie nicht, dies auf beiden Seiten auszuführen.

- Wenn die Beine gerade ausgestreckt sind und die Füße den Boden berühren, können Sie die Hände hinter dem Rücken auf den Boden legen. Die Hände können dabei auseinanderliegen (einfacher) oder zusammengebracht werden (wenn Sie keine Schulterprobleme haben). Seien Sie jedoch vorsichtig: Das Zusammenbringen der Hände kann Probleme mit den Rotatorenmanschetten verschlimmern.

Ähnliche Yang-Asanas

- Pflug (Halasana) oder Knie-Ohr-Haltung (Karnapidasana)

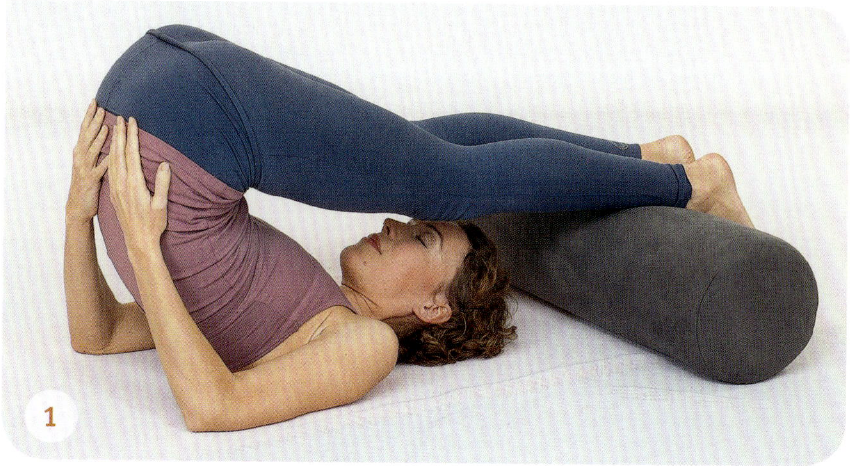

1

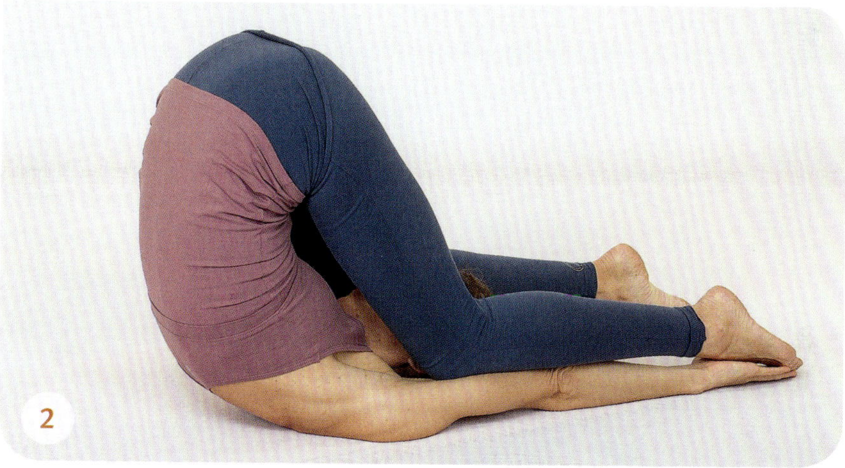

2

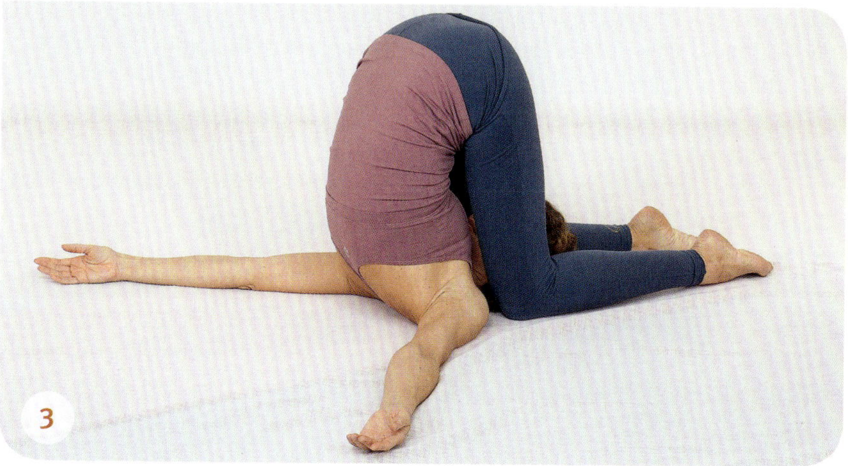

3

Schnürsenkel

Empfohlene Haltedauer

— 3–5 Minuten pro Seite

Nutzen

— hervorragender Hüftöffner
— nimmt in der Vorbeuge Druck von der Lendenwirbelsäule

Auswirkung auf

Meridiane & Organe

— Leber, Nieren und Gallenblase. In der Vorbeuge wird der Harnblasenmeridian stimuliert und der Bauchraum komprimiert.

Gelenke

— Hüften und Lendenwirbelsäule

Kontraindikationen

— Diese Position ist schwierig für Becken und Knie. Außerdem kann sie Ischiasbeschwerden verstärken. Wenn Sie Ischiasbeschwerden haben, heben Sie die Hüften an, indem Sie auf einem Kissen sitzen, bis sich die Knie unterhalb der Hüften befinden. Vermeiden Sie, dass die Hüften im Sitzen nach hinten rotieren. Bei dieser Position ist eine Vorwärtsrotation der Hüften erwünscht.
— Wenn Sie unter Beeinträchtigungen des unteren Rückens leiden, die eine Flexion der Wirbelsäule ausschließen, dann lassen Sie nicht zu, dass die Wirbelsäule gekrümmt wird. Halten Sie den Rücken so gerade wie möglich.
— Schwangere sollten bei dieser Position nach Ablauf des ersten Trimesters nicht mehr in die Vorbeuge gehen.

Ausführung

- Es gibt diverse Möglichkeiten, diese Position einzunehmen. Sie können z. B. im Vierfüßlerstand beginnen, dann eines der Knie hinter dem anderen platzieren und sich nach hinten zwischen die Fersen setzen. Eine zweite Möglichkeit ist, im Fersensitz zu beginnen, sich auf eine Hinterbacke gleiten zu lassen und dann den äußeren Fuß in Richtung der entgegengesetzten Hüfte zu bewegen. Beim dritten Ansatz sitzen Sie zunächst im Schneidersitz, ziehen dann einen Fuß unter den entgegengesetzten Oberschenkel und schließlich den anderen in Richtung der entgegengesetzten Hüfte.

- Versuchen Sie, nicht auf den Füßen zu sitzen, sondern schieben Sie diese so weit wie möglich nach vorn. Verankern Sie beide Sitzhöcker auf dem Boden.

- Um die Position zu lösen, lehnen Sie sich zurück, um die Hüften zu entspannen, und strecken Sie dann langsam die Beine aus.

Ausgleichshaltungen

- Scheibenwischer im Liegen oder Sitzen (bieten eine Innenrotation der Hüfte)
- Reh
- Tisch (auch als Hängematte bekannt)

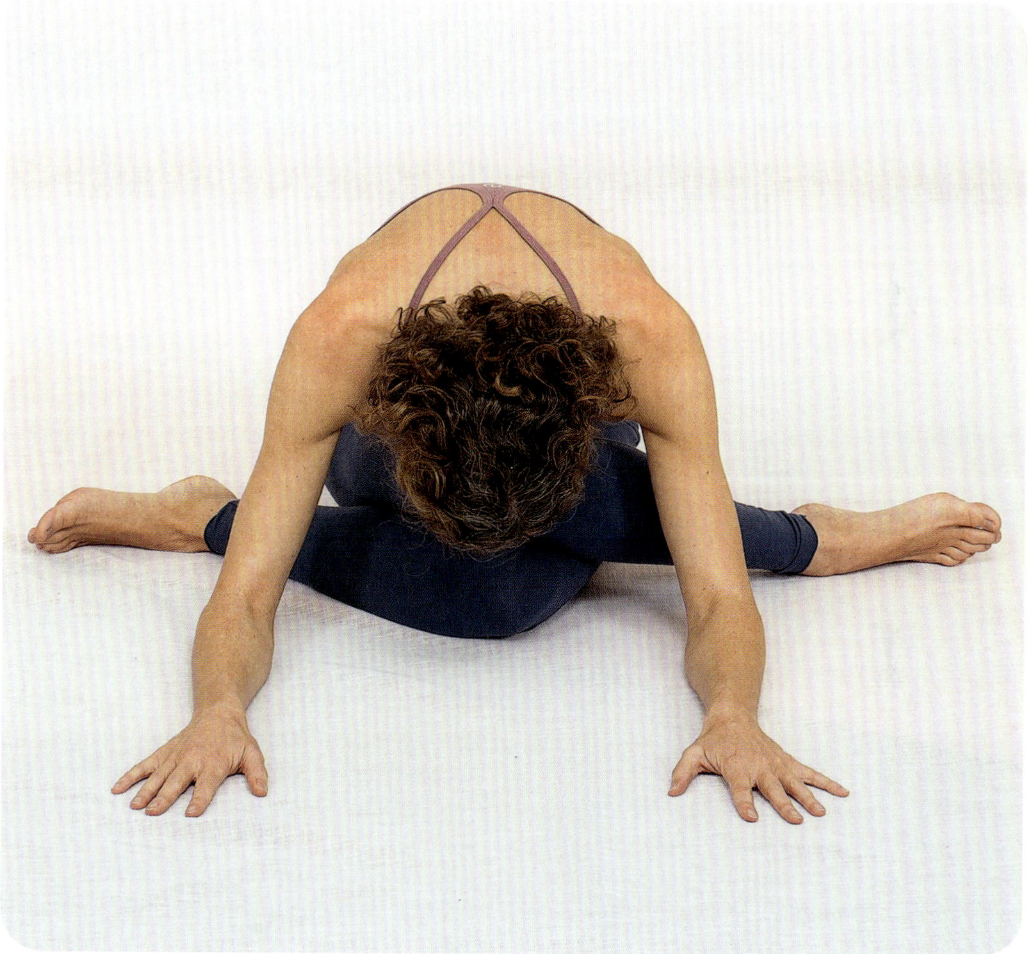

Tipps

- Es ist angenehm, auf diese Position den Schwan oder den Schlafenden Schwan folgen zu lassen, bevor man zur anderen Seite übergeht.

- Sie können im Anschluss an dieses Asana eine Drehung im Sitzen ausführen.

- Beginnen Sie mit der stärker geöffneten Hüfte, indem Sie das Knie zu dieser Hüfte oben platzieren.

- Halten Sie das Gewicht auf den Sitzhöckern, wenn Sie sich nach vorn beugen und vermeiden Sie eine Gewichtsverlagerung auf die Knie.

- Halten Sie die Hüften auf einer Linie. Bei dieser Position besteht die Tendenz, die obere Hüfte nach vorn zu ziehen.

- Während Sie in dieser Position verweilen, probieren Sie einige Stellungen aus, die die Schultern oder Handgelenke ansprechen. Einige Vorschläge hierzu finden Sie im Abschnitt »Yin-Positionen für den Oberkörper« (S. 164).

- Sie können die erste Halbzeit der Position mit einer Variante wie der Seitbeuge oder der Drehung verbringen und dann für die restliche Zeitdauer in die Vorbeuge gehen.

Variationen

- Wenn Ihre Hüften verspannt sind, sitzen Sie auf einem Polster, um sie nach vorn zu neigen.

- Falls das unten liegende Knie Protest anmeldet, führen Sie die Position mit ausgestrecktem unterem Bein aus. Bei Missempfindungen im oberen Knie platzieren Sie ein Polster oder eine Decke darunter. Wenn dies weiterhin zu schwierig ist, sitzen Sie im Schneidersitz und beugen sich vor. (1)

- Unterstützen Sie die Brust mit einem Polster. (2)

- Wenn Sie sich nach vorn beugen, können Sie den Kopf mit den Händen unterstützen und sich mit den Ellenbogen auf die Oberschenkel, einen Block oder ein Polster lehnen.

- Die Hände können sich seitlich neben dem Körper oder vor diesem befinden. Sie können die Arme auch hinter dem Körper ausstrecken.

- Falls die Empfindungen in den Hüften oder Knien zu intensiv werden, bleiben Sie aufrecht sitzen oder verlagern Sie mehr Gewicht auf die Hände und Arme. (3)

- Seitbeugen oder Drehungen können hinzugefügt werden, um den Gallenblasenmeridian zu stimulieren. (4 und 5)

- Zu den weiteren Alternativen zählen die Positionen Nadelöhr (umfassen Sie in der Rückenlage Ihre Schienbeine mit den Armen), Quadrat oder Schwan.

Ähnliche Yang-Asanas

- Kuhgesicht

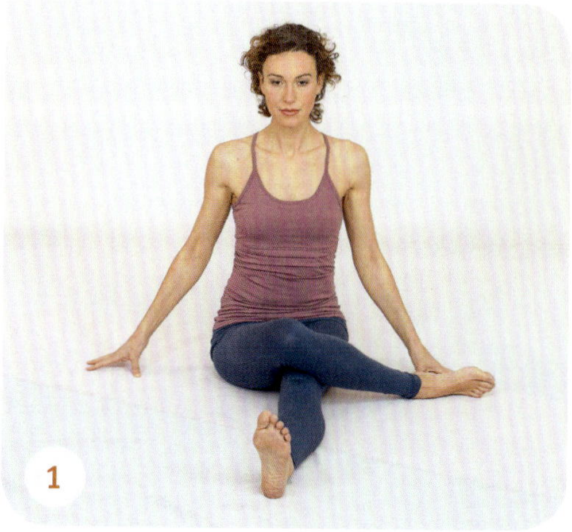
1

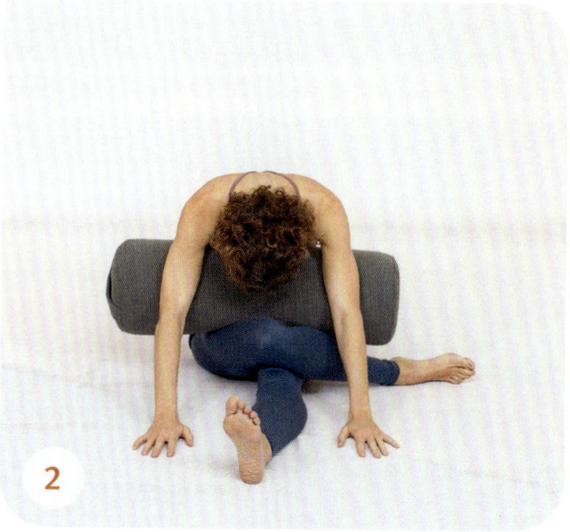
2

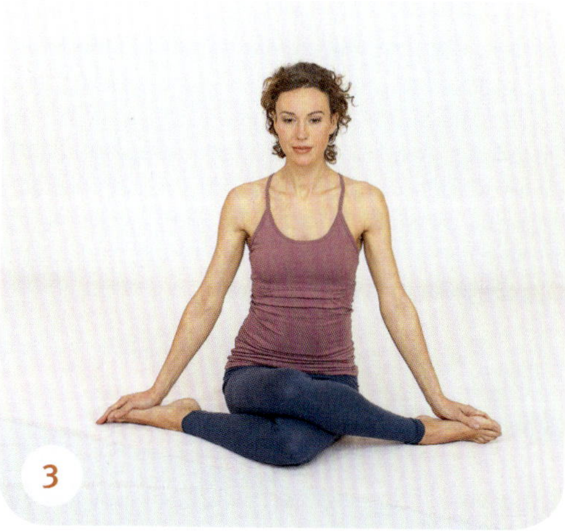
3

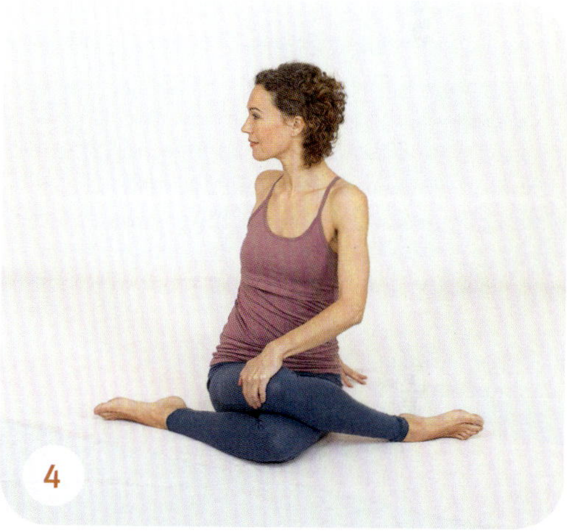
4

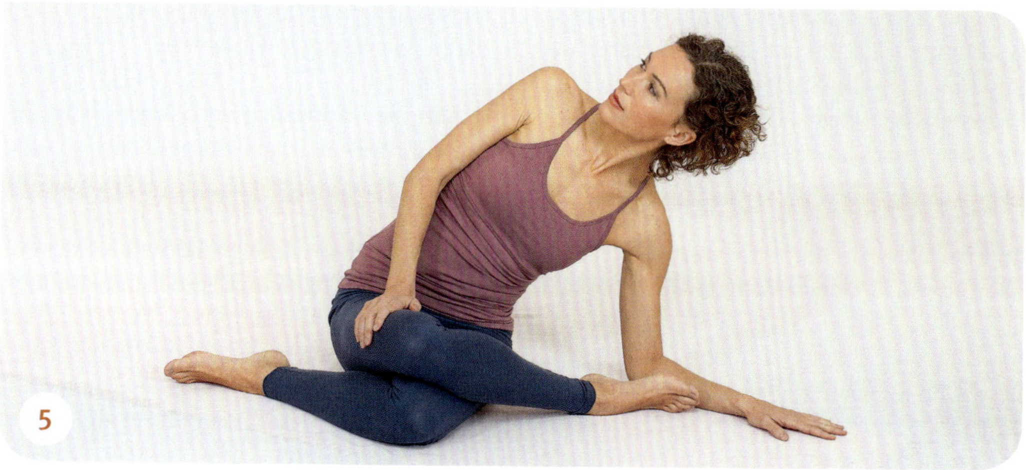
5

Schwan & Schlafender Schwan

Empfohlene Haltedauer

- Wenn die Brust angehoben wird, handelt es sich hier um eine moderate Yang-Position, die 1–3 Minuten gehalten werden sollte.
- Anschließend können Sie für weitere 1–3 Minuten zum Schlafenden Schwan übergehen.

Nutzen

- kräftige Hüftöffnung, bei der die Schwerkraft die Arbeit verrichtet
- starke Außenrotation der vorderen Hüfte
- angenehme Dehnung für den M. quadriceps und die Hüftflexoren auf der Seite, auf der das Bein nach hinten gestreckt wird
- moderate bis starke Rückbeuge, bei der der untere Rücken sanft verdichtet wird
- mögliche Kontrolle der Libido aufgrund der starken Blutzirkulation in der Schamregion

Auswirkung auf

Meridiane & Organe

- Leber, Nieren, Magen, Milz, Gallenblase und Harnblasenmeridian

Gelenke

- Hüfte und Lendenwirbelsäule. Stellen Sie sicher, dass es NICHT zu Kniebeschwerden kommt!

Kontraindikationen

- Wenn Sie Knieprobleme haben (insbesondere Probleme mit dem Innenmeniskus), achten Sie auf die Belastung.
- Wenn Ihre Hüften zu stark verspannt sind, wird sich der Druck dorthin verlagern. Wenn dies passiert, bringen Sie den vorderen Fuß nach hinten, stärker in Richtung oder unter die Hüfte desselben Beins.

Ausführung

- Dieses Asana können Sie entweder aus der Position Herabschauender Hund einnehmen (was anspruchsvoller ist) oder aus dem Vierfüßlerstand. Schieben Sie Ihr rechtes Knie zwischen Ihre Hände, lehnen Sie sich ein wenig nach rechts und spüren Sie, wie sich das für Ihr rechtes Knie anfühlt. Wenn das Knie in Ordnung ist, flektieren Sie den rechten Fuß und bewegen Sie ihn nach vorn. Wenn sich das Knie angespannt anfühlt, bringen Sie den Fuß weiter nach innen in Richtung der rechten Hüfte. Anschließend finden Sie Ihre Mitte, bis Ihr Gewicht gleichmäßig verteilt ist. Versuchen Sie, die Zehen des hinteren Beins nach unten umzuklappen und das hintere Knie von sich wegzuschieben. Probieren Sie dies einige Male, bis sich Ihre rechte Hinterbacke auf dem Boden befindet – oder so dicht daran wie nur irgend möglich.

- Um die Position zu verlassen, stoßen Sie sich mit den Händen vom Boden ab und richten Sie sich langsam auf. Klappen Sie die Zehen des hinteren Beins nach unten um, bringen Sie Ihre Hände in die Stellung der Position Herabschauender Hund und kommen Sie mit einem tiefen Seufzer zurück in die Position des Herabschauenden Welpen. Auch wenn Ihnen der Herabschauende Hund noch nie gefallen hat – jetzt werden Sie ihn lieben!

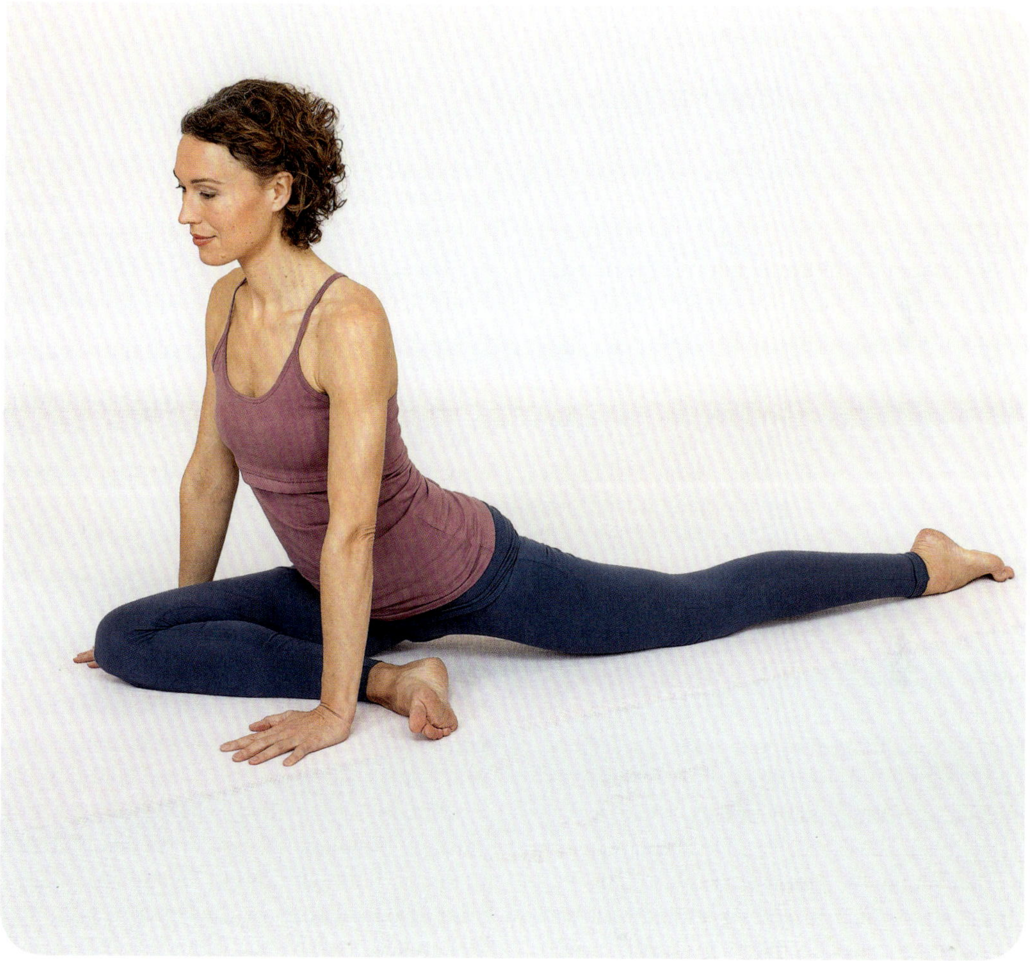

Ausgleichshaltungen

- Die Scheibenwischer (im Sitzen oder Liegen) bieten eine angenehme Innenrotation der Hüften.

- Stellung des Kindes (angenehm, wenn Sie den vollständigen Schwan ausgeführt haben)

- ein schneller Herabschauender Hund vor der Stellung des Kindes

Tipps

- Sie können vom Schlafenden Schwan zum vollständigen Schwan übergehen, indem Sie mit den Händen zurück in Richtung der Hüften gehen.

- Die Hüfte wird beim vollständigen Schwan stärker geöffnet als beim Schlafenden Schwan, weil mehr Gewicht direkt auf die vordere Hüfte verlagert wird.

- Beim vollständigen Schwan handelt es sich eigentlich um eine sanfte Rückbeuge. Wenn Sie flexibel sind, können Sie diese jedoch intensivieren, indem Sie die Arme neben dem Kopf austrecken oder die Hände hinter dem unteren Rücken verschränken und sie Richtung Boden ziehen.

- Die Taube ist eigentliche eine Yang-Position, doch Sie können sie zum Abschluss ausprobieren, da die dabei angesprochenen Muskeln die angesteuerten Gelenke nicht beeinträchtigen. Beugen Sie das hintere Bein, strecken Sie die Hand auf der gleichen Seite in Richtung dieser Ferse aus und ziehen Sie die Ferse so weit wie möglich ans Gesäß.

- Wenn Sie es spüren, dann machen Sie es richtig! Wenn Sie nichts mehr spüren, dann wackeln Sie so lange hin und her, bis sich wieder eine Empfindung einstellt. Manchmal kann eine subtile Verlagerung der Beine das Gefühl in der vorderen Hüfte intensivieren, jedoch die Dehnung des M. quadriceps im hinteren Bein mindern. Sie können von Tag zu Tag neu entscheiden, wo Ihre Priorität liegen soll.

Variationen 1 (Schwan)

- Halten Sie den vorderen Fuß flektiert, um das vordere Knie zu schützen.

- Bewegen Sie die Hände dichter an die Hüften, um mehr Gewicht auf die vordere Hüfte zu verlagern.

- Wenn Sie sich auf die Seite des gebeugten Beins lehnen, platzieren Sie eine Stütze, z.B. eine gefaltete Decke, unter dem gebeugten Knie, um Ihre Mitte zu finden.

- Falls Sie sehr flexibel sind, versuchen Sie, Ihren vorderen Fuß nach vorn zu bewegen, sodass er sich parallel zur Vorderkante Ihrer Matte befindet, und schieben Sie das gebeugte Knie weiter zur Seite. Wenn möglich, bringen Sie den Fuß unter das Brustbein.

- Um den Effekt der Schwerkraft zu verstärken, klappen Sie die Zehen des hinteren Beins nach unten um und heben Sie das Knie vom Boden, indem Sie die Ferse nach hinten ziehen. (1)

Variationen 2 (Schlafender Schwan)

- Um das vordere Knie zu schützen, halten Sie den Fuß flektiert, bevor Sie sich nach vorn bewegen.

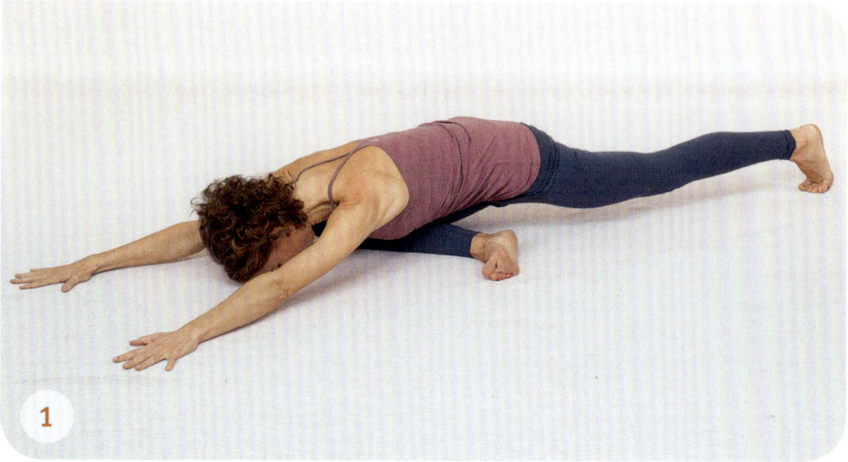

1

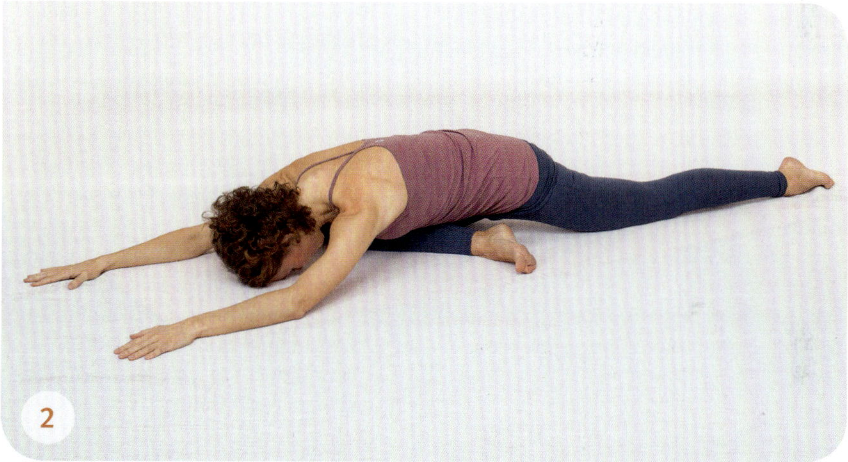

2

- Halten Sie das Gewicht auf den Hüften, wenn Sie sich absenken.

- Stützen Sie sich bei anhaltend geraden Armen auf den Händen ab oder kommen Sie herunter auf die Ellenbogen. (2)

- Sie können auf einem Polster liegen, das längs unter die Brust geschoben wird.

- Falls Sie sehr flexibel sind, versuchen Sie, Ihren vorderen Fuß nach vorn zu bewegen, schieben Sie das gebeugte Knie weiter zur Seite und legen Sie Ihre Brust auf das Schienbein.

- Weitere Alternativen zu dieser Position sind unter anderem das Nadelöhr (im Liegen, Sitzen oder mit einem Bein gegen die Wand), der Schnürsenkel und das Quadrat.

Ähnliche Yang-Asanas

- Taube (Kapotasana)

Sphinx & Seehund

Empfohlene Haltedauer

- Die Sphinx kann länger gehalten werden als der Seehund.
- Beim Seehund beginnen Sie mit 1 Minute Haltedauer, dann absenken, ausruhen und mehrfach wiederholen, bis zu 5 und schließlich bis zu 20 Minuten.

Nutzen

- kann einen sehr intensiven Druck auf den sakral-lumbalen Bogen bringen und diesen so stimulieren. Zwischen dem 1. und 2. Halswirbel (Atlas und Axis) befindet sich die »Tür des Lebens«, wo die Yin-Energie zu Hause ist.
- bringt die Wirbelsäule in Form. Personen mit Bandscheibenvorwölbungen oder -vorfällen können diese Position als äußerst wohltuend empfinden.
- Stimulation der Schilddrüse bei nach hinten gebeugtem Nacken
- Beim vollständigen Seehund kann auch der Magen eine angenehme Dehnung erfahren.

Auswirkung auf

Meridiane & Organe

- Meridiane der Harnblase, der Nieren, des Magens und der Milz
- stimuliert durch Druck die Nieren und Nebennieren

Gelenke

- Lendenwirbelsäule und Nacken (wenn dieser zurückgebeugt wird)

Kontraindikationen

- Diese Asana ist kontraindiziert, wenn Sie unter Rückenproblemen oder einem verspannten Sakrum leiden.
- Wenn Sie in dieser Position stechende Schmerzen verspüren, müssen Sie sie verlassen!
- Vermeiden Sie es, den Bauch auf den Boden zu pressen, wenn Sie schwanger sind. Verwenden Sie in diesem Fall Polster unter dem Becken und den Unterarmen.
- Vermeiden Sie die Position, wenn Sie Kopfschmerzen haben.

Ausführung

- Liegen Sie auf dem Bauch. Umfassen Sie Ihre Ellenbogen mit den jeweils entgegengesetzten Händen, bewegen Sie die Ellenbogen bis kurz vor die Schultern und stemmen Sie sich hoch. Achten Sie dabei auf Ihre Empfindungen im unteren Rücken. Wenn diese Empfindungen zu stark sind, bewegen Sie Ihre Ellenbogen weiter nach vorn und senken Sie so die Brust gen Boden ab. Wenn Sie möchten, können Sie Ihre Handflächen flach vor sich auf den Boden legen wie eine Sphinx.
- Um die Position zu verlassen, senken Sie langsam Ihre Brust auf den Boden ab. Drehen Sie Ihren Kopf auf eine Seite und lassen Sie Ihre Wange in den Handflächen ruhen. Unter Umständen wollen Sie mehr Druck vom unteren Rücken nehmen, indem Sie ein Knie nach oben gleiten lassen. Wählen Sie dabei das Knie, in dessen Richtung Sie blicken, und halten Sie das Knie und den Fuß auf dem Boden.

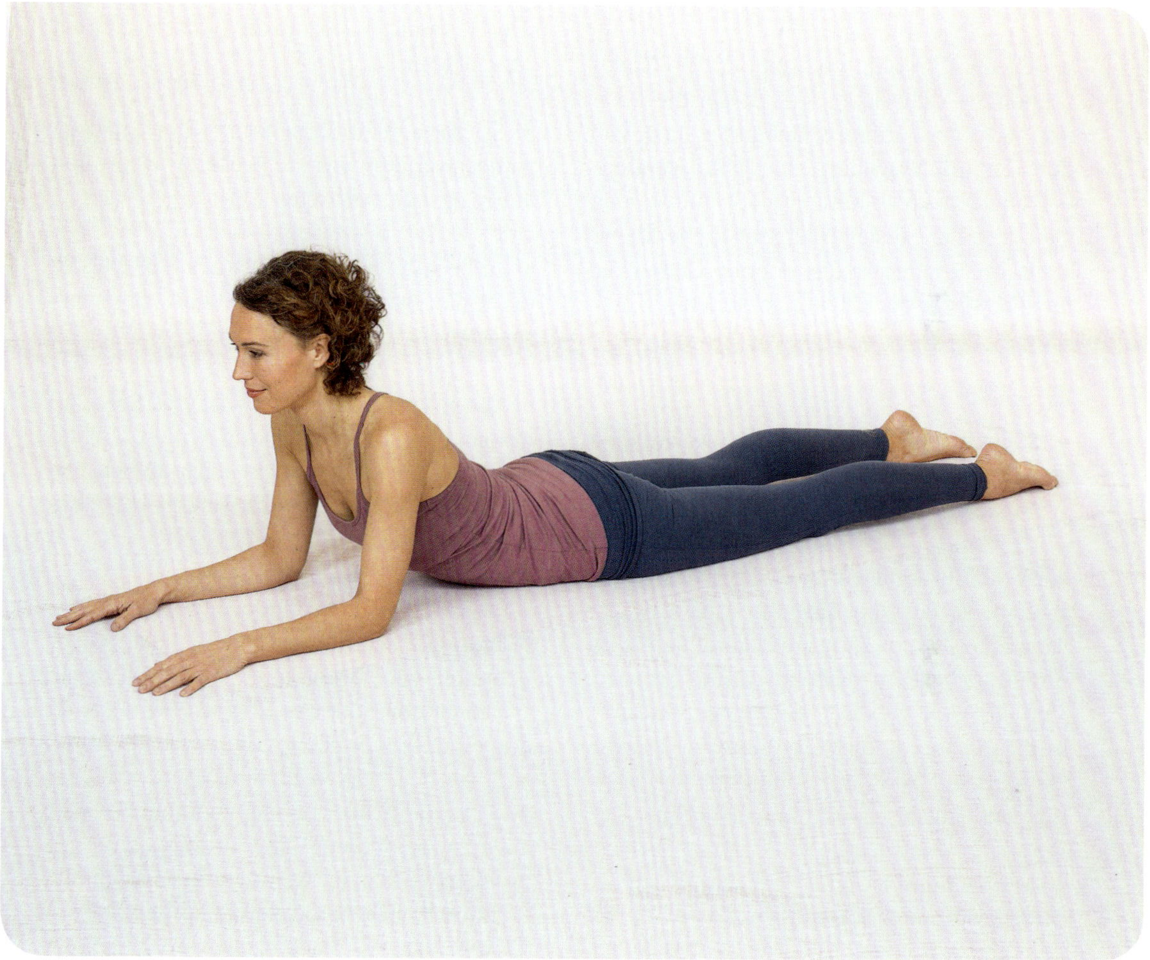

Ausgleichshaltungen

- Die Stellung des Kindes ist eine angenehme, sanfte Vorbeuge. Gehen Sie langsam in diese Position hinein. Unter Umständen müssen Sie Ihren Kopf auf Ihren Händen ruhen lassen.

- Auf dem Weg in die Stellung des Kindes sehnen Sie sich vielleicht danach, die Position Katze auszuführen. Gehen Sie dazu von der Heraufschauenden zur Herabschauenden Katze (auch als Katze/Kuh bekannt) über, aber gestalten Sie den Übergang fließend und sanft im Rhythmus des Atems. Gehen Sie nicht zu tief in die Katzenpositionen.

Tipps

- Stellen Sie sich die Wirbelsäule wie eine nach unten hängende Lichterkette an einem Weihnachtsbaum vor.

- Wenn die Arme gerade ausgestreckt sind, stellt diese Position eine intensivere Rückbeuge dar als der Sattel und kann somit im Anschluss an den Sattel ausgeführt werden. Sind die Arme gebeugt (wie bei der Sphinx), ist die Rückbeuge nicht so intensiv wie beim Sattel. Daher kann die Sphinx als Vorbereitung auf den Sattel ausgeführt werden.

- Der Seehund ist eine angenehme und sichere Position für Schwangere.

- Dieses Asana eignet sich hervorragend, um ihr ein wenig Atemarbeit hinzuzufügen oder die Energie bewusst fließen zu lassen.

- In dieser Position können Sie hervorragend fernsehen!

Variationen

- Für eine sanfte Version der Sphinx ruhen Sie auf den Rippenbögen und schieben Sie die Ellenbogen von sich weg, um den Druck auf den unteren Rücken zu reduzieren. Unter Umständen kann die Rückbeuge für Sie schon ausreichen, wenn Sie einfach auf dem Bauch liegen.

- Sie können ein Kissen unter den Ellenbogen verwenden, um die Brust zu heben und die Position zu vertiefen. (1)

- Alternativ können Sie auch ein Polster unter den Achseln platzieren und völlig entspannen.

- Die intensivste Position ist der Seehund mit gerade durchgestreckten Armen. Drehen Sie dabei die Hände leicht nach außen. Um die Intensität zu mindern, schieben Sie die Hände von sich weg. (2)

- Wenn sich Ihre Hände nicht direkt unterhalb der Schultern, sondern leicht davor befinden, verspüren Sie eventuell die intensivste Verdichtung des unteren Rückens, da hier einiges an Druck auf dieser Region lastet.

- Statt die Arme vor sich zu haben, streckt Yoga-Experte Paulie Zink sie bevorzugt gerade zur Seite aus, wodurch die Position tatsächlich mehr einem Seehund ähnelt.

- Beugen Sie die Knie, um einen stärkeren Druck auf das Sakrum zu bringen.

- Sie können die Beine spreizen, um die Empfindungen im unteren Rücken zu intensivieren. Eventuell ziehen Sie es vor, die Beine zusammenzuhalten, um das Sakrum zu entspannen und die Empfindungen gleichmäßiger entlang der Wirbelsäule zu verteilen.

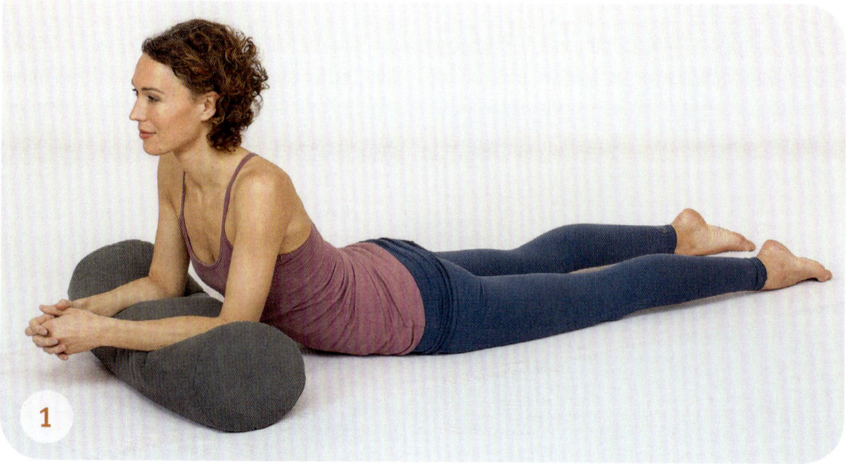
1

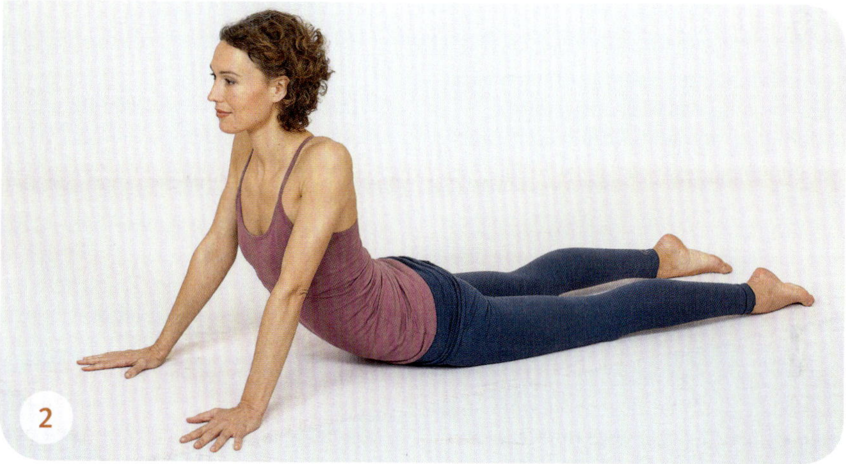
2

- Sie können ein Polster oder eine Decke unter dem Schambein oder den Oberschenkeln platzieren, um den Druck zu mindern. Dies ist auch sehr angenehm für Schwangere.

- Das Gesäß moderat anzuspannen oder die Schultern hinuntersacken zu lassen ist in Ordnung.

- Um den Nacken zu beugen und so die Halswirbelsäule zu stimulieren, verlängern Sie den Nacken, lehnen Sie den Kopf zurück, heben Sie das Kinn und öffnen Sie den Mund.

- Wenn Ihr Kopf zu schwer für Ihren Nacken wird, probieren Sie, den Kopf in Ihren Händen oder das Kinn auf Ihren Fäusten ruhen zu lassen.

- Wenn Sie flexibel sind, versuchen Sie, diese Positionen mit den Beinen im Lotussitz auszuführen.

Ähnliche Yang-Asanas

- Sphinx (Salamba Bhujangasana) und/oder Kobra (Bhujangasana)

Stellung des Kindes

Empfohlene Haltedauer

- Diese Position können Sie so lange halten, wie Sie möchten.
- Falls Sie es als Ausgleichshaltung einsetzen, halten Sie dieses Asana bis zu 1 Minute.
- Wenn Sie es als unabhängige Yin-Position einsetzen, halten Sie es für 3–5 Minuten.
- Falls Sie den Kopf nicht auf den Boden bringen können, sind 5 Minuten eventuell zu lang.

Nutzen

- heilende, entspannte Position – immer einsetzbar, wenn eine Pause benötigt wird
- sanfte Dehnung der Wirbelsäule und stets eine angenehme Ausgleichshaltung bei Rückbeugen
- sanftes Zusammendrücken des Magens und der Brust, förderlich für die Verdauungsorgane
- tröstet die Seele, wenn Sie frieren oder sich ängstlich oder verletzlich fühlen
- kann Rücken- und Nackenbeschwerden lindern, wenn der Kopf gestützt ist
- Wenn die Knie ziemlich dicht zusammenstehen, kann ein leichtes Hin- und Herschaukeln die Zirkulation von Blut und Lymphe im oberen Brustraum und im Brustgewebe stimulieren.

Auswirkung auf

Meridiane & Organe

- Die Meridiane von Magen und Milz werden komprimiert, während die Nieren- und Harnblasenmeridiane gedehnt werden.

Gelenke

- Wirbelsäule und Knöchel

Kontraindikationen

- Das Asana ist kontraindiziert, wenn Sie schwanger sind.
- Die Position kann direkt nach dem Essen unangenehm sein.
- Wenn Sie Knieprobleme haben, ist es eventuell erforderlich, ein Handtuch oder eine Decke zwischen den Oberschenkeln und den Knien zu platzieren oder diese Position gänzlich zu vermeiden. Sie benötigen eventuell eine Decke oder eine andere Polsterung unter den Knöcheln, um Missempfindungen an der Oberseite der Füße zu mindern.

Ausführung

- Beginnen Sie im Fersensitz und beugen Sie sich dann langsam nach vorn, bis Ihre Brust auf den Oberschenkeln und die Stirn auf dem Boden ruht.

- Um die Position zu lösen, stoßen Sie sich mit den Händen vom Boden ab und rollen Sie langsam nach oben.

Ausgleichshaltungen

- Im Normalfall ist hier keine Ausgleichshaltung erforderlich.

Tipps

- Diese Position kann auch als Vorbereitung auf den Sattel oder intensivere Vorbeugen wie die Schnecke dienen.

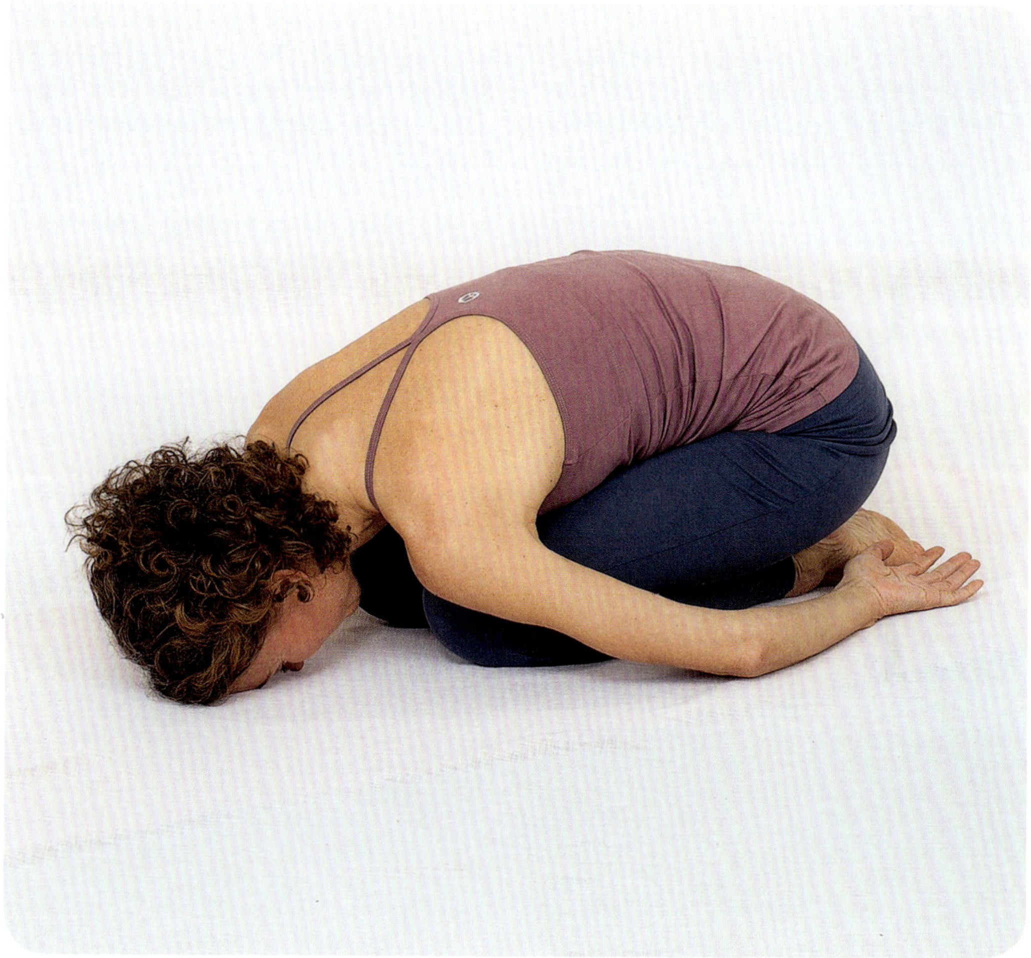

Variationen

- Die Position kann mit nach vorn ausgestreckten Armen ausgeführt werden, um zu viel Druck auf den Nacken zu vermeiden (dies kann die Entspannung der Schultern mindern).

- Wenn Sie Ihr Gesäß nicht auf Ihre Fersen bringen können, wird sehr viel Gewicht auf dem Kopf lasten. Unterstützen Sie den Nacken, indem Sie die Stirn auf die Hände oder auf ein Polster legen.

- Sie können die Knie so dicht zusammenbringen, wie dies schmerzfrei möglich ist. Diese müssen sich nicht berühren. Wenn Sie ein unangenehmes Kneifen im Unterbauch oder auf der oberen Vorderseite der Hüften verspüren, nehmen Sie die Knie weiter auseinander.

- Sie können diese Position als Vorbereitung auf den Frosch verwenden, indem Sie die Knie nach der halben Haltedauer weiter spreizen und weiterhin auf den Fersen sitzen bleiben.

- Viele Schüler platzieren hier sehr gern ein Polster unter der Brust.

Ähnliche Yang-Asanas

- Stellung des Kindes (Balasana oder Garbhasana)

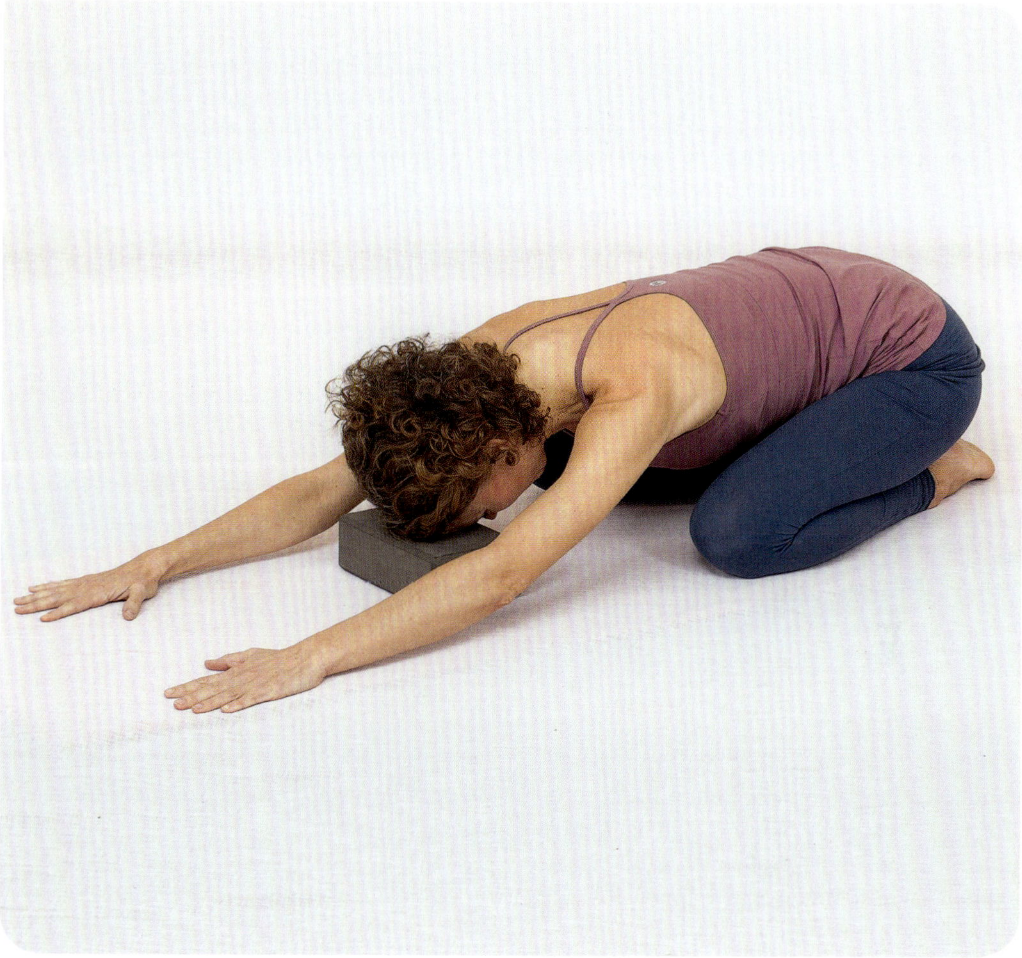

Zehensitz

Empfohlene Haltedauer

— 2–3 Minuten

Nutzen

— öffnet die Zehen und Füße, kräftigt die Knöchel. Nichts liegt – und zwar im wahrsten Sinne des Wortes – unseren Gedanken ferner als unsere Füße! Die meisten von uns halten die Zehen den ganzen Tag über in Schuhen gefangen – und wenn wir dann 70 oder 80 Jahre alt sind, stellen unsere Zehen ihren Dienst ein, wir verlieren das Gleichgewicht und stürzen. Eine alte daoistische Weisheit lautet: »Ein Mensch mit geöffneten Zehen verfügt über einen offenen Geist.« Also öffnen Sie jetzt gleich Ihre Zehen!

— stimuliert alle sechs Zweige der Meridiane des Unterkörpers (die in den Zehen ihren Anfang nehmen oder dort enden)

Auswirkung auf

Meridiane & Organe

— Durch den Druck auf die Zehen werden sämtliche Meridiane des Unterkörpers stimuliert.

— Der vordere Knöchel wird ebenfalls sanft zusammengedrückt, was hilfreich bei der Öffnung der Meridiane von Milz, Leber, Magen und Gallenblase ist.

Gelenke

— Zehen und Knöchel

Kontraindikationen

— Auf den Fersen zu sitzen kann zu Verspannungen in den Knien führen.

— Wenn Ihre Knöchel oder Zehengelenke stark verspannt sind, halten Sie die Position nicht zu lange.

Ausführung

• Beginnen Sie im Fersensitz, die Füße zusammen. Klappen Sie die Zehen nach unten um und versuchen Sie, auf den Fußballen und nicht auf den Zehenspitzen zu sitzen. Greifen Sie nach unten und klappen Sie auch die kleinen Zehen um.

• Diese Position kann ganz schön anspruchsvoll sein, also lösen Sie sie langsam und genießen Sie jede einzelne Minute! Lehnen Sie sich nach vorn auf Ihre Hände, heben Sie Ihre Hüften nach vorn und entspannen Sie Ihre Füße. Zeigen Sie mit den Zehen nach hinten und setzen Sie sich wieder auf Ihre Fersen. Seufzen Sie!

Ausgleichshaltungen

• Fersensitz, Stellung des Kindes – oder jede andere Position, die die Knöchel öffnet, wie etwa der Sattel.

Tipps

• Für die meisten Menschen kann sich diese Position sehr schnell sehr intensiv anfühlen. Behalten Sie das Niveau der Intensität im Auge. Bleiben Sie besser nicht in der Position, wenn Sie Schmerzen haben.

• Wenn Sie mit den Schultern arbeiten, während Sie die Position halten, machen Sie eine Pause zwischen den beiden Seiten. Ge-

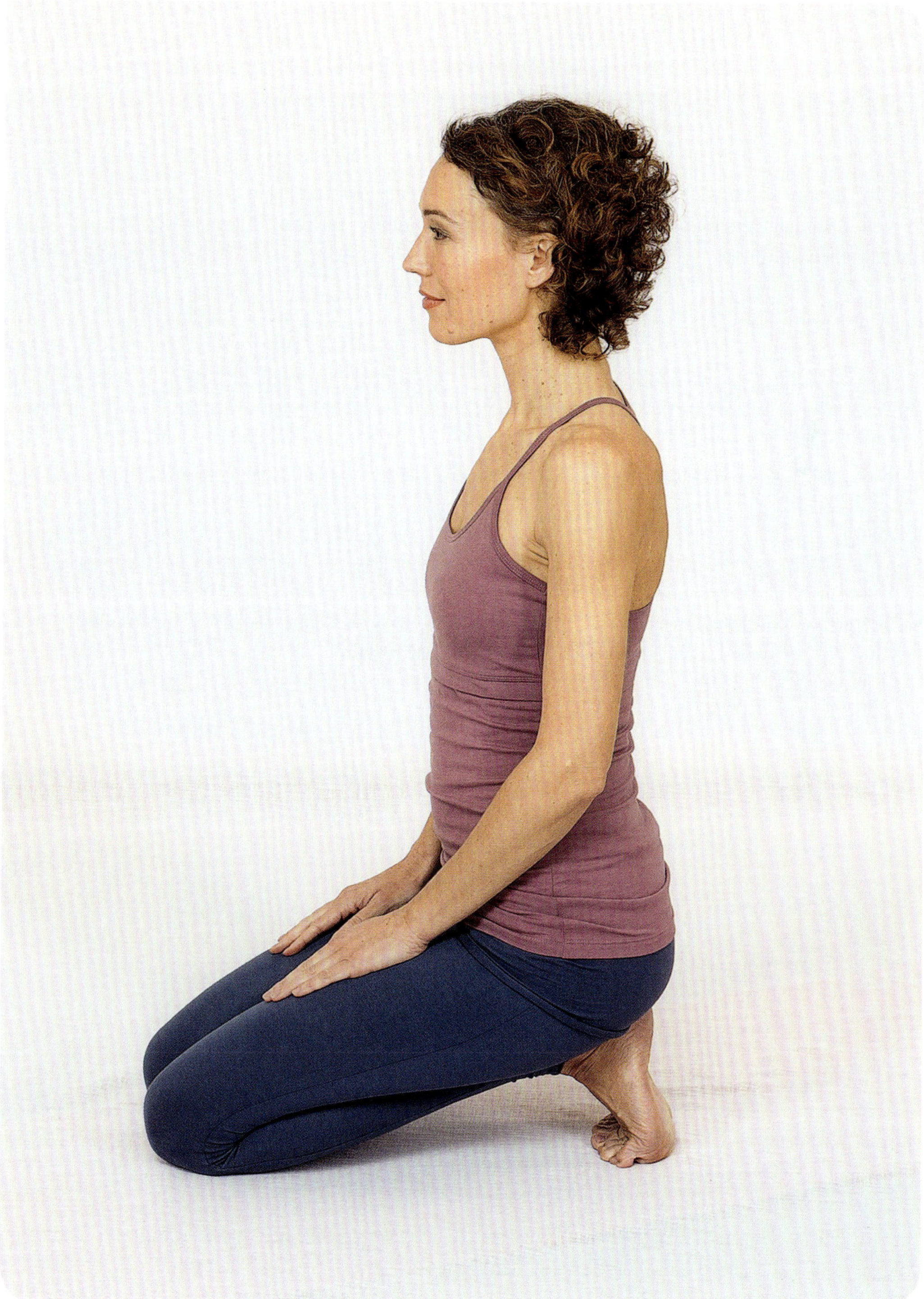

hen Sie in den Fersensitz, kommen Sie dann in den Zehensitz zurück und fahren Sie auf der anderen Seite fort.

Variationen

- Wenn die Position zu anspruchsvoll wird, gehen Sie in den Kniestand und nehmen Sie einen Großteil des Drucks von den Zehengelenken. Wenn Sie sich dem wieder gewachsen fühlen, setzen Sie sich wieder auf Ihre Fersen.

- Halten Sie die Position nicht weiter, wenn Sie Schmerzen haben!

- Sie können den Zehensitz mit Schulterübungen wie der Armhaltung bei der Position des Adlers und dem Kuhgesicht kombinieren.

- Bei Missempfindungen in den Knien platzieren Sie eine Decke darunter oder ein Kissen zwischen den Hüften und den Fersen. Ein zusammengerolltes Handtuch in den Kniekehlen kann auch angenehmen sein und hilft, die Kniegelenke zu entspannen.

Ähnliche Yang-Asanas

- Kniesitz (jap. Seiza) oder Diamant (Supta Vajrasana)

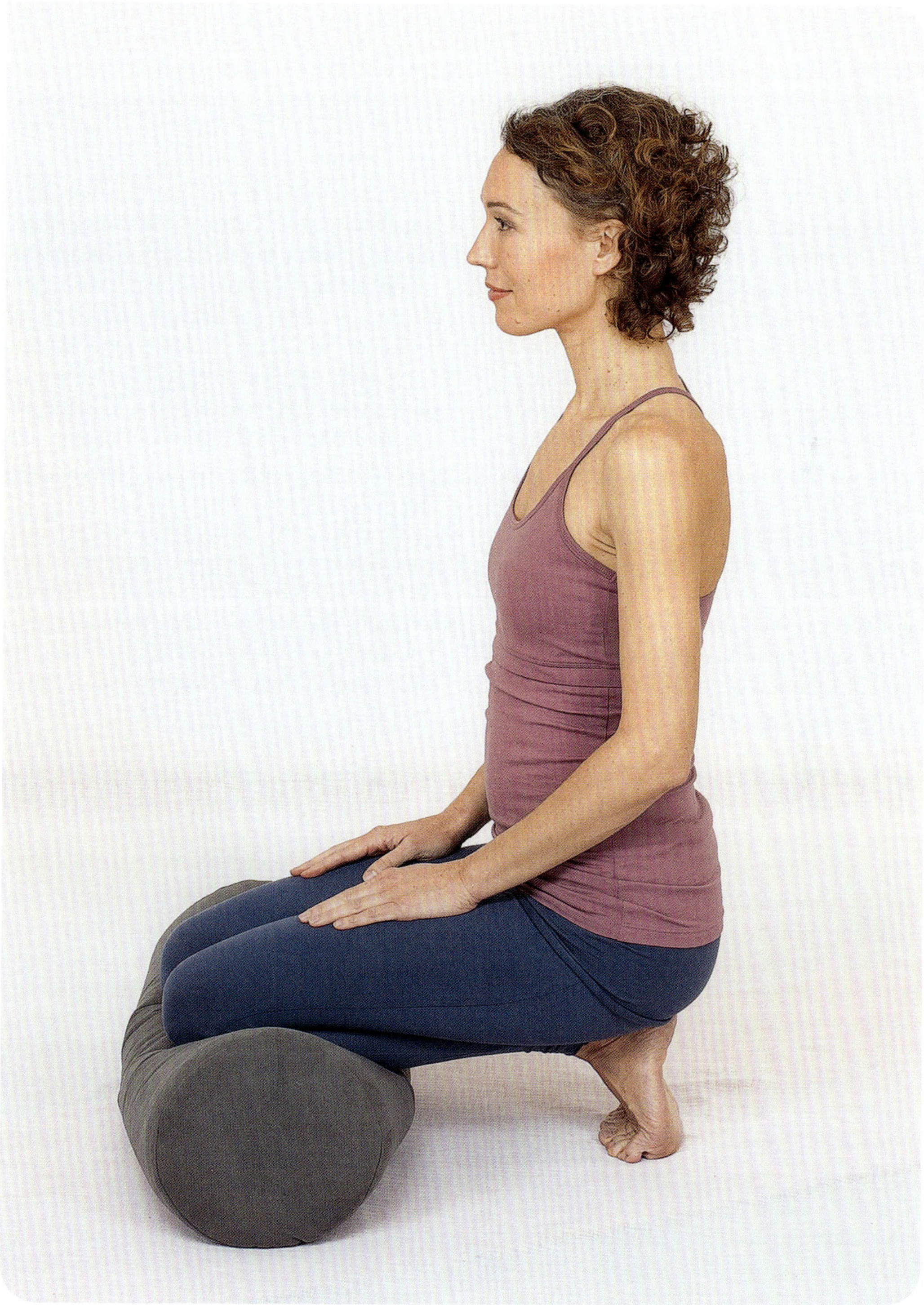

Shavasana

Zeit, sich zu entspannen – Zeit, in der der Körper ausruht, damit er kräftiger und gesünder werden kann. Zeit für den kleinen Tod der Shavasana (wortwörtlich übersetzt die »Totenhaltung«). Shavasana steht für das Ende Ihrer Yin Yoga-Session – das natürliche Ende der Reise, auf der Sie gewesen sind.

Wenn Sie allein praktizieren, verwenden Sie bei Shavasana am besten einen Wecker. Es ist nicht ungewöhnlich, dass man dabei einschläft. Einschlafen ist in Ordnung, aber die meisten Lehrer ziehen es vor, dass Sie auch dann wach und bewusst bleiben, wenn der Körper entspannt ist. Ein Wecker wird Sie am Ende von Shavasana aufrütteln.

Sie müssen entscheiden, wie viel Zeit Sie zum Entspannen benötigen. Bei einer aktiven Yang-Session sind 10–15% der Praxiszeit eine gute Faustregel. Beim Yin-Stil, bei dem die Muskeln nicht zum Einsatz gekommen sind, ist eine kürzere Zeitspanne von vielleicht 5–8% ausreichend. Fragen Sie jedoch auch immer Ihren inneren Guru, wie viel Zeit an einem bestimmten Tag benötigt wird.

Während Shavasana entspannt nicht einfach nur der Körper – während dieser ruhigen Phase sollte der Geist wach bleiben, aber dennoch entspannt sein und wahrnehmen, dass der Körper ruht. Dieser Zeitraum eignet sich hervorragend dafür, Ihre Fähigkeit, Energien wahrzunehmen, zu entwickeln. Es ist schwierig, dies zu tun, wenn Sie sich in den Positionen befinden. Wenn Sie während Shavasana üben, Ihre Energien wahrzunehmen, wird dies auch Ihre Sensibilität für die Wahrnehmung des Energieflusses in anderen Situationen erhöhen. Nehmen Sie beim aktiven Entspannen den Fluss des Chi oder Prana in und aus den Körperregionen wahr, mit denen Sie während der Asana-Praxis gearbeitet haben. Anfangs werden Sie vielleicht so tun müssen, als ob – und Ihre Vorstellungskraft bemühen, um diese Energien zu spüren. Doch auch die Energien nur vorgeblich zu spüren wird Ihnen dabei helfen, diese Regionen intensiv wahrzunehmen. Und mit der Zeit wird es einfacher werden, den Energiefluss tatsächlich zu fühlen.

Es gibt viele Möglichkeiten, Shavasana auszuführen. Viele Lehrer haben dazu ihre einzigartige eigene und bevorzugte Methode. Sammeln Sie verschiedene Arten der Entspannung, indem Sie Unterricht bei unterschiedlichen Lehrern nehmen. Wenn Sie über ein größeres Repertoire verfügen, können Sie für jeden einzelnen Tag die genau passende Methode auswählen. Der folgende Vorschlag ist nur eine von vielen möglichen Optionen.

Entspannung vorbereiten

In einem Yoga-Studio wird Ihr Lehrer sicherstellen, dass die Umgebung zum Entspannen geeignet ist. Wenn Sie allein praktizieren, sorgen Sie für eine ruhige Umgebung: Stellen Sie alle Telefone und Geräusche ab, öffnen Sie die Fenster und lassen Sie frische Luft hinein – aber achten Sie darauf, dass Ihnen nicht zu kalt wird. Verfrachten Sie sämtliche Haustiere in einen anderen Raum und dimmen Sie das Licht, aber schalten Sie es nicht vollständig ab, da Sie in einem vollständig dunklen Zimmer möglicherweise einschlafen – aus dem gleichen Grund sollten Sie es eventuell vermeiden, Shavasana im Bett auszuführen.

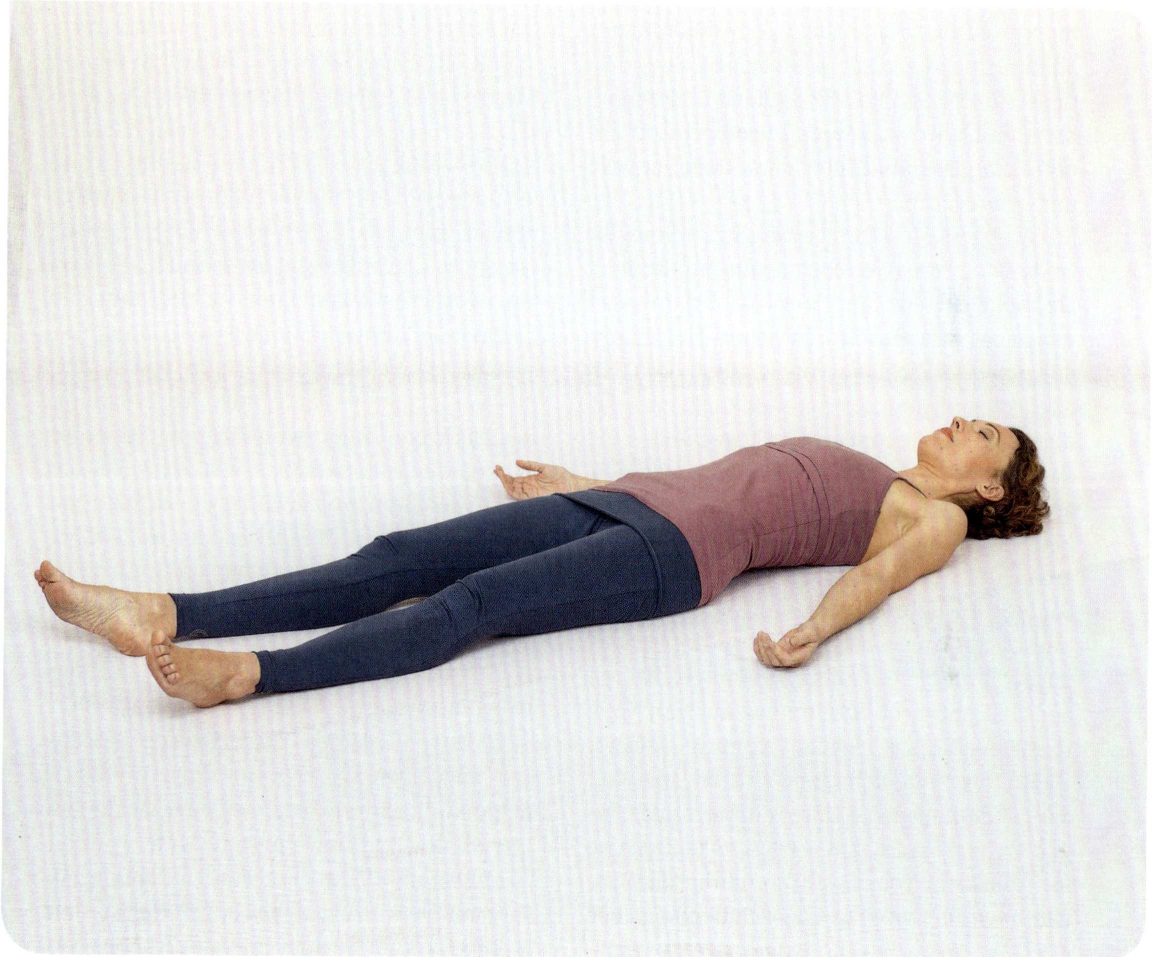

Beginnen Sie damit, dass Sie den Körper offen werden lassen: Legen Sie Brille und Uhr ab, öffnen Sie eventuell zusammengebundenes Haar und entfernen Sie alles, was den Energiefluss behindern könnte. Legen Sie auch alle Objekte aus Metall ab, die Körperteile umschließen – Dinge wie Ringe, Armbänder und Piercings können den Energiefluss stören. Stellen Sie sicher, dass Ihnen nicht kalt wird – ziehen Sie Socken und einen Pullover an und/oder bedecken Sie sich mit einer Decke.

Wenn Sie Shavasana nach einer schweißtreibenden Yang-Session ausführen, sollten Sie vielleicht das Shirt wechseln, damit Ihnen nicht zu kalt wird. Wischen Sie jedoch den Schweiß nicht ab. Zu gestatten, dass der Schweiß auf dem Körper trocknet, ist eine der heilenden Techniken des Yogas.

Machen Sie es sich bequem, wenn Sie sich auf den Boden legen. Die Knie ein wenig zu beugen ermöglicht es dem unteren Rücken, entspannt auf dem Boden zu ruhen. Wenn Sie die Knie beugen, platzieren Sie eine gefaltete Decke oder ein Polster darunter, sodass auch die Beine entspannen können. Lassen Sie die Füße nach innen oder außen fallen, je nachdem, was sich entspannter anfühlt. Wenn Ihre Knie nicht gebeugt sind, spreizen Sie die Beine, bis die Knie hüftbreit oder sogar weiter auseinanderliegen. Schieben Sie Ihr Steißbein von sich weg, damit das Sakrum wirklich flach auf dem Boden liegt. Als Nächstes legen Sie die Arme mit den Handinnenflächen nach oben und etwa 30 cm von Ihren Hüften entfernt seitlich neben den Körper. In dieser Haltung können auch Ihre Schulterblätter flach auf dem Boden liegen. Schmiegen Sie sie in den Boden hinein.

Verlängern Sie leicht den Nacken, indem Sie das Kinn in Richtung Brust ausrichten. Sie können auch Ihren Kopf einige Male hin und her rollen lassen, bis Sie eine bequeme Position in der Mitte gefunden haben. Ein Kissen ist angenehm.

Hören Sie auf zu zappeln und werden Sie ruhig. Hier können oft ein oder zwei tiefe, mit einem vernehmlichen Seufzen verbundene Atemzüge äußerst hilfreich sein. Entspannen Sie Ihre Knochen und lassen Sie völlig los. Nun sind Sie bereit. Schließen Sie die Augen, es ist Zeit zu entspannen.

Vollständig entspannen

Scannen Sie langsam Ihren Körper ab. Beginnen Sie mit Ihren Zehen und Füßen – gestatten Sie es den Füßen, zu entspannen. Spüren Sie, wie diese auf dem Boden schwer werden. Lassen Sie nun Ihr Bewusstsein aufwärtswandern über die Knöchel hin zu den Waden und Schienbeinen. Fühlen Sie, wie diese in den Boden hineinschmelzen. Es ist keine Anstrengung notwendig. Erspüren Sie die Spalte in Ihren Kniegelenken und wandern Sie dann ein kleines Stück weiter nach oben. Entspannen Sie die Oberschenkel. Spüren Sie, wie diese schwer, warm und weich werden. Spüren Sie, wie Ihr Gesäß, Ihre Hüften und Ihre Leiste entspannen – auch sie werden weich und warm. Wenn Sie während Ihrer Session viel mit den Hüften gearbeitet haben, verweilen Sie ein wenig länger in dieser Region und spüren Sie die Offenheit und den Energiefluss in Ihren Hüften.

Nun richten Sie Ihre Wahrnehmung auf Ihr Steißbein. Fühlen Sie, wie sich Ihr Sakrum und Ihr unterer Rücken entspannt an den Boden schmiegen. Spüren Sie, wie die Muskeln im unteren Rücken und im Bauchraum sich entspannen. Lassen Sie dieses Gefühl Ihre Wirbelsäule hinaufwandern. Spüren Sie jeden einzelnen Wirbel, den leeren Raum zwischen ihnen und ihre Ausrichtung. Gestatten Sie es den Muskeln des oberen Rückens und den Schulterblättern, in den Boden hineinzusinken. Entspannen Sie Ihre Brust und

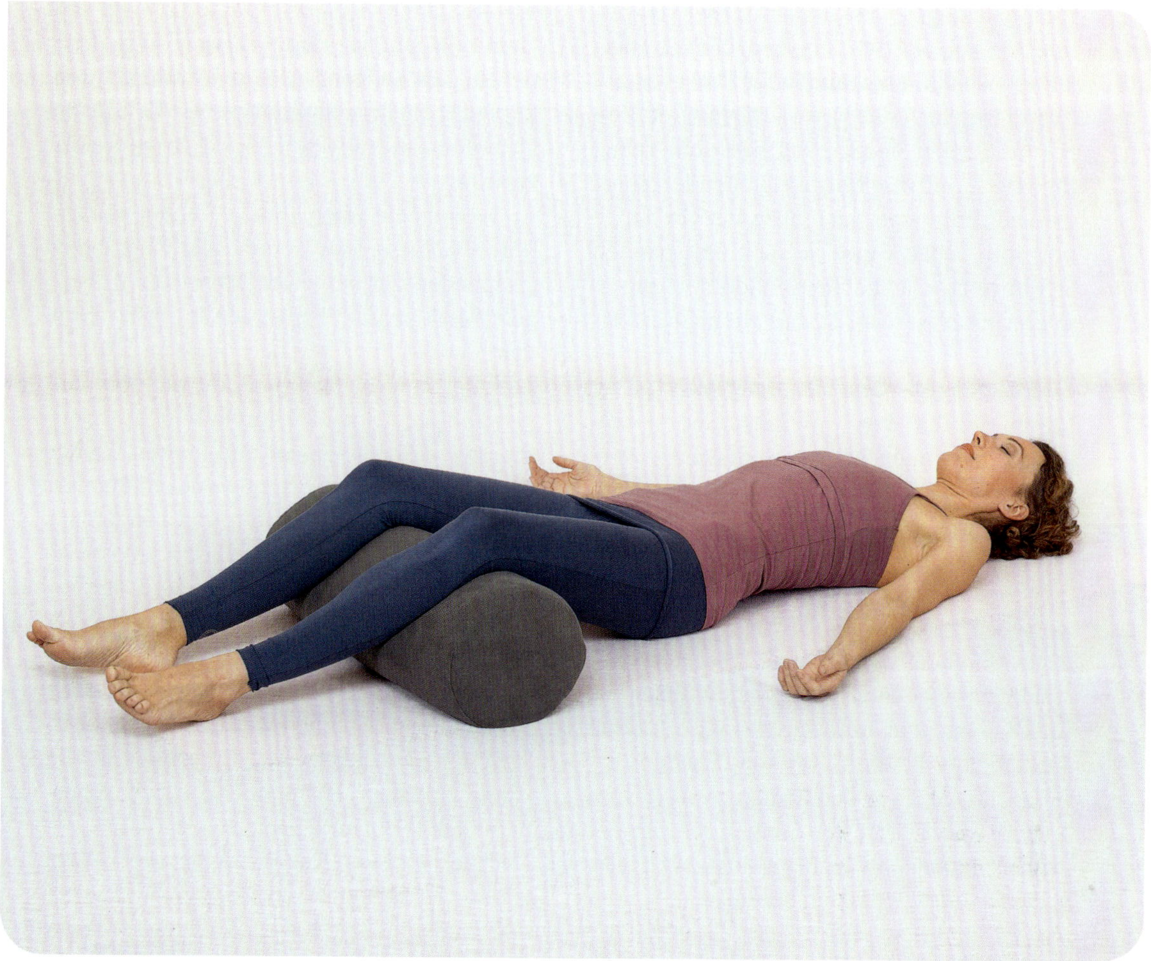

alle Zwischenrippenmuskeln. Kommen Sie nun zu den Schultern, einer Region unseres Körpers, die so sehr mit Spannungen belastet ist. Entspannen Sie die Schultern ganz und gar. Verweilen Sie hier für einen zusätzlichen Augenblick und lassen Sie die Schultern wirklich weich werden. Spüren Sie, wie das Gewicht der Schultern in den Boden hineinsinkt. Lassen Sie dieses Gefühl der Weichheit Ihre Arme hinunterfließen. Entspannen Sie die Oberarme, die Ellenbogen und die Unterarme. Spüren Sie den leeren Raum in den Handgelenken und um jeden einzelnen Finger herum. Fühlen Sie die Energie in jeder Ihrer Handflächen.

Richten Sie nun Ihr Bewusstsein auf Ihren Nacken und Ihre Kehle und lösen Sie alle Spannung in dieser Region. Entspannen Sie Ihren Kiefer, Ihre Lippen und Ihre Zunge; entspannen Sie Ihre Wangen und Augen – und sämtliche Muskeln um die Augen herum bis tief in die Augenhöhlen hinein; entspannen Sie Ihre Stirn und Ihre Kopfhaut. Lassen Sie Ihren Kopf schwer auf dem Boden ruhen.

Und nun entspannen Sie Ihre inneren Organe. Richten Sie Ihr Bewusstheit auf die

Fortpflanzungsorgane und entweder Sie spüren, wie sich diese entspannen, oder Sie stellen es sich vor. Entspannen Sie Ihre Prostata (wenn Sie eine haben), Ihre Därme und Ihre Nieren. Stellen Sie sich vor, dass Ihre Leber, Ihr Magen und Ihre Milz mit heilenden Energien angefüllt sind. Lassen Sie Ihr Zwerchfell und Ihre Lunge weich werden. Entspannen Sie Ihr Herz – lassen Sie es offen ... riesig ... ungeschützt werden; lassen Sie Ihr Herz lächeln.

Entspannen Sie vollständig den Atem. Lassen Sie ihn sein, was immer er zu sein wünscht. Nehmen Sie den Atem wahr – werden Sie sich der kurzen Pausen zwischen zwei Atemzügen bewusst. Entspannen Sie Ihren Geist ... fühlen Sie, dass der Moment zwischen zwei Atemzügen auch der Moment zwischen zwei Gedanken ist. Genießen Sie diese Momente vollständiger Stille und vollständigen Friedens; fühlen Sie, wie das Gefühl des Friedens immer tiefer wird. Lassen Sie sich von diesem Gefühl des Friedens erfüllen, lassen Sie es den Raum um Sie herum ausfüllen. Lassen Sie den Frieden das Zimmer ausfüllen und dann darüber hinauswandern, sodass er alles und jeden berührt.

Shavasana verlassen

Wenn die Zeit gekommen ist und Ihr Lehrer Sie ruft oder Ihr Wecker geklingelt hat, beginnen Sie, ins Leben zurückzukehren, indem Sie Ihre Atemzüge tiefer und länger werden lassen. Bewegen Sie leicht die Finger und Zehen, während Sie Ihren Kopf hin und her rollen. Lassen Sie einen Augenblick lang Ihre Hand- und Fußgelenke in beide Richtungen kreisen, um den Energiefluss wieder anzukurbeln (Eine alte daoistische Weisheit besagt, dass Sie niemals an einem Herzinfarkt sterben werden, wenn Sie täglich Ihre Fußknöchel kreisen lassen.). Wenn Sie bereit sind, ziehen Sie Ihre Knie mit den Armen an die Brust und beginnen Sie so, den Körper klein und rund werden zu lassen. Atmen Sie tief ein und bringen Sie beim Ausatmen Ihren Kopf und die Knie zusammen. Werden Sie so klein und rund, wie Sie können. Lösen Sie die Position.

Werden Sie wach, indem Sie den ganzen Körper dehnen. Dies ist ein natürlicher Energiespender, der bei vielen Menschen in Vergessenheit geraten ist, gerade morgens nach dem Aufwachen. Räumen Sie alle Stützen beiseite, strecken Sie Ihre Beine auf dem Boden und die Arme über Ihrem Kopf aus. Verschränken Sie die Finger und drehen Sie die Handflächen von sich weg. Drücken Sie den unteren Rücken nach unten und beugen Sie die Zehen in Richtung Nase. Und jetzt nehmen Sie einen mächtigen Atemzug, füllen Sie Ihre Lunge – und dehnen Sie sich. Machen Sie sich so lang wie möglich. Ziehen Sie sämtliche Gesichtsmuskeln zusammen und lassen Sie Ihr Gesicht so klein werden, wie es geht. Strecken und ziehen Sie sich weiter in die Länge. Und dann entspannen Sie sich mit einem tiefen Seufzer: »Haaaah.«

Noch einmal: Flektieren Sie die Zehen, lassen Sie den unteren Rücken flach werden und atmen Sie tief ein. Dehnen Sie Ihren Körper. Diesmal öffnen Sie Ihr Gesicht, Ihren Mund und Ihre Augen, so weit Sie nur können. Strecken Sie Ihre Zunge heraus, berühren Sie damit Ihr Kinn – und strecken! Weiterdehnen! Ausatmen und mit einem Seufzer entspannen.

Ziehen Sie Ihre Knie noch einmal dicht an Ihre Brust und rollen Sie sich auf Ihre linke Seite. Halten Sie hier einen Moment inne, sodass sich die Energie setzen kann. Strecken Sie Ihren unteren Arm unter Ihrem Kopf aus und verwenden Sie ihn als Kissen. Genießen Sie dieses Gefühl. Lehrer fordern Schüler oft dazu auf, die Unterrichtsstunde zu beenden, indem sie auf ihrer rechten Seite liegen, um das Herz zu entspannen. Dies ist ein hervorragender Vorschlag zum Abschluss einer Yang-Session. Zur Öffnung des linken Nasenloches ist es hilfreich, wenn man auf der rechten Seite liegt. Allerdings ist das linke Nasenloch der Yin-Kanal. Nach einer rund 90-minütigen Yin-Session ist es angenehm, den Körper ins Gleichgewicht zu bringen, indem man auf der linken Seite liegt und ermöglicht, dass sich das rechte Nasenloch, der Yang-Kanal, öffnet.

Verweilen Sie nicht zu lang in dieser Stellung. Zurück ins Leben zu kommen ist, als würde man wiedergeboren. Bleiben Sie nicht zu lange im Zwischenzustand nach Shavasana (der Totenstellung) und vor der Wiedergeburt – sonst könnte es sein, dass Sie für immer dort bleiben möchten. Wenn Sie bereit sind, schrauben Sie sich hinauf in die Sitzhaltung und gehen Sie zu Ihrer Abschlussmeditation oder Ihrer Pranayama-Praxis über. Wenn Sie immer noch das Gefühl haben, dass Sie noch nicht wieder ganz in Ihrem normalen Bewusstseinszustand angelangt sind, können Sie Ihre Session auch mit der Nadi-Shodhana-Atmung beenden, um Ihre Energien vollständig zurück ins Gleichgewicht zu bringen.

Achtung: mögliche unerwünschte Nebenwirkungen

Mehrere Studien zu den Reaktionen auf Entspannung haben ergeben, dass diese gelegentlich unerwünschte Nebenwirkungen haben kann. Zu den möglichen Auswirkungen gehören Gefühle der Dissoziation vom Körper oder von der Realität, Angstzustände und Panikattacken. Manchmal drängen tief vergrabene Gefühle an die Oberfläche. Wenn solche unangenehmen Gefühle in Ihnen erwachen, bleiben Sie ruhig und seien Sie entschlossen, all das, was sich da entfaltet, mit demselben Gleichmut zu beobachten, mit dem Sie auch während der Praxis Ihren Atem beobachtet haben. Halten die unangenehmen Bewusstseinszustände an, nehmen Sie Hilfe in Anspruch.

Bei manchen Schülern kommt es zu physiologischen Reaktionen. Der Blutdruck kann nach einer tiefen Entspannung sinken und es kann zu Momenten mit niedrigem Blutdruck kommen. Wenn Sie Medikamente nehmen, kann eine tiefe Entspannung deren Wirkung verstärken. Besondere Vorsicht ist hier angebracht, wenn Sie Insulin, Beruhigungsmittel oder Herz-Kreislauf-Medikamente nehmen. Falls Sie regelmäßig Medikamente einnehmen, konsultieren Sie Ihren zuständigen Arzt, bevor Sie die Yoga-Praxis aufnehmen.

Solche Vorkommnisse sind selten. Aber es ist wichtig, sich darüber im Klaren zu sein, dass es zu unerwünschten Nebenwirkungen kommen kann. Erschrecken Sie also nicht. Und wenn in solchen Situationen Hilfe erforderlich scheint, nehmen Sie diese in Anspruch.

Yin Yoga
Positionen für den Oberkörper

In der Praxis des Yin Yoga wird das Yin-Gewebe des Körpers auf sichere Art und Weise (d. h. schmerzfrei) über längere Zeitspannen hinweg beansprucht, während man entspannt bleibt. Wie Sie sehen, sagt diese Definition nichts Spezifisches darüber, an welchen Stellen im Körper sich dieses Gewebe befindet. Wir wissen, dass es sich bei dem angesteuerten Yin-Gewebe um dichtere, tiefere, eher plastische und weniger elastische Gewebearten wie Bänder, Gelenkkapseln, Knorpel, Knochen und fasziale Netzwerke des Körpers handelt. Diese Gewebearten findet man im Oberkörper ebenso wie im Unterkörper. Wir können also die Prinzipien des Yin Yoga auf den gesamten Körper anwenden, auch wenn wir uns bislang hauptsächlich auf den Unterkörper konzentriert haben, da wir in dieser Region mit zunehmendem Alter am ehesten steif und verspannt werden. Während wir älter werden, verringert sich vom Nabel abwärts unsere Beweglichkeit und Verletzungen sowie Krankheiten nehmen zu. Doch wir können auch Yin Yoga für die Schultern, den Nacken und die Arme praktizieren. Dieser Abschnitt macht uns mit einigen Wegen bekannt, wie wir mit diesen speziellen Regionen arbeiten können.

Der Nacken

Unsere Nacken- und Schulterpartie werden sehr stark beansprucht, insbesondere dann, wenn wir größere Zeitspannen mit Tippen verbringen oder mit den Händen arbeiten. Eine verspannte Nacken- und Schultermuskulatur kann zu Kopfschmerzen und flachem Atem führen. Ein chronisch verspannter Nacken kann verkürzte Bänder und einen sehr stark eingeschränkten Bewegungsradius mit sich bringen. Ein weit verbreitetes Bewegungsmuster kann man bei älteren Menschen erkennen: Wenn ein Kind hört, wie jemand von hinten seinen Namen ruft, kann es den Kopf drehen und sich nach demjenigen umschauen, der es gerufen hat. Ein Erwachsener muss unter Umständen den gesamten Oberkörper aus der Hüfte heraus drehen. Wenn Sie einen älteren Menschen von hinten rufen, wird er wahrscheinlich seinen ganzen Körper drehen und dabei seine Füße bewegen, um sich Ihnen zuwenden zu können. Eine alte Yoga-Weisheit lautet: »Sie sind immer nur so jung wie Ihre Wirbelsäule!«

Wir können in sechs Hauptrichtungen mit dem Nacken arbeiten, während wir in diversen Yin Yoga-Positionen sitzen. Die meisten angebotenen Übungen für den Oberkörper können Sie ausführen, während Sie in einer der folgenden Positionen sitzen: Schnürsenkel, Quadrat, Libelle, Zehensitz oder im bequemen Schneidersitz. Versuchen Sie, die im Folgenden aufgelisteten Übungen auszuführen, während Sie sich in der Grundposition Schnürsenkel befinden. Wenn Sie Nackenprobleme haben, versuchen Sie diese Übungen nicht, bevor Sie nicht ärztlichen Rat eingeholt haben.

Seitliche Dehnung: Neigen Sie das Ohr Richtung Schulter. Eine Hand am Ohr aufzulegen verstärkt die Belastung.

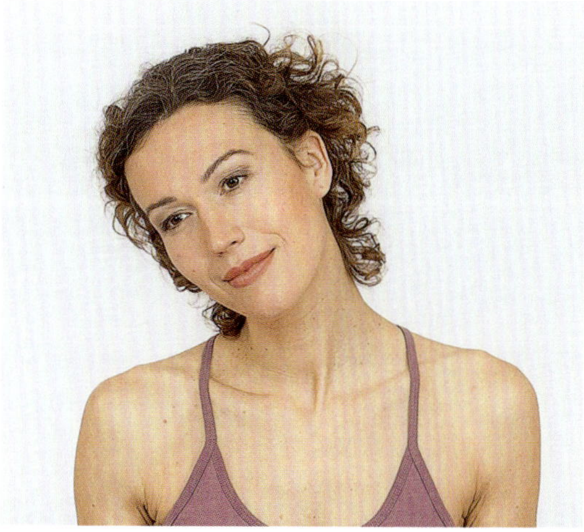

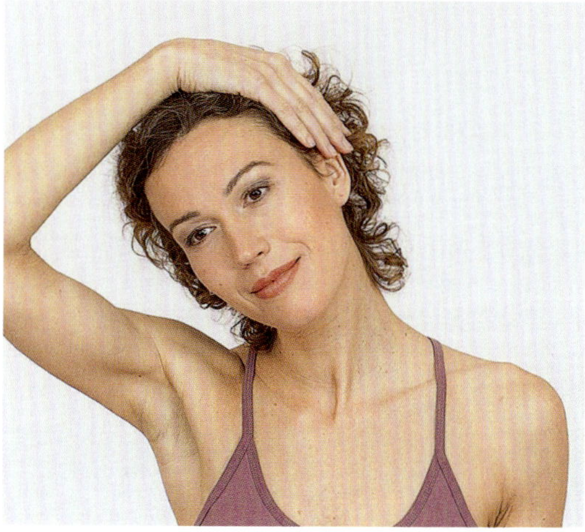

Laterale (seitliche) Flexion

Sitzen Sie in der Position Schnürsenkel auf einem Kissen. Halten Sie die Wirbelsäule einschließlich des Nackens lang und gerade. Neigen Sie das rechte Ohr in Richtung der rechten Schulter. Die drei Prinzipien der Praxis gelten auch hier: Loten Sie Ihre Grenze aus, sodass Ihr Nacken auf der Seite der Schulter, von der Sie sich weglehnen, fühlbar beansprucht wird. Werden Sie ruhig und halten Sie die Position für 1–2 Minuten. Bei anhaltendem Training können Sie mit der Zeit die Haltedauer steigern. Wenn sich Ihre persönliche Grenze verschiebt, neigen Sie das Ohr tiefer in Richtung Schulter. Achten Sie jedoch darauf, dass Sie nicht einfach den ganzen Körper zur Seite neigen oder – noch schlimmer – Ihre Wirbelsäule in sich zusammensacken lassen. Bleiben Sie aufrecht sitzen. Wenn Sie die Beanspruchung gerne ein wenig steigern möchten, lassen Sie Ihre rechte Hand sanft über dem rechten Ohr ruhen, um die Gewichtsbelastung zu erhöhen. Ziehen Sie nicht – lassen Sie die Hand einfach ganz entspannt dort liegen. Wenn Sie genug haben, schieben Sie Ihren Kopf mithilfe der rechten Hand in die Mitte zurück und halten Sie für die Dauer von ein paar Atemzügen inne, bis die Empfindungen nachgelassen haben. Dann probieren Sie die Übung hin zur anderen Seite.

Eine weitere Methode, um die Beanspruchung bei dieser lateralen Flexion der Halswirbelsäule zu erhöhen, besteht darin, die andere, freie Hand hinter den Rücken zu nehmen. Wenn Sie auch mit der linken Schulter arbeiten möchten, probieren Sie, die Hand so weit wie möglich zwischen den Schulterblättern hinaufzuschlängeln. Andernfalls lassen Sie den Arm einfach hinter sich ruhen. Lassen Sie die linke Schulter hinuntersinken, während Sie das rechte Ohr entspannt in Richtung der rechten Schulter neigen. Wenn sich die linke Schulter absenkt, wird das Gefühl entlang der linken Seite des Nackens intensiver.

Vorwärtsflexion

Hier arbeiten wir mit der Rückseite des Nackens, indem wir den Nacken nach vorn beugen. Bei den meisten Menschen hängt der Kopf tendenziell nach vorn, sodass sich die Ohren vor den Schultern befinden. Dies liegt daran, dass ein Großteil der Menschen viel Zeit vor dem Computer oder beim Fernsehen verbringt. Dabei lehnen sie sich in ihren Stühlen oder auf ihrer Couch zurück und müssen den Kopf nach vorn nehmen, um den Bildschirm sehen zu können.

Nehmen Sie auch hier wieder die Position Schnürsenkel ein und setzen Sie sich gerade und aufrecht hin. Atmen Sie tief ein und versuchen Sie, Ihren Nacken absichtlich zu verlängern, indem Sie den Scheitel Ihres Kopfes Richtung Himmel recken. Dies wird den Raum schaffen, den Sie benötigen, um den Kopf nach vorn zu bewegen. Nun strecken Sie Ihr Kinn nach vorn, und während Sie langsam ausat-

Dehnung nach vorne: Ausatmend neigen Sie das Kinn. Die verschränkten Hände auf dem Hinterkopf steigern die Belastung.

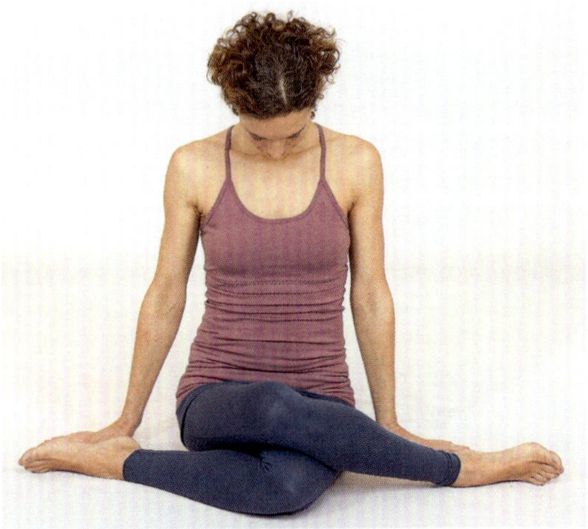

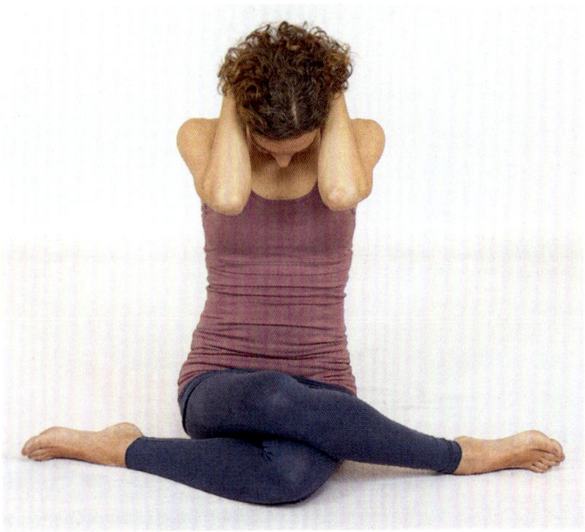

men, neigen Sie das Kinn in Richtung Brust. Um das aufrechte Sitzen zu unterstützen, heben Sie die Brust bei jedem Einatmen dem Kinn entgegen. Loten Sie Ihre erste Grenze aus und geben Sie sich Zeit, sich zu öffnen. Auch hier können ein paar Minuten anfangs alles sein, was Sie benötigen. Wenn Sie bereit sind, die Position zu lösen, verwenden Sie Ihre Hände, um den Kopf zurück in eine neutrale Stellung zu schieben. Halten Sie einige Atemzüge lang inne und entspannen Sie das Gewebe, mit dem Sie gerade gearbeitet haben.

Probieren Sie einige leichte Variationen aus, um die Beanspruchung zu spüren. Wenn Sie den Kopf leicht nach rechts drehen, während das Kinn nach unten geneigt ist, fühlen Sie eventuell, dass sich die Beanspruchung leicht diagonal auf die linke Seite des Nackens verlagert hat. Nun spüren Sie nicht mehr länger nur die Rückseite des Nackens, Sie spüren auch nicht nur die Seite des Nackens, wie dies bei den seitlichen Beugungen der Fall war. Nun steuern Sie das Gewebe zwischen der Seite und der Rückseite des Nackens an.

Wenn Sie das Gefühl haben, dass Sie noch nicht ganz bis an Ihre Grenze gegangen sind, verschränken Sie die Finger beider Hände und lassen Sie diese sanft auf dem Hinterkopf ruhen. Und wieder: Ziehen Sie nicht! Das Gewicht Ihrer Hände und Arme reicht aus, um die Position intensiver werden zu lassen.

Es kann sein, dass Sie bei dieser Übung niemals eine intensive Dehnung verspüren. Wenn Sie schon lange Yoga praktizieren, haben Sie dieses Gewebe vielleicht schon ausreichend gedehnt und nun werden Sie von der Kompression daran gehindert weiterzugehen. Sie sind an Ihre äußerste Grenze gelangt und es hat auch keinen Sinn mehr, fester mit Ihren Händen am Nacken zu ziehen. Manchmal gelangen Sie bereits an den Kompressionspunkt, bevor das Kinn auf der Brust liegt. Die Knochen der Schädelbasis stoßen eventuell an die Vorderseite des Nackenwirbels, zwei oder mehrere Wirbel werden vielleicht ineinandergeschoben. Wenn Sie das Gefühl haben, dass Sie aufgrund von Empfindungen im Bereich der Kehle stecken bleiben, zwingen Sie sich nicht, weiterzugehen. Entspannen Sie einfach dort, wo Sie gerade sind.

Eine abschließende Anmerkung zur Flexion des Nackens: Es gibt im Yin Yoga zahlreiche Posen, in denen der Nacken natürlich vorwärts flektiert wird, z. B. beim Schmetterling, bei der Raupe und bei den Variationen der Libelle mit Vorbeuge. In diesen Positionen hängt Ihr Kopf nach unten und folglich ist auch der Nacken flektiert. Es besteht unter Umständen nicht die Notwendigkeit, dass Sie eigens Übungen zur Flexion des Nackens ausführen, da sich dieser bereits so häufig in der Flexion befindet. Stattdessen möchten Sie evtl. in andere Richtungen mit dem Nacken arbeiten.

Drehungen

Wir können unseren Nacken immer dann drehen, wenn wir auch die Wirbelsäule insgesamt drehen. Drehungen können Spannung lösen und das energetische Gleichgewicht des Nervensystems wiederherstellen. Die Position Korkenzieher bietet eine gute Gelegenheit, den Nacken zu drehen. Das gilt auch für viele Positionen im Sitzen.

Wenn wir Drehungen des Nackens halten, arbeiten wir nicht übermäßig mit den Bändern entlang der Wirbelsäule. Stattdessen haben die Drehungen häufig Auswirkungen auf die Faszientaschen, die die Muskeln umgeben.

Wenn Sie beim Korkenzieher die Beine auf die eine Seite bewegen, lassen Sie den Kopf auf die andere Seite rollen. Möglicherweise können Sie den Kopf weiter drehen, wenn Sie ihn zunächst vom Boden heben, in der Luft drehen und dann die Wange auf den Boden senken. Wenn Sie sich benommen fühlen, drehen Sie den Kopf auf die andere Seite. Oder experimentieren Sie einfach damit, den Kopf auf beide Seiten zu drehen, und entscheiden Sie dann, was Ihnen eher zusagt.

Für den Schnürsenkel und andere Drehungen im Sitzen gelten die gleichen Grundsätze. Drehen Sie den Kopf, indem Sie das Kinn über die Schulter gleiten lassen. Loten Sie Ihre erste Grenze aus. Denken Sie daran: Wenn Sie es fühlen, dann tun Sie es. Es gibt keinen Grund, zu zerren und die Muskeln stärker zu involvieren. Bleiben Sie einfach in der Haltung, in der Sie die Beanspruchung spüren. Die Dauer ist wichtiger als die Intensität. Um die Position zu lösen, drehen Sie den Kopf zunächst für einen Augenblick auf die entgegengesetzte Seite und gestatten Sie es dann dem Rest Ihres Körpers, zu entspannen.

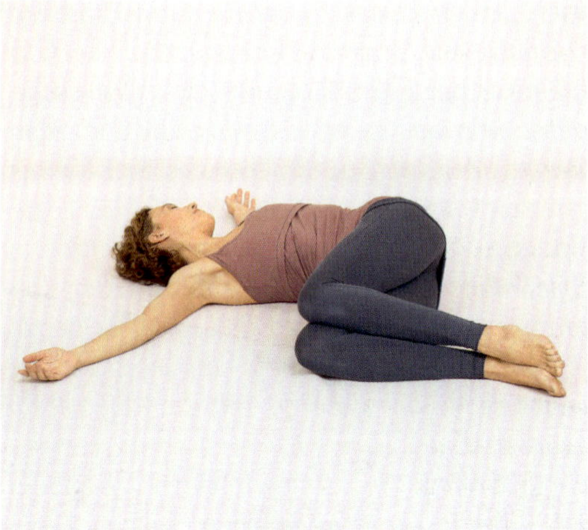

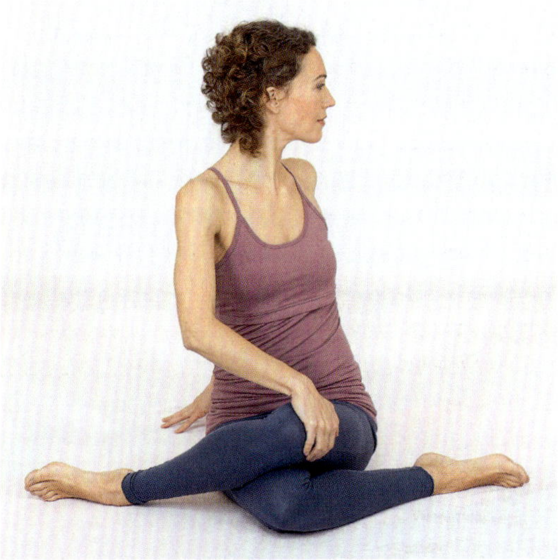

Drehung im Liegen (Korkenzieher)
Drehung im Sitzen (Schnürsenkel)

Extension

Weiter oben haben wir bereits angemerkt, dass die meisten Menschen dazu tendieren, den Kopf vor den Schultern zu halten und dieses Phänomen ist in der allgemeinen Bevölkerung gut zu beobachten. Eine der Konsequenzen des vorgeneigten Kopfes ist, dass die Vorderseite des Nackens, die Kehle, geschlossen wird. Denn Nacken nach hinten zu neigen, was als Extension bezeichnet wird, kann helfen, die Kehle zu öffnen und die diversen Drüsen zu massieren, die dort angesiedelt sind, z. B. die Schilddrüse, die vier Nebenschilddrüsen und die zahlreichen Speicheldrüsen.

Den Nacken nach hinten zu neigen ist recht einfach, doch man muss dabei vorsichtig sein. Es gibt vier Hauptarterien, die Blut zum Gehirn transportieren: Zwei davon sind die Halsschlagadern, die auf der Vorderseite des Nackens verlaufen. Die anderen beiden sind die Wirbelsäulenarterien, die, wie der Name schon sagt, durch die Halswirbelsäule verlaufen. Bei manchen Menschen werden die Wirbelsäulenarterien durch die Wirbel zusammengedrückt, wenn sie ihren Kopf nach hinten neigen. Dadurch wird der Blutfluss zum Gehirn vermindert, was zu Schwindelgefühlen und Benommenheit führt. Bitte beobachten Sie sehr aufmerksam die Empfindungen, die sich einstellen, wenn Sie Übungen für den Nacken ausführen, egal in welche Richtung. Aber bei der Extension sollten Sie besonders vorsichtig sein.

Beginnen Sie damit, dass Sie gerade und aufrecht in jeder beliebigen Yin Yoga-Position sitzen. Verlängern Sie den Nacken beim Einatmen. Dies gibt der Bewegung mehr Raum, wenn Sie den Kopf zurückneigen. Beim Ausatmen lassen Sie Ihren Kopf nach hinten sinken. Wahrscheinlich werden Sie feststellen, dass Sie recht schnell in der Bewegung innehalten – dann sind Sie an Ihre Grenze gestoßen. Seien Sie zufrieden und bleiben Sie in dieser Position. Wie erläutert müssen einige Menschen die Übung aufgrund der Kompression abbrechen.

Wenn Ihr Nacken sehr flexibel ist, kann es passieren, dass Ihr Hinterkopf auf Ihrem oberen Rücken zum Liegen kommt. Manche Personen stoßen vielleicht nicht an den Rücken, spüren aber trotzdem, wie die Wirbel im Nacken zusammengeschoben werden, und können den Kopf nicht weiter zurückneigen. Wenn Sie diese Kompressionspunkte nicht fühlen können, werden Sie wahrscheinlich durch die Spannung in der Kehle aufgehalten. Lassen Sie das dann einfach für ein oder zwei Minuten einsickern. Um die Position zu lösen, bringen Sie Ihren Kopf zurück in eine neutrale Haltung und halten Sie dann einige Atemzüge lang inne.

Oft haben wir bei der Arbeit mit dem Nacken das Gefühl, dass wir die Halswirbelsäule krümmen, doch tatsächlich neigen wir nur den Kopf. Personen, die über einen wenig flexiblen Nacken verfügen, tarnen den Mangel an Bewegung dadurch, dass sie ihren Schädel auf den beiden obersten Halswirbeln drehen oder neigen. Wenn Sie eine der oben beschriebenen Übungen ausführen, versuchen Sie zu spüren, dass sich der Nacken krümmt oder dreht und dass sich nicht lediglich der Kopf bewegt. Je weiter unten sich die Wirbel befinden, desto geringer ist ihr Bewegungsradius, also sollte es sich so anfühlen, als würden Sie den Nacken direkt von seiner untersten Basis aus bewegen. Wenn Sie den Schwerpunkt auf den Nacken statt auf den Kopf legen, empfinden Sie möglichweise, dass sich die Beanspruchung großflächiger über das Gewebe verteilt. Die Empfindungen sollten intensiver sein. Fortschritte bei der Flexibilität werden sich in dieser Region nicht schnell einstellen. Also seien Sie bei der Praxis geduldig und versuchen Sie nicht, zu schnell zu viel zu tun.

Die Schultern

Die Schulter ist eines der beweglichsten und kompliziertesten Gelenke des Körpers, das eine große Vielzahl unterschiedlicher Bewegungen ausführen kann. Dies liegt unter anderem daran, dass das, was wir gemeinhin als Schulterbewegungen bezeichnen, tatsächlich aus zwei verschiedenen Bewegungen besteht:

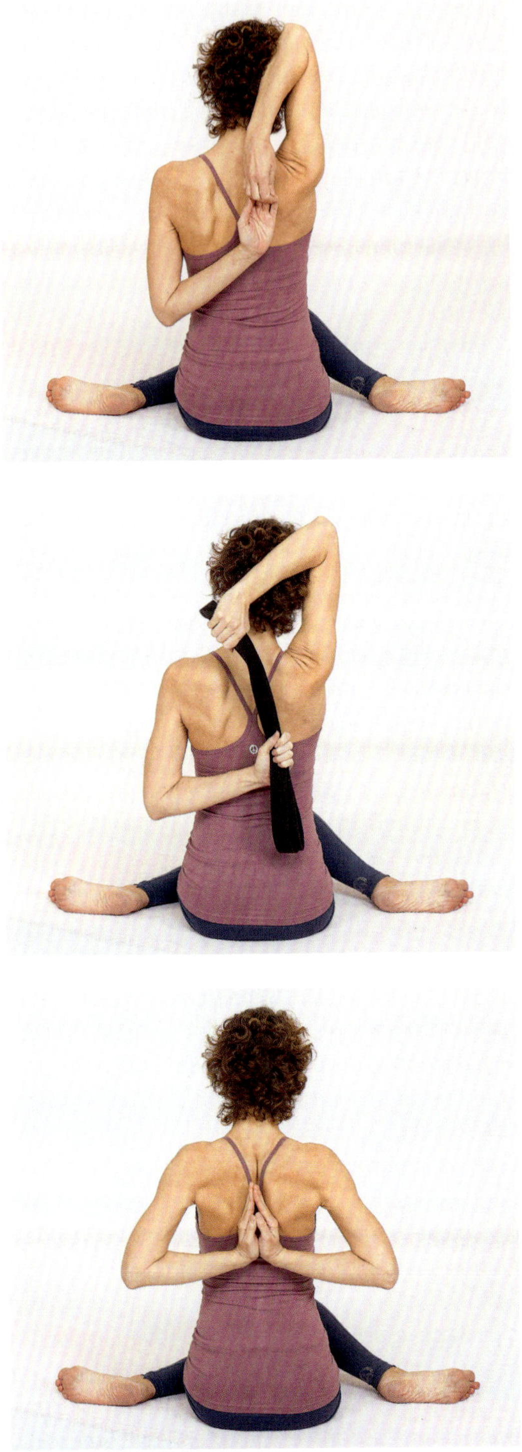

» Varianten der Armhaltung Kuhgesicht: klassische Haltung, mit Hilfsmittel, in Gebetshaltung

einer Bewegung des Armes und einer Bewegung des Schulterblatts. Der Arm verfügt über sechs Freiheitsgrade, während sich das Schulterblatt in acht verschiedene Richtungen bewegen kann. Wenn wir alle möglichen Kombinationen analysieren wollten, wären das 48 Bewegungen. Doch zum Glück benötigen wir nicht so viele Positionen, um die Schultern in optimalem Zustand zu halten. Es gibt einige klassische Positionen für die Arme, die eine gute Schulterarbeit bieten.

Armhaltung der Position Kuhgesicht

Aus der Grundposition des Schnürsenkels können wir auf unterschiedliche Arten mit den Schultern arbeiten. Um die klassische Armhaltung der Position Kuhgesicht einzunehmen, heben Sie die rechte Hand, beugen Sie den Ellenbogen und klopfen Sie sich selbst auf die Schulter. Bringen Sie die linke Hand hinter den Rücken und versuchen Sie, diese so weit wie möglich nach oben zu schlängeln.

Wenn Sie über die notwendige Beweglichkeit verfügen, verschränken Sie die Hände. Wenn Ihnen dies nicht möglich ist, verwenden Sie ein Seil oder einen Gürtel und halten Sie dies/diesen mit beiden Händen. Finden Sie den Punkt, an dem Sie ein gutes Maß an Beanspruchung empfinden, und lassen Sie dies zwei oder drei Minuten lang einsickern. Sie rotieren jetzt den oberen Arm nach außen, spreizen ihn ab und beugen ihn. Der untere Arm wird nach innen rotiert, an den Körper herangeführt und gestreckt. Die Schulterblätter sind größtenteils neutral.

Bei einer letzten Variation dieser Haltung können Sie auch die Hände hinter dem Rücken zu einer Gebetshaltung zusammenbringen, die auch als Paschimanjali bezeichnet wird. Dies ist für Schultern und Arme gleichzeitig eine sehr anspruchsvolle Position. Sie können im Alltag Paschimanjali praktizieren und z.B. Ihre Arme in diese Haltung bringen, während Sie im Haus herumgehen. Ihre Schultern werden schnell locker werden.

Wenn Sie sich entscheiden, diese Positionen zu verlassen, werden Sie sofort wissen, ob sie wirksam waren: Ihre Schultern werden sich laut und vernehmlich bei Ihnen bedanken. Lösen Sie die Position langsam und, um Ihre Schultern zu entspannen. Versuchen Sie Ihre Hände ganz weit auszustrecken, als wollten Sie die Wände eines Zimmers auseinanderschieben. Dies ist ein guter Zeitpunkt, um »Om« zu murmeln. Nun sind Sie bereit für die andere Seite.

Sie können, während Sie die Armhaltung eingenommen haben, auch noch eine Vorbeuge hinzufügen. Dies ist allerdings nicht sinnvoll, wenn Sie das Gefühl haben, dass die Vorbeuge die Beanspruchung der Schultern oder der Hüften vermindert. Wenn die Vorbeuge die Beanspruchung angenehm intensiviert, führen Sie sie aus. Denken Sie daran, dass Sie diese Armhaltungen in einer Vielzahl von Grundpositionen des Yin Yoga einnehmen können, z.B. beim Quadrat oder bei der Libelle.

Adlerschwingen

Eine weitere Variation wird als Adlerschwingen bezeichnet: Bringen Sie den rechten Ellenbogen nach vorn unter den linken Ellenbogen. Probieren Sie, die Arme so eng wie möglich umeinanderzuwickeln, und versuchen Sie, die Handflächen zusammenzubringen. Wenn es Ihnen nicht gelingt, die Handflächen zusammenzulegen, dann tun Sie einfach so. Dies sind noch nicht wirklich Adlerschwingen. Adler steigen auf, also fangen Sie an, die Ellenbogen nach oben und von sich weg zu bewegen. Achten Sie darauf, wo Sie diese Beanspruchung empfinden. Wir führen jetzt die Arme an den Körper heran, aber wir spreizen die Schulterblätter ab.

Diese Position ist ein wunderbares Gegenmittel für die verspannten Schultern, die wir bekommen, wenn wir den ganzen Tag am Computer sitzen. Wenn wir die Arme heben, fügen wir noch Flexion hinzu.

Wenn Sie noch intensiver an die Grenze gehen möchten, versuchen Sie, sich vorzubeugen und mit den Ellenbogen auf einem Block oder Polster abzustützen – oder die Ellenbogen über die Vorderseite der Knie zu haken und sie im Laufe der Zeit bis auf den Boden zu bringen. Arbeiten Sie weiter daran, die Arme von sich wegzuschieben. Halten Sie die Position für einige Minuten. Wenn Sie fertig sind, setzen Sie sich auf und öffnen Sie ganz weit die Arme, sodass eine leichte Rückbeuge entsteht und das Herz geöffnet wird. Nun sind Sie bereit für die andere Seite: Achten Sie darauf, dass diesmal der andere Arm die untere Position einnimmt.

Diese Position kann auch eingesetzt werden, wenn Sie nicht sitzen. Gehen Sie in den Vierfüßlerstand und stützen Sie sich mit den Ellenbogen auf den Boden, einen Block oder sogar die Kante eines

Couchtisches. Sobald Sie die Ellenbogen irgendwo aufgestützt haben, lehnen Sie sich von ihnen weg.

Schultern und Arme

Wir haben die Arme in all ihren sechs Freiheitsgraden bewegt, doch die Schulterblätter haben wir lediglich abgespreizt. In der folgenden Position werden die Schulterblätter an den Körper herangezogen. Sie bietet außerdem eine angenehme Entspannung für die Vorderseite der Brust und beansprucht intensiv die Arme, insbesondere die Ellenbogengelenke. Wir können diese Bewegung ausführen, während wir uns weiterhin in der Grundposition Schnürsenkel befinden. Intensiver gestaltetet sie sich jedoch aus der Raupe oder aus einer Position heraus, die man als Sitzender Schwan bezeichnen könnte. Der Sitzende Schwan bietet eine Alternative zur Hüftarbeit, wenn der vollständige Schwan zu viel für Sie ist – oder immer dann, wenn ein Hüftöffner gerade für Sie nicht zugänglich ist. Lassen Sie uns also den Sitzenden Schwan als Grundposition für diese Armvariation verwenden.

Um die Position einzunehmen, sitzen Sie zunächst mit gerade vor sich ausgestreckten Beinen, lehnen Sie sich leicht auf Ihre Hände zurück, platzieren Sie den linken Knöchel über dem rechten Knie, beugen Sie das rechte Bein und bringen Sie die Ferse in Richtung Ihrer Hüfte. Halten Sie den linken Fuß flektiert, um das Knie zu unterstützen. Während Sie die Position halten, fühlen Sie möglicherweise, dass die Intensität in Ihrer linken Hüfte nachlässt. Sollte dies der Fall sein, bringen Sie die Hüften dichter an den linken Fuß. Konzentrieren Sie sich auf die Arme. Bewegen Sie langsam die Hände von sich weg und stützen Sie sich darauf. Achten Sie auf die Punkte der Beanspruchung – Sie spüren die Bewegung

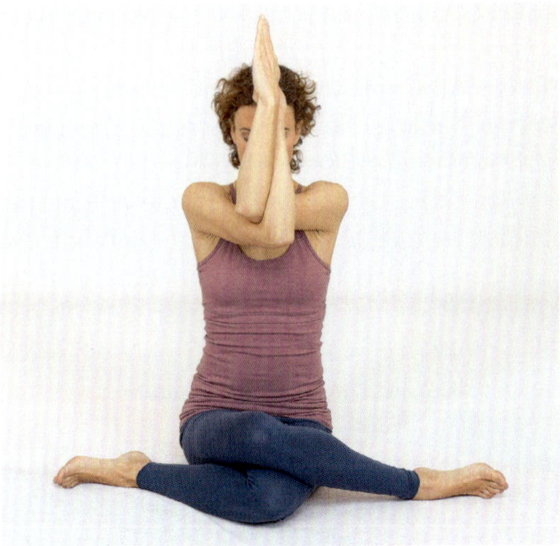

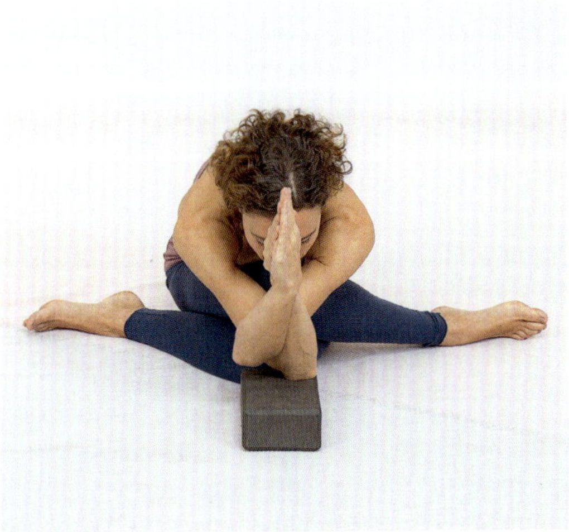

Adlerschwingen gegen verspannte Schultern: sitzende Variante, intensivere Variante

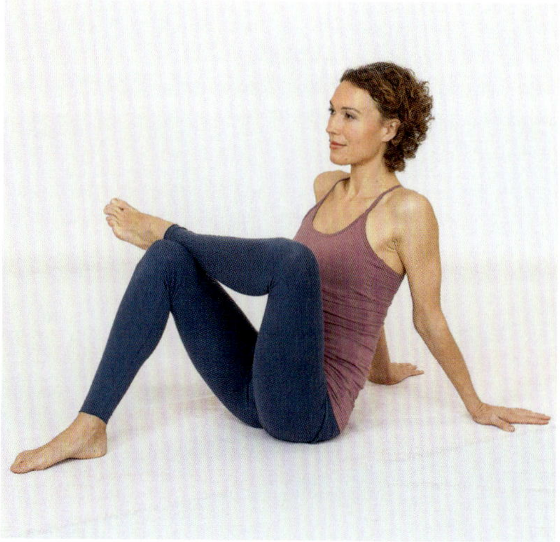

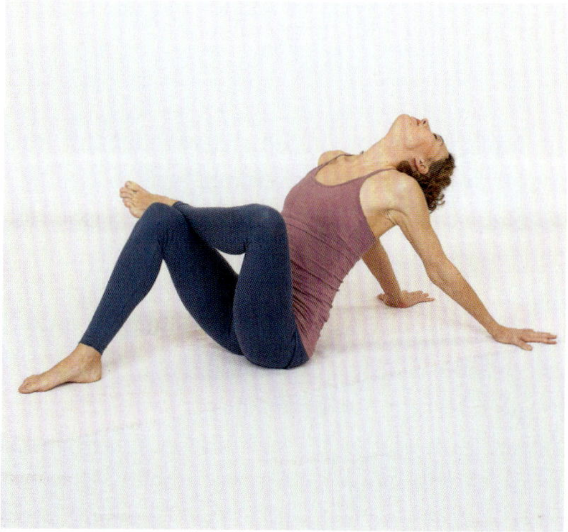

Beansprucht Schulterblätter, Ellenbogengelenke und Arme: sitzender Schwan

eventuell ausschließlich in den Schultern, den Ellenbogen oder den Handgelenken. Solange Sie etwas empfinden, werden Sie auch Nutzen aus der Position ziehen. Es ist gut, wenn Sie etwas spüren, aber übertreiben Sie es nicht. Wenn Sie genug haben, lösen Sie die Position. Schütteln Sie die Arme aus und entspannen Sie diese. Und vergessen Sie nicht die andere Seite!

In der Grundposition des Sitzenden Schwans ist möglicherweise keine intensivere Option verfügbar, also probieren Sie das Folgende mit gerade vor sich ausgestreckten Beinen aus: Versuchen Sie, ob Sie die Hände weiter nach hinten von sich wegschieben und die Hände dichter zusammenbringen können. Wenn Sie möchten, können Sie den Kopf nach hinten neigen und eine Extension des Nackens hinzufügen. Aber berücksichtigen Sie all die Sicherheitshinweise für den Nacken, die weiter oben erwähnt wurden. Schlussendlich werden sich Ihre Hände berühren. Dies ist die anspruchsvollste Version. Und auch hier gilt wieder: Übertreiben Sie es nicht.

Die Handgelenke

Menschen, die körperlich arbeiten, Schreibkräfte und Musiker sind nur einige der Personengruppen, die unter dem RSI-Syndrom (Repetitive Strain Injury) leiden, das durch die monotone Wiederholung von stets gleichen Bewegungsmustern entsteht. Häufig tritt dieses Syndrom in den Handgelenken auf. Die Handgelenke sind von einem Faszienband umgeben, das als Retinaculum bezeichnet wird. Außerdem verlaufen hier viele Schichten von Bändern, wie etwa das Karpalband über den Sehnen der Beugemuskeln der Finger. Sich häufig wiederholende Yang-Bewegungen der Hand können dieses Yin-Gewebe schädigen und zu Problemen mit Namen wie Karpaltunnelsyndrom führen. Yin-Übungen können, korrekt ausgeführt, dazu beitragen, dieses Gewebe zu verstärken und zu kräftigen.

Wenn Sie unter einer Form von RSI leiden, konsultieren Sie zunächst einen Arzt, bevor Sie mit der Behandlung beginnen. Wie üblich nehmen Sie auch hier keine Position ein, in der Sie Schmerzen haben. Und in allen Zweifelsfällen nehmen Sie professionelle Beratung in Anspruch.

Auch mit den Händen und Handgelenken können wir arbeiten, während wir uns bereits genüsslich in anderen Yin Yoga-Positionen befinden. Nehmen Sie also erneut die Position Schnürsenkel ein und erkunden Sie ein paar Optionen, die Handgelenke im Yin-Stil zu trainieren. Strecken Sie die Hände mit nach oben gedrehten Handinnenflächen vor sich aus, bringen Sie die Fingerspitzen auf den Boden, die Finger zeigen nach hinten, und lehnen Sie sich dann auf Ihre Hände. Versuchen Sie, die Handballen auf den Boden zu bringen. Nehmen Sie eine Haltung ein, in der Sie eine Empfindung auf der Innenseite Ihres Unterarms verspüren. Wenn dies zu intensiv ist, bewegen Sie die Hände dichter an sich heran. Wenn das Gefühl mit der Zeit abebbt, können Sie die Haltung wieder intensiver gestalten, indem Sie die Hände weiter von sich wegschieben und die Brust in Richtung der Oberschenkel neigen. Hier kann es zu ziemlich intensiven Gefühlen kommen. Bleiben Sie nicht in der Position, wenn Sie ein Stechen verspüren. Eine Haltedauer von einer Minute kann unter Umständen bereits genug sein. Wenn Sie fertig sind, setzen Sie sich wieder auf und schütteln Sie Ihre Handgelenke aus.

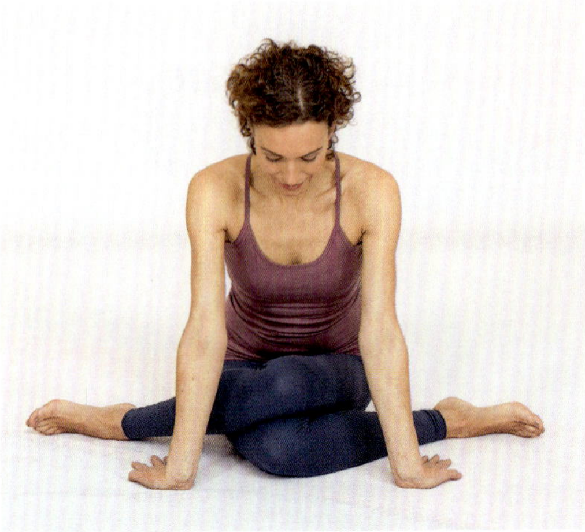

Handgelenksdehnung: Variante mit nach oben gedrehten Handinnenflächen

Nun sind Sie bereit für die andere Seite. Heben Sie erneut die Hände vor den Körper, doch diesmal mit den Handinnenflächen nach unten. Senken Sie die Fingerspitzen auf den Boden und lehnen Sie sich nach vorn, bis die Rückseiten der Hände auf dem Boden liegen. Sie beginnen nun vielleicht, sich wie ein prähistorischer Gorilla-Yogi zu fühlen, dessen Knöchel über den Boden schleifen. Das bedeutet aber lediglich, dass Sie es richtig machen. Wenn es Ihnen zu viel wird, ziehen Sie Ihre Hände dichter zu sich heran, und wenn sich Ihre Grenze verschiebt, versuchen Sie, die Hände wieder weiter von sich wegzubewegen. Auch hier kann eine Haltedauer von einer Minute durchaus genügen. Wenn Sie fertig sind, setzen Sie sich auf und schütteln Sie Ihre Handgelenke aus.

Diese Version der Handgelenksdehnung ist eine angenehme Ausgleichshaltung für Yang-Yogis, deren Yinyasa-Flows zahlreiche Herauf- und Herabschauende Hunde umfassen. Sie können diese beiden Varianten zur Deh-

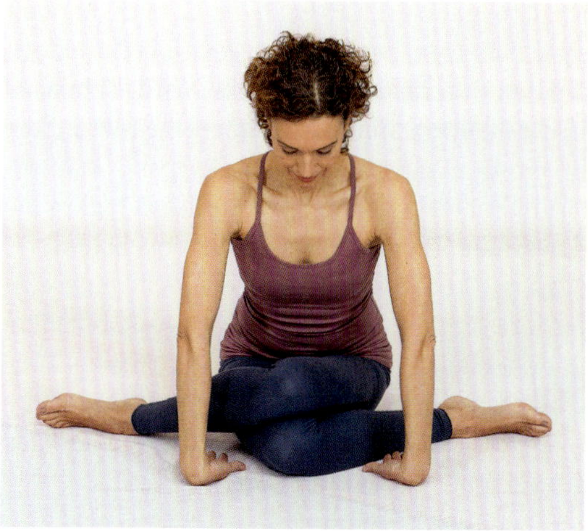

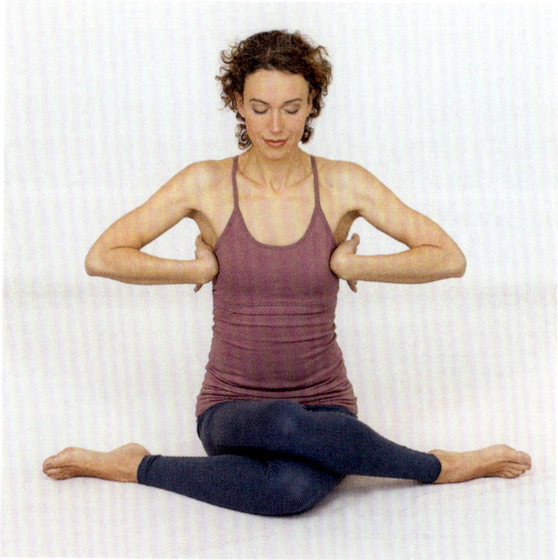

Handgelenksdehnung mit nach unten gedrehten Handinnenflächen. Variante: die Möwe

nung der Handgelenke auch in den Positionen der Drachen, des Schwans, der Libelle und in sämtlichen Sitzhaltungen ausführen.

Eine weitere Variante für die Rückseite der Hände ist die Möwe. Setzen Sie sich gerade und aufrecht hin (wenn Sie möchten, können Sie auch aufstehen) und öffnen Sie Ihre Arme mit nach hinten zeigenden Handflächen weit zur Seite. Bringen Sie nun die Hände in die Achselhöhlen, während die Finger weiterhin nach hinten zeigen. Schmiegen Sie Ihre Hände noch ein wenig weiter nach hinten. Gestalten Sie die Position anspruchsvoller, indem Sie Ihre Flügel (Ihre Ellenbogen) herunternehmen. Diese Yin-Position für die Handgelenke kann nach einer Reihe von Sonnengrüßen angenehm sein. Sie ähnelt dem Stehen auf den Händen bei der Padahastasana (Stehende Vorbeuge). Halten Sie die Position rund eine Minute, dann lösen Sie Ihre Hände aus den Achselhöhlen und schütteln die Handgelenke aus.

Die oben beschriebenen Yin Yoga-Positionen stellen keinesfalls erschöpfend alle Möglichkeiten dar, wie wir das Gewebe unseres Oberkörpers beanspruchen können. Entwickeln Sie ruhig auch andere Positionen. Denken Sie daran, dass die Prinzipien ganz einfach sind: Beanspruchen Sie das Gewebe, spielen Sie mit Ihren Grenzen, werden Sie ruhig, halten Sie die Position eine Zeit lang und, wenn Sie fertig sind, entspannen Sie und gönnen Sie der Region Ruhe, mit der Sie gerade gearbeitet haben. Und behalten Sie auch im Kopf, dass wir dieses Gewebe mit voller Absicht beanspruchen: Sie müssen es fühlen. Gehen Sie nicht zu tief in die Positionen hinein – erinnern Sie sich an Goldlöckchen –, aber doch tief genug, um eine Wirkung zu erzielen.

Yang-Ausgleichshaltungen

Viele Lehrer empfehlen, zwischen den Yin-Positionen immer mal wieder ein paar Yang-Bewegungen einzuschieben. Dies stimuliert den Energiefluss im Körper, bevor die nächste Position eingenommen wird. Denken Sie daran, dass es von allem ein Zuviel gibt. Zu viel Yang führt zu Erschöpfung und Energiemangel. Zu viel Yin zieht hingegen Stagnation nach sich. Ein wenig Yang zwischen den Positionen hilft, der Entwicklung von Stagnation entgegenzuwirken. Wählen Sie jede beliebige Yang-Bewegung aus, die sich für Sie gut anfühlt.

Katze Dies ist eine angenehme Ausgleichshaltung für jede Art von Wirbelsäulenarbeit, da sie die Wirbelsäule in die Flexion und die Extension bringt und sämtliche Knoten löst. Gehen Sie in den Vierfüßlerstand und reiten Sie auf Ihrem Atem. Beim Einatmen heben Sie Ihren Kopf und beugen Sie die Wirbelsäule nach unten durch. Beim Ausatmen krümmen Sie die Wirbelsäule nach oben und nehmen Sie Ihr Kinn an die Brust. Lassen Sie die Bewegung vom Steißbein ausgehen. Die Wirbelsäule kräuselt sich vom Schwanz hinauf zum Kopf.

Krokodil Dies ist eine gute Übung zur Lockerung der Knie und um die Körpermitte (Hintern und Bauch) in Form zu bringen. Sie fühlt sich im Anschluss an die Position Sattel oder jede andere Hüftarbeit, die die Knie beansprucht, ganz großartig an. Im Grunde handelt es sich hier um die Push-up-Position, die jedoch auf den Unterarmen ausgeführt wird. Gehen Sie in die Position Sphinx (in Bauchlage mit auf die Ellenbogen gestütztem Oberkörper), klappen Sie Ihre Zehen nach unten um und heben Sie das Gesäß auf eine Höhe mit den Schultern. Dies ist Stufe zwei. Stufe eins stellt eine einfachere Option dar, bei der Ihre Knie auf dem Boden bleiben dürfen. In beiden Fällen kontrollieren Sie Ihr Gesäß! Lassen Sie Ihre Hüften nicht auf den Boden sacken, sondern halten Sie sie auf einer Höhe mit Ihren Schultern.

Herabschauender Hund Dies ist wahrscheinlich die beste Ausgleichshaltung nach dem Schwan oder den Drachen. Der Herabschauende Hund dehnt die Rückseite des Körpers und bringt den Oberkörper in Form. Es gibt viele Arten, ein Hund zu sein. Eine besonders einfache Variante ist die, bei der man zunächst in den Vierfüßlerstand geht (Position der Katze), dann die Zehen nach oben umklappt und die Knie vom Boden hebt. Seien Sie ein glücklicher Hund: Heben Sie den Schwanz in die Höhe. Drücken Sie sich mit Ihren Pfoten vom Boden ab und ziehen Sie Ihre Fersen auf den Boden. Sie werden ihn vielleicht niemals erreichen, aber das ist auch in Ordnung – bewegen Sie Ihre Fersen einfach nur in diese Richtung.

Fisch Hier handelt es sich um eine ziemlich intensive Rückbeuge, die nach intensiven Vorbeugen oder Inversionen zum Einsatz kommt, wie z. B. der Schnecke. Während Sie mit gerade ausgestreckten, zusammengenommenen Beinen auf dem Rücken liegen, platzieren Sie die Arme gerade ausgestreckt darunter, Ihre Hände unter dem Gesäß oder den Oberschenkeln, um den unteren Rücken zu unterstützen. Die Ellenbogen stehen so dicht wie möglich zusammen. Beugen Sie die Ellenbogen und heben Sie die Brust an. Lassen Sie den Scheitel Ihres Kopfes auf den Boden sinken und ruhen Sie sanft darauf. Dies ist Stufe eins, die auch als Kleiner Fisch oder Babyfisch bekannt ist. In Stufe zwei können Sie, wenn Sie keine Nackenprobleme haben, Ihre Arme stärker beugen und die Brust höher heben, bis Ihr Kopf vom Boden abhebt. Dies ist eine intensive Dehnung für die Kehle.

Scharnier Wie auch das Krokodil hilft diese Position, die Knie zu lockern und die Körpermitte in Form zu bringen. Sie eignet sich hervorragend im Anschluss an die Sattel-Position. Legen Sie sich auf den Rücken, die Hände unter dem Gesäß oder dem Sakrum (um den unteren Rücken zu unterstützen). In Stufe eins lassen Sie die Knie gebeugt und ziehen diese an die Brust. Beim Ausatmen strecken Sie die Knie ein wenig aus und senken Sie die Füße in Richtung Boden. Beim Einatmen beugen Sie erneut die Knie und ziehen diese wieder an die Brust. In Stufe zwei strecken Sie die Beine immer weiter gerade aus. Bei einer anderen Variation wechseln Sie die Beine ab und strecken immer jeweils ein Bein aus und senken es ab. In der Stufe drei werden die Beine die ganze Zeit über vollständig gerade ausgestreckt gehalten, beim Einatmen angehoben und beim Ausatmen abgesenkt. Halten Sie die ganze Zeit über Ihr Gesäß auf Ihren Händen.

Tisch oder Rutsche Diese beiden Ausgleichshaltungen sind wunderbar, wenn Sie sich ausgiebig in der Vorbeuge aufgehalten haben, wie etwa beim Schmetterling oder bei der Raupe. Sitzen Sie mit den Händen hinter sich auf dem Boden und heben Sie dann Ihre Hüften an. Die Füße sind auf dem Boden, die Beine wahlweise gebeugt oder gerade ausgestreckt (bei ausgestreckten Beinen wird die Position als Rutsche bezeichnet). Kommen Sie fließend in diese Position, indem Sie die Hüften im Rhythmus des Atems anheben und absenken (anheben beim Einatmen, absenken beim Ausatmen).

Scheibenwischer Dies ist eine Ausgleichshaltung, die sich sowohl für Außenrotationen wie den Schnürsenkel als auch für Innenrotationen wie das Reh eignet, da beim Scheibenwischer die Hüften nach innen und nach außen rotieren. Sitzen Sie mit den Händen hinter sich auf dem Boden, die Beine weit gespreizt. Lassen Sie die Knie von einer Seite auf die andere fallen. Achten Sie darauf, dass die Beine tatsächlich gespreizt sind! Wenn die Füße zusammenstehen, ist die Rotation minimal. Diese Position kann auch in der Rückenlage ausgeführt werden.

Sie können spontan jede Position einnehmen, die sich natürlich anfühlt und nach der der Körper sich sehnt. Aber übertreiben Sie nicht. Die Yang-Bewegungen zwischen den Yin-Positionen sollten nur kurz gehalten werden. Man kann Yogastunden entwickeln, in denen während der gleichen Unterrichtsstunde sowohl Yin- als auch Yang-Asanas vermittelt werden. Allerdings sollte man es vermeiden, ständig zwischen dem Yang-Modus und dem Yin-Modus hin und her zu wechseln. Wenn Sie einen solchen Kurs abhalten, dann lassen Sie jedes der beiden Segmente eine Weile lang andauern. Sowohl die Yang- als auch die Yin-Praxis sollte mindestens 10–15 Minuten ohne Unterbrechung andauern. Während einer Yin Yoga-Unterrichtsstunde halten Sie die Intervalle mit den Yang-Ausgleichshaltungen kurz – 30–60 Sekunden sollten ausreichen.

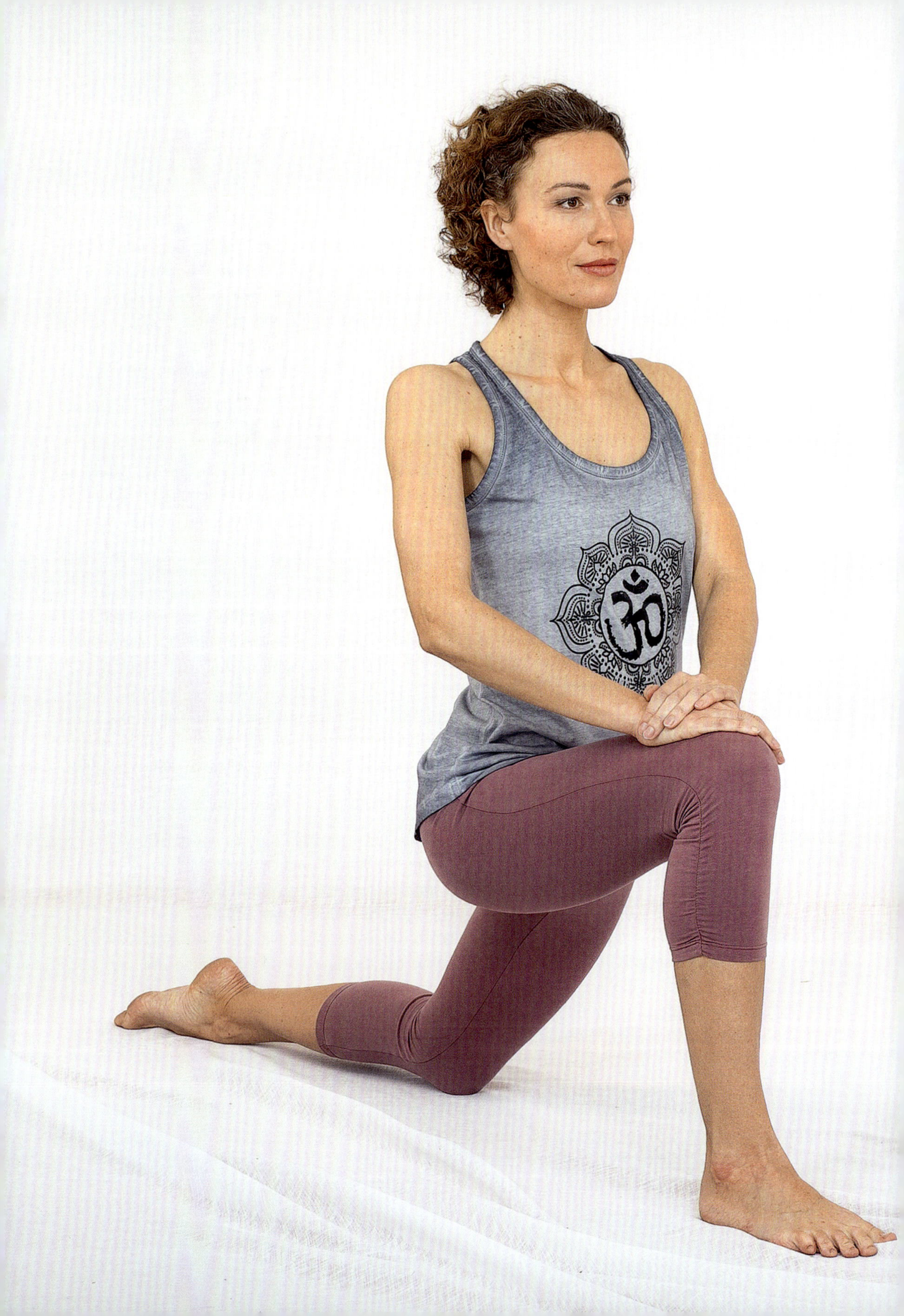

Yin Yoga-Flows

Flow-Praxis

Wir haben gelernt, wie man Yin Yoga sicher praktiziert und eine Intention für die Praxis festlegt. Außerdem haben wir diverse Positionen besprochen und erläutert, warum man diese jeweils ausführen sollte. Und wir haben ebenfalls gelernt, wie man mit einer Session beginnt und wie man sie zum Abschluss bringt. Nun ist der Zeitpunkt gekommen, an dem wir all diese Erkenntnisse zusammenbringen.

Die Flows, die in diesem Abschnitt angeboten werden, stellen nur einen kleinen Ausschnitt all dessen dar, was möglich ist. Gleichzeitig sind es aber auch repräsentative Beispiele für Wege, mit den zentralen Regionen des Körpers zu arbeiten. Natürlich steht es Ihnen auch hier wieder frei, zu experimentieren und die Flows zu verändern. Es werden 9 Flows vorgestellt, die meisten davon in einer Variante für Anfänger und einer für Fortgeschrittene: Wählen Sie Ihre passende Variante sorgfältig aus. Wenn Sie Anfänger sind, wählen Sie Variante 1. Geben Sie Ihrem Körper, Ihrem Herzen und Ihrem Geist Zeit, sich zu öffnen. Tiefer zu gehen bedeutet im Yin Yoga nicht, dass wir neuere, anspruchsvollere Positionen benötigen, sondern vielmehr, dass wir die einfachen Positionen länger halten.

Die 9 wichtigsten Flows und ihre Themen lauten:

1. Ein einfacher Flow für Einsteiger
2. Ein Flow für die Wirbelsäule (arbeitet mit den sechs Freiheitsgraden der Wirbelsäule)
3. Ein Flow für die Hüften (arbeitet mit den sechs Freiheitsgraden der Hüften)
4. Ein Flow für die Beine (arbeitet mit den vier Quadranten der Beine)
5. Ein Flow für die Schultern, Arme und Handgelenke (arbeitet mit den Herz- und Lungenmeridianen)
6. Ein Flow für die Nieren- und Harnblasenmeridiane
7. Ein Flow für die Leber- und Gallenblasenmeridiane
8. Ein Flow für die Magen- und Milzmeridiane
9. Ein Yin-Flow für den ganzen Körper (arbeitet mit den selten angesteuerten Regionen des Körpers)

Auch wenn jeder Flow ein zentrales Thema hat, bedeutet das nicht, dass Sie nicht gleichzeitig auch mit anderen Regionen des Körpers arbeiten, denn das werden Sie sehr wohl. Das Thema gibt lediglich Orientierung bezüglich des Schwerpunkts. Sie können zu jedem dieser Flows eigene Komponenten der Achtsamkeit, der Atemarbeit, der heilsamen Vorstellung, der Seelenarbeit oder jeglicher Intention hinzufügen, die Sie verfolgen möchten.

Man verliert schnell die Zeit aus dem Blick, während man intensiv in einer Position verharrt. Das kann dann dazu führen, dass man länger mit der einen Seite arbeitet als mit der anderen. Daher sollten Sie sich gegebenenfalls einen Wecker stellen, der piepst, brummt, Lichtsignale gibt oder vibriert, wenn die Zeit um ist. Die Gesamtdauer, die in diesem Abschnitt für jeden Flow angegeben wird, ist ein Schätzwert: Sie können selbst entscheiden, wie lang Ihre Session dauern soll. Sie können durchaus ein wenig länger brauchen oder auch etwas früher fertig sein, je nachdem, wie lange Sie zwischen den einzelnen Positionen pausieren. Verwenden Sie einen separaten Wecker, um die Gesamtdauer der Session im Blick zu behalten.

Wir haben rund 10% der gesamten Praxiszeit für Shavasana eingeplant, aber vielleicht möchten Sie diese Zeitspanne verlängern. Des Weiteren wurden drei bis fünf Minuten für die Eröffnungsmeditation eingeplant, aber auch dieser Zeitraum kann natürlich verlängert werden und Sie können auch nach Shavasana eine Abschlussmeditation hinzufügen.

Bitte beachten Sie:

Wenn Sie Einsteiger sind, wählen Sie Variante 1.

Ein einfacher Flow für Einsteiger

In diesem sanften, einstündigen Flow arbeiten Sie zunächst mit der Wirbelsäule und dann mit den Hüften. Die Session endet mit einer Drehung der Wirbelsäule vor der abschließenden Entspannung. Halten Sie jede Position drei Minuten lang. Zwischen den einzelnen Asanas entspannen Sie den Körper für jeweils 30 bis 60 Sekunden auf jede Art, die Ihnen angenehm erscheint. Sie können aus diesem Flow auch eine 90-minütige Session machen, indem Sie die Haltedauer für jede einzelne Position auf jeweils fünf Minuten verlängern.

I

Eröffnungs-meditation

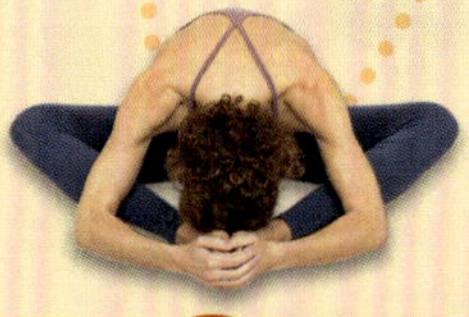

2

Schmetterling

Ausgleichshaltung: Scheibenwischer

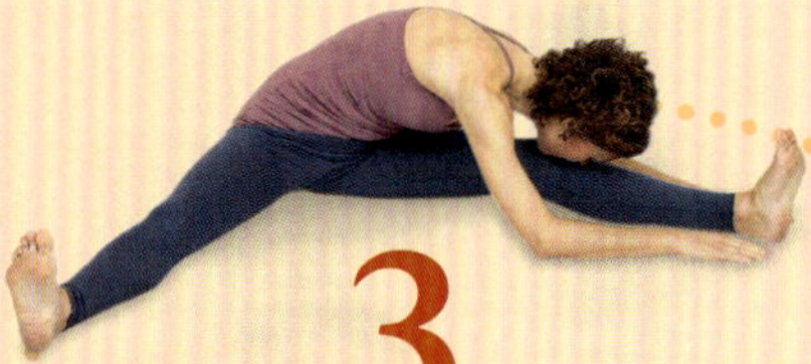

3

Libellen

Vorbeuge über das rechte Bein

Vorbeuge über das linke Bein

Vorbeuge in die Mitte

Ausgleichshaltung: Scheibenwischer

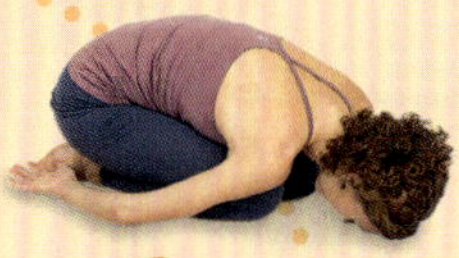

4

Stellung des Kindes – I Minute

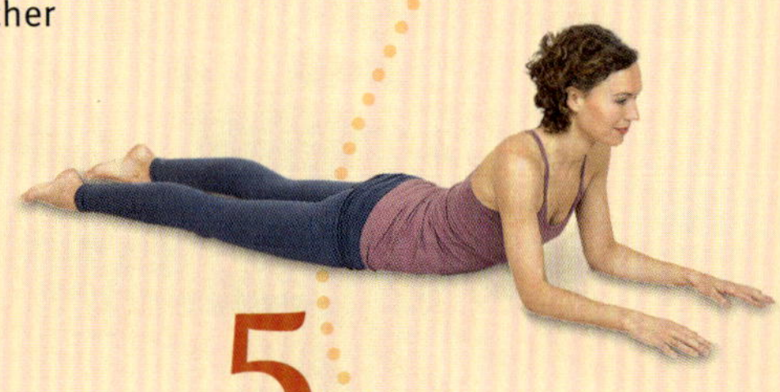

5

Sphinx

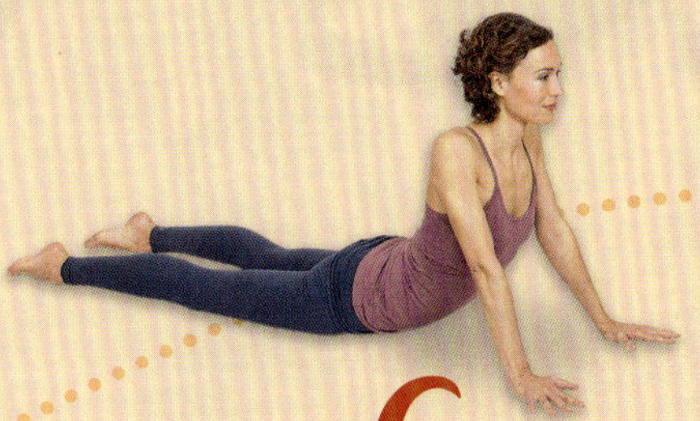

6

Seehund

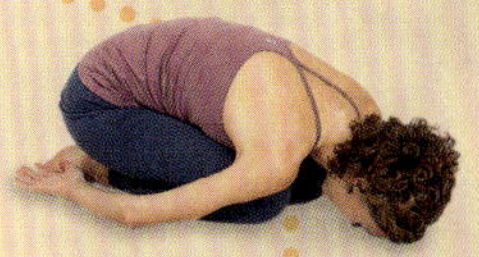

7

Stellung des Kindes – 1 Minute

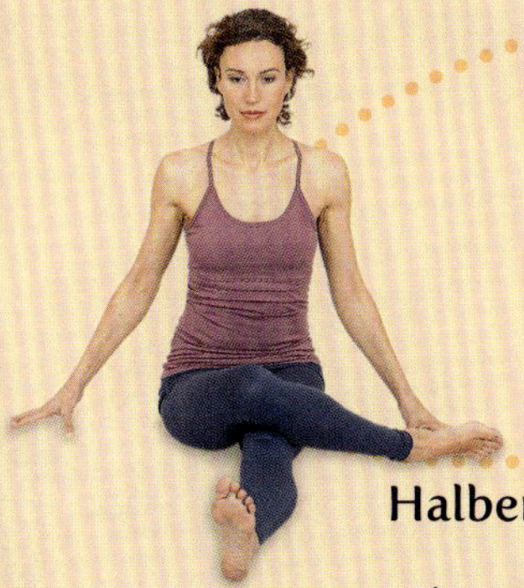

8

Halber Schnürsenkel

mit gerade ausgestrecktem rechten Bein

mit gerade ausgestrecktem linken Bein

Ausgleichshaltung: Scheibenwischer

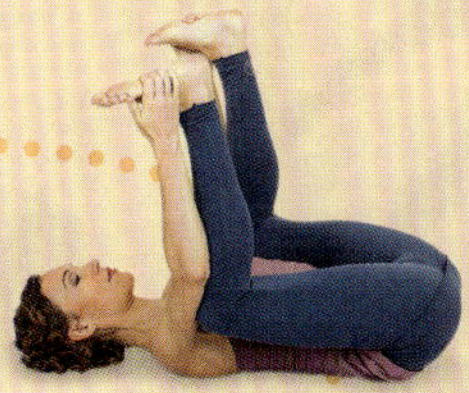

9

Glückliches Baby

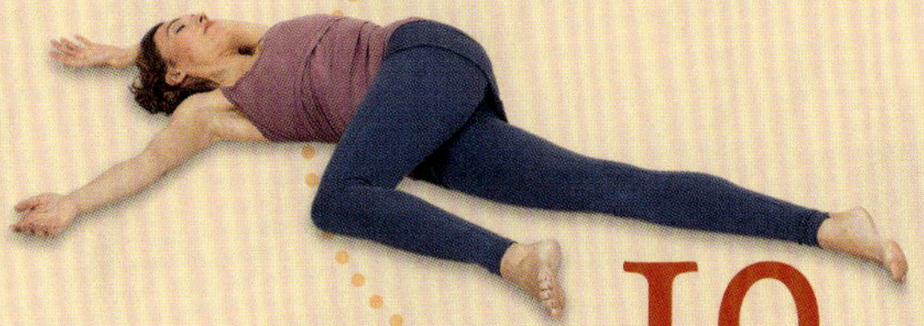

10

Korkenzieher

Drehung auf die rechte Seite

Drehung auf die linke Seite

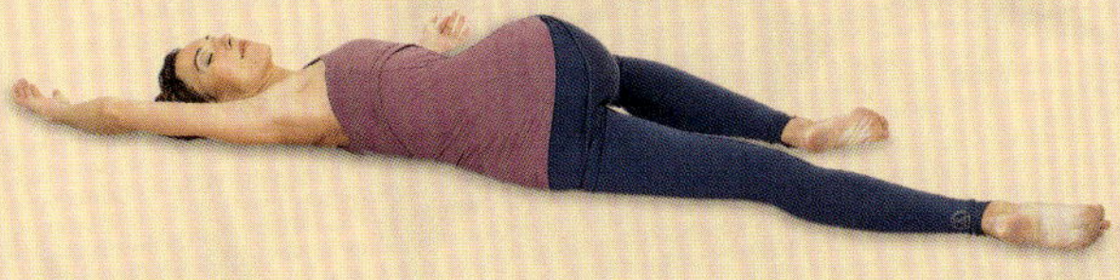

11

Shavasana

12

Abschlussmeditation

Ein Flow für die Wirbelsäule
(Variante I – 60 Minuten)

Dieser Flow bewegt die Wirbelsäule in ihren sechs Freiheitsgraden: Flexion, Extension, laterale Flexion nach links und rechts sowie Drehungen nach links und rechts. Sie beginnen mit einer sanften Flexion zum Einstieg, dem Schmetterling (Variante 1) oder der Hängenden Position (Variante 2). Die Libelle intensiviert die Flexion über jedes Bein und steuert die Seiten der Wirbelsäule an. Die intensivste Flexion wird bei der Raupe (Variante 1) oder der Schnecke (Variante 2) erzielt. Mit der Sphinx oder dem Seehund bringen wir die Wirbelsäule in die Extension. Bananasana sorgt für laterale Flexionen, bevor wir mit Drehungen der Wirbelsäule zum Abschluss kommen. Fügen Sie ein Training für den Nacken hinzu, indem Sie diesen in die gleiche Richtung bewegen wie die Wirbelsäule. Bei Flexionen neigen Sie den Kopf nach vorn, bei Extensionen strecken Sie ihn nach oben und neigen Sie ihn anschließend zurück. Bei der lateralen Flexion bewegt sich das Ohr in Richtung Schulter und bei Drehungen legen Sie die Wange auf den Boden. Seien Sie vorsichtig, wenn Sie Nackenprobleme haben. Wenn Sie möchten, können Sie bei der Variante 2 die Haltedauer ab der Position der Libelle jeweils um weitere zwei Minuten verlängern.

1

Eröffnungsmeditation – 3 Minuten

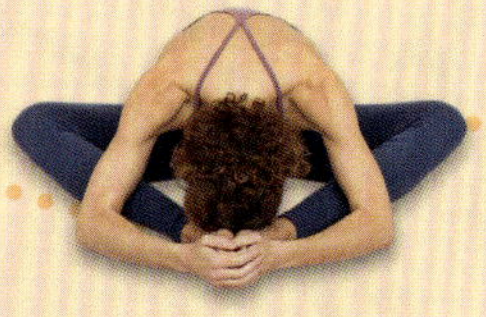

2

Schmetterling – 4 Minuten

Ausgleichshaltung: Scheibenwischer

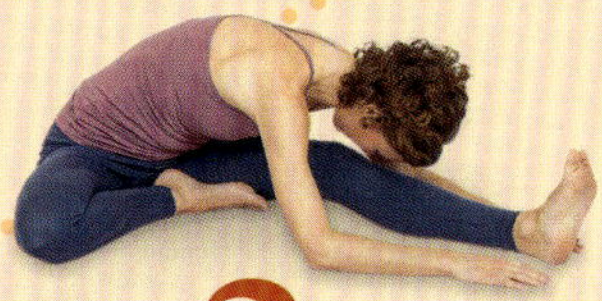

3

Halber Schmetterling

Vorbeuge über das rechte Bein – 4 Minuten

Ausgleichshaltung. Scheibenwischer – 1 Minute

Vorbeuge über das linke Bein – 4 Minuten

Ausgleichshaltung: Scheibenwischer – 1 Minute

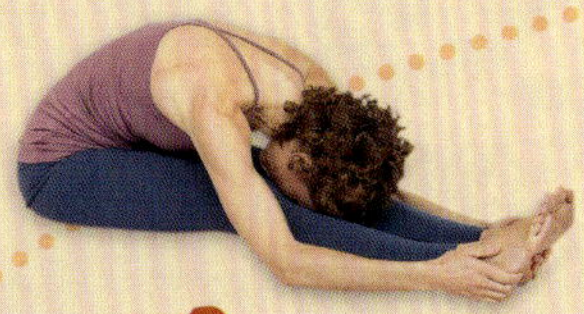

4

Raupe – 4 Minuten

Ausgleichshaltung: Tisch

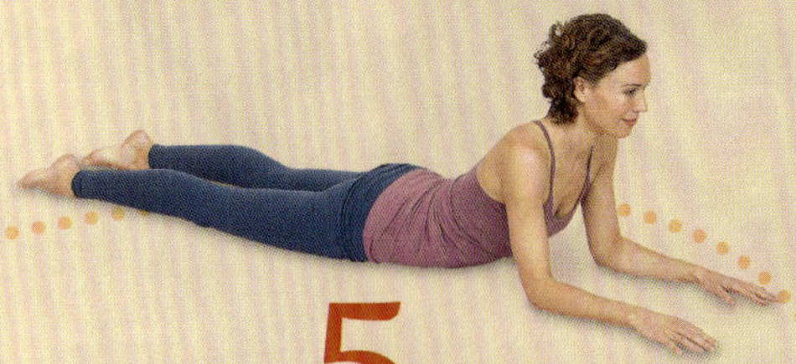

5

Sphinx – 2-mal 4 Minuten

Sphinx für 4 Minuten

Ausgleichshaltung: Liegen Sie entspannt auf dem Bauch, drehen Sie den Kopf auf eine Seite und ziehen Sie das Knie auf der gleichen Seite 1 Minute lang auf dem Boden neben sich nach oben.

Sphinx für weitere 4 Minuten

Ausgleichshaltung: Liegen Sie entspannt auf dem Bauch, drehen Sie den Kopf auf die andere Seite und ziehen Sie das Knie auf der gleichen Seite 1 Minute lang auf dem Boden neben sich nach oben.

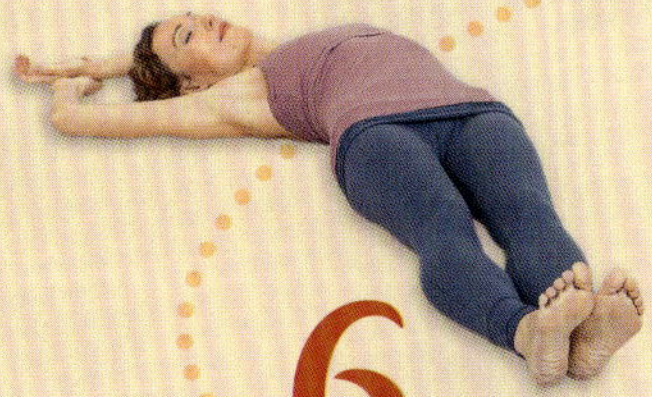

6

Bananasana – 2-mal 4 Minuten

Bananasana zur rechten Seite – 4 Minuten

Ausgleichshaltung: Knie in Richtung Brust ziehen und kreisen lassen

Bananasana zur linken Seite – 4 Minuten

Ausgleichshaltung: Knie in Richtung Brust ziehen und kreisen lassen

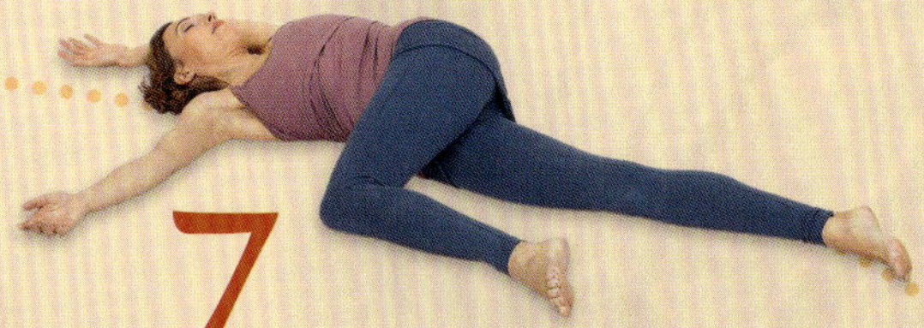

7

Korkenzieher – 2-mal 4 Minuten

Korkenzieher mit einem Knie auf der rechten Seite – 4 Minuten

Ausgleichshaltung: Knie an die Brust ziehen und kreisen lassen

Korkenzieher mit einem Knie auf der linken Seite – 4 Minuten

Ausgleichshaltung: Knie an die Brust ziehen und kreisen lassen

8

Shavasana – 7 Minuten

Ein Flow für die Wirbelsäule
(Variante 2 – 90 Minuten)

I

Eröffnungsmeditation – 5 Minuten

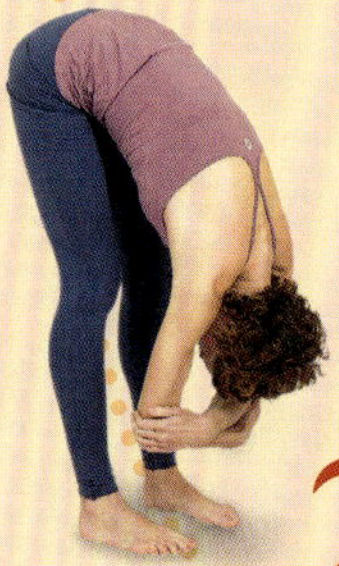

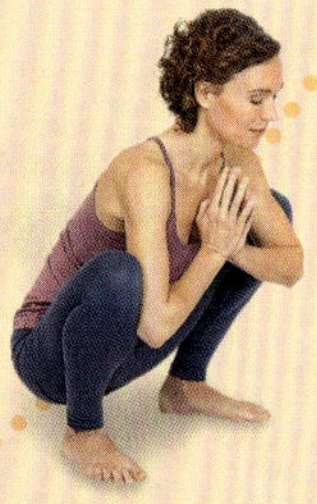

2

Hängende Position/ Hocke – 2-mal 3 + 2-mal 2 Minuten

Hängende Position – 3 Minuten

Hocke – 2 Minuten

Hängende Position – 3 Minute

Hocke – 2 Minuten

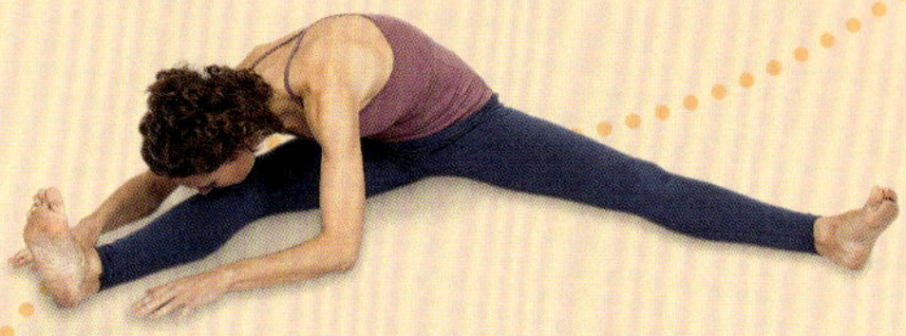

3

Libelle – 15 Minuten

Vorbeuge über das rechte Bein – 3 Minuten

Laterale Flexion – 2 Minuten

Vorbeuge über das linke Bein – 3 Minuten

Laterale Flexion – 2 Minuten

Vorbeuge in die Mitte – 5 Minuten

Ausgleichshaltung: Scheibenwischer – 1 Minute

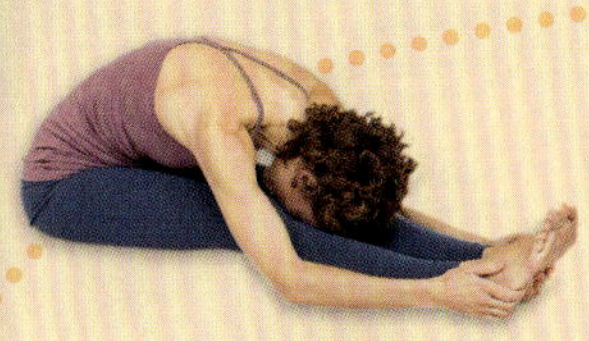

4

Raupe – 2 Minuten

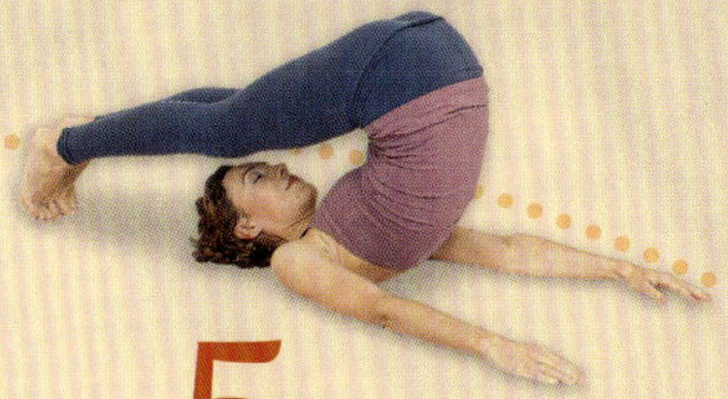

5

Schnecke – 3 Minuten

Ausgleichshaltung: Tisch

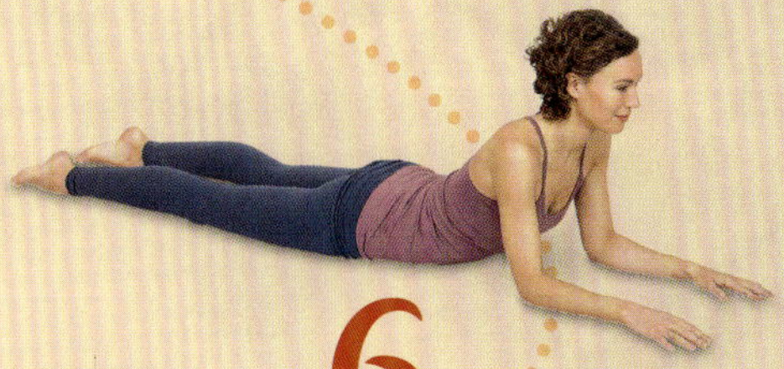

6

Sphinx – 5 Minuten

Sphinx – 5 Minuten

Ausgleichshaltung: Liegen Sie entspannt auf dem Bauch, drehen Sie den Kopf auf eine Seite und ziehen Sie das Knie auf der gleichen Seite 1 Minute lang auf dem Boden neben sich nach oben.

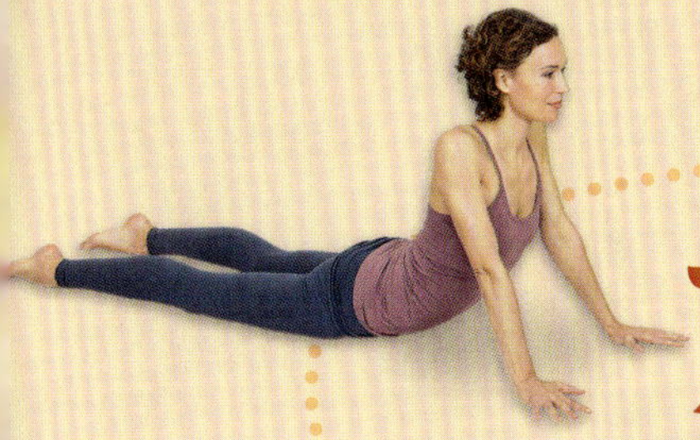

7

Seehund – 5 Minuten

Seehund – 5 Minuten

Ausgleichshaltung: Liegen Sie entspannt auf dem Bauch, drehen Sie den Kopf auf die andere Seite und ziehen Sie das Knie auf der gleichen Seite 1 Minute lang auf dem Boden neben sich nach oben.

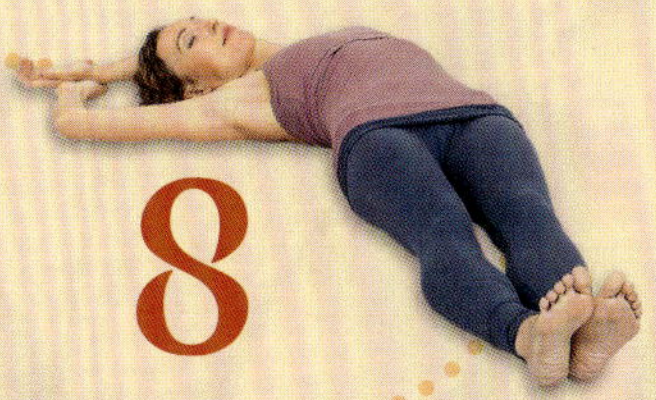

8

Bananasana – 2-mal 5 Minuten

Bananasana zur rechten Seite – 5 Minuten

Bananasana zur linken Seite – 5 Minuten

Ausgleichshaltung: Knie in Richtung Brust ziehen und kreisen lassen

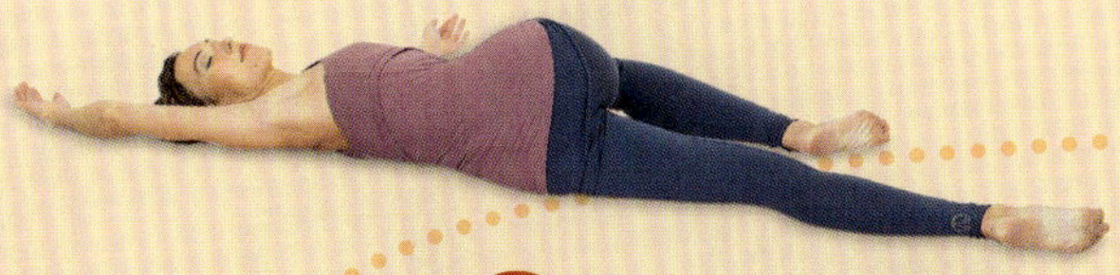

9

Korkenzieher – 2-mal 5 Minuten

Korkenzieher mit einem Knie auf der rechten Seite – 5 Minuten

Korkenzieher mit einem Knie auf der linken Seite – 5 Minuten

Ausgleichshaltung: Knie an die Brust ziehen und kreisen lassen

10

Shavasana – 10 Minuten

Ein Flow für die Hüften

(Variante I – 60 Minuten)

Dieser Flow bewegt die Hüften in all ihren sechs Freiheitsgraden. Er enthält eine sanfte Außenrotation, Abduktion und Flexion beim Schmetterling, Abduktion und Flexion bei der Libelle, reine Flexion bei der Raupe und Außenrotation beim Schnürsenkel – der auch eine sanfte Adduktion und Flexion beinhaltet. Beim Geflügelten Drachen wird die Außenrotation der vorderen Hüfte mit einer Extension der hinteren Hüfte kombiniert. Nur in der Variante 2 bietet das Kamel eine tiefe Extension der Hüfte. Beim Sattel wird die Extension leicht fortgeführt und die Innenrotation kommt hinzu. Wenn Sie möchten, können Sie die Haltedauer der zentralen Positionen der Variante 2 zusätzlich jeweils um weitere zwei Minuten verlängern. Für den Drachenzyklus wählen Sie eine beliebige Position aus den in Kapitel »Drachen« (S. 66) vorgestellten Varianten aus oder beginnen Sie für eine Minute mit dem Babydrachen und gehen Sie dann für zwei weitere Minuten zum Tieffliegenden Drachen über.

1

Eröffnungsmeditation – 3 Minuten

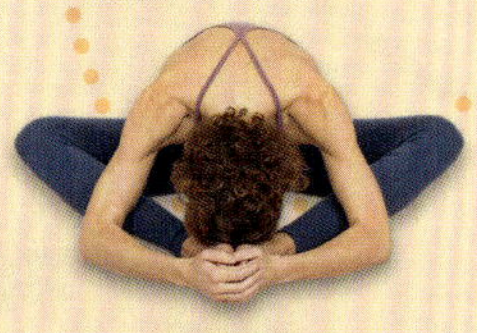

2

Schmetterling – 5 Minuten

Ausgleichshaltung: Scheibenwischer

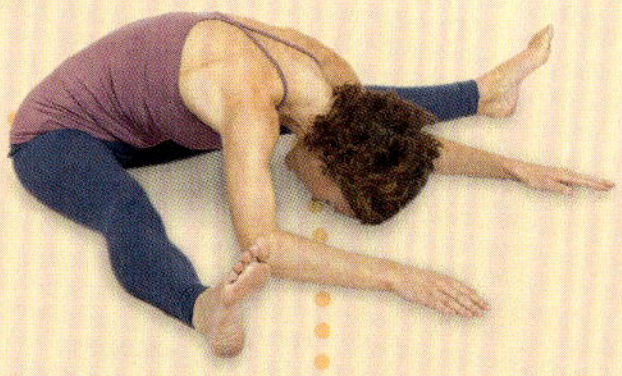

3

Libelle – 5 Minuten

Ausgleichshaltung: Scheibenwischer

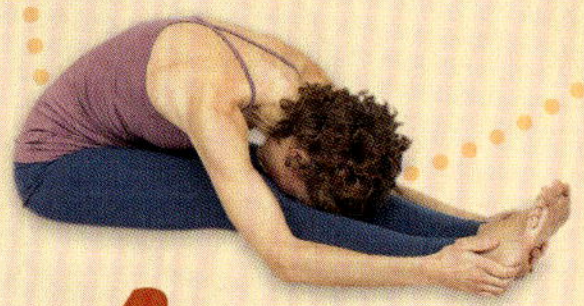

4

Raupe – 3 Minuten

Ausgleichshaltung: Tisch

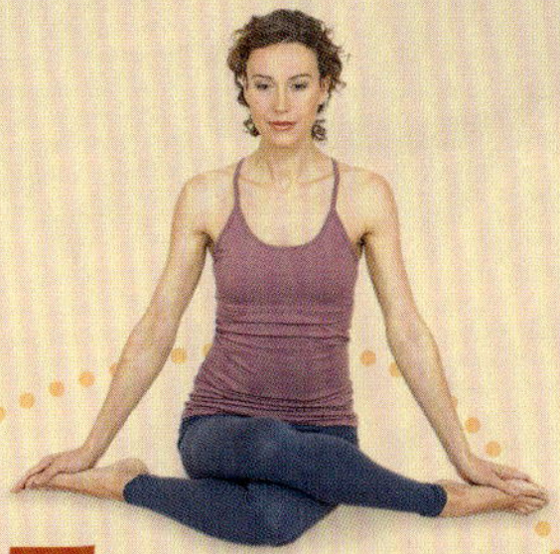

5

Schnürsenkel – 3 Minuten

Rechtes Knie oben – 3 Minuten

Ausgleichshaltung: Scheibenwischer

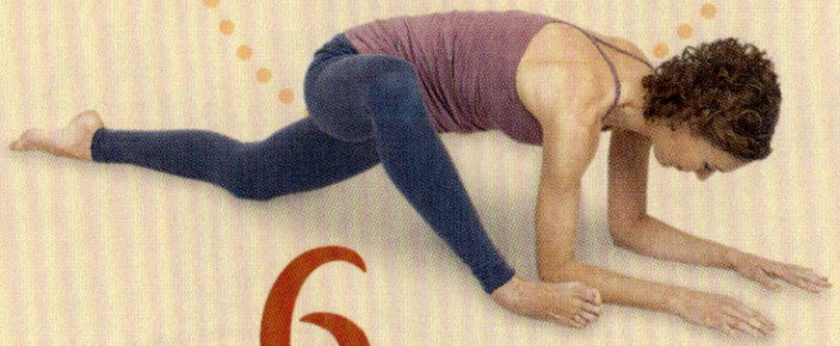

6

Geflügelter Drache – 2 Minuten

mit dem rechten Fuß nach vorne treten und 2 Minuten halten

Ausgleichshaltung: zurücktreten in den Herabschauenden Hund

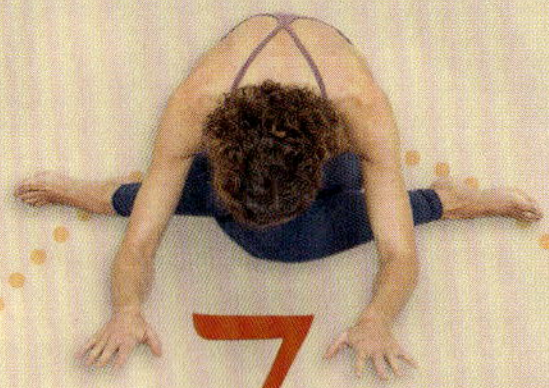

7

Schnürsenkel – 3 Minuten

linkes Knie oben – 3 Minuten

Ausgleichshaltung: Scheibenwischer

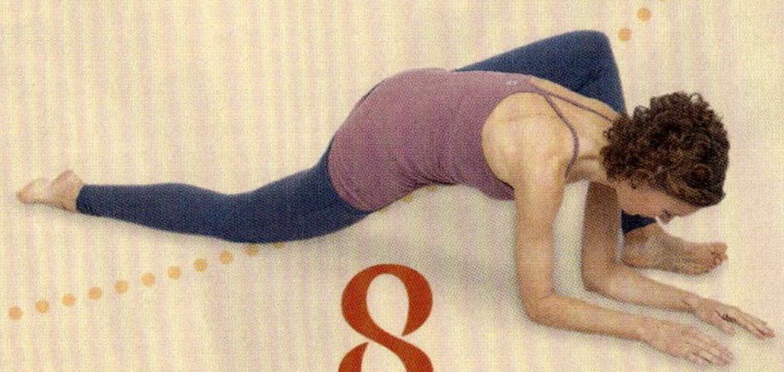

8

Geflügelter Drache – 2 Minuten

mit dem linken Fuß nach vorne treten und 2 Minuten halten

Ausgleichshaltung: zurücktreten in den Herabschauenden Hund

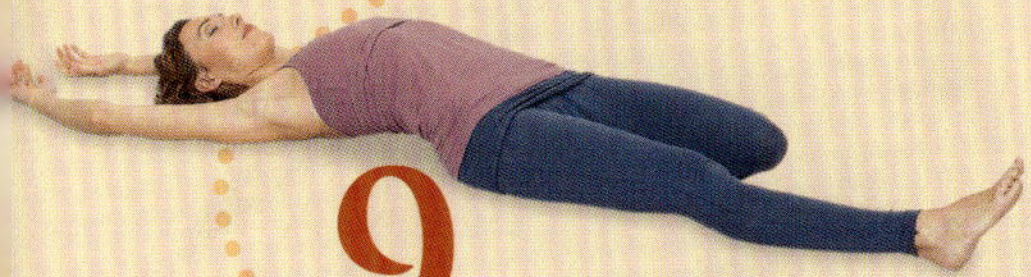

9

Halber Sattel – 2-mal 3 Minuten

auf einem Polster sitzen mit dem rechten Bein vorne – 3 Minuten

Wechsel, linkes Bein vorne – 3 Minuten

Ausgleichshaltung: Stellung des Kindes – 1 Minute

10

Korkenzieher – 2-mal 3 Minuten

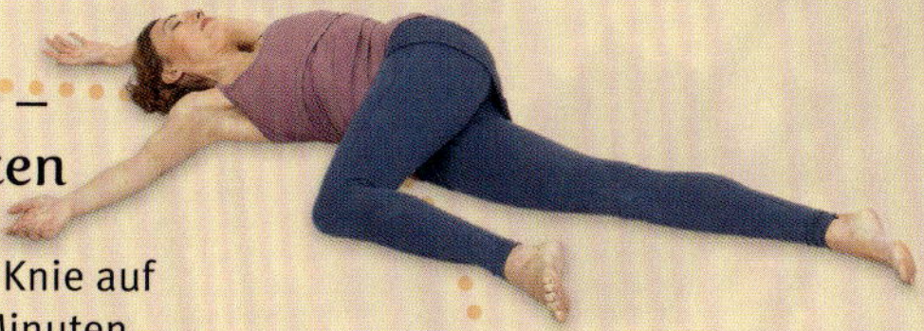

Korkenzieher mit einem Knie auf der rechten Seite – 3 Minuten

Korkenzieher mit einem Knie auf der linken Seite – 3 Minuten

Ausgleichshaltung: Knie an die Brust ziehen und kreisen lassen

11

Shavasana – 7 Minuten

Ein Flow für die Hüften
(Variante 2 – 90 Minuten)

I

Eröffnungsmeditation – 5 Minuten

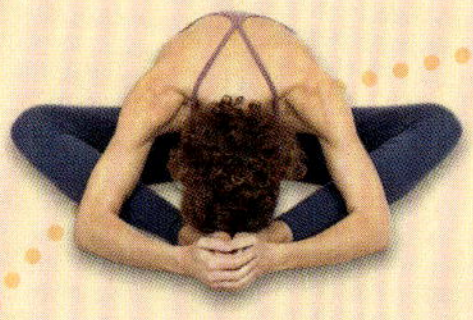

2

Schmetterling – 5 Minuten

Schmetterling – 5 Minuten

Gehen Sie sofort zur nächsten Position über.

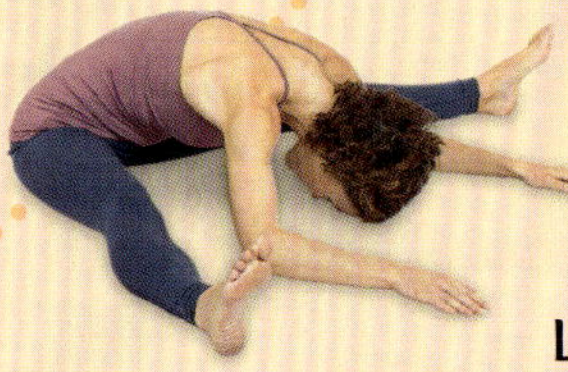

3

Libelle – 10 Minuten

Ausgleichshaltung: Scheibenwischer

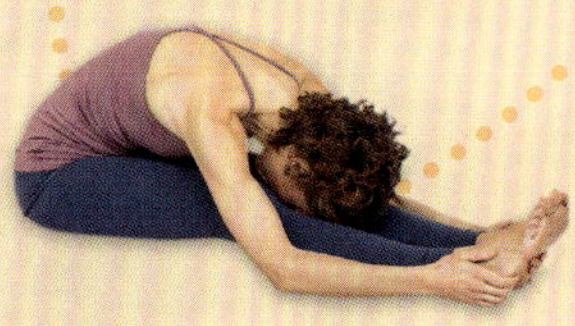

4

Raupe – 3 Minuten

Ausgleichshaltung: Tisch

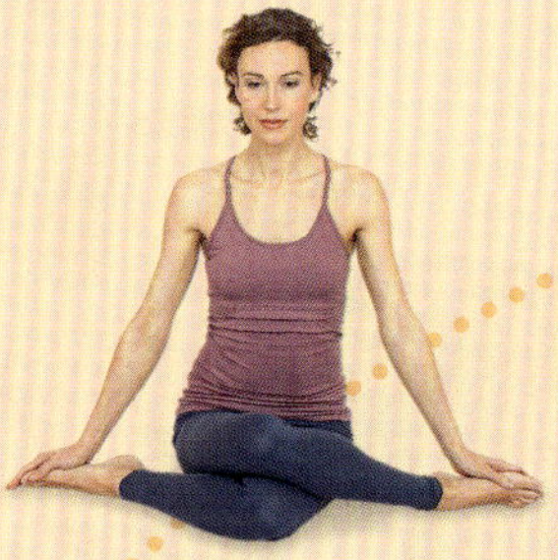

5

Schnürsenkel – 5 Minuten

rechtes Knie oben – 5 Minuten

Ausgleichshaltung: Scheibenwischer

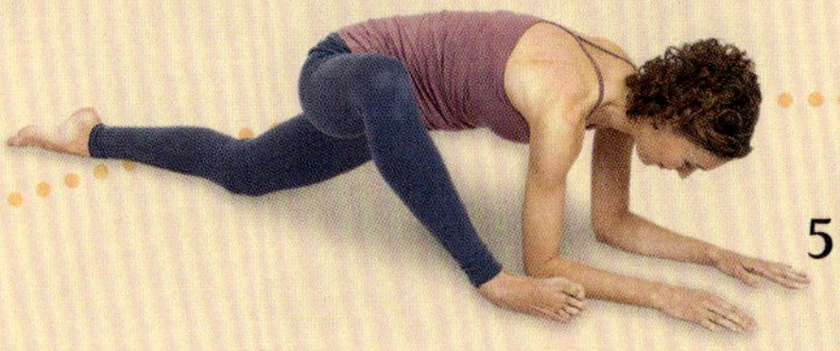

6

Drachenzyklus – 5 Minuten – endet mit dem Geflügelten Drachen

mit dem rechten Fuß nach vorne treten

Geflügelten Drachen 2 Minuten halten

Ausgleichshaltung: zurücktreten in den Herabschauenden Hund

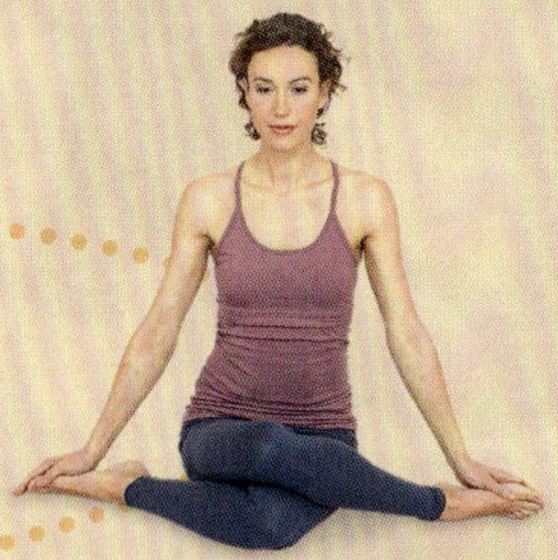

7

Schnürsenkel – 5 Minuten

linkes Knie oben – 5 Minuten

Ausgleichshaltung: Scheibenwischer

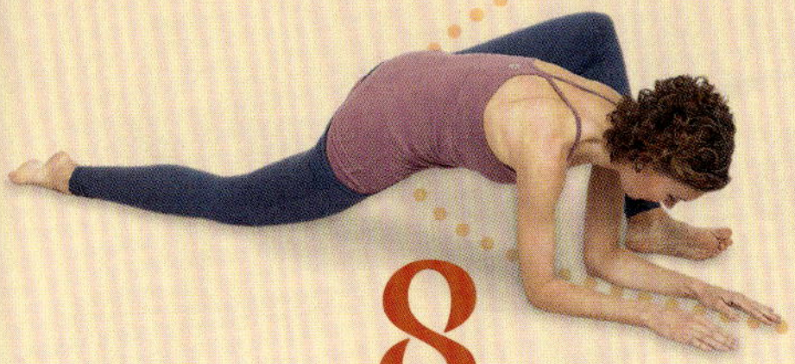

8

Drachenzyklus – 5 Minuten – endet mit dem Geflügelten Drachen

mit dem linken Fuß nach vorne treten

Geflügelten Drachen 2 Minuten halten

Ausgleichshaltung: zurücktreten in den Herabschauenden Hund

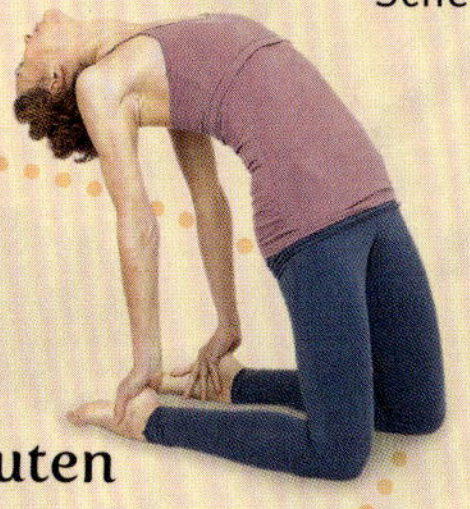

9

Kamel – 2-mal 2 Minuten

Ausgleichshaltung: Stellung des Kindes

Führen Sie das Kamel 2-mal für jeweils 2 Minuten aus.

Führen Sie das Kamel beim ersten Mal auf leichte Weise aus.

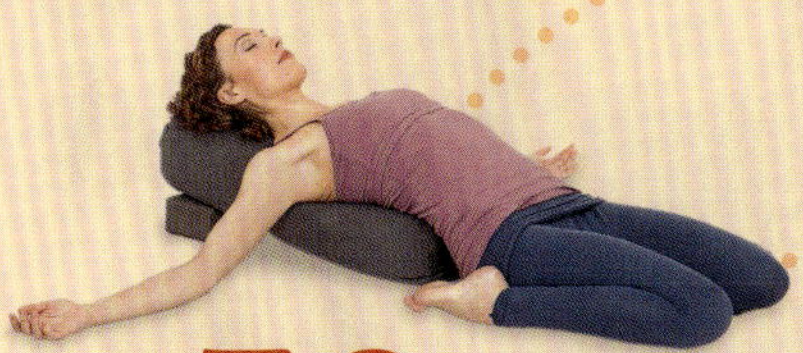

10

Sattel – zwischen den Füßen sitzend – 5 Minuten

Ausgleichshaltung: Krokodil – 1 Minute

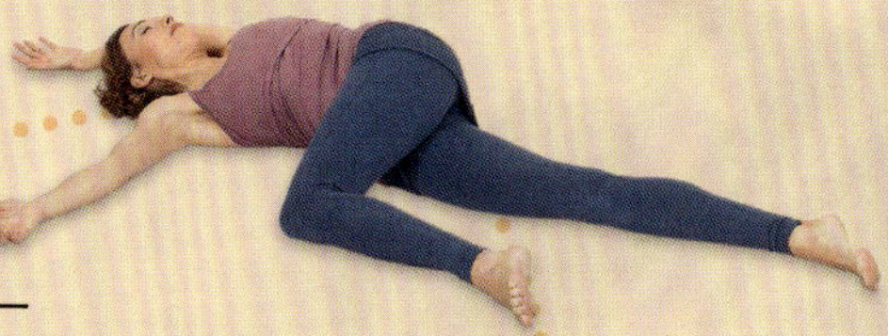

11

Korkenzieher – 2-mal 5 Minuten

Korkenzieher mit einem Knie auf der rechten Seite – 5 Minuten

Korkenzieher mit einem Knie auf der linken Seite – 5 Minuten

Ausgleichshaltung: Knie an die Brust ziehen und kreisen lassen

12

Shavasana – 10 Minuten

Ein Flow für die Beine
(Variante I – 60 Minuten)

Der Oberschenkel hat vier Seiten: die Oberseite (M. quadriceps), die Innenseite (Adduktoren), die Rückseite (rückseitige Oberschenkelmuskulatur) und die Außenseite (iliotibiales Band, Abduktoren). Dieser Flow steuert die Faszientaschen jeder der zentralen Muskelgruppen in allen vier Quadranten an. Wenn wir die Faszien durch lang gehaltene Beanspruchung trainieren, können wir damit eine Verlängerung der gesamten myofaszialen Gruppe begünstigen, unseren Bewegungsradius vergrößern und zur Gesundheit dieses Gewebes beitragen. Der Schlüssel zu diesem Flow ist Entspannung: Halten Sie die Muskeln locker und arbeiten Sie mit dem Atem des Meeresrauschens. Und auch hier gilt wieder: Wenn Sie möchten, könnten Sie auch einige Minuten länger in jeder der genannten Positionen verbleiben.

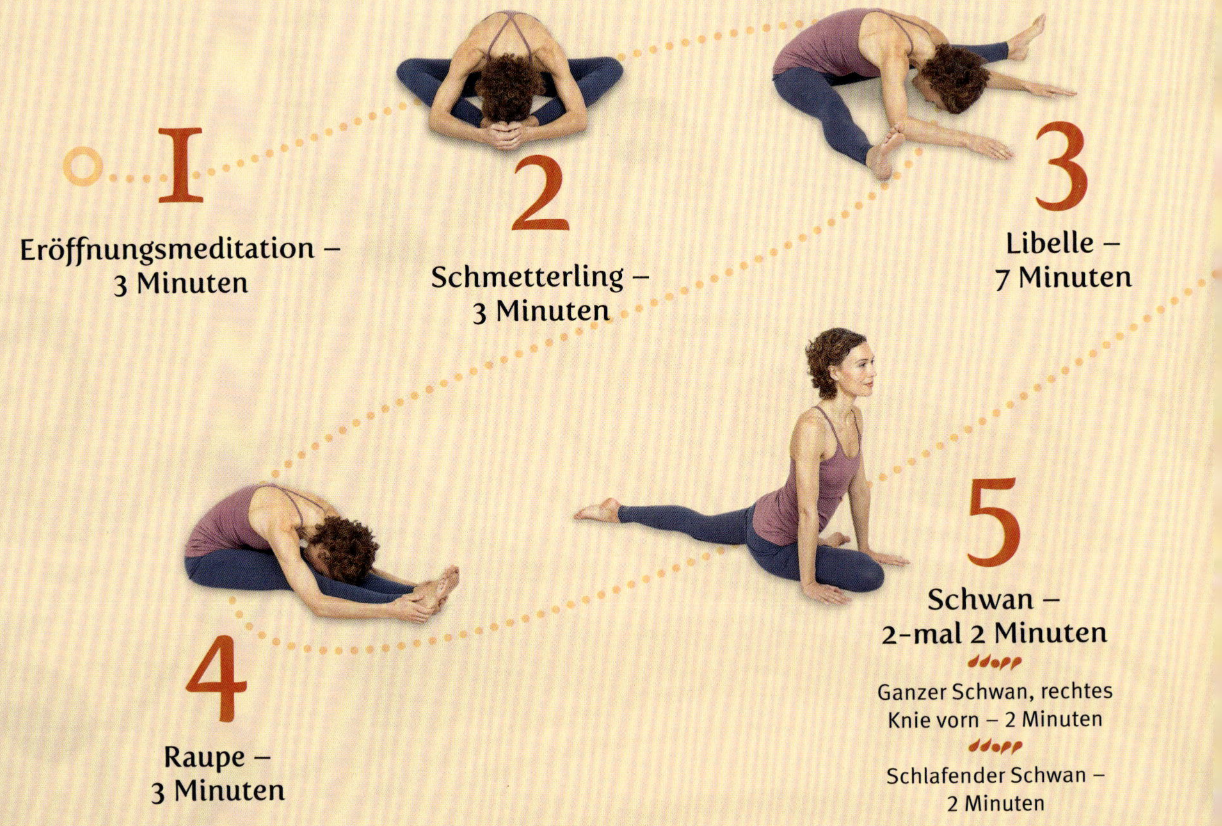

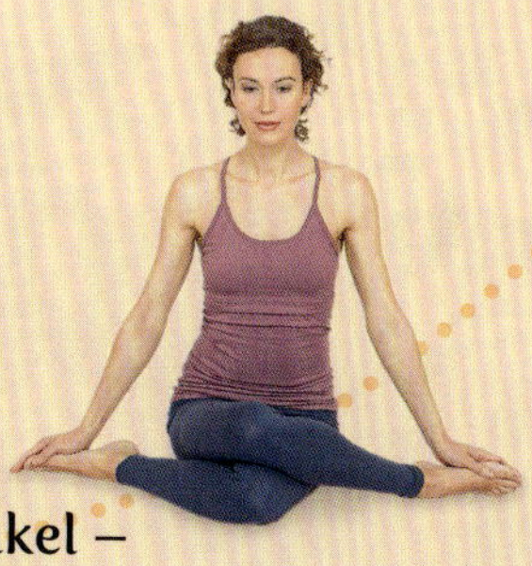

6

Schnürsenkel – 3 Minuten

linkes Knie oben – 3 Minuten

Ausgleichshaltung: Scheibenwischer

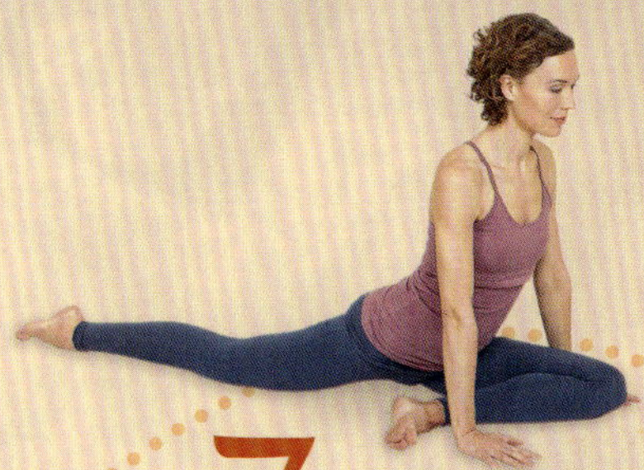

7

Schwan – 2-mal 2 Minuten

Ganzer Schwan, linkes Knie vorn – 2 Minuten

Schlafender Schwan – 2 Minuten

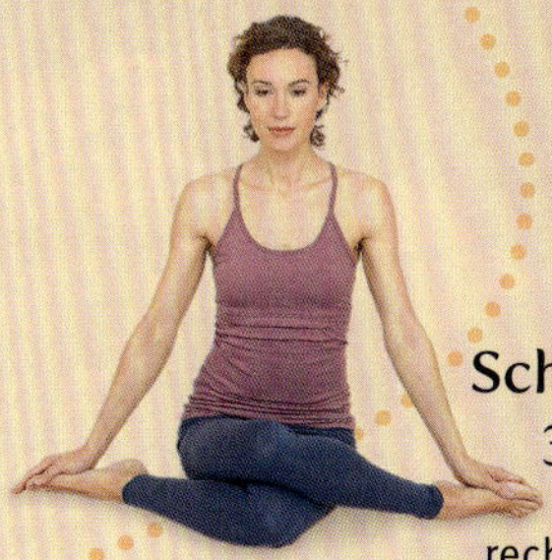

8

Schnürsenkel – 3 Minuten

rechtes Knie oben – 3 Minuten

Ausgleichshaltung: Scheibenwischer

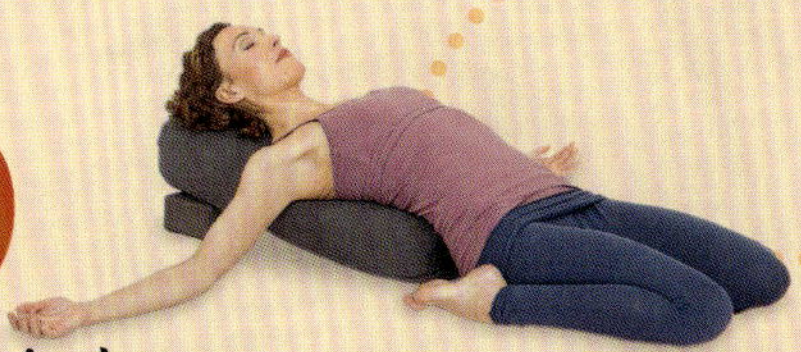

9

Sattel – zwischen den Füßen sitzend – 3 Minuten

Wenn der Sattel für Sie nicht zugänglich ist, führen Sie den Babydrachen auf jeder Seite für 2 Minuten aus.

Ausgleichshaltung: Scharnier

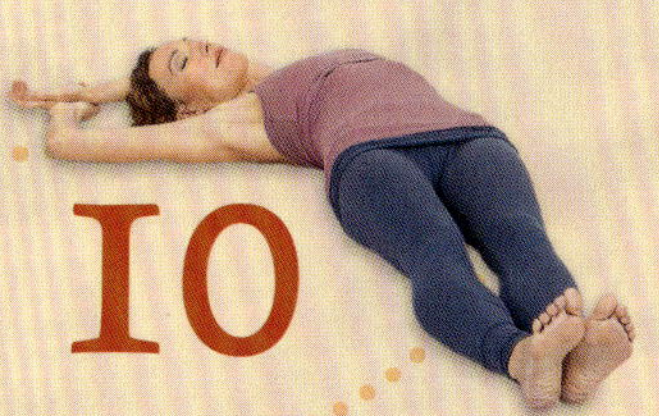

10

Bananasana – 2-mal 3 Minuten

Bananasana nach rechts – 3 Minuten

Ausgleichshaltung: Knie an die Brust ziehen und kreisen lassen

Bananasana nach links – 3 Minuten

Ausgleichshaltung: Knie an die Brust ziehen und kreisen lassen

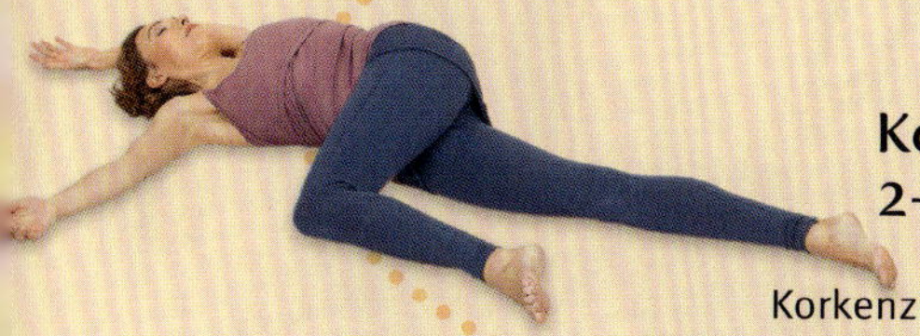

11

Korkenzieher – 2-mal 1 Minute

Korkenzieher mit einem Knie auf der rechten Seite – 1 Minute

Ausgleichshaltung: Knie an die Brust ziehen und kreisen lassen

Korkenzieher mit einem Knie auf der linken Seite – 1 Minute

Ausgleichshaltung: Knie an die Brust ziehen und kreisen lassen

12

Shavasana – 7 Minuten

Ein Flow für die Beine

(Variante 2 – 90 Minuten)

1

Eröffnungsmeditation – 5 Minuten

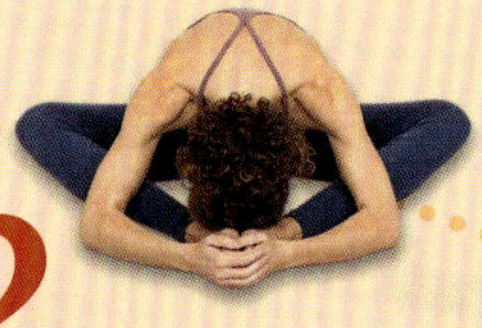

2

Schmetterling – 5 Minuten

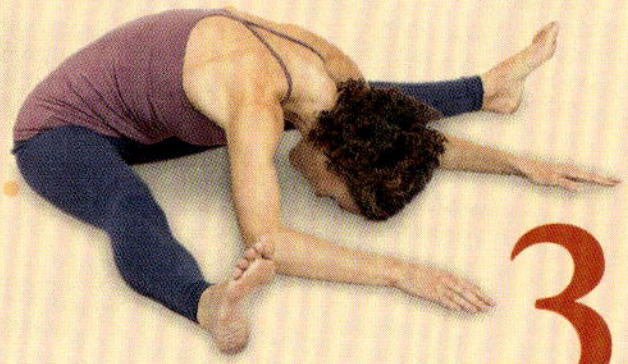

3

Libelle – 10 Minuten

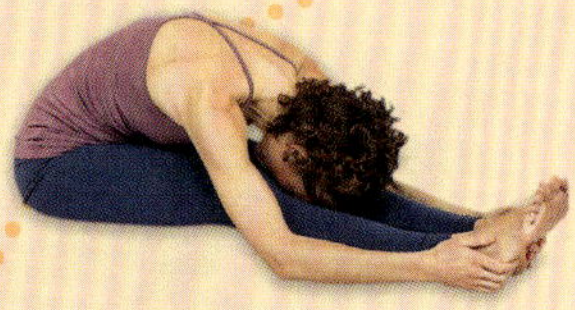

4

Raupe – 5 Minuten

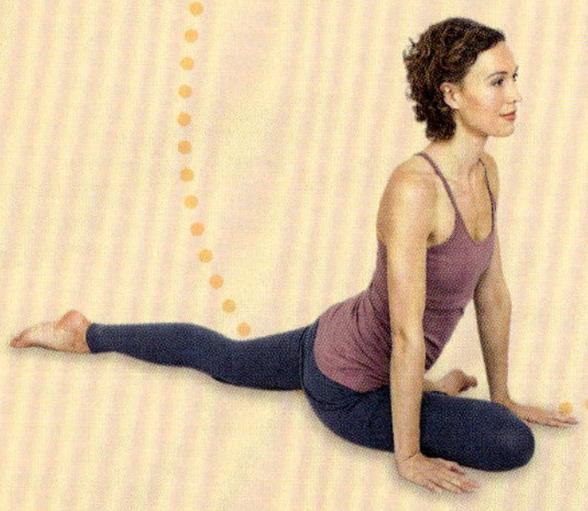

5

Schwan – 5 Minuten

Ganzer Schwan, rechtes Knie vorn – 2 Minuten

Schlafender Schwan – 3 Minuten

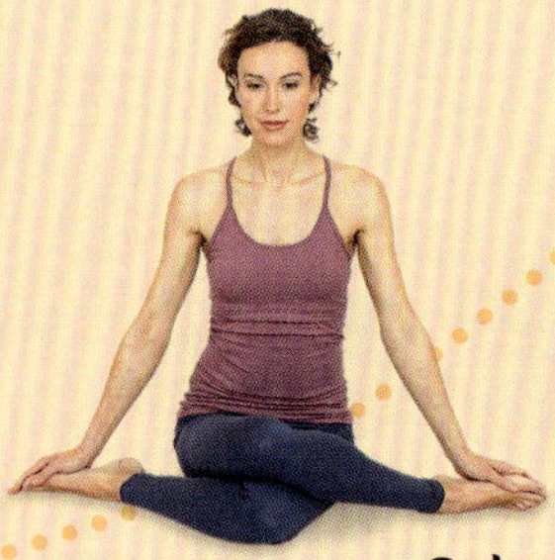

6

Schnürsenkel – 5 Minuten

linkes Knie oben – 5 Minuten

Ausgleichshaltung: Scheibenwischer

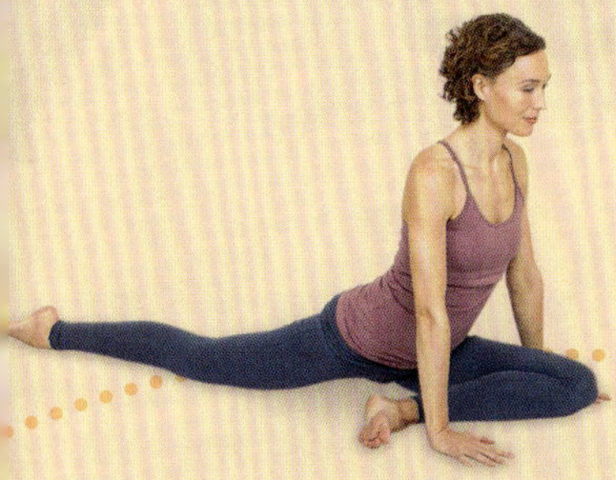

7

Schwan – 5 Minuten

Ganzer Schwan, linkes Knie vorn – 2 Minuten

Schlafender Schwan – 3 Minuten

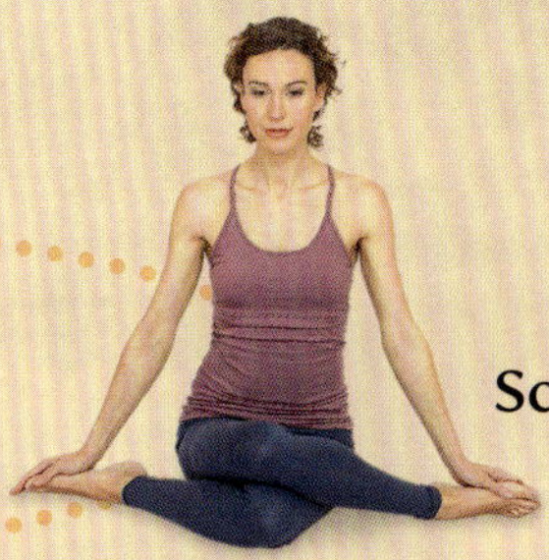

8

Schnürsenkel – 5 Minuten

rechtes Knie oben – 5 Minuten

Ausgleichshaltung: Scheibenwischer

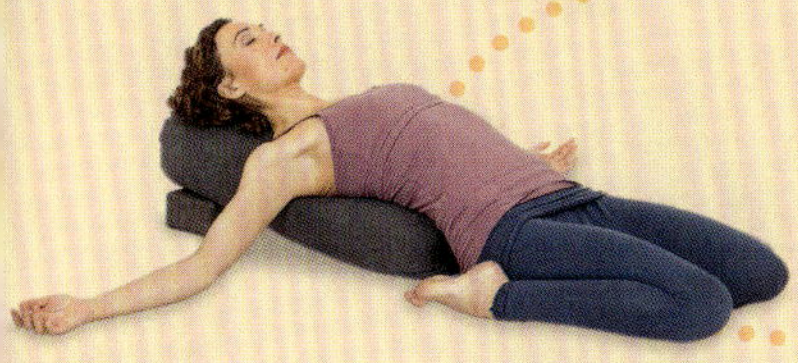

9

Sattel – zwischen den Füßen sitzend – 5 Minuten

Wenn der Sattel für Sie nicht zugänglich ist, führen Sie den Babydrachen auf jeder Seite für 4 Minuten aus.

Ausgleichshaltung: Scharnier

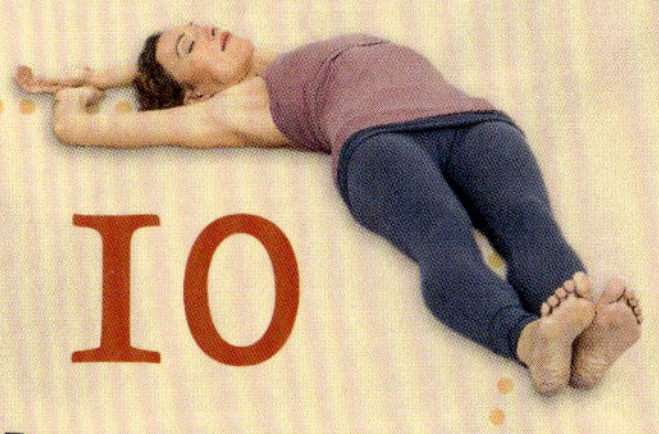

10

Bananasana – 2-mal 4 Minuten

Bananasana nach rechts – 4 Minuten

Ausgleichshaltung: Knie an die Brust ziehen und kreisen lassen

Bananasana nach links – 4 Minuten

Ausgleichshaltung: Knie an die Brust ziehen und kreisen lassen

11

Korkenzieher – 2-mal 3 Minuten

Korkenzieher mit einem Knie auf der rechten Seite, das obere (linke) Bein gerade zur Seite ausgestreckt – 3 Minuten

Ausgleichshaltung: Knie an die Brust ziehen und kreisen lassen

Korkenzieher mit einem Knie auf der linken Seite, das obere (rechte) Bein gerade zur Seite ausgestreckt – 3 Minuten

Ausgleichshaltung: Knie an die Brust ziehen und kreisen lassen

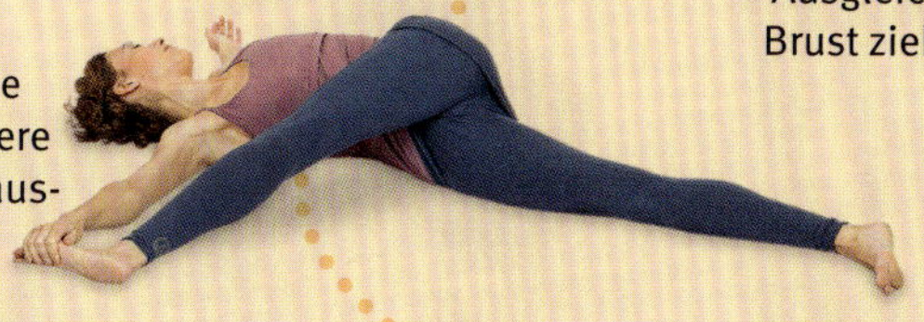

12

Shavasana – 10 Minuten

Ein Flow für die Schultern, Arme und Handgelenke (Variante I – 60 Minuten)

Dieser Flow arbeitet mit der Wirbelsäule und den Hüften – und gleichzeitig durch die Adlerschwingen und die Armhaltung der Kuh mit den Schultern, beim Sitzenden Schwan mit den Ellenbogen und beim Schmetterling oder der Libelle mit den Handgelenken. Während wir dieses Gewebe im Oberkörper beanspruchen, stimulieren wir gleichzeitig auch die Meridiane des Oberkörpers, insbesondere die Herz- und Lungenmeridiane. Schauen Sie sich in Kapitel Yin Yoga-Positionen für den Oberkörper (S. 164) noch einmal die Asanas an, die wir für die Arbeit mit den Schultern, Armen und Handgelenken verwenden werden, damit Sie die Optionen auswählen können, die für Sie am besten funktionieren. Denken Sie daran, dass Sie einen Gang zurückschalten oder die Position verlassen sollten, wenn Sie ein Kribbeln in den Fingern empfinden.

1

Eröffnungsmeditation – 3 Minuten

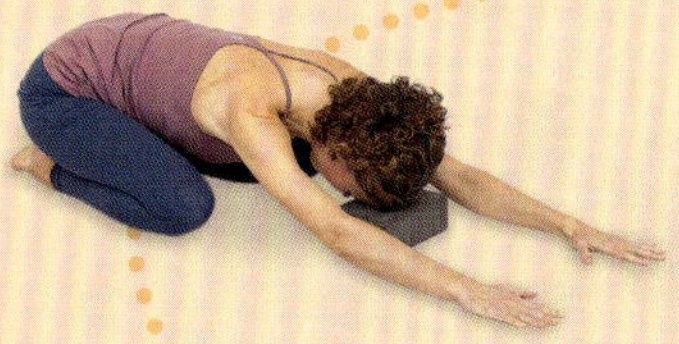

2

Stellung des Kindes mit neben dem Kopf ausgestreckten Armen – 3 Minuten

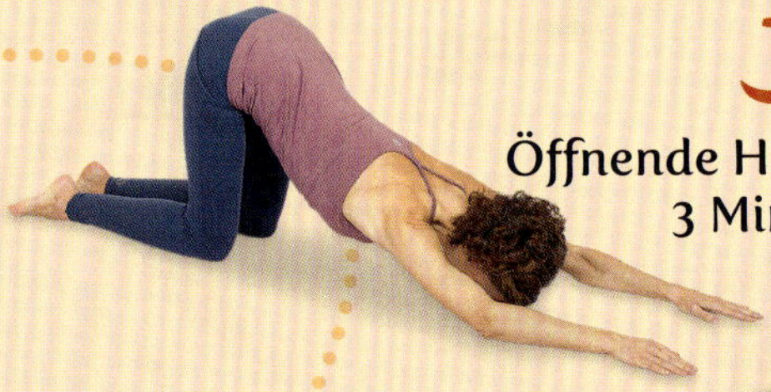

3

Öffnende Herzstellung – 3 Minuten

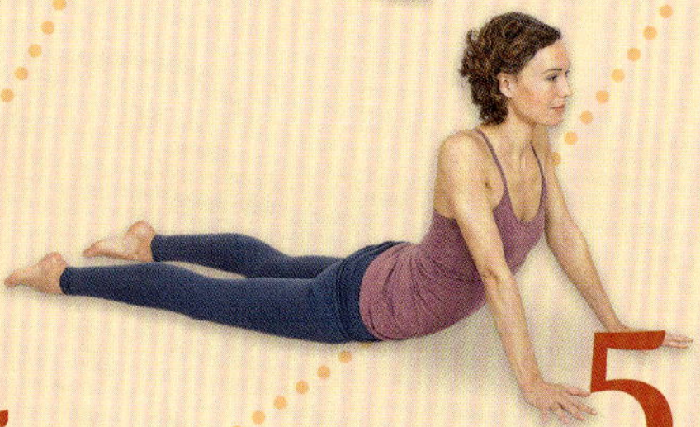

4

Sphinx – 3 Minuten

Ausgleichshaltung: Entspannung in der Bauchlage, den Kopf auf eine Seite gedreht, das Knie auf dieser Seite neben dem Körper nach oben ziehen – 1 Minute

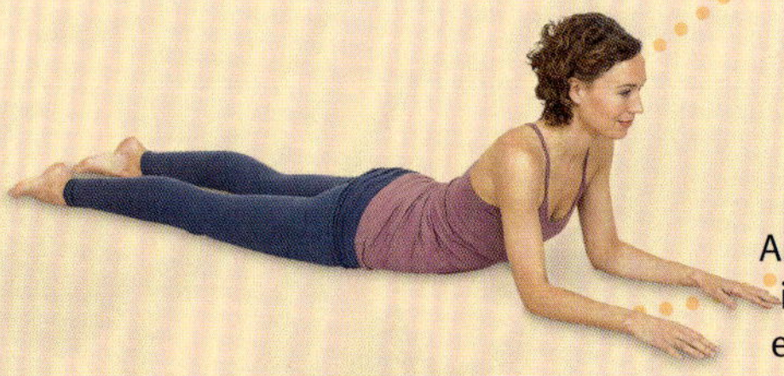

5

Seehund – 2 Minuten

Ausgleichshaltung: Entspannung in der Bauchlage, den Kopf die andere Seite gedreht, das Knie auf dieser Seite neben dem Körper nach oben ziehen – 1 Minute

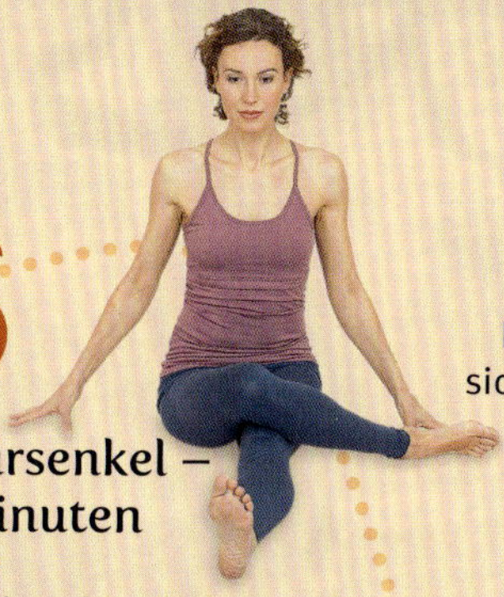

6

Halber Schnürsenkel – 2-mal 2 Minuten

Halber Schnürsenkel, rechtes Bein oben, linkes Bein ausgestreckt

Armhaltung der Kuh mit der rechten Hand hinter dem Rücken – 2 Minuten

Ausgleichshaltung: Arme entspannen und Hände auseinanderschieben

Adlerschwingen mit dem linken Arm unter dem rechten – 2 Minuten

Ausgleichshaltung: Arme entspannen und Hände auseinanderschieben

7

Schwan

Beine gerade ausstrecken und sich auf die Hände zurücklehnen – 1 Minute

Oder die Variation Sitzender Schwan ausführen

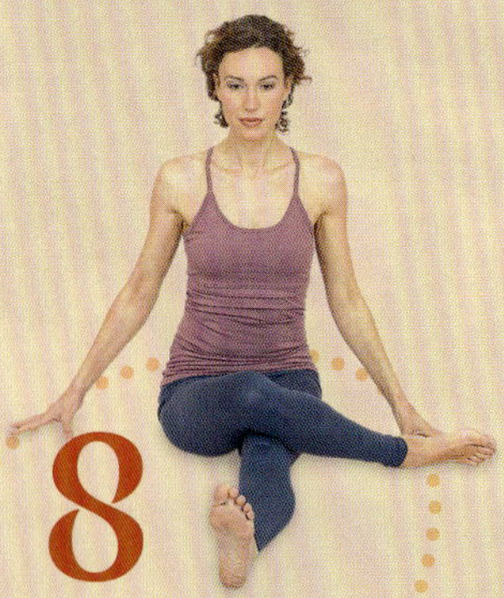

8

Halber Schnürsenkel – 2-mal 2 Minuten

Halber Schnürsenkel, linkes Bein oben, rechtes Bein ausgestreckt
Armhaltung der Kuh mit der linken Hand hinter dem Rücken – 2 Minuten
Ausgleichshaltung: Arme entspannen und Hände auseinanderschieben
Adlerschwingen mit dem rechten Arm unter dem linken – 2 Minuten
Ausgleichshaltung: Arme entspannen und Hände auseinanderschieben

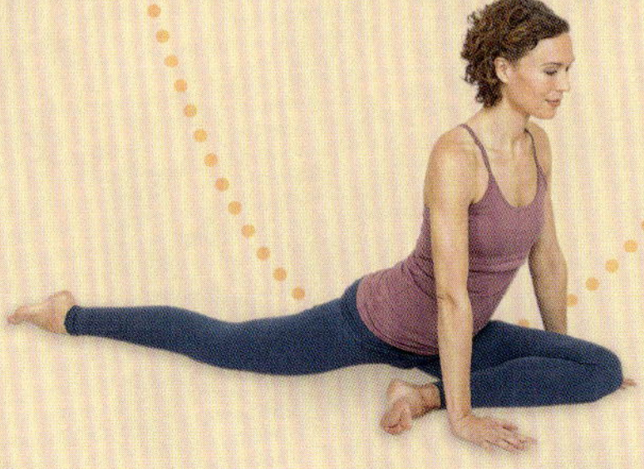

9

Beine gerade ausstrecken und sich auf die Hände zurücklehnen – 1 Minute

Oder die Variation Sitzender Schwan ausführen

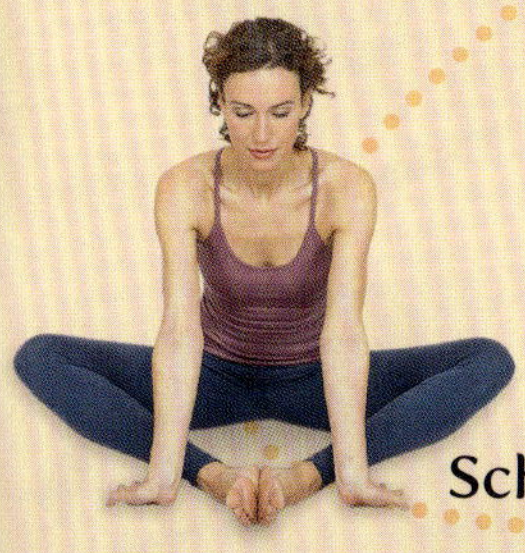

10

Schmetterling – 5 Minuten

Die Hände mit nach oben zeigenden Handflächen nach vorne nehmen und die Finger auf den Boden setzen. Nach vorne lehnen, bis der Handballen dem Boden nahe ist oder die Beanspruchung auf der Innenseite des Unterarms spürbar wird – 1 Minute

Position lösen und Handgelenke ausschütteln

Die Hände mit nach unten zeigenden Handflächen nach vorne nehmen und die Finger auf den Boden setzen. Nach vorne lehnen, bis die Außenseite des Handgelenks dem Boden nahe ist oder die Beanspruchung auf Außenseite des Handgelenks spürbar wird – 1 Minute

Position lösen und Handgelenke ausschütteln

Schmetterling 3 weitere Minuten halten

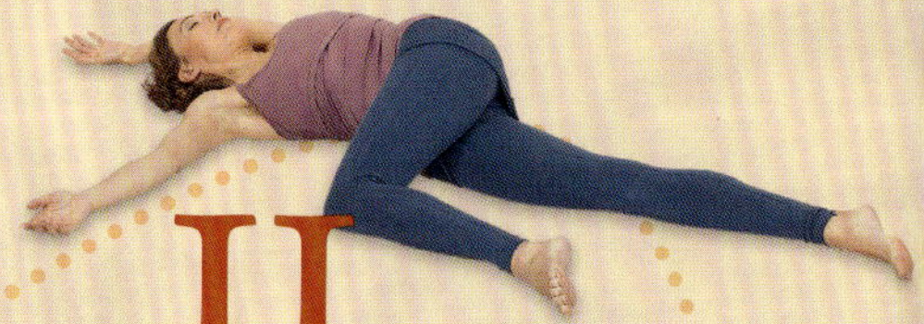

11

Korkenzieher – 2-mal 2 Minuten

Korkenzieher mit einem Knie auf der rechten Seite und neben dem Ohr ausgestrecktem linken Arm – 2 Minuten

Ausgleichshaltung: Knie an die Brust ziehen und kreisen lassen

Korkenzieher mit einem Knie auf der linken Seite und neben dem Ohr ausgestrecktem rechten Arm – 2 Minuten

Ausgleichshaltung: Knie an die Brust ziehen und kreisen lassen

12

Shavasana – 7 Minuten

Ein Flow für die Schultern, Arme und Handgelenke
(Variante 2 – 90 Minuten)

1

Eröffnungs-meditation – 5 Minuten

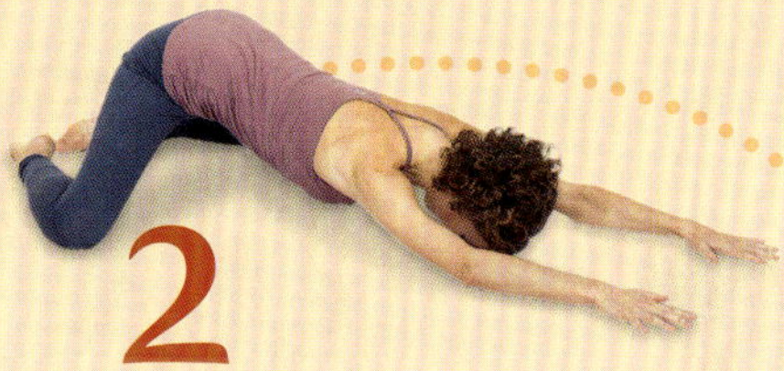

2

Frosch – 5 Minuten

Beginnen Sie in der Kaulquappe – 2 Minuten

Bringen Sie die Hüften nach vorne für den vollständigen Frosch – 3 Minuten

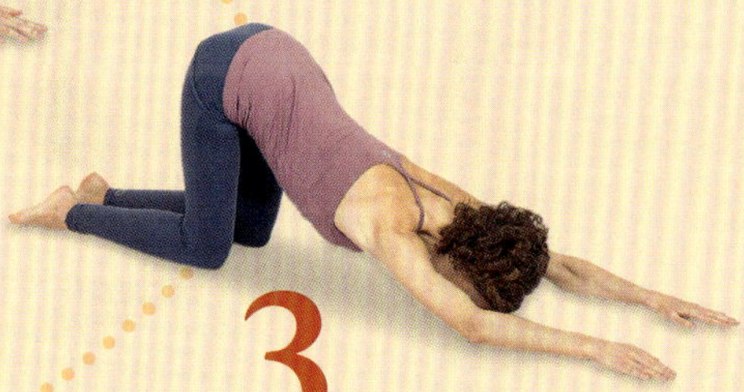

3

Öffnende Herzstellung – 4 Minuten

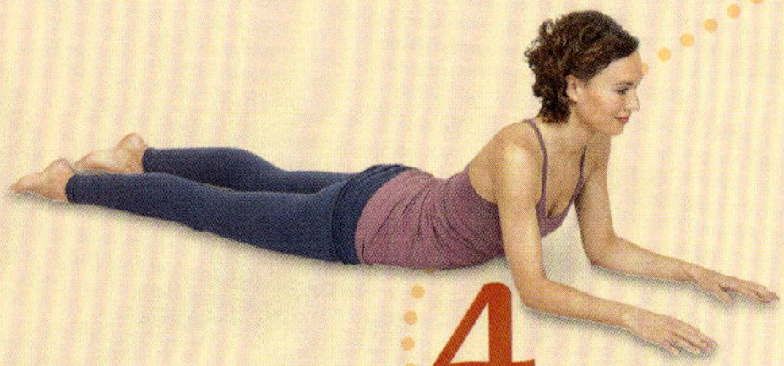

4

Sphinx – 5 Minuten

Ausgleichshaltung: Entspannung in der Bauchlage, den Kopf auf eine Seite gedreht, das Knie auf dieser Seite neben dem Körper nach oben ziehen – 1 Minute

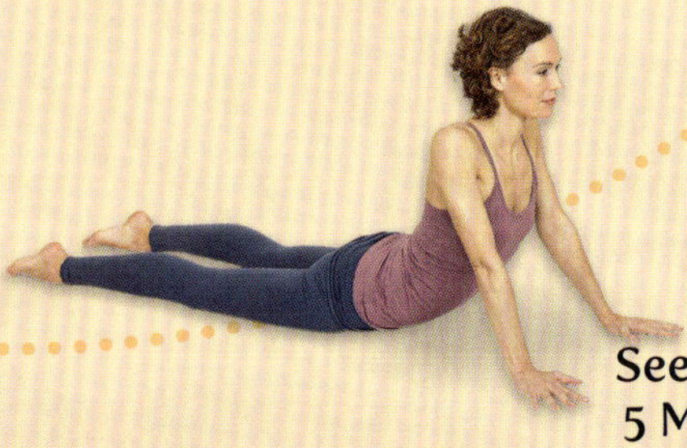

5

Seehund – 5 Minuten

Ausgleichshaltung: Entspannung in der Bauchlage, den Kopf auf die andere Seite gedreht, das Knie auf dieser Seite neben dem Körper nach oben ziehen – 1 Minute

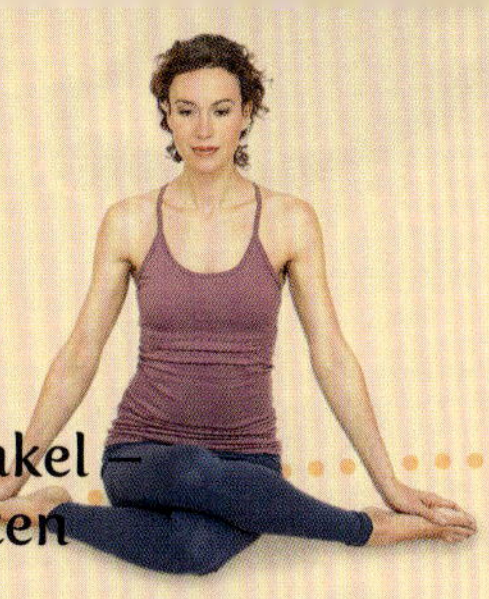

6

Schnürsenkel – 5 Minuten

Schnürsenkel, rechtes Bein oben

Armhaltung der Kuh mit der rechten Hand hinter dem Rücken – 3 Minuten

Ausgleichshaltung: Arme entspannen und Hände auseinanderschieben

Adlerschwingen mit dem linken Arm unter dem rechten – 2 Minuten

Ausgleichshaltung: Arme entspannen und Hände auseinanderschieben

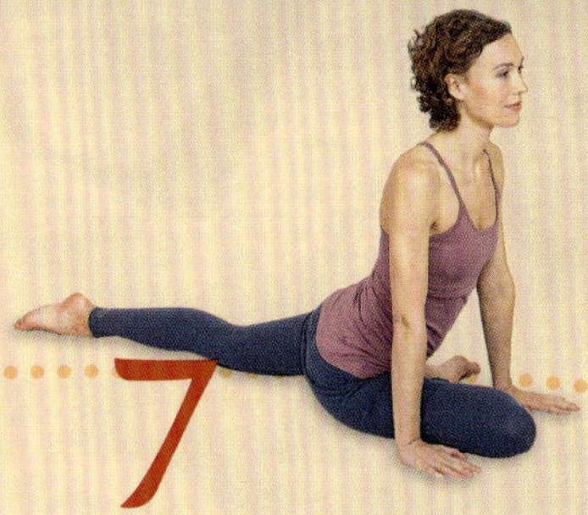

7

Sitzender Schwan: rechter Knöchel auf linkem Knie – 2 Min.

Während Sie sich auf die Hände lehnen, versuchen Sie, diese so weit wie möglich von sich wegzuschieben.

2 Minuten halten

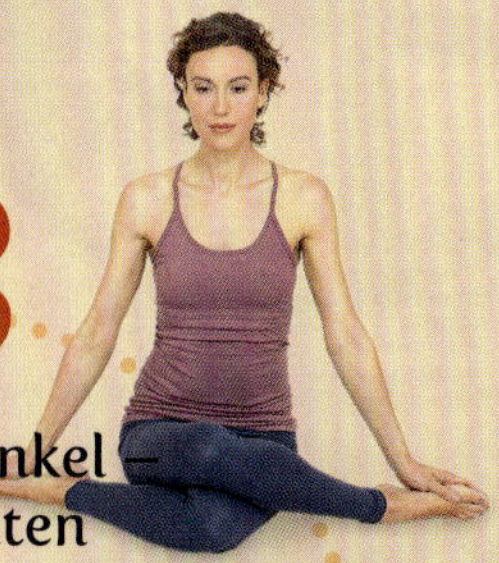

8

Schnürsenkel – 5 Minuten

Schnürsenkel, linkes Bein oben

Armhaltung der Kuh mit der linken Hand hinter dem Rücken – 3 Minuten

Ausgleichshaltung: Arme entspannen und Hände auseinanderschieben

Adlerschwingen mit dem rechten Arm unter dem linken – 2 Minuten

Ausgleichshaltung: Arme entspannen und Hände auseinanderschieben

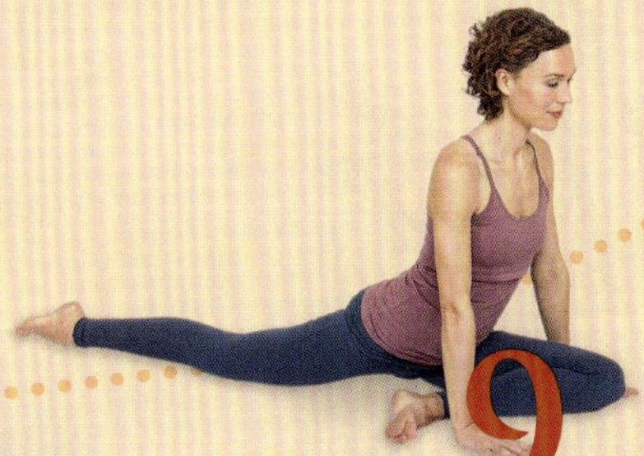

9

Sitzender Schwan: linker Knöchel auf rechtem Knie – 2 Min.

Während Sie auf den Händen lehnen, versuchen Sie diese so weit wie möglich von sich wegzuschieben (versuchen Sie, die Hände zusammenzubringen).

2 Minuten halten

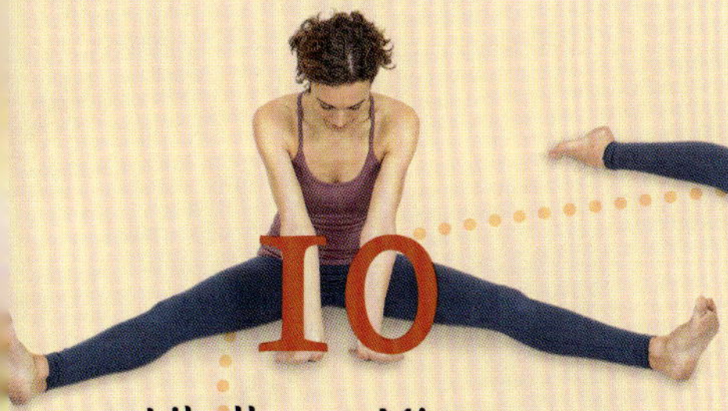

10

Libelle – 9 Minuten

Die Hände mit nach oben zeigenden Handflächen nach vorne nehmen und die Finger auf den Boden setzen. Nach vorne lehnen, bis der Handballen dem Boden nahe ist oder die Beanspruchung spürbar wird – 2 Minuten

Handgelenke ausschütteln

Die Hände mit nach unten zeigenden Handflächen nach vorne nehmen und die Finger auf den Boden setzen. Nach vorne lehnen, bis die Außenseite des Handgelenks dem Boden nahe ist oder die Beanspruchung auf der Außenseite des Handgelenks spürbar wird – 2 Minuten

Handgelenke ausschütteln

Libelle 5 weitere Minuten halten

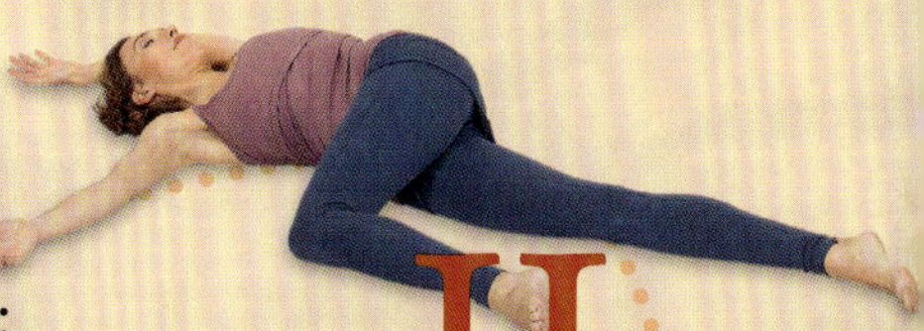

11

Korkenzieher – 2-mal 5 Minuten

Korkenzieher mit Knie rechts und neben dem Ohr ausgestrecktem linken Arm – 5 Minuten

Ausgleichshaltung: Knie an die Brust ziehen und kreisen lassen

Korkenzieher mit Knie links und neben dem Ohr ausgestrecktem rechten Arm – 5 Minuten

Ausgleichshaltung: Knie an die Brust ziehen und kreisen lassen

12

Shavasana – 10 Minuten

Ein Flow für die Nieren- und Harnblasenmeridiane
(Variante 1 – 60 Minuten)

Dieser Flow enthält Vor- und Rückbeugen, die diese Meridiane aktivieren. Die Variante 2 des Flows stimuliert zusätzlich die inneren Leisten. Jeder Flow, der sich auf die Wirbelsäule konzentriert, wird auch die Nieren sehr effektiv stimulieren und ihnen Energie zuführen. Beachten Sie, dass wir mit einer Extension der Wirbelsäule beginnen. Dies ermöglicht eine gründliche Kompression der Nieren. Die Nieren sind die Heimat des Jing, das dort gelagert und ausgehend von den Nieren an alle anderen Organe weiterverbreitet wird. Wir können den Energiefluss entlang dieser Meridiane mit unserem Atem und unserer Aufmerksamkeit verbessern, wie im Kapitel Yin Yoga praktizieren (S. 28) beschrieben.

1

Eröffnungsmeditation – 3 Minuten

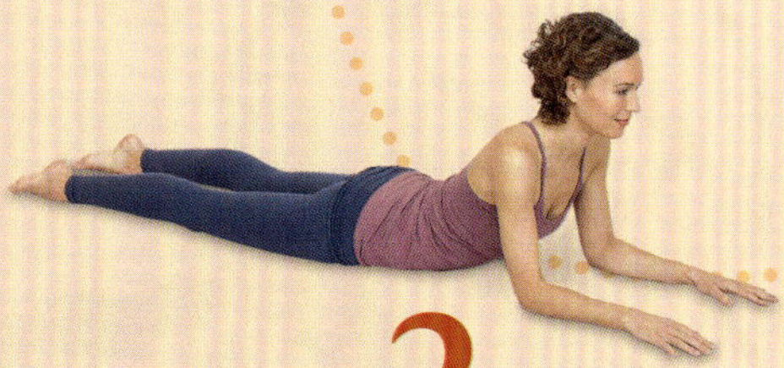

2

Sphinx – 5 Minuten

Ausgleichshaltung: entspannen Sie in der Bauchlage, drehen Sie den Kopf auf eine Seite und ziehen Sie das Knie auf dieser Seite neben sich auf dem Boden nach oben – 1 Minute

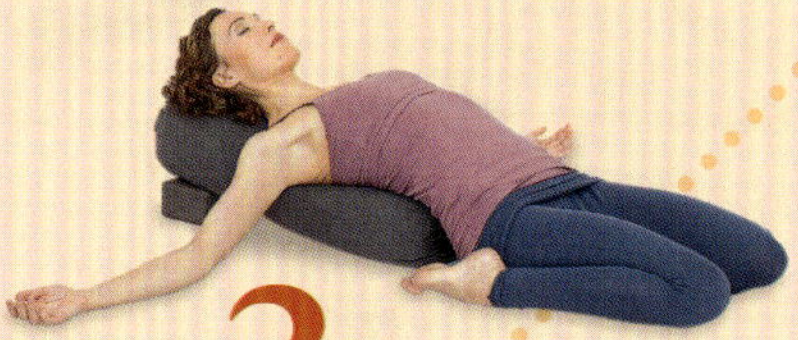

3

Sattel – mit den Füßen auf einem Block sitzend - 3 Minuten

Wenn der Sattel für Sie nicht zugänglich ist, führen Sie den Halben Sattel auf jeder Seite für 2 Minuten aus.

Wenn auch diese Version des Sattels für Sie nicht funktioniert, führen Sie stattdessen erneut die Sphinx aus.

Ausgleichshaltung: Stellung des Kindes

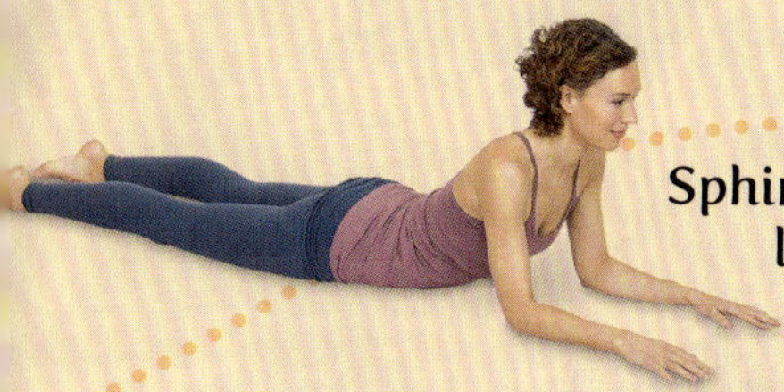

4

Sphinx oder, wenn möglich, Seehund – 5 Minuten

Ausgleichshaltung: entspannen Sie in der Bauchlage, drehen Sie den Kopf auf eine Seite und ziehen Sie das Knie auf dieser Seite neben sich auf dem Boden nach oben – 1 Minute

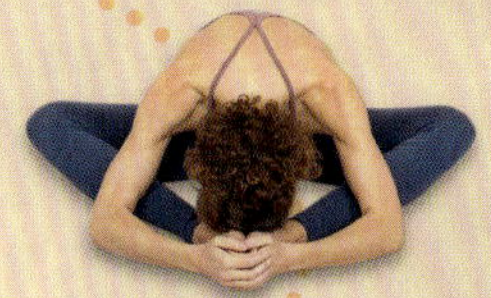

5

Schmetterling – 4 Minuten

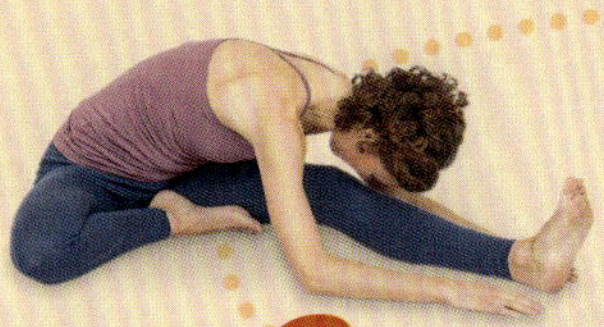

6

Halber Schmetterling – 2-mal 3 Minuten

Halber Schmetterling, über das rechte Bein gebeugt – 3 Minuten

Ausgleichshaltung: Scheibenwischer – 1 Minute

Halber Schmetterling, über das linke Bein gebeugt – 3 Minuten

Ausgleichshaltung. Scheibenwischer– 1 Minute

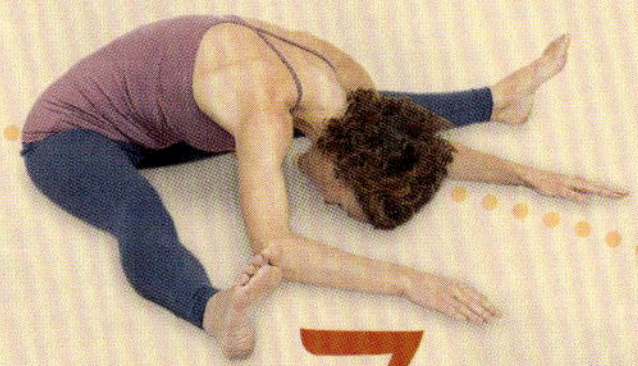

7

Libelle – gerade in die Mitte gebeugt – 3 Minuten

Ausgleichshaltung: Scheibenwischer – 1 Minute

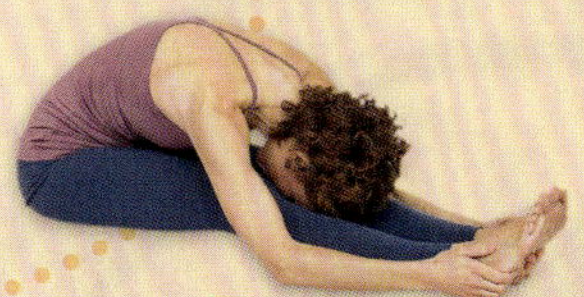

8

Raupe – 5 Minuten

Ausgleichshaltung: Tisch

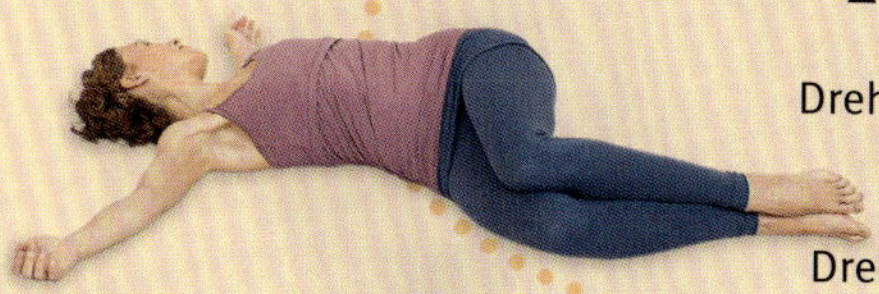

9

Korkenzieher – 2-mal 4 Minuten

Drehung zur rechten Seite – 4 Minuten

Drehung zur linken Seite – 4 Minuten

Ausgleichshaltung: Knie an die Brust ziehen und kreisen lassen

10

Shavasana – 7 Minuten

Ein Flow für die Nieren- und Harnblasenmeridiane
(Variante 2 – 90 Minuten)

I

Eröffnungsmeditation – 5 Minuten

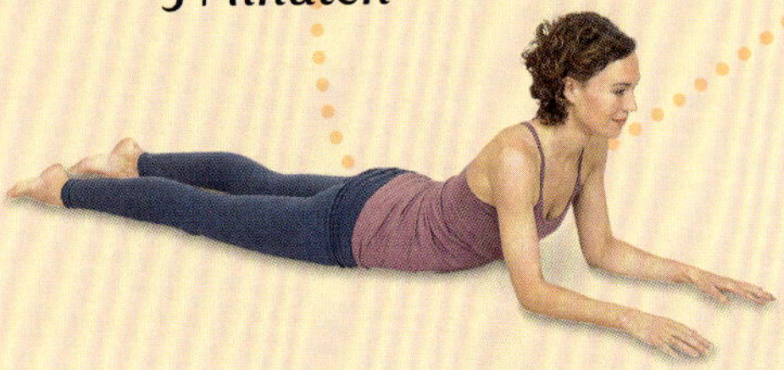

2

Sphinx – 5 Minuten

Ausgleichshaltung: entspannen Sie in der Bauchlage, drehen Sie den Kopf auf eine Seite und ziehen Sie das Knie auf dieser Seite neben sich auf dem Boden nach oben – 1 Minute

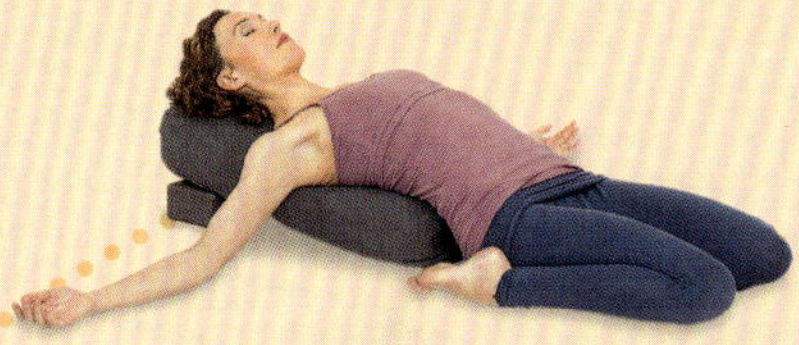

3

Sattel – mit den Füßen auf einem Block sitzend - 6 Minuten

Wenn der Sattel für Sie nicht zugänglich ist, führen Sie den Halben Sattel auf jeder Seite für 3 Minuten aus.

Ausgleichshaltung: Krokodil – 1 Minute

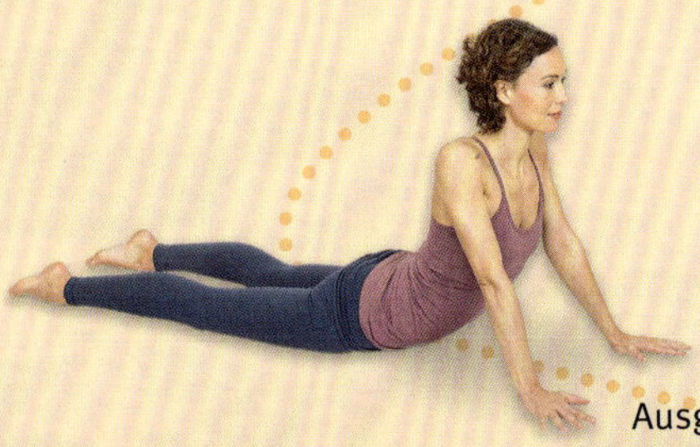

4

Seehund – 5 Minuten

Ausgleichshaltung: entspannen Sie in der Bauchlage, drehen Sie den Kopf auf eine Seite und ziehen Sie das Knie auf dieser Seite neben sich auf dem Boden nach oben – 1 Minute

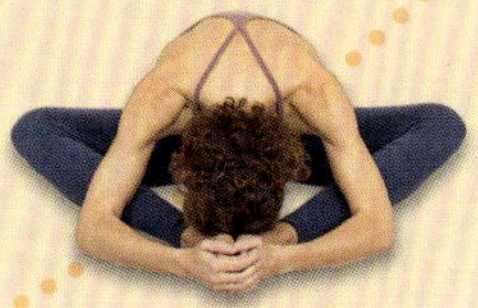

5

Schmetterling – 5 Minuten

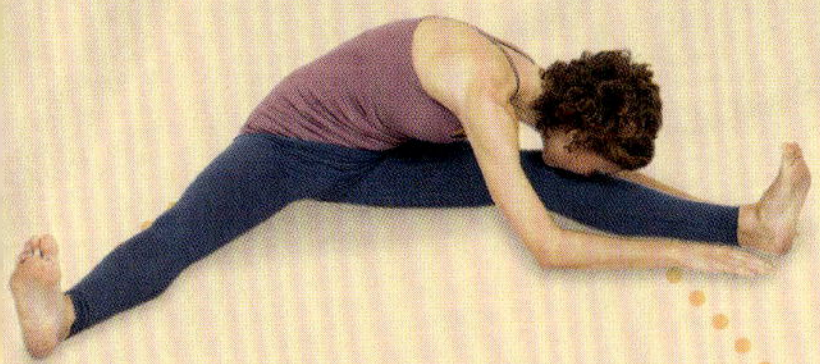

6

Libelle – 3-mal 5 Minuten

Libelle, über das rechte Bein gebeugt – 5 Minuten

Libelle, über das linke Bein gebeugt – 5 Minuten

Libelle, gerade in die Mitte gebeugt – 5 Minuten

Ausgleichshaltung. Scheiben-wischer – 1 Minute

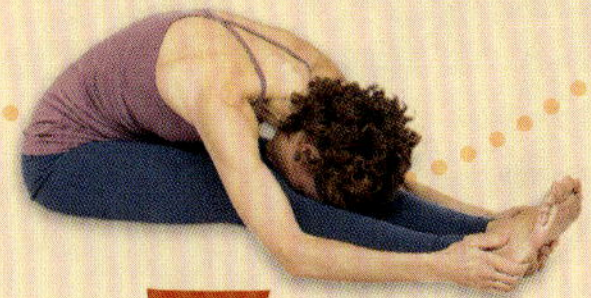

7

Raupe - 2 Minuten

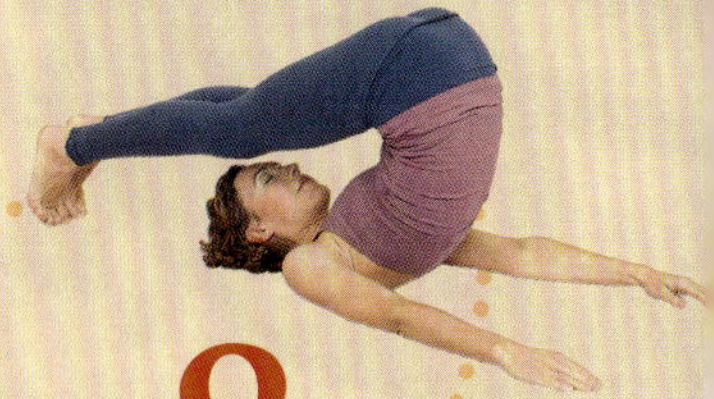

8

Schnecke – 3 Minuten

Ausgleichshaltung: Tisch

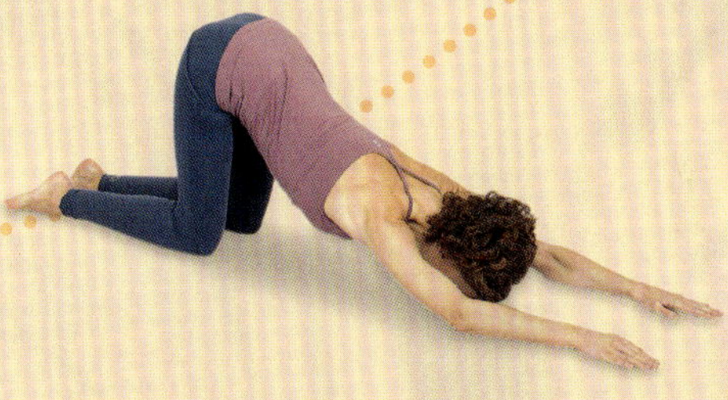

9

Öffnende Herzstellung – 4 Minuten

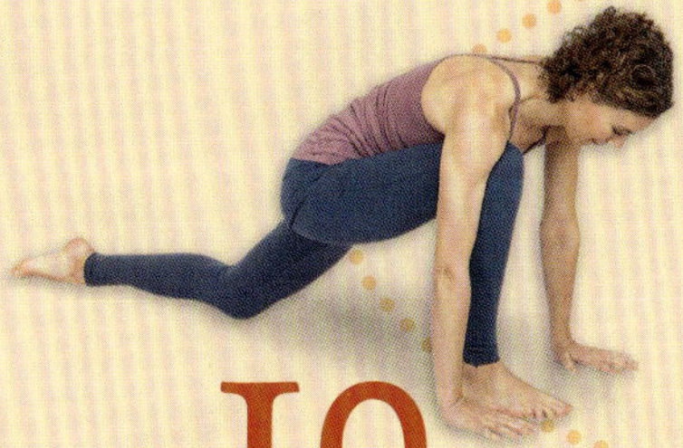

10

Drachenzyklus – 2-mal 6 Minuten

Beginnen Sie mit dem rechten Fuß vorne.

Babydrache – 1 Minute

Hochfliegender Drache – 2 Minuten

Geflügelter Drache – 2 Minuten

Ausgleichshaltung: Herabschauender Hund – 1 Minute

auf der anderen Seite mit dem linken Fuß vorne wiederholen

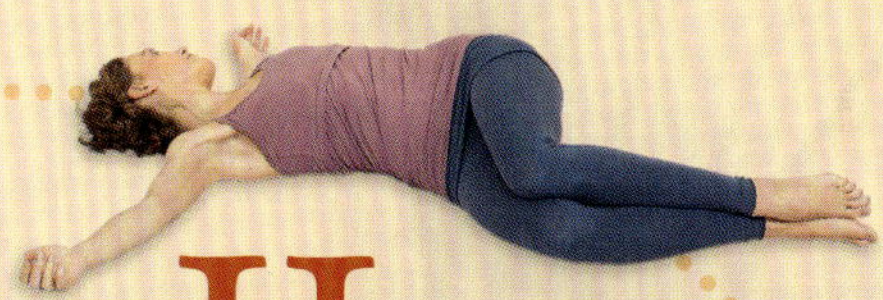

11

Korkenzieher – 2-mal 5 Minuten

Drehung zur rechten Seite – 5 Minuten

Drehung zur linken Seite – 5 Minuten

Ausgleichshaltung: Knie an die Brust ziehen und kreisen lassen

12

Shavasana – 10 Minuten

Ein Flow für die Leber- und Gallenblasenmeridiane (Variante I – 60 Minuten)

Jeder Flow, der Hüftöffner und Drehungen beinhaltet, stimuliert ganz hervorragend die Leber- und Gallenblasenmeridiane. Wir können den Energiefluss entlang dieser Meridiane mit unserem Atem und unserer Aufmerksamkeit verbessern, wie im Kapitel Der energetische Nutzen (S. 253) beschrieben.

Für eine Aktivierung der Leber und die Gallenblase ist es hilfreich, auch die Nieren zu aktivieren. Die Jing-Energie der Nieren unterstützt sämtliche inneren Organe. Sie werden bemerken, dass wir in diesem Flow zu einem frühen Zeitpunkt die Nieren mittels der Positionen Sphinx und Seehund stimulieren.

1

Eröffnungsmeditation – 3 Minuten

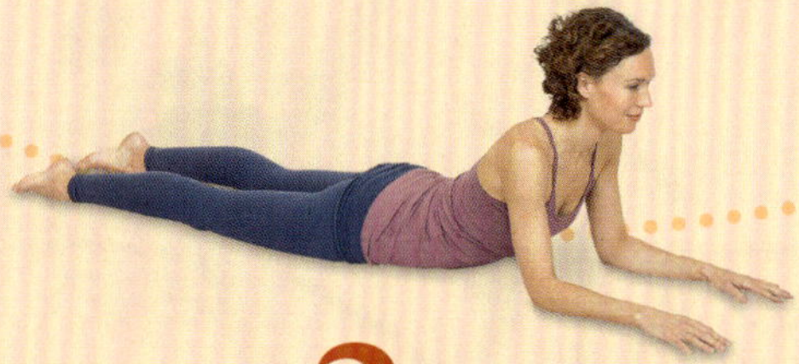

2

Sphinx, wenn möglich Seehund– 5 Minuten

Ausgleichshaltung: entspannen Sie in der Bauchlage, drehen Sie den Kopf auf eine Seite und ziehen Sie das Knie auf dieser Seite neben sich auf dem Boden nach oben – 1 Minute

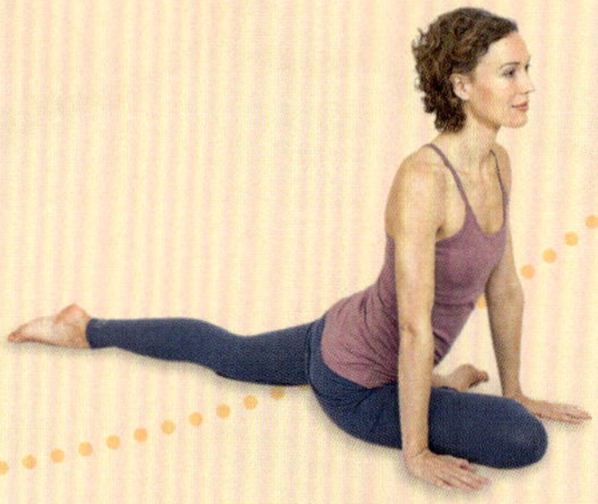

3

Schwan – 4 Minuten

Ganzer Schwan mit dem rechten Knie vorne – 1 Minute

Schlafender Schwan – 3 Minuten

Ausgleichshaltung: Stellung des Kindes – 1 Minute

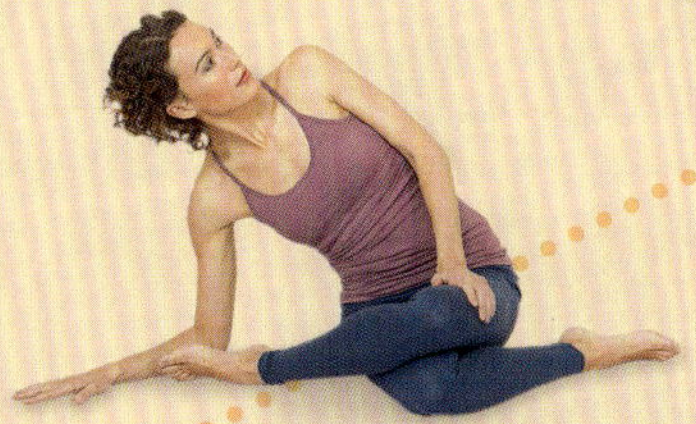

4

Schnürsenkel mit dem linken Knie oben – 5 Minuten

Während der ersten Halbzeit nach links drehen

Während der zweiten Halbzeit auf die rechte Seite beugen

Ausgleichshaltung Scheibenwischer – 1 Minute

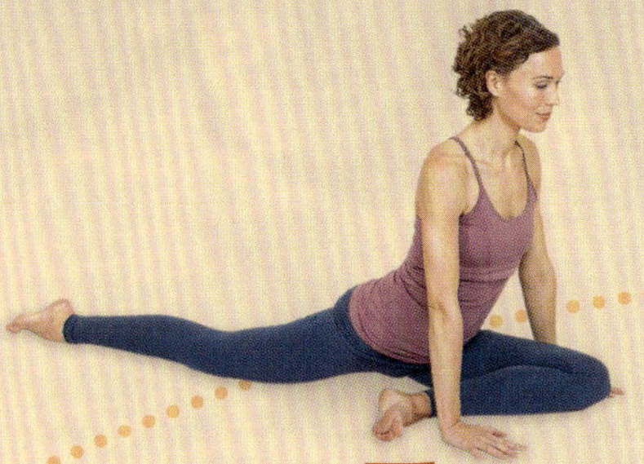

5

Schwan – 4 Minuten

Ganzer Schwan mit dem linken Knie vorn – 1 Minute

Schlafender Schwan – 3 Minuten

Ausgleichshaltung: Stellung des Kindes – 1 Minute

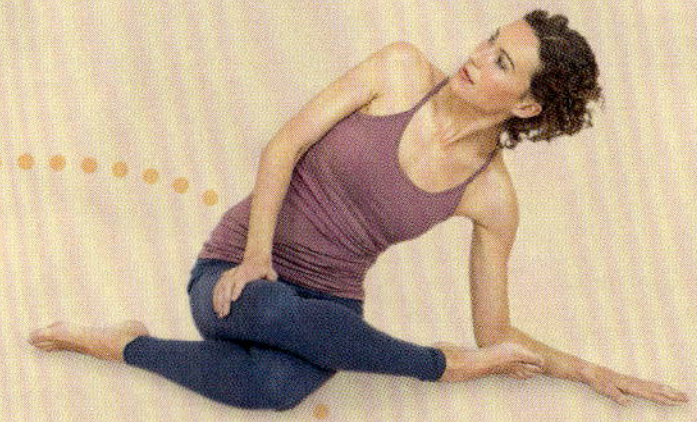

6

Schnürsenkel mit dem rechten Knie oben – 5 Minuten

Während der ersten Halbzeit nach rechts drehen

Während der zweiten Halbzeit zur linken Seite beugen

Ausgleichshaltung: Scheibenwischer – 1 Minute

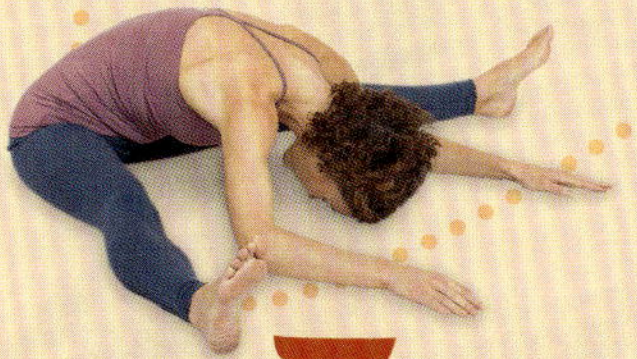

7

Libelle – 3-mal 3 Minuten

Libelle, über das rechte Bein gebeugt – 3 Minuten

Scheibenwischer

Libelle, über das linke Bein gebeugt – 3 Minuten

Scheibenwischer

Libelle, gerade in die Mitte gebeugt – 3 Minuten

Scheibenwischer

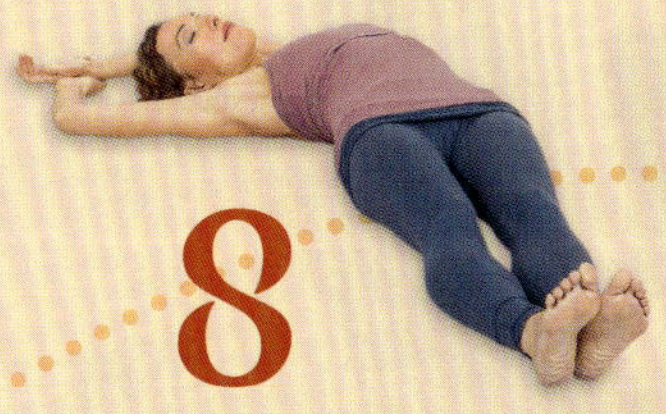

8

Bananasana – 2-mal 3 Minuten

Bananasana nach rechts – 3 Minuten

Ausgleichshaltung: Knie an die Brust ziehen und kreisen lassen

Bananasana nach links – 3 Minuten

Ausgleichshaltung: Knie an die Brust ziehen und kreisen lassen

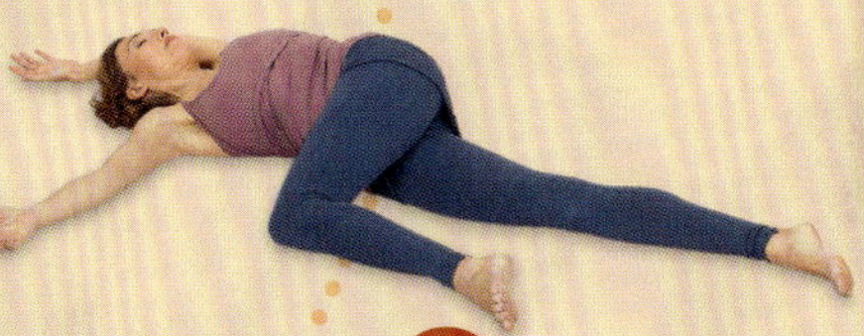

9

Korkenzieher – 2-mal 2 Minuten

Korkenzieher mit einem Knie auf der rechten Seite – 2 Minuten

Ausgleichshaltung: Knie an die Brust ziehen und kreisen lassen

Korkenzieher mit einem Knie auf der linken Seite – 2 Minuten

Ausgleichshaltung: Knie an die Brust ziehen und kreisen lassen

10

Shavasana – 7 Minuten

Ein Flow für die Leber- und Gallenblasenmeridiane
(Variante 2 – 90 Minuten)

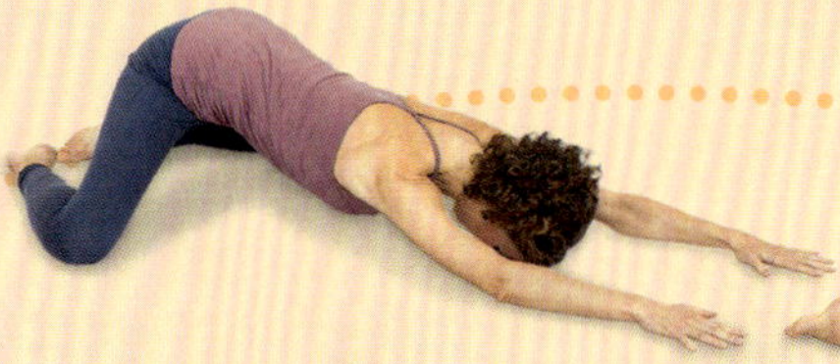

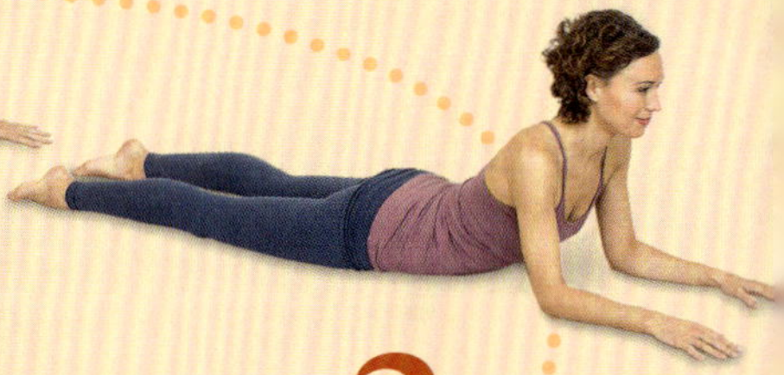

1
Eröffnungsmeditation – 5 Minuten

2
Frosch – 5 Minuten

Mit der Kaulquappe beginnen – 2 Minuten

Danach zum vollständigen Frosch übergehen – 3 Minuten

Ausgleichshaltung: Lassen Sie sich für 1 Minute in die Bauchlage gleiten.

3
Sphinx – 5 Minuten

Ausgleichshaltung: entspannen Sie in der Bauchlage, drehen Sie den Kopf auf eine Seite und ziehen Sie das Knie auf dieser Seite neben sich auf dem Boden nach oben – 1 Minute

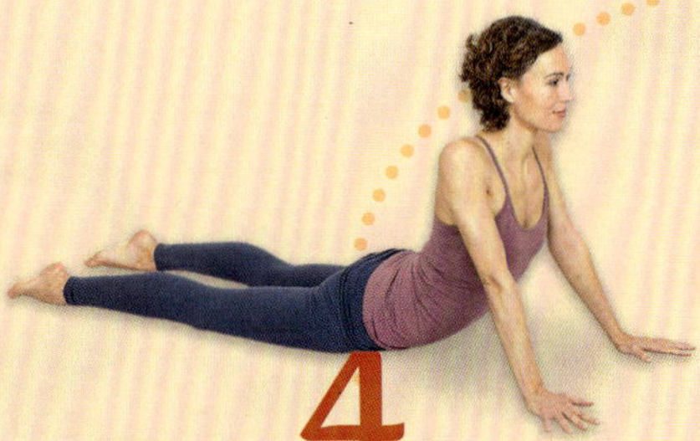

4
Seehund – 5 Minuten

Ausgleichshaltung: entspannen Sie in der Bauchlage, drehen Sie den Kopf auf eine Seite und ziehen Sie das Knie auf dieser Seite neben sich auf dem Boden nach oben – 1 Minute

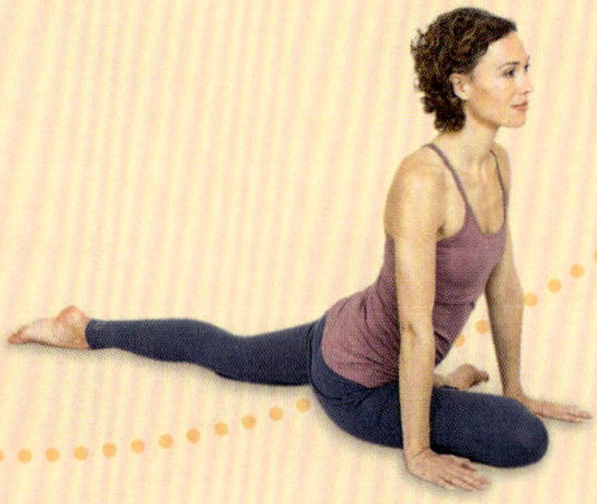

5
Schwan – 5 Minuten

Ganzer Schwan mit dem rechten Knie vorne – 2 Minuten

Schlafender Schwan – 3 Minuten

Lehnen Sie sich nach rechts und nehmen Sie die Position Schnürsenkel ein.

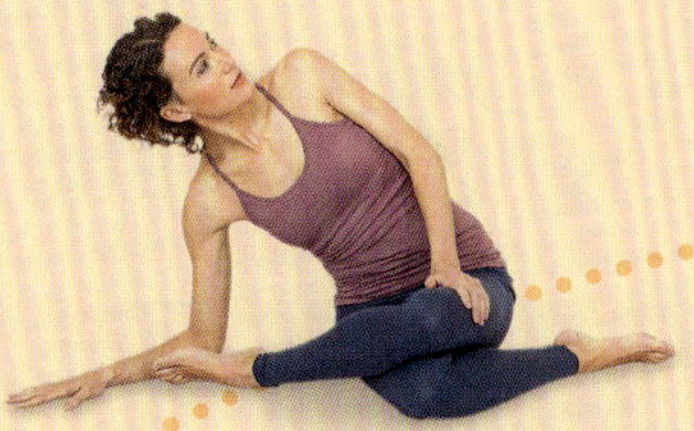

6

Schnürsenkel mit dem linken Knie oben – 5 Minuten

während der ersten Halbzeit nach links drehen

während der zweiten Halbzeit auf die rechte Seite beugen

Ausgleichshaltung Scheibenwischer – 1 Minute

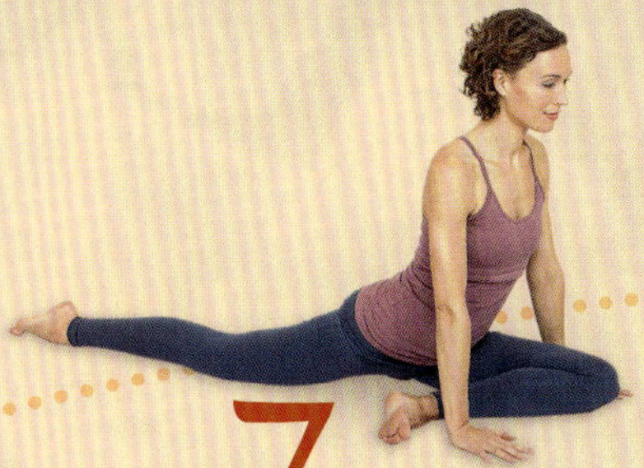

7

Schwan – 5 Minuten

Ganzer Schwan mit dem linken Knie vorn – 2 Minuten

Schlafender Schwan – 3 Minuten

Lehnen Sie sich nach links und nehmen Sie die Position Schnürsenkel ein.

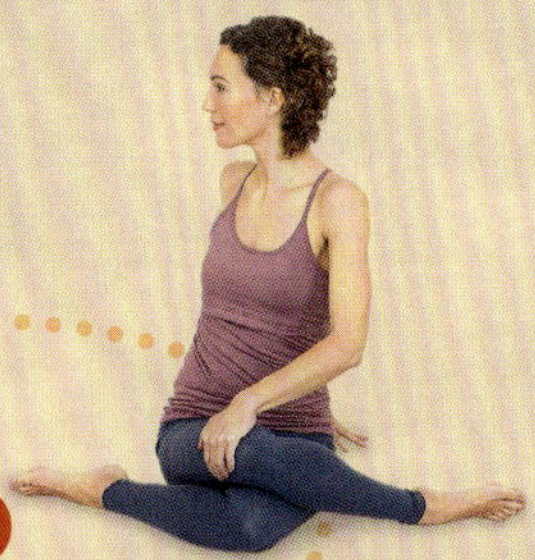

8

Schnürsenkel mit dem rechten Knie oben – 5 Minuten

während der ersten Halbzeit nach rechts drehen

während der zweiten Halbzeit zur linken Seite beugen

Ausgleichshaltung Scheibenwischer – 1 Minute

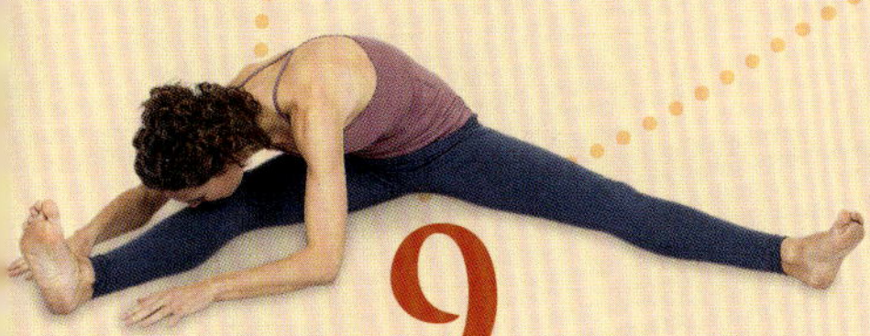

9

Libelle – 3-mal 5 Minuten

Libelle, über das rechte Bein gebeugt – 3 Minuten

dann die zur Seite geneigte Variante für weitere 2 Minuten

Libelle, über das linke Bein gebeugt – 3 Minuten

zur Seite neigen – 2 Minuten

Libelle, gerade in die Mitte gebeugt – 5 Minuten

Scheibenwischer – 1 Minute

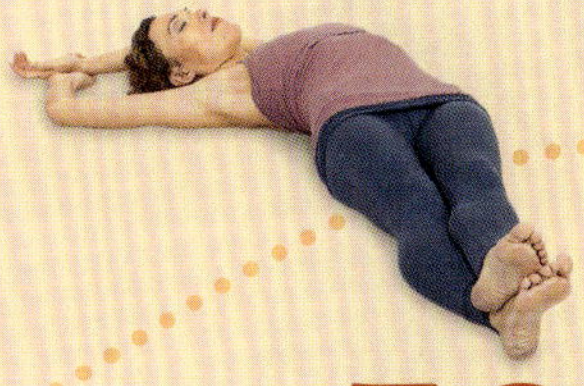

10

Bananasana – 2-mal 5 Minuten

Bananasana nach rechts – 5 Minuten

Ausgleichshaltung: Knie an die Brust ziehen und kreisen lassen

Bananasana nach links – 5 Minuten

Ausgleichshaltung: Knie an die Brust ziehen und kreisen lassen

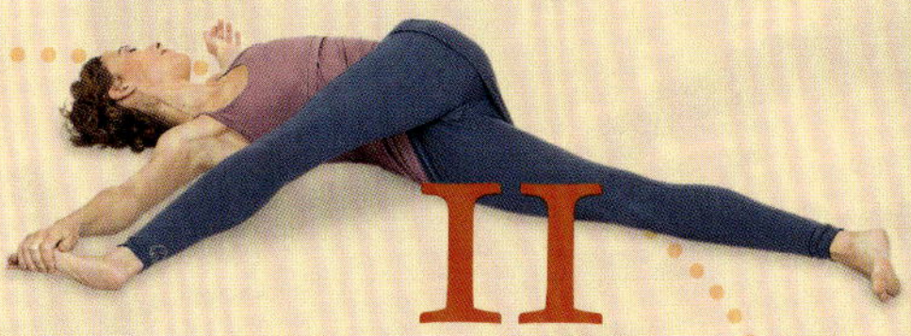

11

Korkenzieher – 2-mal 5 Minuten

Korkenzieher Knie rechts, das obere (linke) Bein gerade ausgestreckt – 2 Minuten

das obere Bein beugen und in die Drehung mit einem Knie kommen – 3 Minuten

Ausgleichshaltung: Knie an die Brust ziehen und kreisen lassen

Korkenzieher Knie links, das obere (rechte) Bein gerade ausgestreckt – 2 Minuten

das obere Bein beugen und in die Drehung mit einem Knie kommen – 3 Minuten

Ausgleichshaltung

12

Shavasana – 10 Minuten

Ein Flow für die Meridiane des Magens und der Milz

(Variante I – 60 Minuten)

Jeder Flow, der Extensionen der Wirbelsäule oder Hüften enthält, kann dem Magen und der Milz Energie zuführen. Außerdem kann eine intensive Drehung der Wirbelsäule dazu beitragen, dass die inneren Organe massiert werden. Wir können den Energiefluss entlang dieser Meridiane mit unserem Atem und unserer Aufmerksamkeit verbessern, wie im Kapitel Der energetische Nutzen (S. 253) beschrieben.

Um die Aktivierung der Milz und des Magens zu unterstützen ist es hilfreich, auch die Nieren zu aktivieren. Die Jing-Energie der Nieren unterstützt alle inneren Organe. Sie werden bemerken, dass wir die Nieren zu einem frühen Zeitpunkt in diesem Flow mittels der Positionen Sphinx und Seehund stimulieren, doch wir beginnen mit der Stellung des Kindes, um den Bauchraum zu komprimieren.

I

Eröffnungs-meditation – 3 Minuten

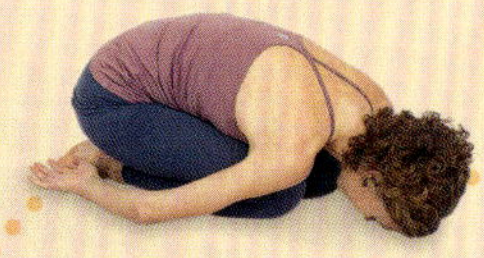

2

Stellung des Kindes – 3 Minuten

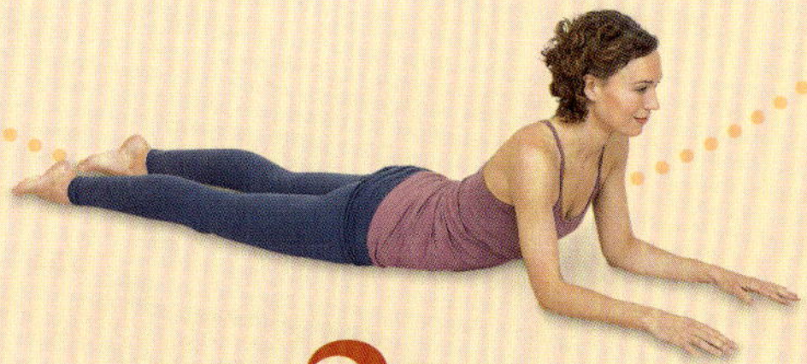

3

Sphinx, wenn möglich zum Seehund übergehend – 5 Minuten

Ausgleichshaltung: entspannen Sie in der Bauchlage, drehen Sie den Kopf auf eine Seite und ziehen Sie das Knie auf dieser Seite neben sich auf dem Boden nach oben – 1 Minute

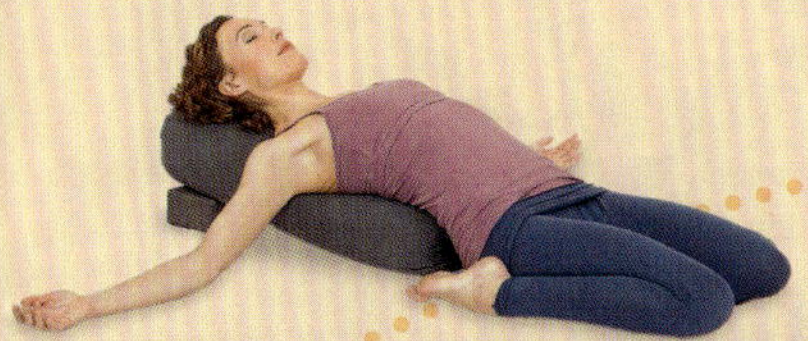

4

Sattel – zwischen den Füßen oder auf einem Block sitzend – 4 Minuten

Wenn der Sattel für Sie nicht zugänglich ist, führen Sie stattdessen den Halben Sattel für jeweils 2 Minuten pro Seite aus.

Wenn auch diese Variante des Sattels für Sie nicht funktioniert, führen Sie erneut die Sphinx aus.

Ausgleichshaltung: Stellung des Kindes

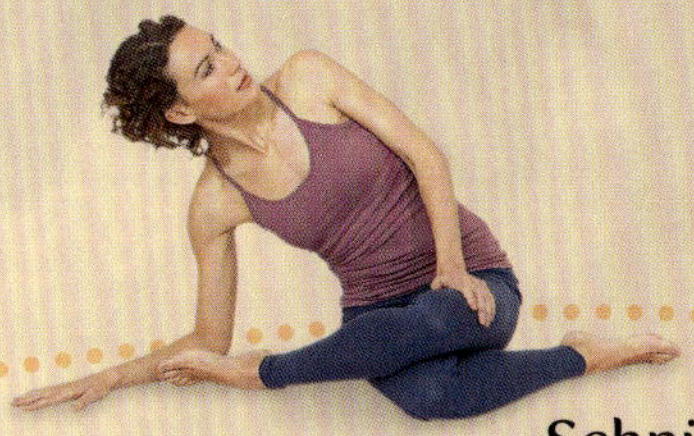

5

Schnürsenkel – 2-mal 4 Minuten

Schnürsenkel mit dem linken Knie oben

Drehung nach links – 2 Minuten

Vorbeuge – 2 Minuten

Scheibenwischer

Übergang auf die andere Seite: rechtes Knie oben, Drehung nach rechts für 2 Minuten, anschließend Vorbeuge für 2 Minuten

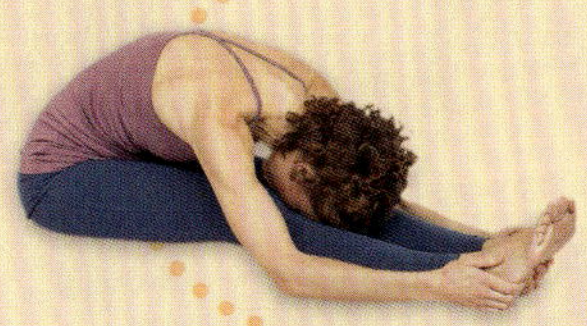

6

Raupe – 3 Minuten

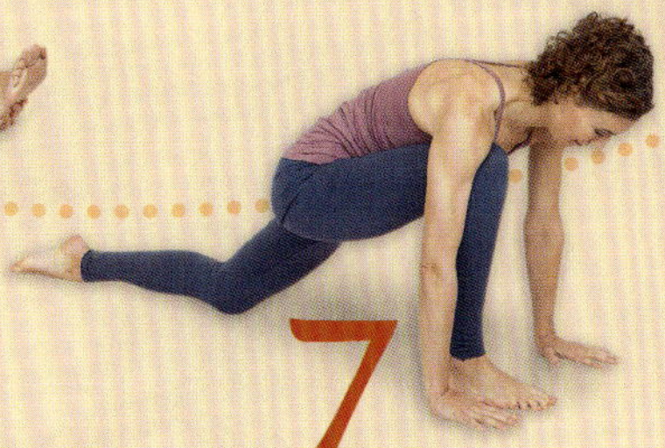

7

Drachenzyklus – 2-mal 3 Minuten

Beginnen Sie mit dem rechten Fuß vorne.

Babydrache – 1 Minute

Tieffliegender Drache – 1 Minute

Hanumanasana – 1 Minute

Stellung des Kindes – 1 Minute

Wiederholung auf der anderen Seite mit dem linken Fuß vorne

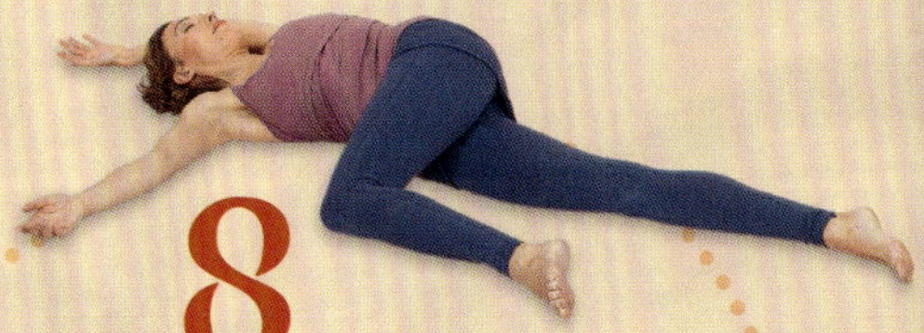

8

Korkenzieher – 2-mal 4 Minuten

Korkenzieher mit einem Knie auf der rechten Seite – 4 Minuten

Ausgleichshaltung: Knie an die Brust ziehen und kreisen lassen

Korkenzieher mit einem Knie auf der linken Seite – 4 Minuten

Ausgleichshaltung: Knie an die Brust ziehen und kreisen lassen

9

Shavasana – 7 Minuten

Ein Flow für die Meridiane des Magens und der Milz
(Variante 2 – 90 Minuten)

1

Eröffnungs-meditation – 5 Minuten

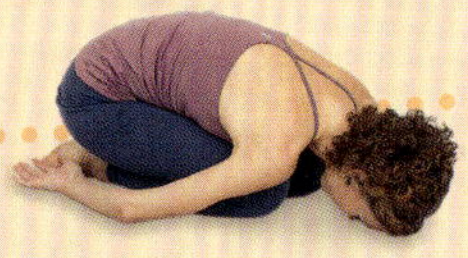

2

Stellung des Kindes – 5 Minuten

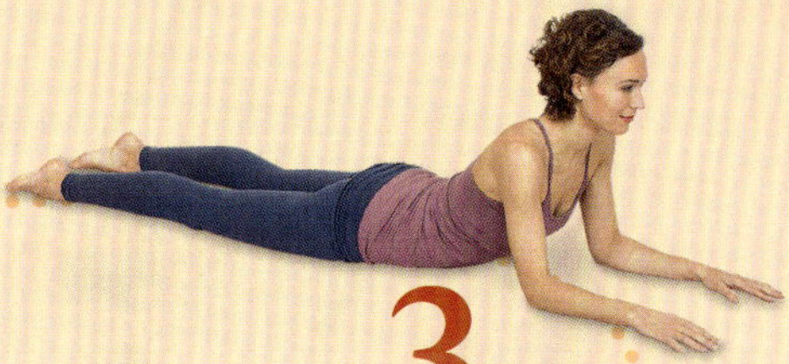

3

Sphinx – 5 Minuten

Ausgleichshaltung: entspannen Sie in der Bauchlage, drehen Sie den Kopf auf eine Seite und ziehen Sie das Knie auf dieser Seite neben sich auf dem Boden nach oben – 1 Minute

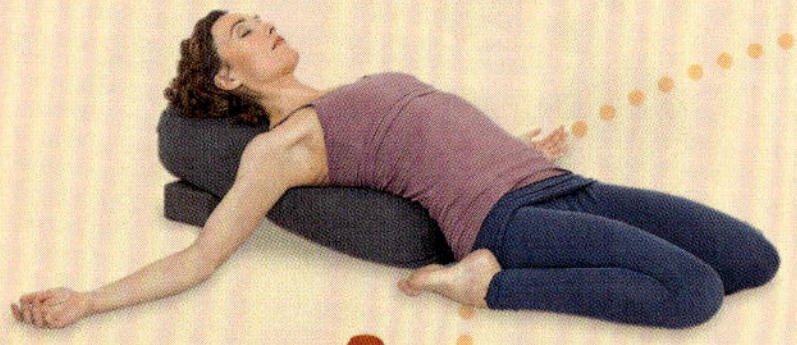

4

Sattel – zwischen den Füßen sitzend – 6 Minuten

Wenn der Sattel für Sie nicht zugänglich ist, führen Sie stattdessen den Halben Sattel für jeweils 3 Minuten pro Seite aus.

Ausgleichshaltung: Krokodil – 1 Minute

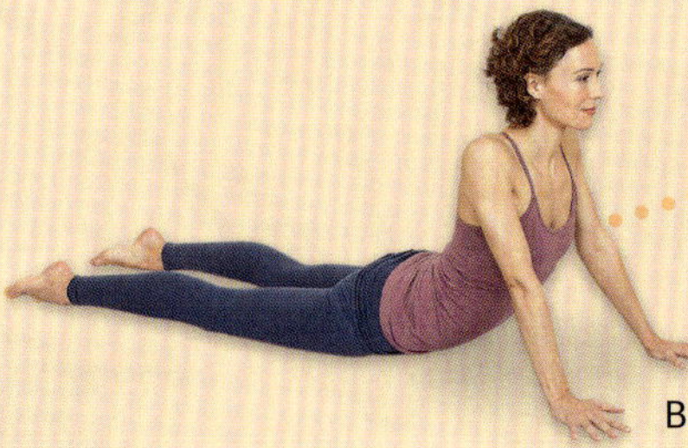

5

Seehund – 5 Minuten

Ausgleichshaltung: entspannen Sie in der Bauchlage, drehen Sie den Kopf auf eine Seite und ziehen Sie das Knie auf dieser Seite neben sich auf dem Boden nach oben – 1 Minute

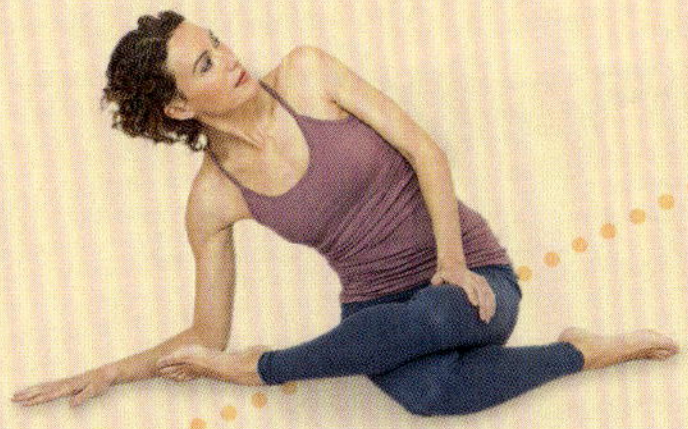

6

Schnürsenkel – 2-mal 5 Minuten

Schnürsenkel mit dem linken Knie oben

Drehung nach links – 2 Minuten

Vorbeuge – 3 Minuten

Scheibenwischer

Übergang auf die andere Seite: rechtes Knie oben, Drehung nach rechts für 2 Minuten, anschließend Vorbeuge für 3 Minuten

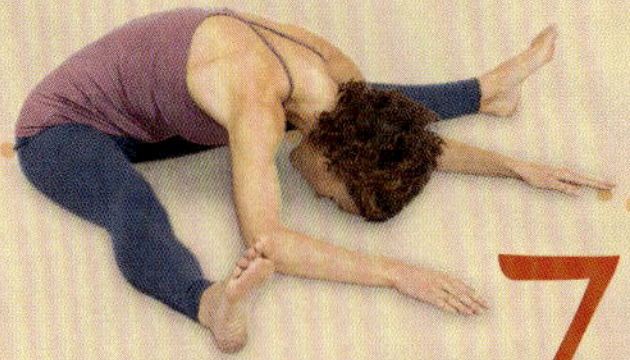

7

Libelle – in die Mitte gebeugt – 10 Minuten

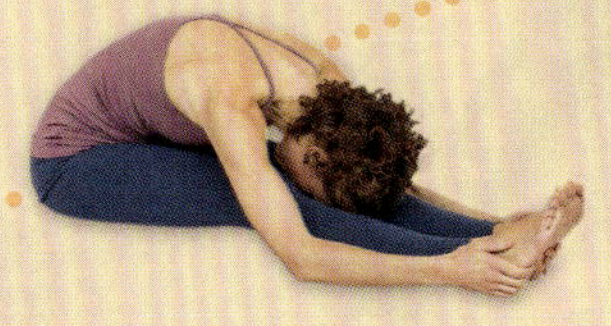

8

Raupe – 5 Minuten

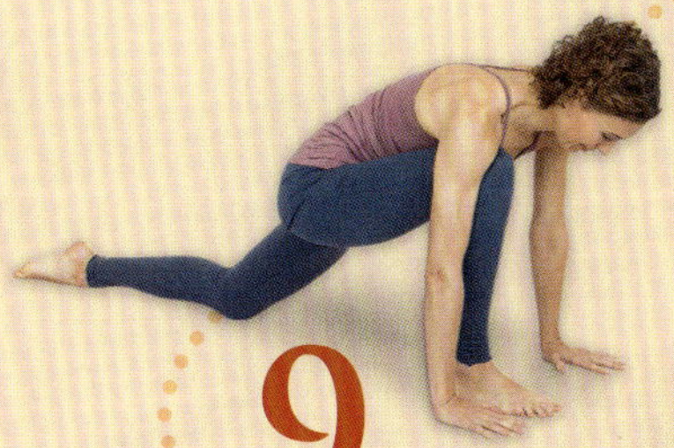

9

Drachenzyklus – 2-mal 6 Minuten

Beginnen Sie mit dem rechten Fuß vorne.

Babydrache – 1 Minute

Hochfliegender Drache – 2 Minuten

Tieffliegender Drache – 2 Minuten

Hanumanasana – 1 Minute

Ausgleichshaltung: Herabschauender Hund – 1 Minute

Wiederholung auf der anderen Seite mit dem linken Fuß vorne

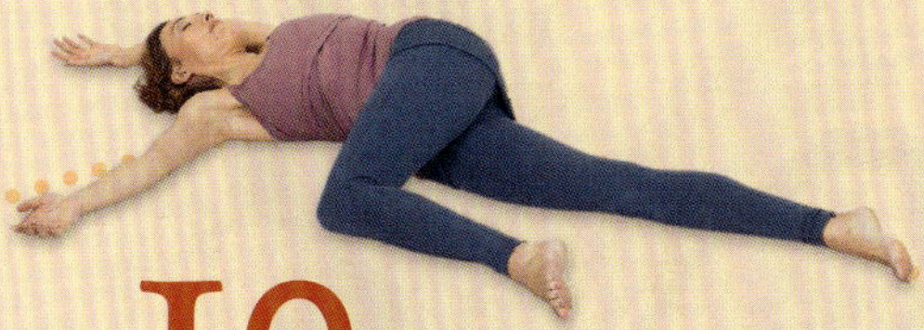

10

Korkenzieher – 2-mal 4 Minuten

Korkenzieher mit einem Knie auf der rechten Seite – 4 Minuten

Korkenzieher mit einem Knie auf der linken Seite – 4 Minuten

Ausgleichshaltung: Knie an die Brust ziehen und kreisen lassen

11

Shavasana – 10 Minuten

Ein Yin-Flow für den ganzen Körper (60–75 Minuten)

Dieser Flow steuert viele Körperregionen an, die in der Yoga-Praxis – egal ob Yin oder Yang – gewöhnlich vernachlässigt werden. Wir werden uns von den Zehenspitzen angefangen bis zum Scheitelpunkt des Kopfes hocharbeiten und dabei viele Regionen dazwischen berühren. Probieren Sie alles aus und lassen Sie auch nicht die Yogaübungen für das Gesicht wegfallen. Die Klopfübung für das Herz, die wir zu Beginn ausführen, stimuliert das Immunsystem. Die Thymusdrüse befindet sich direkt oberhalb des Herzens und unter dem Brustbein. Durch Klopfen stimulieren wir die Zellen der Thymusdrüse, in der die weißen Blutkörperchen heranreifen. Sie können sich auch vorstellen, dass Sie Ihr Herz massieren. Beim Reißverschluss ist es erforderlich, die Fußsohlen zusammenzubringen und die Zehen miteinander zu verflechten. Dadurch werden alle sechs Meridiane des Unterkörpers stimuliert, die in den Zehen beginnen oder enden. Wenn Ihnen die Asanas Fersensitz, Zehensitz und Glückliches Baby nicht vertraut sind, schauen Sie sich diese noch einmal im Kapitel Die 25 Asanas (S. 60) an. Die Positionen und Bewegungen, die im Kapitel Die 25 Asanas nicht zu finden sind, werden in den erläuternden Texten des Flows beschrieben. Der Flow endet mit einer wunderbaren Yang-Übung namens Tantrumasana. Wenn Sie die Variante 1 ausführen möchten, verwenden Sie die angegebenen Mindesthaltezeiten. In der Variante 2 verlängern Sie jeweils die Haltedauer.

1

Eröffnungsmeditation – 3 Minuten

2

Klopfübung für das Herz – 2 Minuten

Verwenden Sie die Fingerspitzen Ihrer rechten Hand, um damit entlang Ihres Brustbeins zu klopfen. Zu Beginn klopfen Sie langsam.

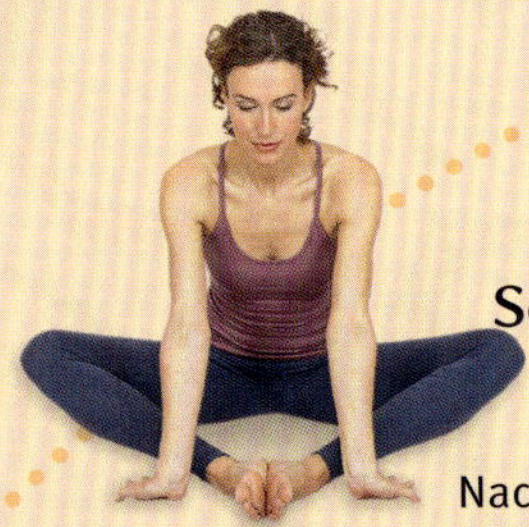

3

Schmetterling, Zehen in der Reißverschlusshaltung – 5 Minuten

Nackenkreisen: Lassen Sie den Kopf auf die rechte Schulter sinken. Anschließend senken Sie das Kinn auf die Brust und heben Ihr linkes Ohr zur linken Schulter. Wiederholen Sie diesen Halbkreis einige Male.

Versuchen Sie, einen vollen Kreis zu beschreiben, indem Sie den Kopf nach hinten neigen. Lassen Sie Ihr Kinn einen vollen Kreis beschreiben. Wechseln Sie nach zwei oder drei Kreisbahnen die Richtung.

Schulterkreisen: Halten Sie Ihren Kopf zentriert und ziehen Sie Ihre Schultern nach vorn, hoch, zurück und hinunter. Lassen Sie Ihre Arme frei schwingen. Wechseln Sie nach zwei oder drei Kreisbahnen die Richtung.

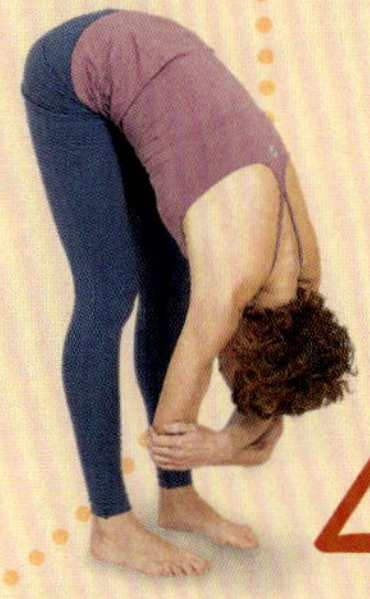

4 Hängende Position – 3 Minuten

Bei Variante 1: Wenn Ihnen die Hängende Position zu intensiv ist, führen Sie stattdessen die Raupe aus.

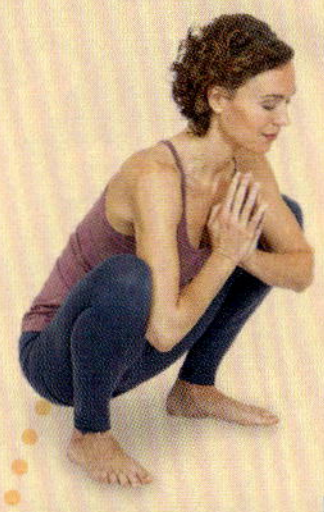

5 Hocke – 3 Minuten

Bei Variante 1: Wenn Ihnen die Hocke zu intensiv ist, führen Sie stattdessen einen engen Schmetterling aus, bei dem die Füße dicht an den Körper gezogen werden.

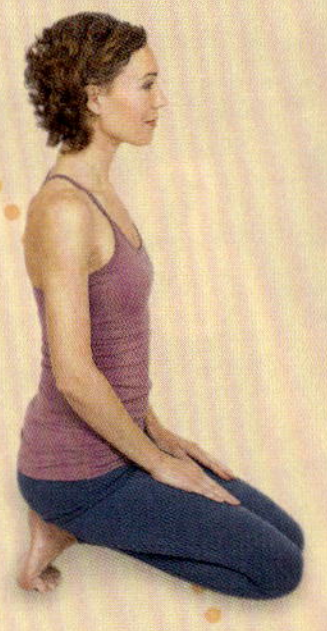

6 Zehensitz – 5 Minuten

Während wir diese Position halten, haben wir Zeit, mit den Schultern und dem Gesicht zu arbeiten. Nehmen Sie zunächst die Armhaltung der Kuh ein, die linke Hand hinter dem Rücken, den rechten Arm erhoben. Wenn Sie die Hände nicht verschränken können, verwenden Sie ein Seil oder einen Gürtel. Haltedauer: 2 Minuten

Yogaübung für das Gesicht: Setzen Sie das breiteste und albernste Grinsen auf, das Sie auf Lager haben.

Lösen Sie die Armhaltung und nehmen Sie die Position der Adlerschwingen ein. Der rechte Arm befindet sich unten. Bewegen Sie die Ellenbogen nach oben, als wollten Sie sich in die Lüfte schwingen. Haltedauer: 2 Minuten

Die Yogaübung für das Gesicht während der Adlerschwingen ist der Schrei: Reißen Sie Augen und Mund auf, so weit Sie können. Dehnen Sie Ihre Gesichtsmuskeln!

Lösen Sie die Arme und strecken Sie sie gerade nach oben aus. Verschränken Sie die Finger und drücken Sie die Handflächen 1 Minute lang nach außen. Strecken Sie die Zunge so weit heraus, dass sie Ihr Kinn berührt, schauen Sie auf und brüllen Sie wie ein Löwe.

Wenn Sie fertig sind, massieren Sie 1 Minute lang gründlich Ihre Kopfhaut.

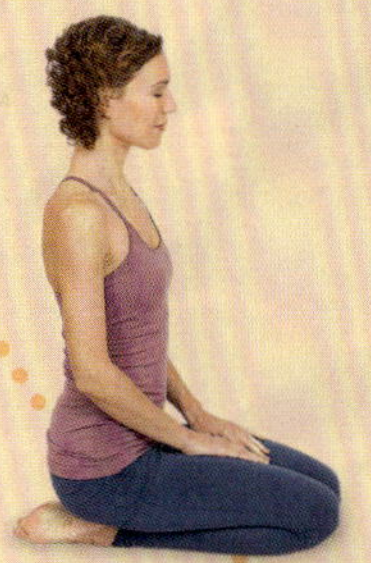

7 Fersensitz – 2 Minuten

Ausgleichshaltung: Zurücktreten ins Krokodil – 1 Minute

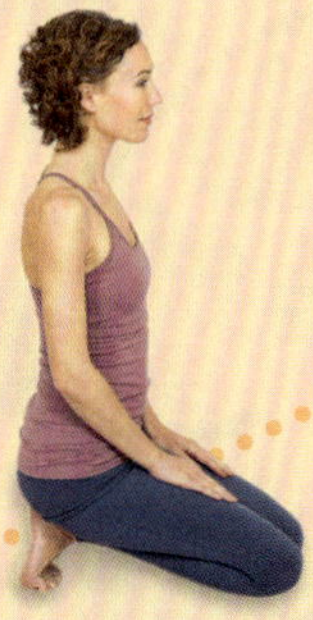

8

Zehensitz – Teil 2 – 5 Minuten

Nehmen Sie die Armhaltung der Kuh ein, die rechte Hand hinter dem Rücken, den linken Arm erhoben. Wenn Sie die Hände nicht verschränken können, verwenden Sie ein Seil oder einen Gürtel. Haltedauer: 2 Minuten.

Yogaübung für das Gesicht: Halten Sie Ihren Kopf zentriert und schieben Sie Ihr Gesicht so weit wie möglich nach rechts. Schauen Sie nach rechts, aber drehen Sie nicht den Kopf. Bewegen Sie Ihren Kiefer nach rechts. Sie werden sich fühlen wie Popeye.

Lösen Sie die Armhaltung und nehmen Sie die Position der Adlerschwingen ein. Der linke Arm befindet sich unten. Bewegen Sie die Ellenbogen nach oben, als wollten Sie sich in die Lüfte schwingen. Haltedauer: 2 Minuten

Die Yogaübung für das Gesicht während der Adlerschwingen: Halten Sie ihren Kopf zentriert und schieben Sie das Gesicht so weit wie möglich nach links.

Lösen Sie die Arme und strecken Sie sie gerade nach oben aus. Verschränken Sie die Finger und drücken Sie die Handflächen 1 Minute lang nach außen. Strecken Sie die Zunge soweit heraus, dass sie Ihr Kinn berührt, schauen Sie auf und brüllen Sie wie ein Löwe.

Wenn Sie fertig sind, massieren Sie 1 Minute lang gründlich Ihre Kopfhaut.

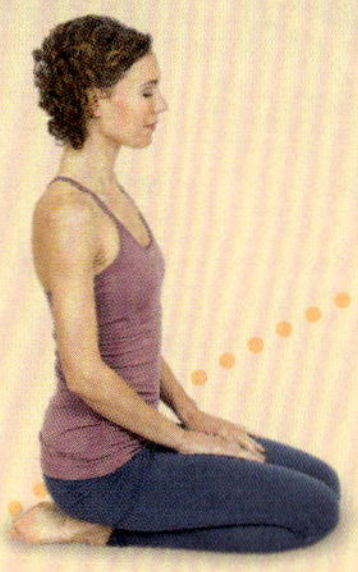

9

Fersensitz – 2 Minuten

Ausgleichshaltung: Krokodil – 1 Minute

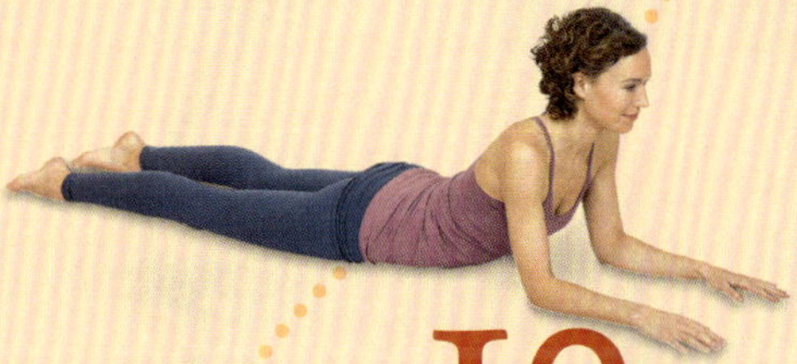

10

Sphinx, wenn möglich in den Seehund übergehend – 5 Minuten

Ausgleichshaltung: Stellung des Kindes – 1 Minute

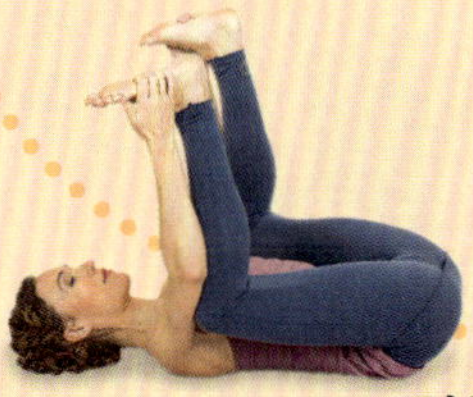

11

Glückliches Baby – 3–5 Minuten

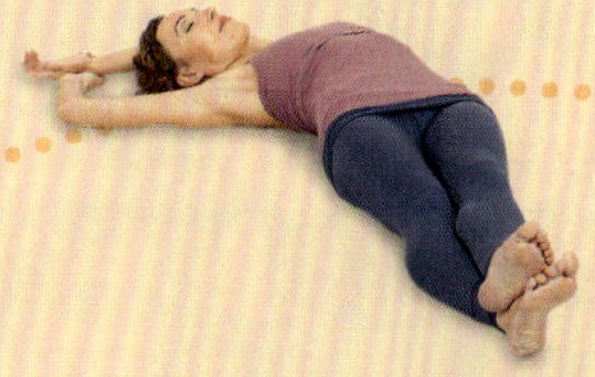

12

Bananasana – 6–10 Minuten

Bananasana nach rechts – 3–5 Minuten

Ausgleichshaltung: Knie an die Brust ziehen und kreisen lassen

Bananasana nach links – 3–5 Minuten

Ausgleichshaltung: Knie an die Brust ziehen und kreisen lassen

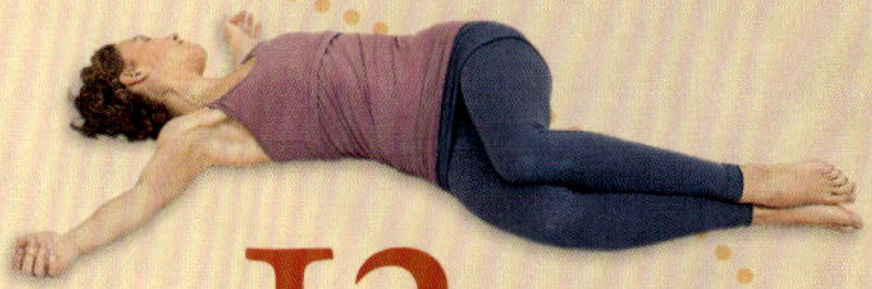

13

Korkenzieher – 2-mal 4 Minuten

Drehung nach rechts – 4 Minuten

Drehung nach links – 4 Minuten

Ausgleichshaltung: Knie an die Brust ziehen und kreisen lassen

14

Tantrumasana

Beugen Sie in der Rückenlage die Knie, sodass die Füße flach auf dem Boden stehen. Platzieren Sie die Hände mit den Handflächen nach unten flach auf dem Boden neben den Füßen.

Schlagen Sie 30 Sekunden lang so schnell wie möglich mit den Handflächen und Fußsohlen auf den Boden ein.

Machen Sie 15 Sekunden Pause und schlagen Sie dann erneut 20 Sekunden lang auf den Boden ein.
Pausieren Sie nochmals 15 Sekunden und schlagen Sie dann ein letztes Mal 10 Sekunden lang auf den Boden ein.

Wenn Sie möchten, chanten Sie ruhig, während Sie so viel Lärm wie möglich machen. Schlagen Sie schnell und wild! Lassen Sie das verzogene Kind in sich heraus.

15

Shavasana – 7 Minuten

Besondere Umstände

Yin Yoga ist sanft, nachgiebig und führt uns Energie zu – es hat also viele der Eigenschaften, die Menschen auch an regenerativem Yoga schätzen. Zwar enthält regeneratives Yoga viele Yin-Elemente, doch bei der Art von Yin Yoga, die in diesem Buch beschrieben wird, handelt es sich nicht um regeneratives Yoga: Die Intentionen sind grundverschieden.

Regeneratives Yoga zielt darauf ab, spezifische Beschwerden zu lindern und die Gesundheit wiederherzustellen, während Yin Yoga davon ausgeht, dass Sie bereits gesund sind und darüber hinaus nach Wohlbefinden und optimaler Gesundheit streben. Dennoch kann man das in diesem Buch beschriebene System des Yin Yoga auch dann nutzbringend einsetzen, wenn man nicht in optimaler Form ist oder wenn besondere Umstände zu beachten sind.

Im Forum auf der Webseite YinYoga.com stellen Schüler häufig Fragen dahin gehend, wie Yin Yoga ihnen bei der eigenen spezifischen Verletzung oder in den eigenen besonderen Umständen helfen kann, und über die Community werden dazu wertvolle Rückmeldungen gegeben. Dieses Kapitel betrachtet drei der am weitesten verbreiteten Probleme: Knie und Hüften, den unteren Rücken sowie Schwangerschaft und Fruchtbarkeit. Die hier vorgestellten Ansätze stellen sicherlich nicht das letzte Wort dar, doch sie enthalten einige Empfehlungen.

Yin Yoga spricht primär die Region von den Knien bis zum Bauchnabel an. Hüftprobleme sind häufig die Ursache für Kniebeschwerden. Daher kann eine sichere Arbeit zur Öffnung der Hüften dazu beitragen, Schmerzen im Knie zu lindern. Lassen Sie uns die Thematik von unten nach oben aufrollen, beginnend mit den Knien.

Knie

Die am weitesten verbreiteten Knieprobleme sind Bänderrisse, Knorpelbeschwerden und Arthritis. Hier will ich auf ein besonderes Problem eingehen, das beim Yogaunterricht häufig aufkommt: Meniskusrisse.

Das Knie ist ein komplexes Gelenk, das von zahlreichen Bändern umgeben ist, die ihm strukturellen Halt verleihen. Zwischen den beiden Knochen, die das Kniegelenk bilden (dem Femur und der Tibia), befinden sich zwei C-förmige Knorpelkissen, die als Menisken bezeichnet werden. Diese sorgen dafür, dass die Knochen passgenau miteinander verbunden sind, und bieten gleichzeitig eine Polsterung, die verhindert, dass sich die Enden der Knochen durch Kontakt aneinander abschleifen.

Wenn wir unsere Beine mit gebeugten Knien nach außen rotieren, kann sich im Inneren des Knies Druck aufstauen. Sind die Hüften verspannt und rotieren nicht mühelos (ein in der westlichen Welt weit verbreiteter Zustand), dann wird der durch die Außenrotation entstehende Druck an das nächste Gelenk weitergegeben – das Knie. Zum Glück sind unsere Körper so konzipiert, dass wir Warnsignale in Form von Schmerzen erhalten, wenn die Beanspruchung des Kniegelenks gefährlich wird. Bedauerlicherweise schenken wir diesen Signalen nicht immer Beachtung und versuchen, den Schmerz zu übergehen. Das Ergebnis ist häufig ein Meniskusriss.

Wenn die Schmerzen heftig und anhaltend sind, kann ein chirurgischer Eingriff die einzige Option sein. Sind sie unerheblich und erträglich, dann kann man mit dem Riss leben. Aber was kann man in diesem Fall tun, um sicherzustellen, dass man den Zustand nicht verschlimmert? Yin Yoga! Wenn Sie daran arbeiten, die Hüften über einen längeren Zeitraum hinweg langsam zu öffnen, können Sie die Beanspruchung der Menisken vermindern und Missempfindungen minimieren.

Yin Yoga kann auf zwei Arten eingesetzt werden, um die Hüften zu öffnen und die Beanspruchung des Knies zu vermindern: indem wir in unsere Yoga-Praxis zahlreiche hüftöffnende Positionen einbauen und indem wir uns auf dem Boden aufhalten. Positionen, die sich großartig zur Öffnung der Hüften eignen, sind unter anderem der Schnürsenkel, das Quadrat, der Schwan und die Drachen. Denken Sie dabei daran, während dieser Positionen keinerlei

Das Knie – ein komplexes Gelenk

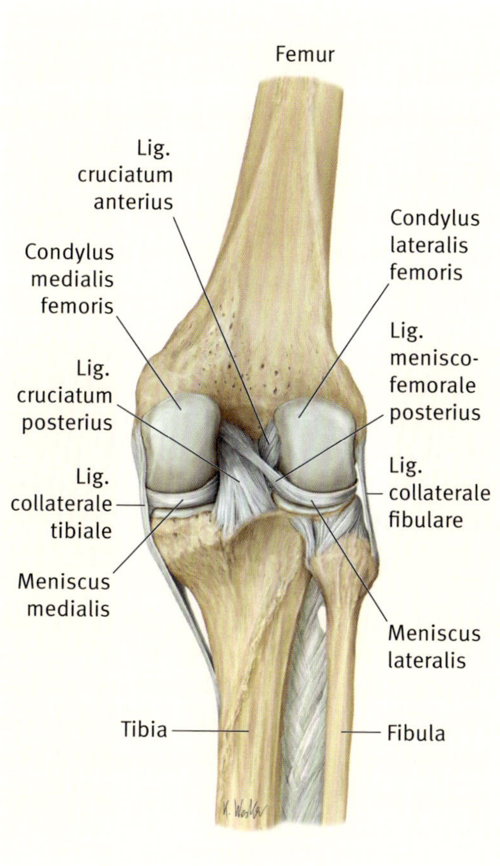

Schmerzen in den Knien hinzunehmen. Sich auf dem Boden aufzuhalten ist die andere Möglichkeit, die Hüften zu öffnen. Eine der Hauptursachen für verspannte Hüften ist die Tatsache, dass wir so lange Zeit auf Stühlen sitzen. Sitzen Sie so viel wie möglich auf dem Boden. Machen Sie sich keine Gedanken über Ihre Haltung dabei – diese können Sie ändern, so oft Sie wollen, solange Sie nur einfach auf den Boden kommen. Sie können einige Zeit im Schneidersitz verbringen, eines Ihrer Beine für eine Weile ausstrecken, beide Beine austrecken, die Position Schnürsenkel einnehmen, sich zurück in den Schwan hineinschlängeln: Es spielt keine Rolle.

Durch Hüftöffner kann eine weitere Überbeanspruchung der Knie vermieden werden. Doch gelegentlich ist eine Beanspruchung der Knie genau das, was wir brauchen. Auf intelligente Art und Weise ausgeführt, kann die Beanspruchung Heilung anregen. Auch hier gilt wieder: Holen Sie ärztlichen Rat ein und hören Sie auf Ihren Körper. Die Libelle ist ein gutes Beispiel: Wenn die Beine weit gespreizt sind, verspüren Sie ein angenehmes Ziehen am medialen kollateralen Band, das entlang der Innenseite des Knies verläuft. Der mediale Meniskus ist Teil dieses Bandes. Wenn Sie also dort eine angenehme Beanspruchung verspüren, unterstützen Sie die Stimulation sämtlicher Fibroblasten und Knorpelzellen in der Region. Die Knorpelzellen sind für den Aufbau neuen Knorpelmaterials verantwortlich und die Fibroblasten bilden neues Bändergewebe. Und denken Sie wieder daran: Sobald sich Schmerzen einstellen, hören Sie auf und bringen Sie die Beine dichter zusammen.

Eine äußerst empfehlenswerte Position bei Knieproblemen ist der Sattel – doch bei dieser Variante ist es nicht erforderlich, sich zurückzulehnen. Im Yang Yoga ist die Position, in der Sie auf den Fersen sitzen, als Diamant oder Vajrasana bekannt, eine Variation des Heldensitzes, oder Virasana, bei dem Sie zwischen den Fersen sitzen. Es ist hier nicht nötig, den Heldensitz einzunehmen. Sitzen Sie einfach auf den Fersen. Wenn dies nicht möglich ist, platzieren Sie einige Blöcke zwischen Ihren Füßen und setzen Sie sich darauf. Wenn Ihre Knöchel Protest anmelden, versuchen Sie, ein gefaltetes Handtuch darunterzulegen. Diese Position beansprucht die Knie und kann äußerst therapeutisch für die Kniescheiben, die Knöchel und die Fußrücken sein. Wenn es angemessen erscheint, kann man diese Position auch anspruchsvoller gestalten, indem man ein Tuch oder Handtuch zusammenrollt und es fest in die Kniekehlen schiebt. Mit der Zeit wird dadurch der Raum innerhalb des Kniegelenks erweitert. Viele Personen mit Meniskusproblemen empfinden diese Variation als äußerst wohltuend.

Eines der größten Probleme, das in den Knien auftreten kann, ist Osteoarthritis (Kniearthrose), die nicht nur schmerzhaft, sondern auch äußerst schädlich für das Gelenk ist. Das Problem hat zahlreiche Ursachen, aber eine davon ist sicher die durch Yang-lastige Bewegungen verursachte Reibung von Knochen und Knorpel, zwischen denen sich wenig oder gar kein Gleitmittel befindet. Dies führt zu Knorpelabrieb. Ein Weg, die Knochen und Knorpel wiederaufzubauen, ist es, die Gewebe zu beanspruchen. Dies wird im folgenden Kapitel »Das Gewebe beanspruchen« (S. 228) näher erläutert. Wir müssen hier allerdings vorsichtig sein: Zu viel Beanspruchung kann den Zustand verschlimmern. Zu wenig allerdings auch. Wie immer holen Sie auch hier ärztlichen Rat ein und teilen Sie Ihrem Arzt Ihre Trainingspläne und Erfahrungen mit.

Hüften

Die am weitesten verbreiteten Hüftprobleme sind Risse der Bänder und der Gelenklippen, die die Hüftpfanne umschließen, sowie Osteoporose. Inwiefern Yin Yoga bei Osteoporose hilfreich sein kann, wird im nächsten Kapitel »Degeneration« (S. 249) erläutert. Hier lassen Sie uns betrachten, wie man zur Kräftigung und Verlängerung der Bänder in den Hüften beitragen kann.

Schüler beschweren sich oft darüber, wie verspannt ihre Hüften sind. Und dies ist auch nicht verwunderlich, da verspannte Hüften bei Menschen in der westlichen Welt ein Dauerzustand sind! Der Bewegungsradius des Gelenks ist auf ein Minimum zusammengeschrumpft, insbesondere im Hinblick auf die Rotation. Das Bindegewebe, aus dem die Gelenkkapseln bestehen, und die Bänder, die das Gelenk zusammenhalten, haben sich verringert, verkürzt und verspannt. Dieser Zustand tritt normalerweise ein, wenn der Bewegungsradius nicht voll ausgeschöpft wird, weil wir den ganzen Tag über auf Stühlen sitzen, die Beine in der Hüfte geknickt und eng parallel zusammen. Auch zur Öffnung der Hüften ist es wiederum extrem hilfreich, sich mehr auf dem Boden aufzuhalten. Wir haben den normalen Bewegungsradius unserer Hüften nicht über Nacht eingebüßt und werden ihn daher auch nicht rasch zurückgewinnen. Doch wenn wir die Prinzipien des Yin Yoga auf unsere Hüften anwenden, können wir verloren gegangene Bewegungsmuster wiedergewinnen.

Wenn der Bewegungsradius unserer Hüften wieder zunimmt, kann dies unsere Knie und Knöchel enorm entlasten. Folgende hüftöffnenden Asanas, die schon im vorhergehenden Abschnitt genannt wurden, eignen sich bestens: Schnürsenkel, Quadrat, Schwan, Drachen, Libelle und Sattel. Doch was ist, wenn wir ganz spezielle Probleme haben, wie etwa eine künstliche Hüfte? Ist Yin Yoga auch dann noch empfehlenswert?

Da jeder Körper einzigartig ist, verläuft natürlich auch jede Hüftoperation

Die Hüfte – ein höchst drehfreudiges Kugelgelenk

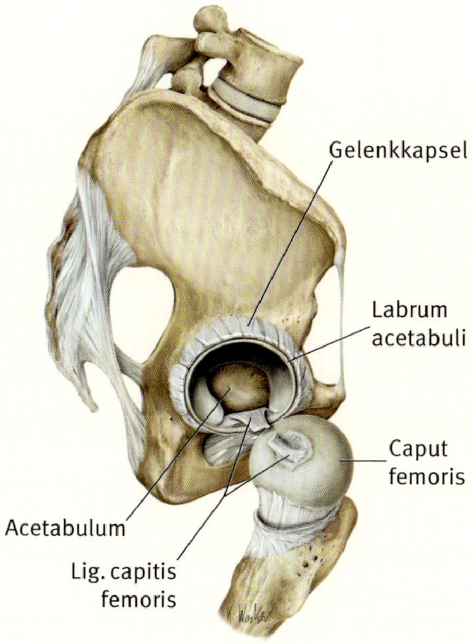

unterschiedlich. Ihr behandelnder Chirurg ist der beste Ansprechpartner, um Ihnen mitzuteilen, was mit Ihrer neuen Hüfte möglich ist. Im Allgemeinen sollten Außenrotation und Abduktion kein Problem sein, doch bei Adduktion und Innenrotation der Hüfte ist Vorsicht angebracht. Sie sollten nicht danach streben, Ihren Bewegungsradius wiederherzustellen, sondern Ihre Bänder zu kräftigen und den Heilungsprozess nach der Operation zu begünstigen. Viele Patienten stellen fest, dass sie im Anschluss an die Operation automatisch über einen größeren Bewegungsradius verfügen.

Wenn Ihre Ärzte Ihnen Entwarnung gegeben haben, können Sie damit beginnen, die Region zu beanspruchen. Beginnen Sie mit der einfachen Position des Rehs, die eine sanfte Außen- und Innenrotation der Hüften enthält. Schauen Sie, wie sich das für Sie anfühlt, bevor Sie zur intensiveren Außenrotation wie beim Geflügelten Drachen übergehen. Als Nächstes können Sie ein Quadrat oder eine einfache Sattelposition ausprobieren. Der Schnürsenkel ist wahrscheinlich eher ungeeignet, da bei dieser Position die Knie über die Mittellinie des Körpers gebracht werden – und dies ist für Patienten mit künstlicher Hüfte kontraindiziert.

Ob Sie nun eine künstliche Hüfte haben oder nicht: Ab einem bestimmten Punkt werden die Bewegungen Ihrer Hüfte nicht mehr durch Spannungsgefühle in den Bändern oder Muskeln gestoppt, sondern durch ein Zusammentreffen von Knochen. Dies wird als Kompression bezeichnet und ist letztlich ausschlaggebend dafür, wie weit wir in einer bestimmten Position gehen können. Wenn Sie den Kompressionspunkt in Ihren Hüften erreicht haben, können Sie in dieser Richtung und Position nicht weitergehen. Um zu wissen, ob Sie Ihre endgültige Grenze erreicht haben, beobachten Sie aufmerksam Ihre Empfindungen. Wenn es immer noch verspannte Muskeln oder Bänder sind, die Sie aufhalten, dann arbeiten Sie weiter an dieser Stelle. Doch wenn Sie tatsächlich an den Kompressionspunkt gelangt sind, können Sie sich nicht mehr weiter öffnen.

Wenn Sie den Kompressionspunkt erreicht haben, hat es keinen Sinn mehr zu versuchen, sich in dieser Richtung noch weiter zu öffnen. Form und Ausrichtung Ihrer Knochen legen in letzter Instanz fest, wie weit Sie sich öffnen können. Wenn sich dann Ihre Knie im Schneidersitz immer noch auf einer Höhe mit Ihren Ohren befinden, dann ist dies eben bei Ihnen so. Aufgrund Ihrer Knochenstruktur werden Sie vielleicht niemals offener werden. Dies sollte aber keine Entschuldigung dafür sein, dass Sie nicht einmal versuchen, sich so weit wie möglich zu öffnen – es ist lediglich ein Endpunkt, den Sie erreichen, wenn Sie sich durch die gesamte Zugfestigkeit Ihrer Muskeln und Bänder hindurchgearbeitet haben. Aber nicht wenige Yogaschüler haben sich bei dem Versuch, den Kompressionspunkt zu überwinden, um tiefer in eine Position zu kommen, als es ihnen naturgemäß möglich ist, bereits ernsthafte Schäden zugezogen. Es kommt zu Knieschäden, wenn sich die Hüften nicht weiter öffnen können und Schüler an den Unterschenkeln zerren, um die Füße in den Lotussitz zu biegen. Wenn Sie die Hüften nicht öffnen können, werden die Knie verdreht und der Druck wird an das Gelenk weitergegeben. Und schon bald müssen wir den Arzt aufsuchen und uns nach einer Meniskusoperation erkundigen.

Seien Sie vorsichtig: Jeglicher Schmerz ist absolut zu vermeiden! Hören Sie auf die leisen

Warnsignale, die Ihr Körper aussendet. Was zu Beginn ein leises Zwicken ist, entwickelt sich zu einem großen Kneifen und ein großes Kneifen zieht teure Operationen nach sich.

Unterer Rücken

In diesem Kapitel wird die Wirbelsäule detailliert betrachtet und wir entdecken die Beiträge, die Yin Yoga dazu leisten kann, um die normale Kurvenkrümmung des unteren Rückens wiederherzustellen. Hier werfen wir lediglich einen Blick auf eine Problematik des unteren Rückens, die von Schülern häufiger als alle anderen an ihren Yogalehrer herangetragen wird: vorgewölbte Bandscheiben und Bandscheibenvorfälle.

Wenn wir an einer vorgewölbten Bandscheibe (die manchmal auch als verrutschte Bandscheibe und in ihrer extremsten Ausprägung als Bandscheibenvorfall bezeichnet wird) leiden, dann haben wir den vorderen Teil dieser Bandscheibe zu oft und mit zu viel Druck zusammengepresst. Die Bandscheibe ist wie ein mit Marmelade gefüllter Berliner: Sie besteht aus mit einer Gallertmasse gefülltem Knorpel. Sie ist so aufgebaut, dass sie Beanspruchungen durch Druck standhält, die ansonsten die Wirbelknochen abnutzen würden. Wenn wir unsere Wirbelsäule mittels einer Vorbeuge flektieren, kann die Vorderseite der Bandscheibe zusammengepresst werden, wodurch die Gallertmasse im Kern der Bandscheibe nach hinten gedrückt wird. Im Laufe der Zeit kann die Gallertmasse auf diese Weise der Bandscheibe Risse zufügen, austreten und dabei eine kleine Blase bilden.

Direkt hinter den Bandscheiben befindet sich das Rückenmark. Wenn sich die Gallertmasse aus der Bandscheibe nach außen wölbt, drückt sie auf das Rückenmark, was zu vielfältigen Schmerzen führt. Häufig treten die ersten Anzeichen einer vorgewölbten Bandscheibe bei relativ harmlosen Bewegungen auf – z. B. wenn man sich vorbeugt, um Socken vom Boden aufzuheben. Das ist der berühmte »Letzte-Tropfen«-Effekt. Es ist nicht die letzte Bewegung, die das Problem verursacht hat, sondern die vorhergehenden Jahre mit ihrer wiederholten Beanspruchung der Bandscheibe, die sie anfällig für die Verletzung gemacht haben.

Wenn bei Ihnen eine Vorwölbung oder ein Vorfall der Bandscheibe diagnostiziert wurde, wird man Ihnen dazu raten, Flexionen der Wirbelsäule zu vermeiden. Dies bedeutet im Klartext: keine Vorbeugen mehr. Allerdings ist es dennoch möglich, die Hüften zu flektieren, wie etwa beim Schmetterling, der Raupe usw., ohne die Wirbelsäule zu krümmen. Wenn Sie die Hüften flektieren, können Sie weiterhin die Rückseiten der Beine trainieren und dabei die Wirbelsäule gerade halten – dadurch wird eine Verschlimmerung von Bandscheibenschäden vermieden. Unter Umständen sind nun auch Drehungen kontraindiziert, je nachdem wie erheblich das Problem mit der Bandscheibe ist. In Zweifelsfällen nehmen Sie Abstand von Drehungen. Lassen Sie den Körper erst heilen, bevor Sie versuchen, Ihren Bewegungsradius zurückzugewinnen.

Die Position Sphinx, äußerst wohltuend für Schüler mit Bandscheibenvorwölbungen, ist Teil einer Sequenz mit regenerativen Positionen, die in den 1960er-Jahren von Robin McKenzie entwickelt wurden. Im Grunde handelt es sich bei diesen Positionen um Extensionen der Wirbelsäule, die dabei helfen, die Marmelade wieder zurück in den Berliner zu schieben. Professor Stuart McGill, Spezialist für Beschwerden des unteren Rückens, hält es ebenfalls für einen richtigen Ansatz, Extensionen bei der Therapie von Bandscheibenvorwölbungen einzusetzen, doch er hält seine Patienten gleichzeitig dazu an, Übungen zur Kräftigung aus dem Yang Yoga auszuführen, um die Muskulatur der Körpermitte zu stabilisieren. Bei Positionen wie dem Krokodil oder der Balancierenden Katze, bei der im Vierfüßlerstand ein Arm nach vorn und das entgegengesetzte Bein nach hinten ausgestreckt werden, trainieren Sie die hintere und vordere Muskulatur der Körpermitte, während die Lendenwirbelsäule – und darauf kommt es an – gleichzeitig in einer neutralen Haltung verbleibt. Viel zu oft wird bei dem Versuch, die Körpermitte zu kräftigen, der untere Rücken flektiert. Übungen wie Situps oder Crunches sind das Schlimmste, was man seiner Lendenwirbelsäule zumuten kann. Genauso wichtig wie die vorderen und hinteren Muskeln ist die seitliche Muskulatur der Körpermitte. Die Brettstellung oder das Krokodil in Seitenlage mit gebeugten Knien können die Seiten der Lumbalregion kräftigen, während diese gleichzeitig in neutraler Haltung verbleiben.

Wenn Sie unter Beschwerden des unteren Rückens leiden, informieren Sie Ihren Yogalehrer über das Problem, bevor der Unterricht beginnt, damit Sie gemeinsam entscheiden können, welche Positionen Sie besser vermeiden sollten. Die Ursachen für Beschwerden des unteren Rückens sind zu vielfältig, als dass hier Lösungen für jedes einzelne Problem vorgestellt werden könnten. Wenn eine Bandscheibenvorwölbung oder ein Bandscheibenvorfall die Ursache des Problems sind, vermeiden Sie Flexionen der Wirbelsäule und intensive Drehungen. Wenn Sie die Wirbelsäule gerade halten, können Sie zahlreiche Asanas des Yin Yoga ausführen.

Schwanger sein

Jeder Körper ist einzigartig, und was der einen Frau wunderbar guttut, kann bei einer anderen ohne Wirkung bleiben. Hören Sie gerade jetzt aufmerksam auf Ihren Körper und finden Sie heraus, was für Sie persönlich das Richtige ist.

Die Vorschläge in diesem Abschnitt kommen von zahlreichen Frauen, die ihre Erfahrungen im Forum auf der Webseite YinYoga.com weitergegeben haben. Es handelt sich nicht um eine umfassende Darstellung des pränatalen Yoga und es ist sicher eine hervorragende Idee, einen qualifizierten Lehrer für Schwangerschafts-Yoga aufzusuchen, der Ihnen vermittelt, was Sie im Verlauf einer Schwangerschaft beim Yoga tun und was Sie lieber vermeiden sollten. Während Sie schwanger sind, sollten Sie bei Ihrer Praxis nicht die Absicht verfolgen, tiefer als jemals zuvor in die Positionen hineinzugehen. Wesentliche Themen sind jetzt vielmehr der Bewegungsradius, die Gesundheit Ihres Babys und Ihr eigenes Wohlbefinden. Da während der Schwangerschaft im Körper das Hormon Relaxin gebildet wird, wird Ihr Bindegewebe nun weicher werden. Es kann daher leicht passieren, dass die Bänder und Knorpel in Ihrem Körper überbeansprucht, möglicherweise überdehnt und geschädigt werden. Wie immer auch Ihr Bewegungsradius vor der Schwanger-

Meine Erfahrungen mit Yin Yoga in der Schwangerschaft

Im Folgenden gebe ich einige Vorschläge einer Yoga-Lehrerin weiter, die ich von ihr erhalten habe, als sie im 8. Monat schwanger mit Zwillingen war. Beachten Sie ihre Empfehlung, die Positionen nur für 1–3 Minuten zu halten. Weil das Bindegewebe in der Leistengegend nachgiebiger geworden ist, ist es jetzt nutzbringender, die Positionen nur 1–3 Minuten zu halten. Manche der Positionen, wie etwa den Halben Schmetterling, halte ich gelegentlich auch 5 Minuten lang. Aber um sicherzugehen, lege ich eine Decke unter das angewinkelte Bein. Beim Schwan fühlt sich eine Haltedauer von 1–2 Minuten völlig ausreichend an. Ich lasse diese Position in fast jeder meiner Geburtsvorbereitungsklassen ausführen, da die Entspannung des Iliosakralgelenks für nahezu alle Frauen einfach himmlisch ist. Aufgrund des gelockerten Beckengewebes empfinden manche die Position auch als unangenehm. Mir persönlich sind Positionen mit Rückbeugen wie der Schwan und der Seehund etwa ab dem dritten Monat zu viel geworden. Der Sattel hat sich mithilfe eines Polsters länger gut angefühlt, aber auch hier nur für maximal 1–3 Minuten. Ungefähr ab dem sechsten Monat ist es für mich allerdings äußerst unangenehm geworden, länger als fünf Minuten auf dem Rücken zu liegen. Eine angenehme Art, den oberen Rücken zu lockern und Sodbrennen zu vermindern, ist es, mit den Füßen in einem Abstand von ungefähr 60–90 cm vor einer Wand zu stehen und dann die Hände an der Wand hochwandern zu lassen. Stützen Sie sich dabei an der Wand ab, um Ihren oberen Rücken und die Schultern zu dehnen. Ich habe herausgefunden, dass die Vinyasa-Praxis (ein fließender Yang-Stil) während dieser Schwangerschaft nicht das Richtige für mich war.

Meine Beine werden während der Schwangerschaft sehr schnell steif: Um Krämpfe zu vermeiden, lasse ich meine Fußknöchel kreisen und schüttele sie aus, nachdem ich die Yin-Positionen gelöst habe. Die Yin-Dehnungen für die Beine haben wirklich geholfen, Steifigkeit zu vermeiden. Ich habe mich mehr auf den Unterkörper als auf die Wirbelsäule konzentriert. Um meine Wirbelsäule beweglich zu halten, habe ich gute Erfahrungen mit Yang-Stellungen wie etwa den Katze-Kuh-Variationen gemacht. Was Vorbeugen und den Druck auf den Bauch angeht, hat Bernie recht – man kommt an einen Punkt, wo der Bauch einfach zu dick ist, um diese Dinge zu ermöglichen. Die einzige Möglichkeit ist es deshalb jetzt, die Beine weit zu spreizen.

Gegen Verstopfung helfen der Katze-Kuh-Flow, Seitbeugen und sanfte Drehungen. (Eine gute Drehungsvariante während der Schwangerschaft ist es, im Stand die Arme an den Seiten schwingen zu lassen, während Sie sich nach links und rechts drehen.) Drehungen sind wohltuend für die gesamte Wirbelsäule und das Iliosakralgelenk. Besonders dann, wenn Sie unter Verstopfung leiden, müssen Sie es langsam und sanft angehen lassen. Verwenden Sie beim Korkenzieher ein Polster unter den Knien und drehen Sie Ihren Kopf auf die gleiche Seite wie die Knie, statt ihn von den Beinen abzuwenden.

Danke an Hannah Marie aus Tschechien.

schaft ausgesehen hat – erhalten Sie diesen und versuchen Sie jetzt nicht, darüber hinauszugehen.

Erstes Trimester

Jetzt richtet sich das Baby erst einmal gemütlich ein. Im Allgemeinen rät man Frauen in dieser Phase davon ab, Umkehrhaltungen auszuführen, damit sich der Embryo zunächst stabil an der Gebärmutterwand festsetzen kann. Hierüber brauchen wir uns beim Yin Yoga keine großen Gedanken zu machen, da es abgesehen von der Schnecke ohnehin keine Umkehrhaltungen gibt. Außerdem ist der Bauch auch noch nicht so ausladend, dass er Vorbeugen und Drehungen im Weg wäre. Aber dennoch sollten Sie jetzt schon beginnen, bei diesen Haltungen den Druck zu reduzieren.

Während des ersten Trimesters und dann erneut kurz vor der Geburt produziert der Körper besonders große Mengen an Relaxin. Eine Region, die dadurch ganz besonders weich wird, ist die Schambeinfuge, das Knorpelgewebe zwischen den Schambeinästen. Diese Region muss sich öffnen, damit das Baby den Geburtskanal passieren kann, doch im Rahmen der Yoga-Praxis kann es dazu kommen, dass wir diese Region unbeabsichtigt überbeanspruchen. Seien Sie daher vorsichtig bei allen Positionen, die ein Abspreizen der Beine beinhalten (Schmetterling und Libelle).

Zweites und drittes Trimester

Während des zweiten und dritten Trimesters wird die Gewichtsbelastung für den unteren Rücken hoch. Viele Frauen sehnen sich nach etwas Entspannung der Wirbelsäule und lieben angenehme Rückbeugen. Auf dem Bauch zu liegen ist allerdings keine Option mehr und die Sphinx, so angenehm sie jetzt auch wäre, ist nicht mehr zugänglich … jedenfalls nicht auf die herkömmliche Art und Weise. Nun ist der Zeitpunkt gekommen, Polster und andere Stützen einzusetzen. Versuchen Sie einen leichten Seehund oder eine leichte Sphinx mit einem Polster quer unter der Oberseite der Oberschenkel, das Platz für den Bauch schafft, sodass dieser nach unten hängen kann, aber nicht auf den Boden gedrückt wird. Manche Frauen empfinden einen Block als Stütze unter dem Schambein als angenehmer. Der vollständige Schwan kann gut für die Arbeit mit der Wirbelsäule und den Hüften sein. Den Schlafenden Schwan können Sie ausführen, wenn Sie den Oberkörper auf einem Polster ruhen lassen.

In den Positionen Hocke, Schmetterling und Libelle haben Sie jede Menge Platz für Ihren wachsenden Bauch und können gleichzeitig daran arbeiten, die Hüften offenzuhalten. Drehungen sind in Ordnung und können die Wirbelsäule lockern. Doch aufgrund des heranwachsenden Bauches ist von zu intensiven Drehungen abzuraten. Verlagern Sie den Dreh- und Angelpunkt in die Brust – und nicht unbedingt in die Bauchregion. Der Sattel ist momentan wahrscheinlich keine günstige Position, kann aber mithilfe eines Polsters zugänglich sein. Frauen wird häufig empfohlen, nicht auf dem Rücken zu liegen, da das Gewicht des Babys die Hohlvene (Vena cava) abklemmen kann, die Blut zurück zum Herzen transportiert. Shavasana sollte also nun auf der linken Seite liegend ausgeführt werden, eventuell mit einem Polster zwischen den Beinen.

Ein Nutzen, den Yin Yoga während der Schwangerschaft bringt, ist der Effekt auf den Energiekörper. Wir wollen die Meridiane stimulieren und Chi durch den ganzen Körper fließen lassen. Dies kann mit dem folgenden Flow erreicht werden:

- Eröffnungsmeditation: Legen Sie den Schwerpunkt darauf, zu entspannen.
- Schmetterling: arbeitet mit den Meridianen der Leber, der Nieren und der Harnblase
- Libelle (beugen Sie sich erst über das linke Bein, dann das rechte Bein und zum Schluss in die Mitte): arbeitet mit den Meridianen der Leber, der Nieren und der Harnblase
- Quadrat: arbeitet mit den Meridianen von Gallenblase und Leber
- Schwan mit angehobener Brust: arbeitet mit allen sechs Meridianen des Unterkörpers
- Seehund: arbeitet mit den Meridianen der Harnblase, der Nieren und des Magens
- Stellung des Kindes mit gespreizten Knien: arbeitet mit den Meridianen der Leber, der Gallenblase und der Nieren
- sanfter Frosch oder Kaulquappe: arbeitet mit den Meridianen von Leber, Gallenblase, Harnblase und Nieren
- Shavasana

Meine Erfahrungen mit Yin Yoga nach der Schwangerschaft (Roberta Hughes)

Die sechs Wochen nach der Entbindung sind für die Mutter eine Zeit der Heilung. Nach der Entbindung werden die meisten Frauen feststellen, dass sich ihr Körper sehr steif und verspannt anfühlt. Nachdem ich entbunden hatte, war ich kaum zu einer Vorbeuge in der Lage. Dennoch können Yin-Positionen verwendet werden, um den Körper sanft zu dehnen, den Bauch zu massieren und die Bauchmuskulatur auf sanfte Weise zu stimulieren. Hier ist meine Empfehlung für Frauen, die eine natürliche Geburt hatten:

Woche 1: Jede Menge Kegelübungen und Bauchmassagen! Wenn Sie duschen, machen Sie kontinuierlich Kegelübungen. Verbringen Sie 1–2 Minuten damit, den Bauch im Uhrzeigersinn mit moderatem bis starkem Druck zu massieren.

Woche 2: Nehmen Sie Vorbeugen hinzu, um die rückseitige Oberschenkelmuskulatur zu dehnen und den Bauch zu komprimieren. Vorbeugen im Sitzen, wie etwa bei der Raupe, sind ideal. Vermeiden Sie momentan Hüftöffner und Dehnungen der Oberschenkelinnenseiten.

Woche 3: Fahren Sie mit Vorbeugen fort. Nehmen Sie den Korkenzieher hinzu, um den Bauch zu massieren, die Gebärmutter schrumpfen zu lassen und die Bauchmuskulatur zu stimulieren.

Woche 4: Nehmen Sie Vorbeugen für die Innenseite der Oberschenkel wie den Halben Schmetterling und später auch die Libelle hinzu.

Woche 5: Machen Sie weiter und nehmen Sie intensivere Drehungen (im Sitzen) hinzu, um sanft mit der Bauchmuskulatur zu arbeiten.

Woche 6: Nachdem Sie zur Nachuntersuchung waren und die Freigabe erhalten haben, beginnen Sie mit Kräftigungsübungen für die Körpermitte (Yang) und fahren mit den genannten Yin-Positionen fort.

Ein oder zwei Yin-Positionen pro Tag auszuführen, kann einer jungen Mutter viel Energie zuführen. Regelmäßiges Training macht dabei den Unterschied. Halten Sie Ihre Erwartungen an sich selbst flexibel.

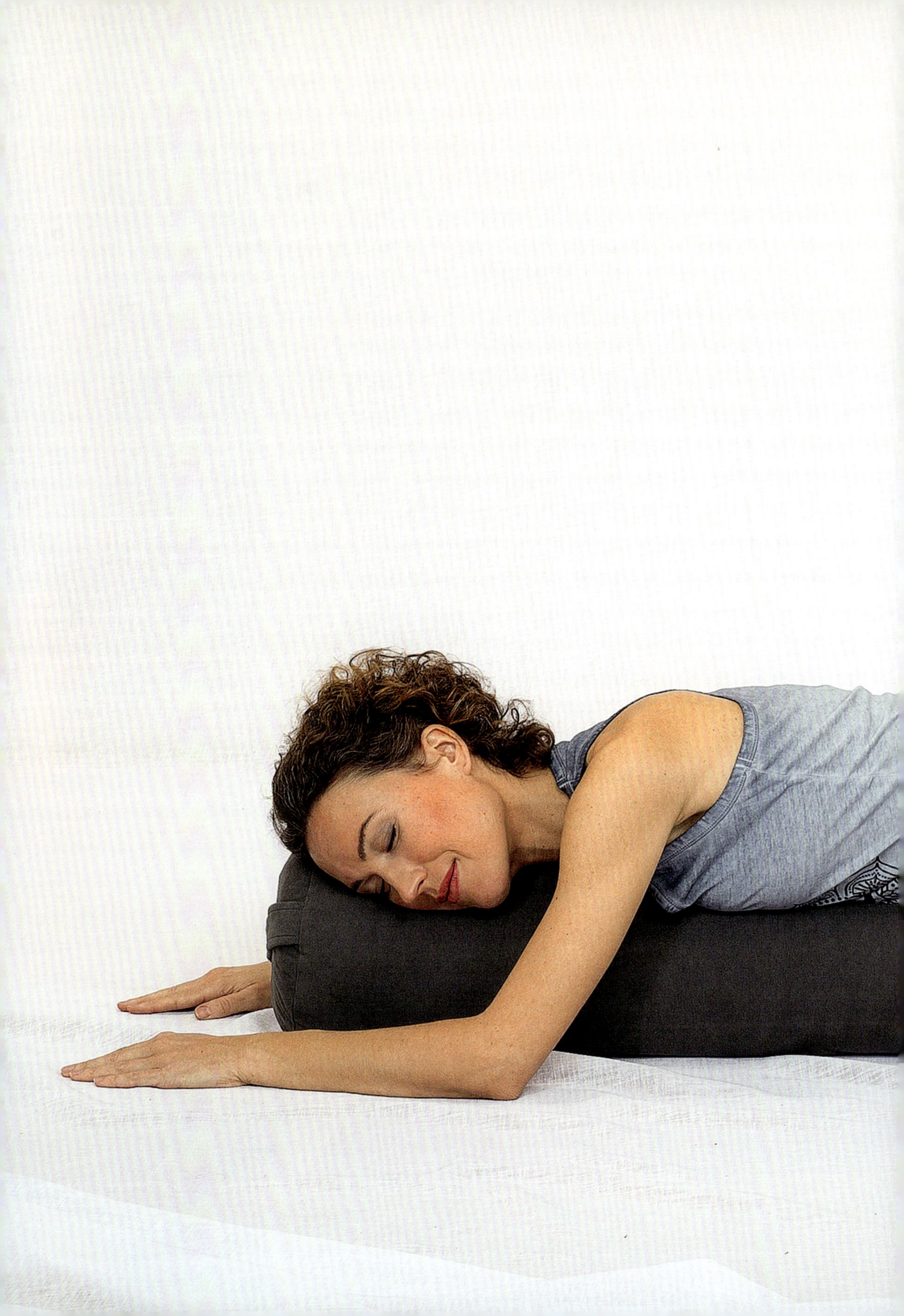

So hilft Yin Yoga

Körper & Geist, Herz & Energie

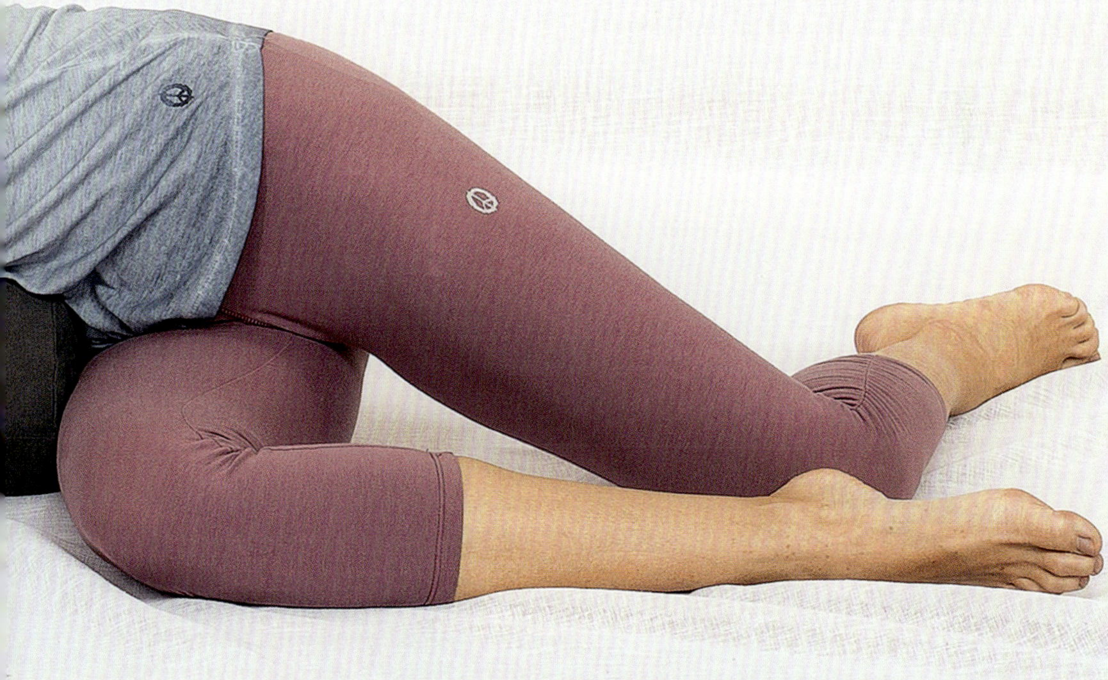

Der physische Nutzen

Warum sollte man diese Art von Yoga praktizieren?

Wir werden den Nutzen des Yin Yoga auf drei Hauptgebieten betrachten: physisch, energetisch sowie für Herz und Geist. Es gibt auch noch andere Gründe für jede Art von Yoga-Training, z. B. Unterstützung bei spirituellen Praktiken. Aber inwiefern Yoga uns spirituell unterstützen kann, hängt sehr stark davon ab, welcher spirituellen Praxis wir uns verschrieben haben. Yoga hat nicht die gleichen Auswirkungen auf alle spirituellen Praktiken, aber jedermann kann einen physischen oder energetischen und einen Nutzen für Herz und Geist aus dem Yoga-Training ziehen.

Drei Arten, das Gewebe zu beanspruchen

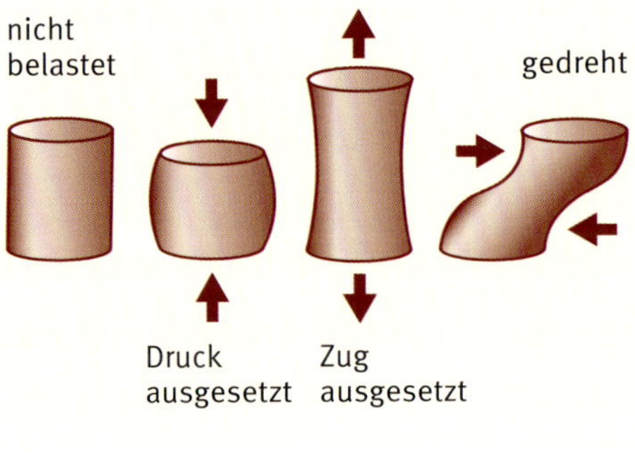

Das Gewebe beanspruchen

Wir können auf drei verschiedene Arten physisch auf das Gewebe unseres Körpers einwirken, wenn wir es während der Yoga-Asana-Praxis beanspruchen: Wir können es zusammendrücken, dehnen und drehen. Die Ergebnisse dieser drei Arten von Beanspruchung nennt man Kompression, Dehnung und Scherung. Die folgenden Zeichnungen verdeutlichen diese Ergebnisse der Beanspruchung.

Bei Rückbeugen drücken wir die Wirbel so zusammen, dass sich ihre Facetten ineinanderschieben (was, wie wir noch sehen werden, sehr gesund für die Knochen ist). Bei Vorbeugen dehnen wir die Faszien und Muskeln und beanspruchen die Bänder entlang der Rückseite der Wirbelsäule. Bei Drehungen entstehen Scherkräfte zwischen den Wirbeln und den

Rippen, die das Gewebe zwischen den Rippen sowohl zusammendrücken als auch dehnen.

Die Ergebnisse dieser Beanspruchungen haben vielfältige Auswirkungen. Durch das Drehen, Verlängern und Zusammendrücken von Gewebe wird unser Körper auf die gleiche Weise verjüngt, wie man einen alten Schwamm wiederbeleben kann, indem man ihn in warmem Wasser einweicht und dann dreht, drückt und dehnt: Die verkrusteten Schmutzpartikel, die im Gewebe des Schwamms eingeschlossen sind, werden dadurch freigesetzt und fortgeschwemmt. Auf ähnliche Weise wird unser Gewebe durch die Asana-Praxis massiert und gibt Toxine und Abfallprodukte frei. Sogar altes Narbengewebe kann aufgebrochen und entfernt werden.

Yoga fördert den Energiefluss im Körper, indem es diesen stimuliert, Energie freizusetzen (insbesondere bei aktivem Yang-Training) und tiefe Blockaden für den Energiefluss entfernt (insbesondere durch die Yin-Praxis). Unser Blut und unsere Lymphflüssigkeit spielen dabei die gleiche Rolle wie das warme Wasser in unserem Schwammbeispiel. Eine andere passende Metapher ist die eines Gartenschlauchs, der jahrelang ungenutzt im Gras lag. Insekten und Schlamm (Toxine) verstopfen irgendwann den Schlauch (»Meridian oder Nadi«). Wenn das Wasser (»Energie oder Prana«) nun aufgedreht wird, kann es nicht fließen. Die Verstopfung muss zunächst beseitigt werden. Dies geschieht, indem wir das Wasser aufdrehen und den Schlauch biegen und drehen – wir praktizieren Yoga mit dem Schlauch. Wurde der Energiefluss erst freigesetzt, strömt die vitalisierende Energie durch den ganzen Körper.

Unsere Gewebe

Unser physikalischer Körper besteht aus zahlreichen Arten von Gewebe, die unterschiedlich auf Training ansprechen. Wie bereits im Kapitel »Die Grundlagen des Yin Yoga« (S. 10) erörtert, eignet sich Yang Yoga hervorragend, um mit unserem Yang-Gewebe zu arbeiten, den Muskeln. Yin Yoga ist dagegen besonders effektiv bei der Arbeit mit dem tiefer liegenden Bindegewebe des Körpers. Um den physiologischen Nutzen von Yin Yoga vollständig zu begreifen, muss man die Beschaffenheit dieses Gewebes verstehen.

Gewebe ist nichts anderes als eine Ansammlung von Körperzellen, die einen ähnlichen Zweck verfolgen und ähnlich angeordnet sind. Im Allgemeinen gibt es vier Hauptarten von Gewebe:

- Epithel (Haut, Innenfutter der Organe u.a.)
- Nerven
- Muskeln
- Bindegewebe

Die Effekte des Yoga auf die beiden letztgenannten Kategorien sind besonders offensichtlich, doch eigentlich hat es Auswirkungen auf sämtliche Gewebearten. Jedes Mal, wenn wir uns bewegen, aktivieren wird die Muskeln, um die Bewegung zu erzeugen – und jede Bewegung dehnt, verdreht oder verdichtet sämtliche Gewebearten in der unmittelbaren Umgebung und weiter entfernten Regionen. Um zu ergründen, welche Auswirkungen auf und welchen Nutzen für den physikalischen Körper Yin Yoga hat, werden wir das Bindegewebe näher betrachten. Doch bevor wir diese nähere Untersuchung angehen, ist es nutzbringend, noch eine weitere Facette unseres physikalischen Körpers zu verstehen: Flexibilität.

Die Grenzen der Flexibilität

Wie wir soeben erörtert haben, wirken wir bei der physischen Yoga-Praxis auf drei verschiedene Arten auf unser Gewebe ein: Wir dehnen es und drücken es zusammen oder setzen es Scherkräften aus. Diese einfache Tatsache erklärt, warum wir nicht tiefer in jede Position hineingehen können: Dehnung und Bewegung steht ein Widerstand entgegen. Oder anders ausgedrückt: Die Grenzen unserer Flexibilität sind auf Spannungen des Gewebes zurückzuführen, das dort, wo zwei Teile des Körpers miteinander in Kontakt kommen, einer weiteren Verlängerung oder Kompression einen Widerstand entgegensetzt und somit weitere Bewegung verhindert. Wenn Spannung eine Bewegung aufhält, spürt man diese in der der Bewegung entgegengesetzten Richtung. Stehen Sie z. B. auf, knicken Sie ein Bein nach hinten ab und bewegen Sie die Ferse in Richtung Gesäß. Wenn die Bewegung der Ferse zum Halten kommt, bevor die Wade gegen die Rückseite des Oberschenkels gedrückt wird, ist dies wahrscheinlich auf Spannungen im M. quadriceps zurückzuführen. Diese Spannung tritt entgegen der Bewegungsrichtung des Unterschenkels auf. Wird eine Bewegung durch Kompression aufgehalten, wird dies in Bewegungsrichtung spürbar. In unserem Beispiel kann es zu Kompression kommen, wenn die Wade in die Rückseite des Oberschenkels gedrückt wird – oder die Ferse ins Gesäß.

In manchen Fällen ist es nicht einfach festzustellen, ob die Bewegungsfähigkeit durch Spannung oder Kompression eingeschränkt wird. Deshalb ist es Teil unserer Praxis, aufmerksam zu beobachten, was sich in unserem Körper abspielt, wenn wir uns bewegen. Ein nützliches Mantra, das man während der Asana-Praxis wiederholen kann, lautet: »Was hält mich davon ab weiterzugehen?« Die Antwort auf diese Frage kann einen wesentlichen Einfluss auf Ihre Asana-Praxis haben.

Wenn der Bewegungsradius unserer Gelenke durch Widerstände (Spannungen) eingeschränkt wird, kann er durch Asana-Praxis, Atemarbeit und sogar durch unsere Ernährung erweitert werden. Haben wir jedoch die Grenze des Bewegungsradius erreicht und Kompression hält die weitere Bewegung auf, dann können wir so viel Yoga praktizieren, wie wir wollen – der Bewegungsradius kann dadurch nicht mehr erweitert werden. Sie haben die Grenze Ihres Bewegungsradius in der gegebenen Position und Richtung erreicht. Es ist in diesem Fall möglich, eine andere Position einzunehmen und sich dort weiterzubewegen, indem man den Kompressionspunkt umgeht. Aber irgendwann, wenn Sie sich durch sämtliche Zugwiderstände Ihres Gewebes hindurchgearbeitet haben, wird Ihnen die Kompression eine endgültige Grenze setzen. Wir sind alle verschieden und daher unterscheiden sich auch unser Knochen- und Körperbau, unsere Gelenkstrukturen und unsere Lebensgeschichten. Es ist nicht möglich, dass wir alle in jeder Yoga-Position exakt gleich aussehen. Zu verstehen, wo Ihre persönliche natürliche Grenze liegt, wird dazu beitragen, dass Sie ernsthafte Verletzungen bei Ihrer Asana-Praxis vermeiden. Der Kompressionspunkt kann sich durch eine Diät, eine Verletzung, eine Operation oder andere Interventionen verschieben und so den Bewegungsradius erweitern. Wenn z. B. eine Frau im neunten Monat schwanger ist, wird sie aufgrund der Kompression ihres Bauches und ihrer Beine möglicherweise nicht in der Lage sein, ihre Zehen mit den Fingern zu berühren.

Yoga wird ihr jetzt nicht helfen! Doch nachdem sie entbunden hat, hat sich der Kompressionspunkt verschoben und ihr Bewegungsradius in diese Richtung wird sich erweitern.

Es hat sich gezeigt, dass es hauptsächlich auf vier Gewebearten zurückzuführen ist, wenn Widerstände (Spannungen) den Bewegungsradius einschränken: die Haut, die Sehne des Muskels, den Muskel selbst und seine Faszien sowie die Gelenkkapsel und ihre Bänder. All diese Gewebearten setzen der Bewegung Zugwiderstand entgegen. Und so verteilt sich der Widerstand anteilig auf die vier genannten Gewebearten:

- Gelenkkapsel und Bänder: 47 %
- Muskel (und seine Faszien): 41 %
- Sehne: 10 %
- Haut: 2 %

Hier wird deutlich, dass die Einschränkungen der Flexibilität, sofern diese auf Spannungen zurückzuführen sind, in erster Linie durch die Steifigkeit des Gelenks verursacht sind, gefolgt vom Muskel und von seinen Faszien. Yang Yoga eignet sich hervorragend, um uns bis an die Grenzen der Flexibilität des Muskelgewebes, seiner Faszien und unserer Haut zu öffnen. Yin Yoga ist erforderlich, um die Gelenke und Bänder auf sichere und gesunde Weise bis an ihre Grenzen zu öffnen.

Faszien

Faszien können bis zu 30 % unserer Muskelmasse ausmachen. Daher werden Muskeln fachsprachlich auch als Myofaszien bezeichnet. Das Wort Faszie stammt aus dem Lateinischen und bedeutet Band oder Bandage. Die Faszien und all ihre Komponenten bilden ein integrierendes Netz, das unsere Knochen, Muskeln und Organe ummantelt. Unsere Blutgefäße und Nerven werden durch die Struktur und die Unterstützung unserer Faszien an Ort und Stelle gehalten. Westliche Forscher und Ärzte haben die Faszien lange Zeit ignoriert und sie lediglich als ansonsten weitgehend bedeutungsloses Füllmaterial des Körpers betrachtet. Erst jetzt begreifen wir, dass die Faszien für unsere Gesundheit im Allgemeinen, unsere Bewegungsfähigkeit und eine korrekte Funktion unserer internen Kommunikationssysteme von großer Wichtigkeit sind.

Man könnte unseren Körper auch als eine Serie von Röhren in Röhren in Röhren darstellen – wobei die Röhren aus Faszien bestehen. Ein weiteres großartiges Bild, um Faszien zu begreifen, ist eine Packung Hot Dogs. Die äußere Plastikhülle hält zunächst einmal die Hot Dogs zusammen, ebenso wie unsere Faszien die Muskelgruppen zusammenhalten. Innerhalb dieser äußeren Plastikhülle ist jeder einzelne Hot Dog noch einmal zusätzlich in eine Plastiktüte verpackt. Das Gleiche begegnet uns in unserem Körper: Jede Hauptmuskelgruppe besteht aus kleineren Muskelgruppen, von denen wiederum jede über ihre eigene Faszientasche verfügt. Und so geht es weiter bis hin zur kleinsten Muskelfaser – alle sind in Faszien verpackt.

Der Myofaszien-Sehnen-Komplex

Die Abbildung verdeutlicht die Röhrennatur unseres Muskelsystems. Die äußerste Faszientasche wird als Epimysium bezeichnet, ummantelt die gesamte Muskelgruppe und gibt ihr Form sowie Festigkeit. Ohne diese Tasche würden sämtliche darin enthaltenen Röhren auseinanderfallen. Innerhalb des Epimysiums verläuft eine Reihe von parallel angeordneten Faszikeln, die jeweils von ihren eigenen Faszientaschen umgeben ist, die man als Perimysium bezeichnet. Und darin verlaufen wiederum Muskelfasern, die jeweils von einer Faszientasche namens Endomysium ummantelt sind.

Auf den unteren Ebenen ist die aktive Einheit des Muskels, das Sarkomer, ebenfalls von einer Faszientasche umgeben, die mit der darinliegenden Faszientasche verbunden ist. Wenn das Sarkomer kontrahiert, zieht es an den Faszien, die dann wiederum an den größeren, sie umgebenden Faszientaschen ziehen. Auf der Ebene des Epimysiums wird aus den Faszien die Sehne. Es gibt niemals einen eindeutigen, klaren Übergang zwischen der einen und der anderen Gewebeart. Stattdessen werden die Faszien einfach dichter und schließlich irgendwann zur Sehne. Auf ähnliche Weise wird die mit einem Knochen verbundene Sehne irgendwann zum Knochen. Stellen Sie sich einen Regenbogen vor: Da gibt es eindeutig die Farben Rot und Gelb, aber es ist nicht möglich, den genauen Punkt zu finden, an dem Rot endet und Gelb beginnt. Rot geht allmählich in Gelb über. Genauso ist es mit den Faszien, Sehnen und Knochen. Unsere wissenschaftliche Methodologie liebt Modelle, die Dinge klar voneinander trennt und ihnen klar voneinander abgegrenzte Bezeichnungen verleiht. Doch solche klaren Abgrenzungen gibt es in unserem Körper nicht, denn er ist ein integriertes Ganzes. Um den Körper zu beschreiben, ist es zwar äußerst hilfreich, bestimmten Teilen bestimmte Namen zu geben. Doch dabei sollte man nie aus dem Blick verlieren, dass der Körper mehr ist als eine Sammlung von Einzelteilen. Den Punkt, an dem die Faszie in die Sehne übergeht, bezeichnet man als den myotendinösen Übergang. Wenn die Kontraktionskraft vom Sarkomer durch die Faszientaschen übertragen wird, erreicht sie irgendwann die Sehne – und über die Sehne erreicht die Kontraktionskraft schließlich den Knochen und löst eine Bewegung des Knochens und des Gelenks aus.

Unser Muskel – ein Röhrensystem

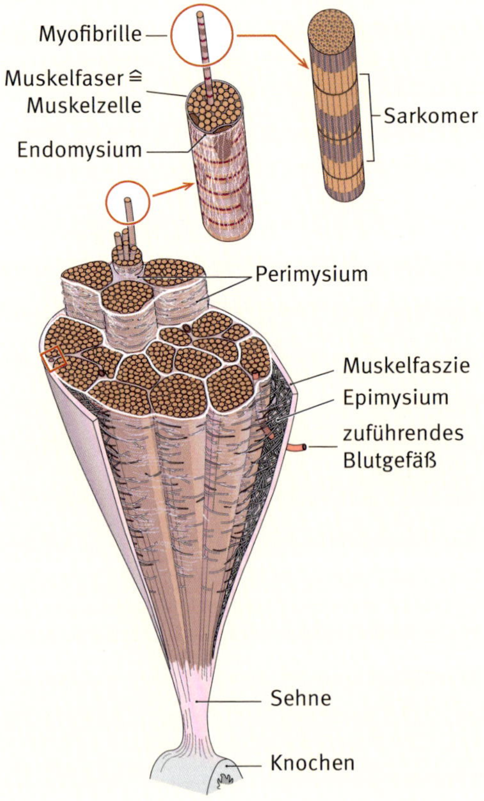

Entlang dieser Kette, in der Faszien zu Sehnen und Sehnen zu Knochen werden, gibt es kräftigere und weniger kräftige Abschnitte. Die Muskelzellen sind äußerst weich und fragil, doch dank ihrer Ummantelung aus dem Bindegewebe der Faszien ist es nicht der Muskel, der am häufigsten durch Kontraktionskräfte oder Dehnung geschädigt wird. Das schwächste Glied in der Kette ist vielmehr der myotendinöse Übergang. Die meisten Sportverletzungen passieren an dieser Stelle.

Wenn wir dem Körper ein Sarkomer entnehmen würden, könnten wir es ungefähr bis auf das Dreifache seiner Ruhelänge dehnen. Im Inneren des Körpers kann die Muskelzelle jedoch gewöhnlich nur auf das 1,5–1,7-Fache ihrer Ruhelänge gedehnt werden. Es ist eindeutig nicht das Sarkomer an sich, das den Dehnungswiderstand unserer Muskeln erzeugt. Vielmehr ist es der Widerstand der Faszien gegen die Verlängerung, der für die Steifigkeit verantwortlich ist, die wir von unseren verspannten Muskeln kennen.

Die Faszien bestehen aus Kollagen, Elastin und netzartigen Fasern. Kollagen, die am wenigsten elastische dieser Fasern, gehört zu einer Familie von Eiweißen, deren am meisten verbreitete Variante als Kollagen Typ 1 bezeichnet wird. Die Fasern verlaufen meist gerade, verfügen jedoch über einige Querverbindungen. Diese Fasern sind sehr Yin: Sie setzen der Verlängerung oder Dehnung Widerstand entgegen, können jedoch gebeugt werden und aneinander entlanggleiten, sodass sich die gesamte Einheit verlängert. Wenn es zwischen den Fasern zahlreiche Querverbindungen gibt, schränkt dies die Gleitfähigkeit ein. Stellen Sie sich eine Leiter mit nur einer einzigen Sprosse zwischen den beiden Seitenstangen vor. Diese wäre nicht sonderlich stabil. Doch existieren Dutzende von Sprossen zwischen den Seitenstangen einer Vielzahl von Leitern, die alle miteinander verbunden sind, dann verfügt die gesamte Gruppe von Leitern über eine wesentlich höhere Stabilität. Es sind solche Kollagenfasern, die unseren Faszien die Fähigkeit verleihen, Dehnungen zu widerstehen.

Wie der Name schon sagt, ist Elastin wesentlich elastischer. Elastinfasern können bis auf das 1,5-Fache ihrer normalen Länge gedehnt werden, ohne zu reißen. Der Anteil von Kollagen und Elastin in den Faszien variiert und bestimmt, wie flexibel eine Faszie ist. Somit hängt das Ausmaß unserer Flexibilität sowohl von der Anzahl der Elastinfasern in unserem Körper als auch von der Anordnung unserer Kollagenfasern ab. Durch eine Beanspruchung der Fasern innerhalb der Faszien verändert sich die Anordnung der Kollagenfasern, ihrer Querverbindungen und der Elastinfasern. Die gesamte Faszientasche kann dauerhaft verlängert werden. In dem neu geschaffenen Raum entstehen zusätzliche Sarkomere, in der Regel in der Nähe des myotendinösen Übergangs.

Es würde den Rahmen dieses Buches sprengen, all die mikroskopischen Veränderungen zu beleuchten, die sich abspielen, wenn der Myofaszien-Sehnen-Komplex beansprucht wird. Wichtig ist es jedoch festzuhalten, dass es sich bei den Faszien um Yin-artiges Gewebe handelt, das am besten auf eine Beanspruchung im Yin-Stil anspricht. Eine lang anhaltende, statische Beanspruchung wird eher dazu beitragen, die Faszien zu reorganisieren und sie länger und kräftiger werden zu lassen, als eine kurzfristige Beanspruchung im Yang-Stil.

Wenn man 20 Minuten lang in der Libelle in der Vorbeuge sitzt, wird dies die Adduktorenmuskeln verlängern, weil die Beanspruchung Auswirkungen auf die Faszientaschen der Muskeln hat. Allerdings ist eine Beanspruchung im Yang-Stil wiederum notwendig, um die Muskeln zu kräftigen. Wieder einmal ist ein Gleichgewicht gefragt: Wir benötigen Yin- und Yang-Formen des Trainings, um einen optimalen Gesundheitszustand zu erreichen.

Sehnenveränderung

Können wir durch Yin Yoga unsere Sehnen verändern? Stellen Sie sich vor, sie haben drei Gummibänder, die miteinander eine Kette bilden. Das Gummiband auf der rechten Seite ist sehr dick und schwer zu dehnen. Dieses Band stellt unsere Sehnen dar. Das Gummiband auf der linken Seite ist mittelmäßig dick und kann gedehnt werden, wenn auch nicht allzu leicht: unsere Myofaszien. Das Gummiband in der Mitte ist kürzer als die beiden anderen, aber sehr dünn und sehr leicht zu dehnen: Es steht für unseren myotendinösen Übergang, die Stelle, an der aus unseren Myofaszien Sehnen werden. Die drei Gummibänder sind zu einer Einheit miteinander verbunden. Und nun beanspruchen wir die gesamte Sehnenkette. Während wir an beiden Enden ziehen, werden alle drei Gummibänder im gleichen Ausmaß beansprucht, aber die Auswirkungen auf jedes einzelne von ihnen unterscheiden sich erheblich. Das dickste Gummiband, unsere Sehne, dehnt sich aufgrund der Beanspruchung überhaupt nicht. Das mittelmäßig dicke, unser Muskel, dehnt sich ein wenig. Doch das dünnste Gummiband, unser myotendinöser Übergang, wird ganz erheblich gedehnt.

Wenn wir nun die Beanspruchung entlang der gesamten Kette intensivieren, um unsere Sehne zu trainieren, wird der myotendinöse Übergang noch weiter gedehnt und kommt irgendwann an den Punkt, an dem er reißt. Es ist schwierig, unsere Sehnen ausreichend zu beanspruchen, um eine Veränderung ihrer mikroskopischen Struktur zu erzielen.

Wenn neue Sarkomere entstehen, wird der Myofaszien-Sehnen-Komplex dadurch gekräftigt. Wenn die neuen Sarkomere in einer Reihe mit dem bereits existierenden Gewebe entstehen, werden sie den Endungen der Myofaszien direkt vor dem myotendinösen Übergang hinzugefügt und schaffen dadurch eine Verlängerung. Bodybilder, die nur an ihrer Kräftigung arbeiten, tendieren dazu, neue Sarkomere parallel zu den existierenden Myofaszien entstehen zu lassen, wodurch der Muskel zwar dicker und kräftiger, aber nicht länger wird. Aus diesem Grund werden Bodybilder breit und untersetzt, während Yogis lang und schlaksig werden. Beide werden kräftiger, aber Yogis werden auch länger.

Es ist nicht möglich, unsere Sehnen mit unserer Yoga-Praxis anzusteuern. Yoga unterstützt die Sehnen indirekt, in dem es den Blutfluss sowie die Nahrungs- und Energieverteilung verbessert, aber es empfiehlt sich nicht, lediglich zu versuchen, eine Sehne zu beanspruchen. Auch wenn Sehnen einen Anteil von 10% am Zugwiderstand gegen unseren Bewegungsradius haben, ist dies ein Bereich, mit dem wir im Yin Yoga nicht wirklich arbeiten können.

Die tief liegenden Faszien

Die Faszien, die wir bislang betrachtet haben, stehen in Zusammenhang mit unserer Muskulatur, doch die Faszien sind allgegenwärtig und finden sich im ganzen Körper. Wir haben uns eine Komponente der Faszien näher angeschaut, nämlich ihre Fasern. Doch die Faszien umfassen darüber hinaus:

- Grundsubstanzen. Dabei handelt es sich um extrazelluläre Flüssigkeiten, die Pools aus wässrigem Gel bilden, durch die Zellen migrieren können.
- Lebende Zellen wie die Fibroblasten, die die oben genannten Fasern feucht halten, sowie Moleküle, die Wasser anziehen, in sich aufnehmen und binden.

Faszien sind unterschiedlich dick und variieren in ihrer Dichte, je nachdem, wo sie sich befinden und welchem Zweck sie dienen. Häufig trifft man sie, wie oben erläutert, in Form von Tüchern und Taschen an. Es gibt eine Faszienart, die sich unmittelbar unter der Hautoberfläche befindet (das sogenannte oberflächliche Fasziengewebe oder Hypodermis) und eine weitere Art direkt darunter (tief liegende Faszien), die normalerweise fester und gespannter ist als das oberflächliche Fasziengewebe. Wenn Sie über die Haut auf der Innenseite Ihres Unterarms reiben, werden Sie dort Bewegung wahrnehmen. Es ist das oberflächliche Fasziengewebe, das es der Haut an dieser Stelle ermöglicht, sich hin und her zu bewegen. Da dieses Gewebe wie ein Gleitmittel wirkt, ermöglicht es, dass sich die Oberflächen unterschiedlicher Gewebearten gegeneinander verschieben können. In diese tiefer liegenden Faszien eingebettet sind das Muskelgewebe, die Blutgefäße und alle anderen Röhrensysteme, die sich durch den Körper winden. Eine dritte Faszienart dient als Fütterung der Körperhöhlen. Unser Interesse gilt hier hauptsächlich den tief liegenden Faszien und ihrem Anteil an der Einschränkung unseres Bewegungsradius.

Auf klassischen anatomischen Zeichnungen werden die Faszien in der Regel nicht dargestellt. Stattdessen konzentrieren sich die Darstellungen auf die Muskeln und führen zu der Fehlannahme, dass die Muskeln (sowie die Knochen, der Blutkreislauf und das Nervensystem) innerhalb unseres Körpers ein deutlich erkennbares, separates System bilden. Deutlich erkennbar mögen sie zwar sein, doch ein separates System sind sie sicher nicht. Alles ist miteinander verbunden und sämtliche Gewebearten arbeiten zusammen. Die tief liegenden Faszien sind mit allen anderen Gewebearten verbunden, die in sie eingebettet sind. Sogar die Organe können nicht vollständig von ihrem Bett aus tief liegenden Faszien getrennt werden. Die Organe gehen in die Faszien über. Jede Definition dessen, wo denn nun das Muskelgewebe endet und die tief liegenden Faszien beginnen, wäre willkürlich. Es handelt sich um ein Kontinuum. Was wir einem dieser Systeme zufügen, fügen wir allen zu.

Die tief liegenden Faszien:

1. halten den Muskel zusammen und stellen die korrekte Ausrichtung der Muskelfasern, der Blutgefäße, die sich durch den Muskel ziehen, der Nerven und der restlichen Muskelkomponenten sicher;
2. verteilen die Kräfte, die auf den Muskel einwirken, gleichmäßig auf alle Teile des Muskels und
3. dienen als Schmiermittel für die verschiedenen Oberflächen, die sich bewegen und aneinander entlanggleiten müssen.

Faszien bilden nicht nur ein Kontinuum mit den Muskeln, Organen und sämtlichen Gewebearten, die von ihnen ummantelt sind, sondern die Faszien an sich sind ebenfalls über den gesamten Körper hinweg miteinander verbunden. Es sind die Faszien, die uns zusammenhalten. Es sind die Faszien, die die Knochen miteinander in Verbindung und aufrecht halten.

Diese Kontinuität bedeutet, dass eine kleine Bewegung einer beliebigen Körperregion an dem ganzen Netz aus über den gesamten Körper hinweg miteinander verbundenen Faszien zieht. Wenn Sie darauf achten, können Sie selbst die kleinste Bewegung an einem Ende des Körpers noch am anderen Ende spüren. Deshalb können wir auch in allen Teilen des Körpers die Bewegung des Atems spüren – doch dies erfordert Aufmerksamkeit und Übung.

Verklebungen

Bewegungseinschränkungen können daher rühren, dass die Faszien unserer Muskeln kurz und verspannt sind, aber die Faszien können uns auch auf andere Arten einschränken. Eine der oben erwähnten Aufgaben der Faszien ist es zu ermöglichen, dass die gleitenden Oberflächen von nebeneinanderliegenden Muskelgruppen auch gleiten können. Wenn die Faszien zu trocken sind, beginnen die gleitenden Oberflächen aneinanderzukleben, regelrecht zu verkleben, und Beweglichkeit geht verloren. Diese Verklebungen bestehen aus Kollagenfasern, die anfangs nichts weiter sind als dünne Fusselbündel. Jede Nacht, während wir schlafen, produziert unser Körper solche Fusseln zwischen den Muskelgruppen. Am Morgen strecken wir uns, bewegen uns und machen unsere Yogaübungen – dadurch werden die Fusselbündel aufgebrochen. Sind wir jedoch verletzt oder aus irgendwelchen Gründen bewegungsunfähig, werden die Fusselbündel nicht aufgelöst. Nach einigen Tagen der Bewegungslosigkeit beginnen die Fusselfasern damit, sich miteinander zu verflechten und zu verfilzen. Dadurch werden sie deutlich dicker. Wir werden durch Fusseln »verstopft« und unser Bewegungsradius vermindert sich.

Unbewegte Faszien verkürzen und verkleben mit der Zeit.

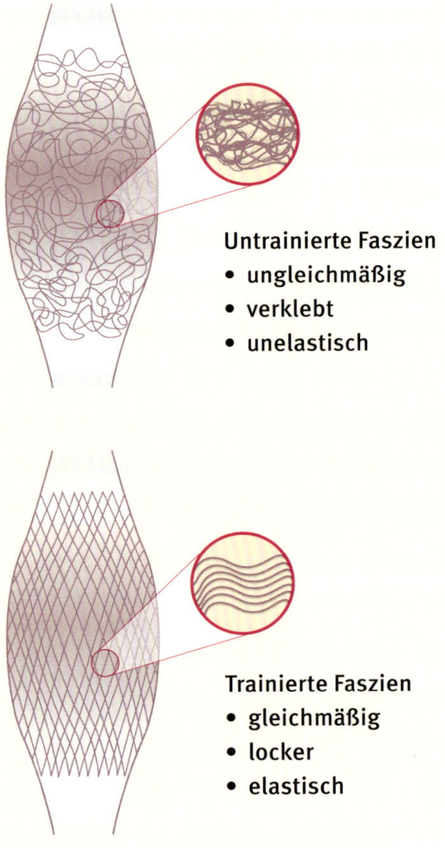

Andere Verletzungen können auch zu einer Verminderung unseres Bewegungsradius führen. Zwischen den gleitenden Oberflächen der Muskelgruppen oder in einer Gelenkkapsel kann sich Narbengewebe bilden. Nun sind wir nicht mehr steif und verspannt, weil unsere Muskeln verkürzt und unsere Faszien verspannt sind – jetzt haben wir unsere Flexibilität eingebüßt, weil uns andere Gewebearten versteifen. Es werden nun Yoga, Massage und Physiotherapie benötigt, um unseren Bewegungsradius wiederherzustellen. Wir müssen das steife Narbengewebe aufbrechen und es dem Gewebe ermöglichen, sich wieder zu bewegen.

Myofibroblasten

Manchmal empfinden wir unseren Bewegungsradius auch als eingeschränkt, weil die tief liegenden Faszien von selbst kontrahieren. R. Schleip entdeckte, dass die Faszien kontrahierende Elemente enthalten, die man als Myofibroblasten bezeichnet, lebende Zellen, die sich ein wenig wie Fibroblasten und ein wenig wie Muskelzellen verhalten und die zur Wundheilung beitragen. Die Myofibroblasten unterstützen viele unserer Organfunktionen und sind auch in den tief liegenden Faszien anzutreffen. Dies kann tatsächlich zu Problemen führen. Die lumbalen Faszien verfügen z. B. über eine hohe Dichte an Myofibroblasten, auch wenn die Anzahl von Mensch zu Mensch variieren kann. Diese kontrahierenden Fasern können die Länge unserer Faszien beschränken und zu zahlreichen Erkrankungen führen, die wiederum eine Umgestaltung unseres Gewebes, eine chronische Instabilität des unteren Rückens, Kopfschmerzen und Fibromyalgie nach sich ziehen können. Behandlungsmethoden, die auf die tief liegenden Faszien abzielen, wie etwa Rolfing, Akupunktur und Yin Yoga, können dazu beitragen, die Symptome dieser Erkrankungen zu lindern und die zugrunde liegenden Ursachen zu beseitigen.

Bindegewebe

Unsere Gelenkkapseln und Bänder sind Teile einer größeren Gruppe von Gewebearten, die als Bindegewebe bezeichnet wird, ein weit gefasster Begriff für biologische Gewebearten, die andere Gewebe zusammenbinden, stützen und schützen. Bindegewebe ist extrazellulär, d. h., bei diesem Gewebe handelt es sich nicht um Zellen, sondern um die Stoffe, die die Zellen umgeben bzw. sich zwischen diesen befinden. Bindegewebe reagiert auf Stimulationen, um den Körper gesund zu halten, und es bildet und erhält die Matrix des Körpers.

In unserem Körper befinden sich zahlreiche unterschiedliche Gruppen von Zellen, unter anderem Nervenzellen, Fettzellen, Blutzellen (Makrophagen, Plasmazellen, Mastzellen und Lymphozyten) und Blutgefäße (Kapillaren). Dazwischen winden sich die oben bereits erörterten Fasern Kollagen und Elastin, die die Gewebearten miteinander verbinden.

Unser Bindegewebe gibt uns Form und trägt dazu bei, dass wir unsere Bewegungen kontrollieren können. Die Knochen setzen Bewegungen den stärksten Widerstand entgegen, während das weichere Knorpelgewebe unsere Aktivitäten weniger stark einschränkt. Bänder, die die Knochen zusammenbinden, schränken je nach ihrer Verortung oder Anordnung um einen Knochen ebenfalls unsere Bewegungsfähigkeit ein.

Noch weniger stark – und dennoch oft mehr, als wir es gerne hätten – schränken uns die Faszien in unseren Aktivitäten ein, indem sie den Körper zusammenbinden und stabilisieren. Die Faszien haben wir bereits ausführlich erörtert – betrachten wir also nun unsere anderen Bindegewebsarten.

Knorpel und Knochen

Knorpel unterstützen Gewebe und verleihen ihm ein bestimmtes Ausmaß an Struktur und Festigkeit. Knochen dienen exakt dem gleichen Zweck, nur in unterschiedlichem Ausmaß. Unsere Knochen sind absolut nicht mit denen zu vergleichen, die Sie vielleicht schon in Laboren, an einem Skelett oder sogar nach einer nicht-vegetarischen Mahlzeit gesehen haben. Gewöhnlich nehmen Menschen nur die »harten« Teile eines Knochens wahr. Dabei handelt es sich um den mineralisierten Knochen, der im Allgemeinen aus Kalziumsalzen besteht, die sich zwischen den Kollagenfasern des Knochens ablagern. Es fehlt das Netz aus Kollagen, das in seiner Konsistenz wesentlich lederartiger ist. Lebendige Knochen bestehen zu einem wesentlichen Teil sowohl aus Kollagen als auch aus Kalziumsalzen. Die Mineralsalze tragen dazu bei, dass wir Kompressionen der Knochen tolerieren können, und das Kollagen macht uns widerstandsfähig gegen Spannungen, die den Knochen ansonsten verbiegen oder brechen würden.

Würden die Knochen ausschließlich aus Mineralsalz bestehen, dann würden sie unter extremem Druck durchbrechen wie ein toter Ast an einem Baum: glatt. Ein gesunder (und insbesondere ein junger) Knochen, der über einen hohen Kollagenanteil verfügt, bricht jedoch eher wie der lebendige Ast eines Baumes. Wenn Sie jemals versucht haben, den Ast eines gesunden Baums abzubrechen, dann wissen Sie, auf welche Art er bricht: Er wird auf einer Seite zerknautscht und franst auf der dem Druck entgegengesetzten Seite aus.

Bei genauer Betrachtung erscheint die Innenseite unserer Knochen porös. Dieses schwammartige Gerüst sorgt dafür, dass die Knochen gleichzeitig leicht und dennoch unglaublich stark sind. Der schwammartige Teil wird als Spongiosa bezeichnet. Er ist elastischer als die härtere Außenhaut des Knochens, die man Kortikalis nennt. Die Spongiosa ist aktiver und stärker von der Knochenerneuerung und -umgestaltung betroffen. Das Verhältnis von Spongiosa und Kortikalis variiert im Körper entsprechend dem jeweiligen Bedarf. Beispielsweise tragen die Rippenknochen kein Gewicht und verfügen daher über einen wesentlich höheren Anteil an Spongiosa. Die Knochen unserer Beine enthalten hingegen deutlich mehr Kortikalis.

Die Knorpel gleichen in ihrem Aufbau insofern den Knochen, als dass auch sie Kollagen, Mineralsalze und andere Komponenten in variablen Anteilen enthalten. So ist etwa das Knorpelgewebe in unserer Nase deutlich feuchter als unsere Knochen. Das Knorpelgewebe in unseren Ohren ist aufgrund einer größeren Menge an Elastinfasern außerordentlich flexibel. Unsere Bandscheiben enthalten Faserknorpel mit einem relativ zum Chondroitin höheren Kollagengehalt. Daher kann das Knorpelgewebe unserer Wirbelsäule höheren Gewichtsbelastungen standhalten als die Knorpel in unseren Ohren.

Bänder

Bänder ähneln im Aufbau den Sehnen, aber ihre Funktion ist es, Knochen zusammenzubinden, und sie unterstützen in der Regel ein Gelenk. Anders als die Sehnen können Bänder eine Vielzahl von Formen haben: Seile, Tücher oder Bänder. Und während Sehnen im Allgemeinen eine weiße Färbung zeigen, können Bänder aufgrund ihrer Mischung aus elastischen und feineren Fasern auch dunkler sein. Bänder können in den Richtungen, in denen sie den Körper nicht zusammenhalten, biegsam und flexibel sein. Aufgrund dieser Eigenschaft eignen sich Bänder perfekt dafür, Gelenke zu schützen, die sich durchaus in unterschiedliche Richtungen bewegen können. Bänder sind robust, stark und biegsam und dennoch größtenteils unelastisch. Das iliotibiale Band, das sich z.B. an der Außenseite des Oberschenkels hinunterzieht, ist stark genug, um das Gewicht eines Autos zu tragen, ohne dass es reißt!

Nicht alle Bänder sind der Länge nach rigide und manche von ihnen verfügen über einen höheren Anteil an Elastin als an Kollagen. Elastin verteilt den Druck, statt ihn an einem Punkt zu halten. Die Bänder im Bereich der Lendenwirbelsäule und im Nacken sind in dieser Hinsicht besonders elastisch. Tatsächlich sind die Bänder der Lendenwirbelsäule die flexibelsten in unserem gesamten Körper. Wenn Elastinfasern altern, werden sie mineralisiert, bilden Querverbindungen mit anderen Fasern und werden steifer. Wenn die Bänder in unserem unteren Rücken altern, nimmt ihre Steifigkeit stark zu und unser Bewegungsradius wird eingeschränkt.

Wie auch die Sehnen werden Bänder, die ruckartig um mehr als ungefähr 4% ihrer Länge gedehnt werden, beschädigt, reißen oder bleiben dauerhaft gedehnt. Wie bereits erwähnt gibt es Ausnahmen von dieser Regel, wie etwa die Bänder unserer Wirbelsäule. Im Allgemeinen sind Bänder und Sehnen jedoch eher plastisch als elastisch. Elastische Materialien, wie unsere Muskeln oder ein Gummiband, können erheblich gedehnt werden und kehren nach der Dehnung dennoch in ihre ursprüngliche Form zurück. Dehnt man plastische Materialien, wie Plastilin oder unsere Bänder, dann behalten sie dauerhaft die neue Form bei. Ein gedehntes Band oder eine gedehnte Sehne finden nicht schnell zu ihrer ursprünglichen Form und Länge zurück. Dennoch kann sie der Körper im Laufe der Zeit reparieren. Aus all diesen Gründen muss plastisches Gewebe auf eine andere Art und Weise trainiert werden als elastisches. Dies bedeutet nicht, dass wir unsere Bänder nicht trainieren sollten, wir müssen dabei lediglich vorsichtig sein, um ihre Grenzen nicht zu überschreiten.

Kollagen

In der Regel kann man Sehnen und Bänder nicht um mehr als 4–10% ihrer Länge dehnen, da sie größtenteils aus Kollagen bestehen. Kollagen ist eine allgegenwärtige und erstaunliche Substanz, die man in sämtlichen Bereichen unseres Körpers findet. Was dieses Protein so nützlich macht, sind seine Stärke und seine Dehnungsresistenz. Im Gegensatz zu den meisten Proteinen, die Klumpen bilden, wenn sie sich versammeln, ist Kollagen faserig und kann Matten, Tücher und seilartige Strukturen herausbilden.

Kollagen macht unsere Zähne kräftig und verleiht unserer Haut ihre Elastizität und Stärke. Wenn es abgebaut wird, entstehen Falten. Das Wort Kollagen stammt aus der griechischen Sprache und bedeutet »Klebstoffhersteller«. Das vermittelt uns eine Vorstellung davon, was Kollagen für uns tut: Es trägt dazu bei, uns zusammenzuhalten.

Es gibt 27 Arten von Kollagen, doch uns interessiert hier am meisten das Kollagen Typ 1, das sich in unserer Haut, unseren Knochen, unseren Bändern und unseren Sehnen findet. Auch das Narbengewebe, das im Anschluss an den Heilungsprozess entsteht, enthält Kollagen Typ 1. Schönheitschirurgen verwenden es, um die Lippen von Frauen aufzuspritzen, die nicht zufrieden mit den Werken von Mutter Natur sind.

Kollagen wird von den Fibroblasten produziert und dann kontinuierlich vom Körper absorbiert. Wird es schneller produziert als absorbiert, entstehen mehr Querverbindungen und die Fasern sind dehnungsresistenter, aber auch kräftiger. Im umgekehrten Fall, wenn das Kollagen schneller absorbiert als hergestellt wird, ist die Anzahl an Querverbindungen geringer und die Fasern sind elastischer. Annahmen von Forschern zufolge könnten Training oder eine Mobilisation die Anzahl der Querverbindungen beschränken und so zu größerer Flexibilität und geringerer Steifigkeit führen. Dies ist eines der Denkmodelle, die begründen, warum uns die Yin Yoga-Praxis flexibler machen kann: Sie trägt dazu bei, die Steifigkeit unseres körpereigenen Kollagens zu vermindern.

Auf der anderen Seite sind wir aber natürlich an der Stabilität interessiert, die Kollagen uns bietet. Im Zuge der Alterung oder durch Verletzungen können unsere Faszien, Sehnen und Bänder, die alle hauptsächlich aus Kollagen bestehen, geschwächt werden. Eine Stimulation der Fibroblasten durch Beanspruchung im Rahmen einer Yoga-Praxis kann die Fibroblasten dazu animieren, mehr Kollagen zu bilden, wodurch unser Bindegewebe gekräftigt wird.

Die Fibroblasten erschaffen die Kollagenfasern, die sich in unserem Bindegewebe befinden, doch sie sind nicht die einzigen Zellen, die Fasern produzieren. Andere Zellen sind für die Herstellung der Bindegewebsfasern verantwortlich, die sich in unseren Knochen finden. In unseren Knochen produzieren die Osteoblasten ebenfalls Kollagenfasern, die später mineralisiert werden und reife Knochen bilden. Andere Zellen, die sogenannten Osteoklasten, tun genau das Gegenteil: Die Osteoklasten reabsorbieren Kollagen und entsorgen so alte Knochen, indem sie das Kollagen abbauen und seine Komponenten in den Blutkreislauf freisetzen. Gesundheit besteht hier im Gleichgewicht zwischen Erschaffung und Vernichtung: Wir müssen sowohl neues, kräftigeres Gewebe erschaffen als auch altes und geschädigtes entsorgen.

Beanspruchung des Bindegewebes

Die Richtung der Kollagenfasern ist von wesentlicher Bedeutung. Wenn die Osteo- oder die Fibroblasten Kollagenfasern erschaffen, so liegen diese willkürlich in sämtliche Richtungen. Wenn eine Beanspruchung entlang einer Hauptrichtung einwirkt, entstehen um die Fasern, die diese Beanspruchung erfahren, elektrische Felder. Diese elektrischen Felder verhindern, dass die Osteoklasten diese Fasern resorbieren. Fasern, die nicht beansprucht werden und um die kein elektrisches Feld entstanden ist, werden resorbiert. Im Laufe der Zeit absorbiert so der Körper sämtliche Fasern, die keiner Beanspruchung ausgesetzt sind, und lässt jene Fasern zurück, die zur Arbeit vorgesehen sind.

Astronauten im Orbit leben in einer Umwelt fast ohne Schwerkraft. Die Kollagenfasern ihrer Knochen werden nicht beansprucht. Es steht den Osteoklasten frei, Knochenmaterial an allen beliebigen Stellen im Körper zu absorbieren. Studien an Kosmonauten und Astronauten, die mehrere Monate auf der Raumstation Mir verbracht haben, ergaben, dass die Raumfahrer im Durchschnitt monatlich 1–2 % ihrer Knochenmasse einbüßten. Bei einigen Astronauten kam es durch den Mangel an Beanspruchung sogar zu einem wesentlich höheren Verlust an Knochendichte – bis zu 20 % während eines 6-monatigen Aufenthalts im All! Zu diesem gravierenden Verlust an Knochendichte kam es in der Regel im Bereich des Unterkörpers sowie des unteren Rückens.

Bindegewebe reagiert auf Anforderungen. Den Körper zu beanspruchen ist eine grundlegende Voraussetzung dafür, ihn gesund zu erhalten. Knochen brauchen Beanspruchung – und das gilt auch für Bänder und Faszien. Einfach nur zu gehen stellt eine großartige Art dar, die Knochen der Beine, des Beckens und der Wirbelsäule zu beanspruchen. Yin Yoga ist eine andere Möglichkeit, eine solche Beanspruchung zu schaffen, auf intelligente, sichere Weise – und auf bestimmte Regionen des Körpers ausgerichtet. Yin Yoga steuert insbesondere jene Regionen des Körpers an, in denen die Astronauten am meisten an Knochendichte eingebüßt haben: die Beine und den unteren Rücken.

Sind die Kollagenfasern innerhalb des Bindegewebes gesund, dann richten sie sich in der Regel relativ gerade in die Richtung aus, in der die meiste Beanspruchung einwirkt. Während der Körper altert oder wenn er geschädigt wird, verheddern oder verbiegen sich diese relativ geraden Fasern und werden dadurch kürzer. Im Ergebnis rücken Muskeln und Knochen einander näher und der Bewegungsumfang wird eingeschränkt.

Zwischen den verhedderten Fasern können sich Partikel festsetzen. Sind die Fasern lang und gerade, ist es weniger wahrscheinlich, dass dazwischen Partikel eingelagert werden. Diese eingelagerten Partikel können Gift für den Körper sein, denn es kann sich dabei um Abfallprodukte des Stoffwechsels naheliegender Zellen oder um Schmutzpartikel von außerhalb des Körpers handeln, wie etwa Rauch oder Pestizide.

Haben sich diese Partikel erst einmal festgesetzt, können sie über eine lange Zeit im Körper verbleiben, unter Umständen sogar für immer. Massagen und Yoga, die das Gewebe des Körpers in Bewegung bringen, können diese Partikel lösen. Sind sie erst einmal freigesetzt, dann können die Partikel vom Blut- oder Lymphsystem aufgenommen, weggeschwemmt und schließlich aus dem Körper entfernt werden. Yoga dehnt und verdichtet das Kollagennetzwerk des Körpers, wodurch die Fasern verlängert und toxische Partikel ausgeschwemmt werden.

Grundsubstanzen und Hydration

Ein letzter Aspekt rundet unsere Erörterung zu dem Thema ab, wie Muskeln, Faszien und andere Bindegewebsarten den Körper stabilisieren, kräftigen und elastisch halten können: Grundsubstanzen, die Flüssigkeiten, die die Räume zwischen den Fasern und Zellen unseres Gewebes ausfüllen.

Stellen Sie sich vor, dass der innere Schlauch Ihres Fahrradreifens ohne Luft ist. Wenn Sie ihn in die Hand nehmen, werden Sie bemerken, wie schlaff und flexibel er sich anfühlt. Sie können ihn in jede beliebige Richtung beugen und drehen. Und nun stellen Sie sich vor, er wäre mit Wasser gefüllt – spüren Sie die Festigkeit, die mit einem Mal entstanden ist? Wasser, das wir normalerweise als ziemlich nachgiebige Substanz erleben, lässt sich hier nur sehr schwer verdichten. Wenn es eingeschlossen ist, verfügt Wasser über einen immensen Druckwiderstand. Die Grundsubstanzen in unserem Körper, die manchmal auch als Zementsubstanzen bezeichnet werden, verhalten sich sehr ähnlich wie das Wasser in unserer Analogie vom Fahrradschlauch: Sie geben dem Gewebe Kraft und Unterstützung. Aber das ist längst noch nicht alles, was sie tun.

Grundsubstanzen sind die nichtfaserigen Bestandteile unserer extrazellulären Matrix (des Materials außerhalb unserer Körperzellen), innerhalb derer die restlichen Komponenten an Ort und Stelle gehalten werden. Sie setzen sich aus diversen Proteinen, Wasser und Glykosaminoglykanen (da dieser Begriff lang und nahezu unaussprechlich ist, wird er im weiteren Verlauf der Einfachheit halber mit GAG abgekürzt) zusammen. Wasser kann bis zu 60 oder 70 % der Grundsubstanzen ausmachen und wird von den GAG angezogen. Eine der wichtigsten GAG ist die Hyaluronsäure (HA). Schätzungen mehrerer Forscher zufolge kann HA das bis zu 1000-Fache ihres Volumens an Wasser anziehen und binden. Eine weitere wichtige GAG-Art ist Chondroitinsulfat.

Wenn GAG sich mit Proteinen verbinden, bezeichnet man sie als Proteoglykane und in dieser Form können sie an Wassermolekülen andocken und unser Gewebe hydrieren. Die Proteoglykane sind äußerst geschmeidig und bewegen sich frei. Doch da sie aus Wasser bestehen, sind sie gleichzeitig auch extrem resistent gegen Druck.

Dass unsere Grundsubstanzen hauptsächlich aus Wasser bestehen, ist natürlich auch der Grund dafür, dass sie sich hervorragend als Gleitmittel zwischen den Fibrillen eignen und diesen ermöglichen, leicht aneinander vorbeizugleiten. Wasser verleiht unserem Gewebe eine federnde Qualität, die es in seine ursprüngliche Form zurückkehren lässt, wenn der Druck nachgelassen hat. Dies ist von elementarer Bedeutung für die Stressresistenz unseres Gewebes. Doch um die Gesundheit zu erhalten, ist ein Zyklus von abwechselnder Be- und Entlastung des Gewebes notwendig. Eine Studie ergab, dass eine abwechselnde und maßvolle Be- und Entlastung des Gewebes durch bzw. von Druck das Knorpelgewebe gesund erhält.

Die Flüssigkeit in unseren Gelenken (die man auch als Synovialflüssigkeit bezeichnet) ist ein weiteres Gleitmittel und besteht ebenfalls zu einem wesentlichen Anteil aus GAG. Hyaluronsäure und zwei Arten von Chondroitinsulfaten stellen sicher, dass unsere Gelenke fehlerfrei arbeiten.

In einer gut befeuchteten extrazellulären Matrix können sich Zellen, Nährstoffe und andere Komponenten der Matrix frei bewegen. Toxine und Abfallprodukte können aus der Matrix heraus in die Blut- oder Lymphsysteme migrieren und aus dem Körper entfernt werden. Die Grundsubstanzen, die auch aus Fibroblasten bestehen (die – erinnern Sie sich? – auch Kollagen produzieren), tragen ebenfalls dazu bei, die Verbreitung von Infektionen zu verhindern, und sind damit Teil unseres Immunsystems.

Mit zunehmendem Alter sinkt allerdings leider die Fähigkeit des Körpers zur Herstellung von HA und anderen GAG. Uns steht eine geringere Anzahl an Fibroblasten zur Verfügung und die, die uns erhalten bleiben, produzieren weniger HA. Aus diesem Grund reichert sich die extrazelluläre Matrix zunehmend mit Fasern an. Und wenn sich diese Fasern einander annähern, generieren sie Querverbindungen, die sie aneinanderbinden. Dadurch wird unser Gewebe steifer, weniger elastisch und weniger durchlässig für den Fluss der anderen Komponenten innerhalb unserer Matrix. Toxine und Abfallprodukte, im Yoga als Ama bezeichnet, werden in der Matrix eingelagert und gelangen nicht mehr hinaus, schädliche Bakterien können sich frei vermehren. Auch Unbeweglichkeit kann zu einem gravierenden Verlust an Hydration führen: Studien zufolge kann Unbeweglichkeit zu einem Verlust von bis zu 40 % an HA führen, was die Gleitfähigkeit unserer Gewebearten mindert.

Glücklicherweise können Praktiken wie Yoga und Massagen, die die extrazelluläre Matrix beanspruchen, dazu beitragen, dass diese Matrix feucht, durchlässig und stark bleibt.

Wir benötigen diese Flüssigkeiten in sämtlichen Regionen des Körpers. Die Augenflüssigkeit besteht z. B. größtenteils aus Grundsubstanzen – dort wurde die HA auch zuerst entdeckt. Unsere Haut benötigt HA, um geschmeidig zu bleiben. Seit Neuestem verwenden Schönheitschirurgen statt Kollagen HA-Injektionen als Füllmittel für weiches Gewebe, etwa um den Umfang von Lippen zu vergrößern oder Falten zu entfernen. Die Wirkung solcher Injektionen hält allerdings nur 6–12 Monate an. Chondroitin ist ein häufig eingesetztes Ergänzungsmittel, um die Produktion von Gelenkschmiere zu verbessern. Doch Injektionen und Ergänzungsmittel sind für eine nachhaltige Durchfeuchtung des Körpers unzureichend. Eine Studie hat ergeben, dass oral aufgenommenes Chondroitinsulfat nur zu 5 % vom Körper absorbiert wurde. Daher wurden hohe Dosen benötigt, um überhaupt einen Effekt zu erzielen. Darüber hinaus betrachten Chirurgen eine Injektion von HA direkt ins Gelenk als das letzte Mittel, das nur dann eingesetzt wird, wenn ansonsten eine Operation notwendig werden könnte. Es erscheint somit effektiver, den Körper davon zu überzeugen, die eigene Produktion wieder stärker anzukurbeln.

Grundsubstanzen können in ihrer Konsistenz flüssig oder gelförmig sein. Unter gewissen Umständen wechseln sie von einer Konsistenz zur anderen. Sind sie gelförmig, dann verleihen sie ein höheres Maß an Stabilität, sind aber weniger durchlässig für Stoffe, die sich innerhalb der Matrix bewegen. Wenn sie flüssig sind, verfügen sie über eine geringere Festigkeit, aber über eine höhere Durchlässigkeit für den Fluss von Stoffen.

Ein Zusammendrücken des Gewebes, durch Yoga oder auf anderen Wegen wie zum Beispiel durch Massagen, kann die Grundsubstanzen vorübergehend von einem gelförmigen in einen flüssigen Zustand versetzen. Im flüssigen Zustand können Toxine und Abfallprodukte aus der Matrix hinaustransportiert werden. Auch hier zeigt sich also wieder, wieso Yoga hervorragend dazu geeignet ist, den Körper zu entgiften.

Gelenke

Ein Gelenk ist nichts anderes als die Verbindung von zwei oder mehreren Knochen. Im Normalfall ermöglichen Gelenke Bewegungen des Körpers und verleihen ihm außerdem Unterstützung. Muskeln sind über Sehnen an den Knochen befestigt und sorgen entweder für Schubkraft oder bewegen einen Knochen im Verhältnis zu einem anderen. Um das Gelenk selbst sind Bänder gewickelt, die es unterstützen und schützen. Im Gelenk finden wir Synovialflüssigkeiten und/oder Knorpel, je nach seiner Art und Funktion.

Nicht alle Gelenke sind für einen großen Bewegungsradius konzipiert. Manche ermöglichen sogar überhaupt keine Bewegungen. Es gibt drei Hauptkategorien von Gelenken:

Fibröse Gelenke: Hier werden die Knochen von Bindegewebe zusammengehalten. Ein Beispiel für diese Gelenkformation sind unsere Schädelplatten. Hier ist keine Bewegung erwünscht und deshalb sind die Gelenke fibrös und werden fest zusammengehalten.

Knorpelgelenke: In ihnen werden die Knochen von Knorpel zusammengehalten, die leichte Bewegungen ermöglichen. Beispiele für diese Gelenkart sind die Schambeinfuge (in der die Enden der beiden Schambeine durch Knorpel miteinander verbunden sind) sowie die Zwischenrippengelenke und ihre Verbindung zum Brustbein. Leichte Bewegungen sind in diesen Bereichen möglich, doch ein großer Bewegungsradius ist nicht wünschenswert.

Synovialgelenke: Bei diesen befindet sich ein Raum (die Gelenkhöhle) zwischen den Knochen. Diese Gelenksformation ermöglicht den höchsten Grad an Bewegungsfreiheit auf unterschiedlichen Ebenen.

Im Yoga streben wir nicht danach, den Bewegungsradius von allen drei genannten Gelenktypen zu erhöhen. Yin Yoga kann allerdings dazu beitragen, den normalen Bewegungsradius eines Knorpelgelenks zurückzugewinnen, das zu stark verspannt ist. Und Yin Yoga hilft nicht nur dabei, Synovialgelenke wiederaufzubauen, sondern kann sogar ihren aktuellen Bewegungsradius zu erweitern.

Die Abbildung auf der rechten Seite zeigt die unterschiedlichen Arten von Synovialgelenken in unserem Körper:

1. Kugelgelenke, wie z. B. das Hüftgelenk. Diese verfügen über einen großen Bewegungsradius.
2. Eigelenke (oder Ellipsoidgelenke), wie z.B. das Kniegelenk. Wenn das Knie gestreckt ist, kann keine Rotation stattfinden; ist es hingegen gebeugt, ist eine leichte Rotation möglich. In Eigelenken treffen zwei Knochen mit gegensätzlichen Endungen aufeinander, von denen eine konkav und die andere konvex ist. Einige Klassifikationen machen einen Unterschied zwischen einem Ei- und einem Ellipsoidgelenk.
3. Sattelgelenke, wie etwa im Daumen (zwischen dem Metakarpal- und dem Karpalknochen). Sattelgelenke gleichen, wie der Name schon sagt, einem Sattel und ermöglichen die gleichen Bewegungen wie ein Eigelenk.
4. Scharniergelenke, wie z. B. im Ellenbogen (zwischen dem Oberarmknochen und der Elle). Diese Gelenke verhalten sich wie das

Scharnier einer Tür und ermöglichen Flexion und Extension ausschließlich auf einer Ebene.

5. Drehgelenke, wie etwa im Ellenbogen (zwischen dem Unterarmknochen und der Elle). In diesen Gelenken rotiert ein Knochen um einen anderen.
6. gleitende Gelenke, wie z.B. die Karpalien im Handgelenk. Diese Gelenke lassen zahlreiche Bewegungen zu, deren Reichweite jedoch gering ist (auf der Abbildung nicht zu sehen).

Die Gelenkkapsel

Die Enden der Knochen sind mit Knorpelgewebe von verschiedener und gelegentlich ungleichmäßiger Dicke überzogen. Knorpelgewebe ist weicher und nachgiebiger als der Knochen an sich, da es über einen höheren Gehalt an Proteoglykanen im Verhältnis zu Kollagen verfügt. In manchen Gelenken greifen die Enden der Knochen trotz dieses Knorpelüberzugs nicht passgenau ineinander. In diesen Fällen kommen mehrere Falten aus Faserknorpel zum Einsatz, wie z.B. beim Meniskus des Knies, damit die Knochen reibungslos gleiten können.

Alle Synovialgelenke sind von einer Synovialmembran umgeben, die sämtliche Oberflächen des Gelenks bedeckt. Die Synovialmembran bildet die Gelenkkapsel und sondert Synovialflüssigkeit in die Kapsel ab, die als Gleitmittel für die gelenkbildenden Oberflächen dient. Wenn wir altern, beginnt diese Synovialflüssigkeit zu vertrocknen. Wie ein Blatt im Herbst trocknen wir aus, rollen uns ein und werden zunehmend Yin, bis wir eines Tages zu Staub zerfallen. Die Synovialflüssigkeit (wie im Abschnitt über Grundsubstanzen erörtert) besteht aus wasseranziehenden Molekülen wie Hyaluronsäure und Chondroitinsulfaten.

Eine Demonstration

Wie oben erwähnt, ist es die Aufgabe unserer Muskeln, die Gelenke zu schützen. Dies tun die Muskeln, indem sie das Gelenk fest verriegeln. Das kann man leicht nachvollziehen: Nehmen Sie Ihren rechten Zeigefinger in die linke Hand. Entspannen Sie die rechte Hand und den Zeigefinger und ziehen Sie diesmal sanft mit der linken Hand am Finger und beobachten Sie

Unterschiedliche Arten von Synovialgelenken

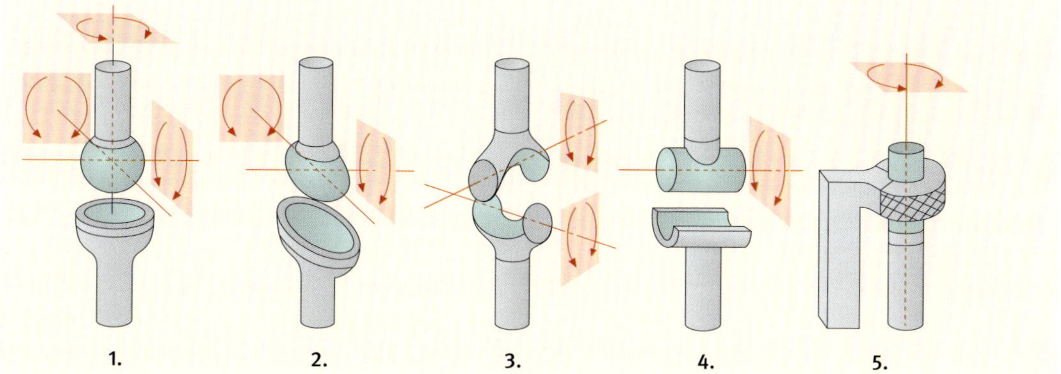

dabei dessen Ansatz. Dabei bemerken Sie vielleicht, wie eine kleine Vertiefung oder Extension über dem Knöchel entsteht. Und auch wenn Sie keine Bewegung sehen können, werden Sie doch auf jeden Fall spüren, wie sich das Gelenk öffnet. Nun spannen Sie die Muskeln im rechten Zeigefinger fest an und versuchen Sie, daran zu ziehen. Bemerken Sie den Unterschied? Es findet keinerlei Bewegung statt. Die Muskeln haben das Gelenk aktiv verriegelt, sodass keine Bewegung möglich ist.

Der Grund dafür, dass wir bei aktiven Stilen des Yang Yoga so viel Zeit und Mühe darauf verwenden, den Körper korrekt auszurichten und unsere Muskeln auf die richtige Art und Weise anzusteuern, ist, dass wir sicherstellen wollen, dass die Gelenke nicht durch unsere Yang-Bewegungen beschädigt werden. Dies ist weise. Wie die Demonstration oben gezeigt hat, schützen die Muskeln das Gelenk und gestatten ihm nicht, sich zu öffnen.

Wie wir jedoch bald erfahren werden, schließt sich eine ständig verschlossene Region des Körpers, egal ob es sich dabei um Muskeln, Faszien oder Gelenke handelt, irgendwann permanent: ein Vorgang, der als Versteifung (Kontraktur) bezeichnet wird. Wenn wir unsere Gelenke stets fest anspannen und es ihnen niemals ermöglichen, ihren Bewegungsradius voll auszuschöpfen, dann wird uns dieser ursprüngliche Bewegungsradius irgendwann verloren gehen. Yang Yoga wurde nicht entwickelt, um die Gelenke zu öffnen. Yin Yoga hingegen schon.

Die Wirbelsäulenkrümmung

Die alten Römer haben in ihrer Architektur eine wunderbare Erfindung zur Anwendung gebracht: den Bogen. Die Bögen ermöglichten es, dass der Druck des Gewichts der verwendeten Baumaterialien (Steine) verteilt wurde, sodass weniger Steine benötigt wurden, um Wände und Kuppeln zu stützen.

Bögen verteilen Druck und das gleiche Prinzip kommt auch in unserem Körper zum Einsatz. Wenn Sie den Körper betrachten, werden Sie feststellen, dass es dort keine einzige gerade Linie gibt. Alles ist mehr oder weniger stark gekrümmt. Sogar unser längster Knochen, der Oberschenkelknochen, verfügt über eine Krümmung. Und die auffälligsten Krümmungen finden sich wohl in der Wirbelsäule.

Die Wirbelsäule verfügt über vier Kurven. Sie bildet eine Doppel-S-Form, in der die Kurven in der Region des Nackens und der Lenden gegenüber jenen im Bereich des Brustkorbs und des Kreuzbeins in die entgegengesetzte Richtung gekrümmt sind. Die Vorkrümmung der Lenden- und Halswirbelsäule wird als Lordose bezeichnet. Die rückwärtige Kurvenkrümmung der Brustwirbelsäule nennt man Kyphose. Diese vier Kurven sind für ein Tier mit aufrechtem Gang von größter Wichtigkeit, denn sie verteilen den Druck, der entsteht, wenn der Rumpf in der Vertikalen gehalten wird.

Wenn die Wirbelsäule gesund ist und über all ihre normalen Kurven verfügt, dann verhält sie sich wie eine Sprungfeder. Jedes Mal, wenn wir den Druck auf unseren Körper erhöhen – z. B. beim Gehen oder Laufen – wird die Wirbelsäule flektiert. Die Krümmungskurven verstärken sich und entspannen sich anschließend. Wäre unsere Wirbelsäule ein gerader Stab, dann würde die Druckbelastung zwischen den Wirbeln auftreffen und die Bandscheiben, die die Wirbel polstern, würden sich ziemlich schnell abnutzen. Natürlich wird ein Teil der Belastung auch von den Bändern aufgefangen,

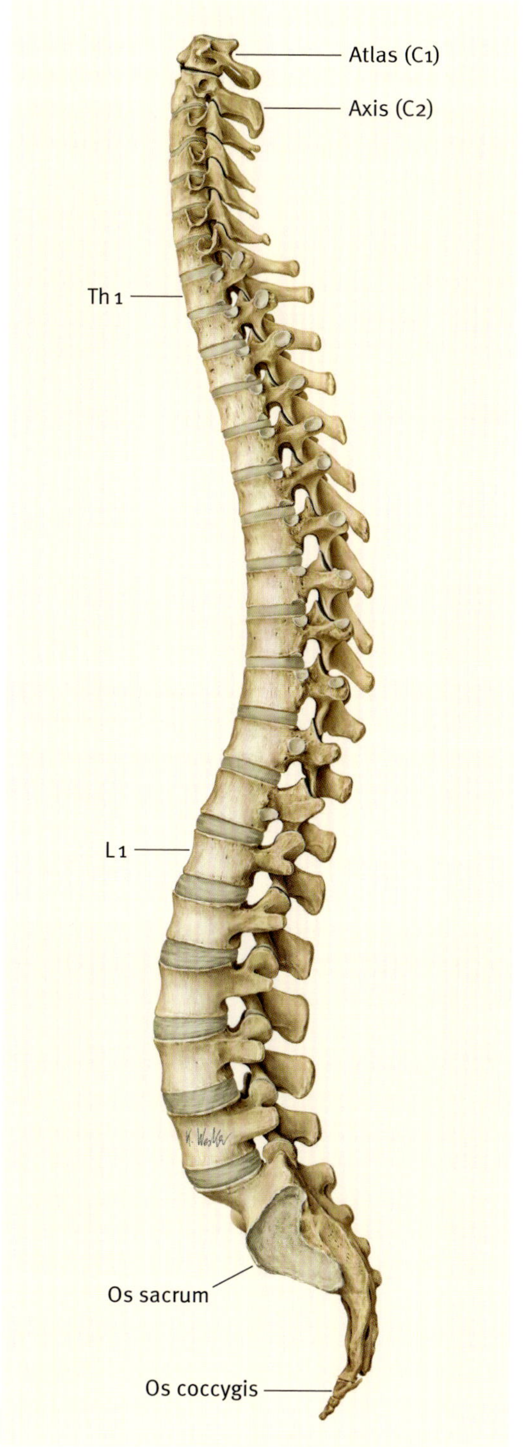

« Die Wirbelsäule bildet eine natürliche Doppel-S-Form.

die sich um die Wirbelsäule winden. Doch diese Bänder sind eher dafür verantwortlich, die Belastung aufzufangen, die durch passive Aktivitäten wie Sitzen oder Stehen entsteht. Unsere Muskeln stützen die dynamische Bewegung der Wirbelsäule.

Sämtliche Formen des Yoga können dazu beitragen, den Rücken zu kräftigen. Yin Yoga kann außerdem helfen, den normalen Bewegungsradius der Bänder im Lendenbereich wiederherzustellen. Doch denken Sie immer daran, dass jeder Körper einzigartig ist. Wenn Sie die Wirbelsäule im Rahmen ihres gesamten und natürlichen Bewegungsradius trainieren, achten Sie darauf, nicht zu weit zu gehen. Geben Sie Acht auf Schmerzen und deren Vorläufer – ein leichtes Kneifen. Verharren Sie nicht in Positionen, wenn die Empfindungen dabei zu intensiv werden. Die Essenz des Yin Yoga ist es, über eine lange Zeit hinweg einen sanften, aber anhaltenden Druck aufrechtzuerhalten.

Weitere physische Vorteile des Yin Yoga

Wenn wir einen Moment über unsere Gelenke und Knochen nachdenken, fallen uns mindestens drei weitere, große Vorteile einer Yin Yoga-Praxis ein:

- Sie wirkt Kontrakturen unserer Gelenkkapseln entgegen,

- vermindert die Degeneration der Knochen und
- wirkt der Fixierung der Gelenke entgegen.

Kontraktur

Die Kontraktur ist ein Verlust an Gelenkbeweglichkeit. Es gibt viele mögliche Ursachen für die Kontraktur eines Gelenks: Krankheit, Nervenschädigungen, Muskelatrophien oder Probleme mit den Knorpeln und Bändern des Gelenks.

Im alltäglichen Leben können mikroskopische Risse an unseren Bändern entstehen. Diese kleinen Wunden werden dadurch geheilt, dass sich Bändergewebe zwischen die eingerissenen Kanten setzt. Diese Funktion ist seit Langem bekannt. Man muss sich allerdings fragen: Wenn der Körper die Bänder aufgrund der ständigen Risse und deren Heilung von Natur aus verlängert, wieso sind sie dann nicht extrem lang? Oder wie Paul Grilley gerne fragt: »Wieso schleifen unsere Knöchel beim Gehen nicht über den Boden?«

Laurence Dahners, Professor an der University oft North Carolina, ist dieser Frage nachgegangen. Was er dabei herausgefunden hat, ist, dass der Körper über einen Mechanismus verfügt, mit dem er unsere Gelenke durch die Entnahme von Material aus den Bändern »einschweißt«. Ähnliche Funktionen findet man in vielen Teilen des Körpers: Ein Teil des Körpers erschafft Materialien (wie die Osteoblasten in unseren Knochen, die Knochengewebe hervorbringen), während ein anderer Materialien verbraucht oder entfernt (wie die Osteoklasten, die Knochen auflösen). Gesundheit ist das Gleichgewicht dieser beiden Funktionen.

Ein Beispiel für eine eingeschweißte Kontraktur ist das klassische Schultersteife-Syndrom (Frozen Shoulder). Großvater stürzt und bricht sich den Arm, der Knochen wird hergerichtet und der Arm ruht ein paar Wochen lang in einer Schlinge. Zu gegebener Zeit wird die Schlinge entfernt, der Knochen ist geheilt – aber nun ist die Schulter steif. Was ist passiert? Nun, es gibt eine ganze Reihe von Ursachen für das Schultersteife-Syndrom, unter anderem Entzündungen, doch in diesem Fall dürfte die Ursache in der mangelnden Nutzung des Schultergelenks liegen. Der Körper hat Material entfernt, das anscheinend nicht länger benötigt wurde. Und als die Zeit gekommen war, die Schulter wieder zu benutzen, könnte der Körper nicht mehr auf die Anforderungen reagieren.

Yogaschüler werden nicht überrascht sein, wenn man ihnen die Behandlungsmethode für Kontrakturen verrät: Mobilisierung. Diese können Sie selbst durchführen, indem Sie sich der Techniken und Dehnungen des Yin Yoga bedienen – oder Sie können mechanische Hilfsmittel in Anspruch nehmen. Im letzteren Fall wird das betroffene Glied beispielsweise mittels Apparaten wie einer Bewegungsschiene im Rahmen des für den Patienten erträglichen Bewegungsradius passiv bewegt. Genau das Gleiche tun wir auch beim Yin Yoga: Wir bewegen den Körper sanft, aber anhaltend bis an die Grenze des für ihn tolerablen Bewegungsradius und halten ihn dann in dieser Position fest. Im Laufe der Zeit gewinnen wir dadurch den ursprünglichen Bewegungsradius des Gelenks zurück oder dehnen diesen sogar aus – und bekämpfen die Kontraktur.

In einer Studie zur Therapie von Kontrakturen wurden kurze, intensive Beanspruchungen, wie sie im Rahmen des Yang Yoga-Trainings stattfinden, mit lang anhaltenden, sanften

Beanspruchungen im Stil des Yin Yoga untersucht. Die Forscher gelangen zu dem folgenden Schluss, dass eine Dehnung so lang anhaltend wie möglich und in geringer Intensität das größte Ausmaß an nachhaltiger Verlängerung nach sich zieht, und zwar weitgehend frei von Trauma und struktureller Schwächung des Bindegewebes. Und eine nachhaltige Verlängerung des Bindegewebes erweitert den Bewegungsradius. Kürzere, intensivere Beanspruchungen »führen im Gegensatz dazu zu einem höheren Anteil an elastischen Reaktionen, einem geringeren Ausmaß an Umgestaltung, zu mehr Trauma und Schwächung des Gewebes. Diese elastische Reaktion tritt auf, wenn das Gewebe zu seiner ursprünglichen Länge zurückkehrt. Wenn es unser Ziel ist, unser Bindegewebe umzugestalten und Kontrakturen zu bekämpfen, ist Yin Yoga also offenbar der richtige Weg.

Degeneration

Der Körper erschafft und absorbiert kontinuierlich Knochenmaterial. Geraten diese Vorgänge aus dem Gleichgewicht, nimmt unsere Knochendichte entweder zu und die Knochen werden gekräftigt – oder wir verlieren an Knochendichte und die Knochen degenerieren. Bis wir etwa Mitte Zwanzig oder Mitte Dreißig sind, nimmt unsere Knochendichte im Allgemeinen beständig zu. Wenn wir gewissenhaft trainieren, können wir diese Knochendichte auch über diese frühe Altersschwelle hinaus erhalten oder sogar mehren. Schlussendlich beginnen wir aber irgendwann, an Knochendichte zu verlieren. Dieser Zustand wird als Osteopenie oder – in schweren Fällen – als Osteoporose bezeichnet. Bei Frauen ist dieses Phänomen weiter verbreitet als bei Männern – und ganz besonders bei Frauen, die auf die Menopause zugehen.

Einer Schätzung zufolge leiden etwa 10 Millionen Amerikaner an Osteoporose und weitere 34 Millionen an Osteopenie, die zu Osteoporose führt. Diese Schwächung der Knochen führt jährlich zu nahezu 1,5 Millionen Knochenbrüchen, von denen der größte Teil im unteren Rücken auftritt. Andere häufig durch Knochenbrüche betroffene Regionen sind die Handgelenke und die Hüften.

Frauen verlieren über einen Zeitraum von 4–8 Jahren, der kurz vor der Menopause einsetzt, an Knochendichte. Derzeit sind jede vierte Frau und jeder achte Mann von Osteoporose betroffen. Mit zunehmendem Alter erhöht sich auch dieser Anteil. Zum Abschluss der Menopause leiden 30 % aller Frauen an Osteoporose und im Alter von 80 Jahren sind 70 % betroffen.

Aus einer Vielzahl von Gründen kann die Aktivität der Osteoblasten (die Knochen erschaffen) nachlassen oder jene der Osteoklasten (die Knochen absorbieren) kann zunehmen. Die Ursache für eine Degeneration der Knochen kann ein Mangel an Vitamin D oder Kalzium sein. Außerdem können Hormondefizite zum Knochenschwund beitragen, etwa an Testosteron, Östrogen oder an Nebenschilddrüsenhormonen. Ein weiterer Faktor ist ein Mangel an Gebrauch.

Glücklicherweise kann physische Aktivität dazu beitragen, dass die Knochen kräftiger werden und tatsächlich ihre Größe und Form ändern. Es ist hinlänglich bekannt, dass aktive Menschen weniger häufig an Osteoporose erkranken. Autopsien haben ergeben, dass die Ansätze, über die Muskeln mit Knochen verbunden sind, sich durch regelmäßigen Gebrauch vergrößern. Ein Beispiel hierfür ist der Trochanter minor. Bei Läufern ist diese Region hoch entwickelt. Zu viel Beanspruchung kann allerdings auch gefährlich sein: Es ist bekannt, dass sich bei Marathonläufern häufig zu einem späteren Zeitpunkt ihres Lebens eine Osteoporose entwickelt. Wie üblich ist es auch hier notwendig, ein Gleichgewicht zu finden.

Die Knochen müssen beansprucht werden, um gesund zu bleiben, und diese Beanspruchung muss anhaltend angemessen sein. Yin Yoga beansprucht die Knochen durch Druck, insbesondere im Bereich der Lendenwirbelsäule. Auch andere Formen des Yoga beanspruchen die Knochen – dies ist bei den meisten Positionen im Stehen der Fall. Im Yin Yoga wird die Beanspruchung länger aufrechterhalten und die Knochen werden über einen längeren Zeitraum hinweg beansprucht. Dies führt zu stärkeren Erholungsreaktionen – die Knochen, die länger beansprucht wurden, werden kräftiger. Die Knochen der Lumbalregion werden nur durch wenige aktive Yogapositionen so stark beansprucht, wie beim Yin Yoga.

Fixierung

Haben Sie jemals darüber nachgedacht, woher all das Knacken und Knirschen kommt, das Sie hören, wenn Sie Ihren Körper bewegen? Nun, es ist eine ganze Menge an Mythen über die Ursachen dieser Geräusche im Umlauf, aber in der Regel kommt eigentlich nur einer der folgenden drei Gründe infrage: die Freisetzung von Gasen, Reibung oder Fixierung.

Gelegentlich entstehen in der Synovialflüssigkeit unserer Gelenke Gasblasen. Wenn diese Blasen platzen, kann es zu einem Knackgeräusch kommen. Ein Knacken der Gelenke wird außerdem häufig durch Reibung hervorgerufen – ein Teil eines Gelenks trifft auf einen anderen, etwa, wenn wir mit den Knöcheln knacken. Durch Reibung erzeugtes Knacken oder Knirschen ertönt häufig auch in unseren Knien, wenn wir in die Hocke gehen. Dabei können Knorpel oder Bänder aneinanderreiben und gelegentlich sind diese Geräusche auch ein Anzeichen dafür, dass das Gelenk oder die Bänder fehlausgerichtet sind.

Fixierung entsteht, wenn zwei Oberflächen temporär aneinanderkleben. Hier entsteht das Knacken, wenn sich diese Oberflächen wieder voneinander lösen. Das angenehme Knacken, das vielleicht im Bereich Ihrer Rippen oder im unteren Rücken ertönt, wenn Sie zu einer Drehung ansetzen, entsteht wahrscheinlich dadurch, dass eine Fixierung gelöst wird. In der Regel fühlt sich das angenehm an, weil damit Druck abgebaut wurde.

Damit es zu einer Fixierung kommen kann, müssen drei Bedingungen erfüllt sein: Erstens müssen die beiden Oberflächen eben sein, um aneinanderkleben zu können, zweitens muss es zwischen diesen Oberflächen ein flüssiges Gleitmittel geben und drittens müssen die Oberflächen unter einem Druck stehen, der sie gegeneinanderschiebt.

Hier ist ein gutes Beispiel für eine Fixierung: An der Außenseite eines mit eiskaltem Wasser gefüllten Glases entsteht überall Kondenswasser (das flüssige Gleitmittel), auch am Boden. Der Boden des Glases ist eben – genauso wie der Untersetzer, auf dem das Glas steht. Das Wasser im Glas hat genug Gewicht, um das Glas auf den Untersetzer zu drücken. Wenn wir jetzt das Glas anheben, bleibt der Untersetzer daran kleben und wird mit hochgehoben.

Das ist Fixierung. Wenn Sie den Untersetzer von Boden des Glases entfernen, ertönt unter Umständen ein Geräusch. Wenn Sie die Fixierung zweier Knochen im Körper lösen, kann dieses Geräusch noch deutlicher vernehmbar sein. In jedem Fall werden Sie aber die Ablösung spüren, auch wenn es nicht zur Geräuschentwicklung kommt.

Warum streben wir danach, Fixierungen zu lösen? Nun, zunächst einmal, weil es sich gut anfühlt. Doch der Hauptgrund, eine Fixierung zu lösen, ist es, eine Verwachsung des Gelenks zu verhindern. Solche Verwachsungen sind weit verbreitet. Das Gelenk zwischen dem Hüftbein (Ilium) und dem Steißbein (Sakrum), das sogenannte Iliosakralgelenk, kann verwachsen. Eine im Jahr 2006 in Israel durchgeführte Studie hat ergeben, dass sich bei 34,2% der mittels einer Computertomografie untersuchten männlichen Probanden eine Brücke zwischen dem Sakrum und dem Ilium gebildet hatte. Bei den weiblichen Probanden lag der Anteil mit 4,6% deutlich niedriger. Es gab außerdem eine Korrelation zwischen der Häufigkeit des Auftretens dieser Verwachsung und dem Alter der Probanden. Bei älteren Personen kam die Brückenbildung häufiger vor. Bei einigen älteren Probanden hatte der Prozess der Verwachsung auch bereits in den Gelenken der Lendenwirbelsäule eingesetzt. Der Verlust an Flexibilität war hier sehr deutlich zu beobachten und somit ein großes Problem.

Die Verwachsung beginnt mit der Fixierung, Fixierung kann durch Beweglichkeit geheilt werden – und Beweglichkeit der Gelenke ist ein großer Nutzen des Yin Yoga.

Zusammenfassung

In diesem Abschnitt haben wir eine Reihe von Gründen dafür erörtert, wieso wir Yin Yoga praktizieren sollten. Im Folgenden erhalten Sie eine Zusammenfassung der Hauptvorteile in körperlicher Hinsicht:

- verbessert den Bewegungsradius und die Flexibilität.
- verlängert passiv unsere Muskeln durch Beanspruchung der Faszientaschen, die die Muskelfasern umgeben. Dies kann bei den größeren, besonders widerspenstigen Muskelgruppen wie etwa der ischiokruralen Muskulatur und den Adduktoren besonders nützlich sein.
- vermindert Verklebungen, die Bewegungen zwischen den gleitenden Oberflächen der Muskeln einschränken.
- regt des Wachstums von Fibroblasten an, jener Zellen, die für die Produktion von Kollagen, Elastin sowie der wasseranziehenden Moleküle verantwortlich sind, die unser Gewebe und unsere Gelenke befeuchten.
- kurbelt die Kollagenproduktion für dickere und kräftigere Bänder an.
- verbessert die Bewegungsfähigkeit unserer Gelenke und die Gleitfähigkeit unserer Faszien durch eine stärkere Hydration unseres Gewebes.
- Hydration, die es den Zellen ermöglicht, innerhalb der extrazellulären Matrix zu wandern, hält unsere Haut jünger.
- erzeugt Druck auf die extrazelluläre Matrix und verflüssigt somit die Grundsubstanz, die sich häufig in einem gelförmigen Zustand befindet. So können Giftstoffe aus dem Gewebe geschwemmt werden.
- regt die Chondrozyten und Osteoblasten an, Knorpel- und Knochensubstanz herzustellen, und wirkt so der Degeneration dieser Gewebearten entgegenwirken.
- stellt die natürliche Kurvenkrümmung der Wirbelsäule wieder her, insbesondere in der Lenden-, aber auch in der Halswirbelsäule.
- beugt vor oder vermindert Versteifungen, bei denen die Bänder und Gelenkkapseln schrumpfen und die die Beweglichkeit des Gelenks einschränken.
- vermindert Osteopenie und Osteoporose, die gefährliche Minderungen der Knochendichte darstellen.
- vermindert Fixierung, die die Bewegungsfähigkeit unserer Gelenke einschränkt. Dadurch Vorsorge von Verwachsungen, die zu einem dauerhaften Verlust der Gelenkbeweglichkeit führen.

Der energetische Nutzen

Wir haben bisher den physischen Nutzen des Yin Yoga aus westlicher Perspektive betrachtet, doch es gibt viele potenzielle Erklärungsmodelle für das, was während der Yoga-Praxis im Körper abläuft. Die westliche Perspektive, geprägt von moderner Medizin und Wissenschaft, eignet sich besonders dafür, unsere Physiologie zu untersuchen. Doch wenn man die energetischen Abläufe in unserem Körper näher betrachten möchte, können andere Modelle genauso nützlich sein. In diesem Abschnitt werden wir drei separate Modelle einander gegenüberstellen: das der indischen Yogis, das der Daoisten und das der westlichen Wissenschaft.

Eine yogische Perspektive

In Indien hat sich die mit Yoga bezeichnete Praxis über Tausende von Jahren hinweg entwickelt. Die mit dieser Praxis verbundenen Intentionen waren unterschiedlich – es gab niemals DAS eine Yoga. Es gibt keinen Yogastammbaum, der uns die Evolution all der unterschiedlichen Formen des Yoga vor Augen führt, die wir heute kennen. Es ist eher so, dass es einen Wald namens Yoga gibt, in dem auch schon zahlreiche seltsame und gelegentlich auch furchteinflößende Praktiken existiert haben. Ebenso gibt es Dutzende von Definitionen für das Wort Yoga. Manche Yogis waren gefürchtete Magier, denen man zuschrieb, dass sie die Körper der Verstorbenen übernehmen und ins Leben zurückführen könnten. Bei anderen Yogaformen konnte der Yogi angeblich durch die Lüfte fliegen, sich in mehrere Gestalten gleichzeitig aufteilen, in einen anderen lebenden Körper schlüpfen und die Kontrolle übernehmen. Eltern versetzten ihre Kinder in Angst und Schrecken, indem sie ihnen erzählten, dass der Yogi kommen und sie auffressen würde, wenn sie nicht brav waren. Und das war nicht einmal eine ganz und gar leere Drohung, da manche Yogis tatsächlich Menschen töteten und diese anschließend verspeisten. Einige Yogis waren Söldner, gefürchtete Krieger mit in der westlichen Welt unbekannten Waffen, wie den tödlichen Wurfscheiben. Ein Yogi konnte das Haus eines Mannes betreten, sich sämtliche Nahrung nehmen, die im zusagte, mit der Ehefrau dieses Mannes Sex haben und anschließend mit dem Geld oder den Juwelen des Hausherrn von dannen ziehen, ohne dass ihn dieser dafür zu Rede stellte oder zu hindern versuchte (s. David Gordon White: Sinister Yogis).

Solche Yogapraktiken unterscheiden sich grundlegend von dem, was wir unter modernem Yoga verstehen. Heutzutage geht man davon aus, dass Yoga sanft und rein ist – und mit der Absicht praktiziert wird, der Gesundheit und dem spirituellen Fortschritt dienlich zu sein. Und auch diese Formen des Yoga existierten und existieren in unserem Yoga-Wald, doch sie sind bei Weitem nicht die einzigen Bäume, die in diesem mysteriösen Land blühten. Um das Jahr 200 n. Chr. herum erlebte eine klassische Form des Yoga ihre Blütezeit, die prägnant in einem Text zusammengefasst wurde, den wir unter dem Namen Yoga Sutra kennen. In dieser Schule des Yoga praktizierte der Yogi, um seinen Geist zu beherrschen und die darin herumsprudelnden Gedankenfragmente versiegen zu lassen. War der Geist erst bezähmt, konnte der Yogi in einen Zustand tiefer meditativer Versenkung eingehen, der als Samadhi bezeichnet wurde. Das Ziel dieser besonderen Praxis war es, von materiellen Fesseln frei und – nachdem man den Körper verlassen hatte – erlöst zu werden. Die Erlösung war jedoch erst nach dem Tod zu erreichen. Diese Art der körperlosen Befreiung wird als Videha Mukti bezeichnet. Körper und Geist waren der Feind und bestanden aus Prakriti, erstellter Materie und Energie, die den Menschen gefangen nimmt und irreleitet, sodass er denkt, er sei sein Körper oder sein Geist. Alles jenseits des reinen Bewusstseins ist Prakiti: Alles, was wir sehen, berühren, fühlen, denken, an das wir uns erinnern oder das wir auf jedwede Art wahrnehmen können, ist Prakiti. Angefangen vom offensichtlichsten aller Elemente, der Erde, bis hin zum subtilsten Gedanken, Gefühl, Selbstbewusstsein (Ego) oder der Intelligenz – alles, was wir erkennen können, ist Prakiti. Unsere wahre Substanz, Purusha, ist reines Bewusstsein: die Urseele. Auch die Natur nimmt das Bewusstsein gefangen – daher ist auch die Natur unser Feind. Diese harte Form des Yoga, die sich auf strenge Askese und Meditation gründete, eignete sich nicht für jedermann. Und es konnte sich auch nicht jeder der Auffassung anschließen, dass Geist und Körper Feinde seien.

Also entstand im Yoga-Wald als Reaktion oder Kontrapunkt zu den lebensverneinenden Praktiken des klassischen Yoga eine neue Form: Tantra. Tantra Yoga war lebensbejahend und hier konnte man die Erlösung nur dann finden, wenn man einen Körper hatte. Um ein Jivanmukta zu werden, ein bei lebendigem Leibe Erlöster, musste man seinen Körper verwandeln und die inneren Energien kanalisieren. Die Tantra-Philosophie erschuf ein komplexes Modell dieser inneren Energien, die auch als die feinstofflichen Energien bezeichnet werden, da es nicht einfach ist, sie wahrzunehmen, geschweige denn, sie zu beherrschen. Das Hatha Yoga (das wir kurz im ersten Kapitel »Die Grundlagen des Yin Yoga« (S. 10) erörtert haben), ein Ableger, der sich aus dem Tantra Yoga entwickelte, behielt das feinstoffliche Körpermodell bei, das die Tantra-Jünger erschaffen hatten, verabschiedete sich jedoch von den esoterischeren und gesellschaftlich inakzeptablen Tantra-Praktiken. Im Tantra und Hatha Yoga praktizierten die Yogis nun, um ihre Gesundheit zu verbessern und den Körper zu kräftigen – und nicht mehr länger, um den Körper darben zu lassen, zu sterben und diese verkommene Existenz hinter sich zu lassen. Wesentlich für die Steuerung unserer feinstofflichen Energien war dabei die Praxis des Pranayama – die Steuerung unserer Lebenskraft, auch bekannt als Prana.

Prana

Die psychospirituelle Wissenschaft des Pranayama entwickelte sich um die Konzepte der Energie (Prana), der kleinen Energiekanäle, die unsere Körper durchfließen (Nadis), und der zentralen Energiegeflechte (Chakren). Eine westliche Definition von Energie ist die Fähigkeit, zu arbeiten. Die östliche Begriffsdefinition unterscheidet sich davon nicht grundlegend: Energie ermöglicht es uns, in der Welt zu sein, zu leben und zu handeln. Genauso, wie wir den Begriff Energie für all die verschiedenen Arten von Energie verwenden, die auf der Welt existieren, nutzen auch die yogischen Denkmodelle einen einzigen Begriff, der sämtliche verschiedenen Erscheinungsformen von Energie einschließt: Prana.

Prana ist Leben und wird oft auch als unser Atem betrachtet. Wörtlich übersetzt bedeutet es »weiteratmen«. Dieses Verständnis ist nicht auf Indien beschränkt. Viele Kulturen des Altertums haben Leben und Atem gleichgesetzt. Auf Latein bedeutet das Wort Spiritus gleichzeitig auch Atem. In der Rig Veda, dem ältesten erhaltenen Text des Hinduismus, wird Prana als der Atem des kosmischen Purusha bezeichnet. Prana ist ein übergreifender Begriff mit zahlreichen Unterkategorien.

Das Konzept des Prana zu verstehen ist wichtig für den Yogi. Kontrolle über unsere Energien, unser Prana, ermöglicht es uns, unsere Gesundheit zu erhalten oder zu verbessern. Und es verleiht uns die Energie, die wir benötigen, um tiefer in die Mysterien unserer Existenz einzudringen und die Sturmwinde in unserem Inneren zu beruhigen, die unseren Geist von einem Gedanken zum nächsten wehen lassen. Wie in Kapitel »Yin Yoga praktizieren« (S. 28) erläutert, trägt Yin Yoga auf verschiedene Arten dazu bei, unsere Energien zu steuern.

Zu erlernen, wie Prana wirkt und wie man diese Energie freisetzen kann, ist Teil der psychospirituellen Praxis, die als Pranayama bekannt ist. Der Begriff Pranayama setzt sich eigentlich aus zwei Sanskrit-Wörtern zusammen: Prana und Ayama. Dies wird häufig falsch verstanden und Schüler gehen davon aus, die beiden Wörter seien Prana und Yama. Yama bedeutet, etwas zu beschränken und zu kontrollieren, Ayama bedeutet, genau dies nicht zu tun. In der Pranayama-Praxis versuchen wir also, die Energie des Prana freizusetzen, und nicht, sie zu zügeln. Dies kann zu Verwirrung führen, da zahlreiche Lehrer und Autoren es vorziehen, Pranayama als Kontrolle des Atems zu interpretieren. Vielleicht ist es zielführender, Pranayama als einen Weg zu betrachten, den Atem zu regulieren, aber auf eine Art, die das Prana tatsächlich freisetzt oder kontrolliert ausweitet.

Warum sollten wir den Atem regulieren wollen? Falls Sie jemals versucht haben, zu meditieren und Ihren Geist zur Ruhe zu bringen, dann wissen Sie, wie schwierig dies ist. Zen ist eine Disziplin, die versucht, den Geist mittels reiner Willenskraft zu beruhigen. Dies ist eine äußerst schwierige Praktik und es überrascht nicht, dass Zen traditionell der Weg des Samurais war. Die Yogis haben versucht, das gleiche Ziel auf einem einfacheren Weg zu erreichen, nämlich über eine Regulierung des Atems. Ist der Atem ruhig, dann ist es auch der Geist.

Innerhalb des Körpers finden wir fünf Haupt- und fünf Nebenarten des Prana. Wir werden hier nur die Hauptpranas betrachten:

1. Prana Vayu: die Energie, die uns emporhebt. Das kann verwirrend sein, da Prana Vayu eine Unterkategorie des Oberbegriffs für sämtliche Energien bildet, der ebenfalls Prana lautet. Prana Vayu ist verantwortlich für die Energie des Herzens und des Atems (Vayu bedeutet Wind oder Luft.). Wenn sich die Zweige eines Baumes nach oben hin zur Sonne ausrichten, kommt dadurch die Prana-Energie zum Ausdruck. Wenn wir spüren, wie sich beim Einatmen neben den Schultern auch der Geist emporhebt, dann ist das Prana. Probieren Sie Folgendes aus: Stehen Sie in der Yoga-Berghaltung (Tadasana) – nehmen Sie beim Einatmen Kontakt mit Ihrem Prana auf und strecken Sie die Arme über Ihren Kopf nach oben: Spüren Sie die emporsteigende Energie, während Ihre Arme in die Höhe gehen.
2. Apana: die nach unten gerichtete Energie, die uns Wurzeln verleiht. Apana Vayu ist verantwortlich für die Beseitigung, sowohl in der Lunge (Kohlendioxid) als auch im Verdauungstrakt. Das Sinnbild für Apana sind die Wurzeln eines Baumes, die sich auf der Suche nach Stabilität nach unten orientieren. Wir zapfen die gleiche nach unten gerichtete Energie an, wenn wir ausatmen. Wir können uns in der Berghaltung, nachdem wir die Arme über dem Kopf ausgestreckt haben, mit Apana verbinden, indem wir die Hände nach unten auf die Brust nehmen. Spüren Sie die Energie, die Ihnen Wurzeln verleiht, während die Arme herabsinken.
3. Samana: die Energie, die Gleichgewicht verleiht. Samana Vayu ist verantwortlich für die Verdauung und den Stoffwechsel unserer Zellen. Samana ist nach innen gerichtet. Wir können mit Samana Verbindung aufnehmen, indem wir unsere Arme nach innen ziehen. Stehen Sie mit ausgestreckten Armen in der Position des Kriegers 2 – bringen Sie beim Ausatmen die Hände ans Herz und spüren Sie die Energie, die entsteht, wenn Sie Ihre Muskeln in die Körpermitte drücken.
4. Vyana: die Energie, die nach außen drängt. Vyana Vayu ist verantwortlich für die Bewegung der Muskeln und dafür, den Energiefluss im ganzen Körper ins Gleichgewicht zu bringen. Wir können uns mit Vyana verbinden, wenn wir die Arme ausstrecken wie in der Position des Kriegers 2: Spüren Sie beim Ausstrecken Ihrer Gliedmaßen die nach außen drängende Energie.
5. Udana: der aufsteigende Atem oder die aufsteigende Energie. Udana Vayu ermöglicht es uns, Geräusche herzustellen und ist die Energie der fünf Sinne. Einige Schriften verorten diese Energie lediglich in der Kehle, andere gehen jedoch davon aus, dass sie durch sämtliche Gliedmaßen und Gelenke zirkuliert.

Keine dieser Energien existiert isoliert. Den Fluss der Energie zu spüren ist eine ganz eigene Meditationspraxis. Lediglich einige Minuten dazusitzen und Prana und Apana zu beobachten erfordert Aufmerksamkeit. Während wir unsere Positionen fünf Minuten oder länger halten, haben wir Gelegenheit, diese Meditation über die Energie zu trainieren. Aufgrund dieser inneren Bewusstheit werden sich unsere Gedanken beruhigen, genau wie es die Sutren versprechen.

Energie existiert nicht einfach, sie fließt. So wie ein Gartenschlauch Wasser kanalisiert, wie unsere Nerven elektrische Energie kanalisieren, wie unsere Blutgefäße chemische Energie kanalisieren – so wird Prana in unserem Körper kanalisiert. Und diese Energiekanäle bezeichnet man als Nadis.

Die Nadis

Wasser benötigt Ufer, bevor es zu einem Fluss werden kann. Ebenso benötigt Prana Pfade, entlang derer sich die Energie bewegen kann. Diese Pfade sind die Nadis, was »kleine Flüsse« bedeutet. Einige historische Schriften, wie etwa das Shiva Samhita, gehen davon aus, dass es 350 000 Nadis gibt. In vielen Schriften ist von 72 000 die Rede. Die Trishikhibrahamana Upanishad teilt uns mit, ihre Zahl sei unendlich.

Obwohl die yogischen Weisen eine riesige Anzahl von Nadis entdeckt haben, werden in der Regel nur 11 oder 12 davon auch namentlich erwähnt und davon werden lediglich drei wirklich erörtert. Doch selbst dabei weichen die Schriften in den Beschreibungen der einzelnen Nadis deutlich voneinander ab.
Die drei wichtigsten Nadis sind:

- der Sushumna Nadi
- der Ida Nadi
- der Pingala Nadi

Der Sushumna Nadi Dies ist der wichtigste Nadi. Die meisten Schriften stimmen darin überein, dass er seinen Anfang im Muladhara-Chakra (Wurzel-Chakra) am Ansatz der Wirbelsäule nimmt. Dieser Kanal entspricht dem Lenkergefäß-Meridian aus dem daoistischen Modell des Energieflusses. Der Sushumna verläuft im Kern der Wirbelsäule, doch er ist nicht die Wirbelsäule, sondern feinstofflicher Natur. Die Funktion des Sushumna wird je nach der Yogaschule, der man angehört, unterschiedlich wahrgenommen.

Im Tantra- und Kundalini-Yoga, sowie in vielen Schulen des Hatha-Yoga, ist der Sushumna der Zentralkanal, in dem die Kundalini-Energie fließt. Man geht davon aus, dass Kundalini eine besondere Art von Energie ist, die höchste Form des Prana. Der Begriff bezieht sich auf die Macht der Schlange, die man sich zusammengerollt schlafend am Ansatz der Wirbelsäule vorstellt, ruhend und auf die Erweckung wartend. In manchen Schulen wird die Kundalini-Energie auch als Shakti bezeichnet.

Shakti-Energie fließt laut Motoyama von ihrem Ursprung direkt unterhalb vom Wurzel-Chakra ausgehend nach oben in Richtung des Ajna-Chakra (Stirn-Chakra) oder – laut Georg Feuerstein – in Richtung des Sahasrara-Chakra (Scheitel-Chakra). Die Absicht ist es, die Kundalini-Energie entlang des Sushumna bis zum Scheitelpunkt des Kopfes fließen zu lassen.

Ist die Kundalini-Energie erst erwacht und über den Sushumna zum Scheitelpunkt des Kopfes aufgestiegen, können zahlreiche psychische Phänomene auftreten. Es kann zur Wahrnehmung von Geräuschen im Inneren, einem besonderen Sehvermögen oder speziellen Einsichten kommen. Auf diese Weise erreicht man auch Jivan-Mukti (Erlösung bei lebendigem Leib).

Die Ida und Pingala Nadis Parallel zum Sushumna Nadi verlaufen auf beiden Seiten der Wirbelsäule die Ida und Pingala Nadis. Ida bezieht sich auf die Chandra-(Yin-)Energien des Mondes, während Pingala auf die Surya-(Yang-) Energien der Sonne Bezug nimmt. Die beiden Worte, aus denen der Begriff »Hatha« in Hatha Yoga besteht, sind Ha und Tha. Die meisten Lehrer gehen davon aus, dass »Ha« Sonne bedeutet und »Tha« Mond. Doch wie in der Welt des Yoga üblich besteht auch hierüber keine Einigkeit. T.K.V. Desikachar definiert in seinem Buch »Yoga – Tradition und Erfahrung« »Ha« als Mond und »Tha« als Sonne. Doch selbst er betrachtet das linke Nasenloch als den Mondkanal.

Der Verlauf der beiden Nadis ist umstritten. Moderne Lehrer gehen generell davon aus, dass der Ida im Wurzel-Chakra am Ansatz der Wirbelsäule seinen Ursprung hat und auf der linken Seite der Wirbelsäule aufsteigt, bis er das erste Chakra erreicht. Anschließend wechselt er bei jedem Chakra die Seite, bis er am Hinterkopf angekommen ist. Dann verläuft er über den Kopf und über die Stirn wieder nach unten und endet schließlich im linken Nasenloch. Der Pingala nimmt einen ähnlichen Verlauf, jedoch beginnend auf der rechten Seite und im rechten Nasenloch endend. Zusammen bilden die beiden Nadis einen Merkurstab, zwei Schlangen, die sich spiralförmig um den Sushumna Nadi winden.

Dr. Motoyama hat herausgefunden, dass keine der yogischen Schriften tatsächlich den Verlauf der Ida und Pingala Nadis detailliert beschreibt. Und es wird auch definitiv nicht erläutert, dass sich die beiden Nadis an den Chakren überkreuzen. Impliziert wird lediglich, dass die beiden Nadis entlang der Wirbelsäule aufwärts verlaufen, ganz ähnlich wie der Harnblasenmeridian in der TCM.

In unseren Ida und Pingala Nadis tritt ein interessantes Phänomen mit dem Energiefluss auf: Einmal etwa alle 90 Minuten wechselt unser Atem die Seite. Schauen Sie einmal, ob Sie sagen können, welches Ihrer Nasenlöcher gerade jetzt weiter geöffnet ist. Wenn wir gesund sind, wechselt der Atem rund alle 90 Minuten das Nasenloch. Sind wir krank, geschieht das nur alle paar Stunden.

Wenn der Atem aus dem Surya-Nasenloch (dem rechten) fließt, befinden wir uns in einem energiegeladenen Yang-Zustand. Fließt der Atem hingegen aus dem Chandra-Nasenloch (dem linken), befinden wir uns in einem passiven Yin-Zustand. Es gibt verschiedene Formen des Pranayama, die dazu dienen, die Surya- und Chandra-Energien ins Gleichgewicht zu bringen, unter anderem Nadi Shodana (s. Kapitel »Yin Yoga praktizieren«, S. 28). Diese Praktiken schließen sich im Normalfall an das Asana-Training an, doch sie können auch während Positionen im Sitzen ausgeübt werden.

Chakren

Innerhalb des menschlichen Körpers gibt es nahezu 100 Geflechte. Ein solches Geflecht ist die Vereinigung (im Gegensatz zur Verzweigung) von Nervensträngen, die ein Netzwerk bilden. Das bekannteste dieser Geflechte ist der Solarplexus, ein autonomes Bündel von Nervenzellen hinter dem Magen und unterhalb des Zwerchfells. Einige Wissenschaftler bezeichnen den Solarplexus als unser zweites Gehirn. Blutgefäße können Geflechte wie den Plexus choroideus im Gehirn bilden. Und die weisen Yogis gehen davon aus, dass auch Nadis ein Netzwerk herstellen können, indem sie Geflechte bilden, die als Chakren bezeichnet werden. Chakren sind Räder oder Kreise und stellen modellhaft dar, wie die feinstoffliche Energie an Sammlungspunkten vernetzt werden kann.

Buddhistische Yogis haben vor 1500 Jahren eines der ersten Chakrenmodelle entwickelt, mit deren Hilfe die Tantra-Schule des Yoga entstand. Auf ihrer Karte waren fünf Chakren verzeichnet, eines für jeden der Meditationsbuddhas. In der Tantra-Schule des Yoga, so wie sie in Indien von hinduistischen Yogis praktiziert wird, erkannte man sieben zentrale Geflechte, eines für jede himmlische Ebene der Existenz (oder Lokha), angefangen von der Erde bis hin zur höchsten Himmelsebene. Aus dieser Hierarchie leitet sich übrigens unser Ausspruch »ich bin im siebten Himmel« als Ausdruck größter Freude ab.

Es gibt unterschiedliche und zahlreiche Theorien zu den Chakren (s. Literaturverzeichnis). Es herrscht keine Einigkeit über die Anzahl unserer Chakren (in manchen Schriften ist von 12 oder mehr die Rede), ihren Standort, ihre Beschreibung, ihren Zweck oder ihre Funktion. Häufig werden Chakren auf Abbildungen mit einer bestimmten Anzahl an Lotusblütenblättern und in einer bestimmten Farbe dargestellt und ihnen werden bestimmte Geräusche und Symbole zugeordnet. Aber auch in dieser Hinsicht gibt es eine große Vielfalt. Worauf man sich allgemein einigen konnte, ist, dass es sich bei Chakren um Energiezentren des feinstofflichen Körpers handelt.

Bei Chakren handelt es sich nicht um eine alternative Bezeichnung für die Nervengeflechte oder Hormondrüsen des physikalischen Körpers, auch wenn sie sich vielleicht an ähnlichen Standorten befinden. Des Weiteren sind Chakren auch keine physischen Organe des Körpers. Es wurde schon viel über die große räumliche Nähe und die ähnlichen Funktionen der Chakren und der endokrinen Organe geschrieben. In den yogischen Schriften finden sich jedoch keine solchen Aussagen und diese Assoziationen wurden erst im Laufe der letzten Jahrzehnte von einigen Lehrern hergestellt.

Es sind zahlreiche Bücher erhältlich, die die Chakren detailliert beschreiben. Dabei ist es schwierig, eine definitive Erklärung dafür zu finden, was Chakren eigentlich tun. Was sich mit Sicherheit sagen lässt, ist, dass es sich bei einem Chakra um ein Zentrum feinstofflicher Energie (Prana oder Kundalini) handelt, das manipuliert werden muss, um umfassende physische und spirituelle Gesundheit zu erzielen und schließlich die Erleuchtung zu erlangen.

Bei gewöhnlichen Menschen sind die Chakren unterentwickelt oder sogar inaktiv. Die Yoga-Praxis trägt dazu bei, die Chakren zu erwecken und zu ermöglichen, dass sie von Prana durchströmt werden. Wenn schließlich alle sechs der unteren Chakren geöffnet sind, ist die Energie befreit (ayama) und kann das höchste Chakra (das Scheitel- oder auch Kronen-Chakra) erreichen. Damit ist eine Erlösung möglich.

Der Nutzen von Pranayama

Das Interesse der indischen Yogis galt in erster Linie der spirituellen Erlösung, entweder bei lebendigem Leibe (Tantra Yoga) oder in einem körperlosen Zustand nach dem Tod (klassisches Yoga). Um diese Erlösung zu erlangen, waren in den Traditionen des Tantra und Hatha Yoga die Reinigung und Öffnung der zentralen Energiepfade, der Nadis, und die Stimulation des Pranaflusses durch diese Kanäle notwendig. Das Hauptwerkzeug, um den Energiefluss zu stimulieren, war der Atem, während die Körperarbeit des Hatha Yoga zum wichtigsten Instrument wurde, um jene Blockaden zu lösen, die den Fluss von Prana behinderten.

Aus energetischer Perspektive gibt es also zwei zentrale Gründe, um Yoga zu praktizieren: Der erste ist eine Stimulation oder Aktivierung des Energieflusses und der zweite die Beseitigung von Blockaden. Erinnern Sie sich an die Analogie vom Gartenschlauch, der viele Jahre lang vergessen in einem Hinterhof lag? Im Laufe der Zeit verstopfen Schlamm und die Rückstände von Insekten den Schlauch. Wenn wir ihn dann wieder in Betrieb nehmen möchten, passiert zunächst gar nichts, wenn wir das Wasser aufdrehen (was der Stimulation des Pranaflusses entspricht). Wir müssen den Schlauch biegen und drehen, um die Blockaden zu lösen. Wenn wir dann erneut das Wasser aufdrehen, kann die Energie frei fließen. Dies ist es, was wir bei unserer Yogapraxis tun: Wir bewegen den Körper durch unser Asana-Training und wir aktivieren den Energiefluss über unseren Atem.

Die Lehrer unterweisen uns in vielen verschiedenen Formen des Pranayama und es kann gefährlich sein, damit herumzuexperimentieren. Die Hathayogapradipika (in Abschnitt 2.15) warnt z. B.: »Genau wie Löwen, Elefanten und Tiger nach und nach gezähmt werden, so soll auch die Atmung langsam und stufenweise kontrolliert werden. Sonst zerstört sie den Praktizierenden.« Wie jedes Werkzeug kann auch Pranayama falsch eingesetzt werden. Wenn Sie die esoterischeren Pranayamas erkunden möchten, insbesondere jene Versionen, die sehr Yang-lastig sind, dann benötigen Sie unbedingt die Anleitung eines erfahrenen Lehrers. Die im Kapitel »Yin Yoga praktizieren« (S. 28) beschriebene, eher Yin-artige Atemarbeit kann allerdings schon einen großen Beitrag zu dem Ziel leisten, das die Yogis verfolgen: einen ruhigen Geist.

Eine daoistische Perspektive

Im Kapitel »Die Grundlagen des Yin Yoga« (S. 10) haben wir einen ersten Einblick in die Erfahrungen erhalten, die die Yogis im alten China gemacht haben. Eine zentrale Komponente der daoistischen Praxis war – ebenso wie in Indien – die Kontrolle des Energieflusses. Doch während die Ziele ähnlich waren, unterschieden sich die Vorgehensweisen, und die von den Daoisten entwickelten Modelle weisen andere Konzepte auf. Im Laufe der Zeit erwiesen sich die von den Daoisten entwickelten Konzepte auch als nützlich bei der ärztlichen Behandlung von Patienten. So entwickelte sich ein Zweig der Heilkunst, den wir heute als Traditionelle Chinesische Medizin (TCM) bezeichnen. Hier ist anzumerken, dass das, was wir heute unter TCM verstehen, aber keineswegs der ursprünglichen Praxis der Medizin in China entspricht!

Der Schlüssel zum Verständnis der chinesischen Medizin und zu den inneren Praktiken der Daoisten (und zur Einschätzung des Nutzens, den sie für uns moderne Yoga-Praktiker haben können) ist es, mit den wichtigen Konzepten der daoistischen Denkmodelle vertraut zu sein.

Chi

In der chinesischen Medizin wird ein Körpermodell verwendet, das auf Energie und den Wegen basiert, durch die diese Energie fließt, um die Organe zu versorgen. Ebenso wie Prana viele Formen hat, gibt es auch im chinesischen Modell drei zentrale Energien: Chi (alternative Schreibweise: Qi, Jing (alternativ auch: Ching) und Shen. Die Energiewege, die den Nadis der Yogis ähneln, werden als Meridiane bezeichnet. Und die psychoenergetischen Zentren des yogischen Modells, die Chakren, finden ihre chinesische Entsprechung in den Organen, die wichtige Zentren zur Speicherung und Verteilung von Energie sind. Die Organe des chinesischen Modells sind eigentlich Funktionskreise, die nicht nur dort aktiv sind, wo sich physisch fest verankerte Organe nach westlichem Verständnis befinden, sondern in jeder einzelnen Zelle.

Chi leitet sich aus dem Wort Atem ab, ebenso wie Prana oder Spirit (dt. Geist) und bezeichnet die essenzielle Lebenskraft. Im Gegensatz zu Prana ist Chi ein wesentlich weiter gefasstes Konzept. Es ist nicht nur die Lebenskraft: Chi ist die mystische, feinstoffliche Macht, die das Universum bewegt. Eine weitere Bedeutung des Wortes ist Wetter, eine andere Himmelsatem. Chi ist der Pulsschlag des Universums an sich. Und es ist überall zugegen, in allen beseelten und nicht beseelten Wesen. Es ist weder Energie noch Materie, sondern eher Energie auf der Schwelle zur Transformation in Materie oder Materie auf der Schwelle zur Transformation in Energie. Chi ist Werden und Sein. Chi ist nicht die Ursache für Ereignisse, denn Chi ist vor, während und nach jeder Veränderung und jedem Ereignis stets gegenwärtig. Und ob nun Chi tatsächlich real oder lediglich eine Metapher ist, ist unwichtig: Tausende von Jahren der erfolgreichen medizinischen Anwendung beweisen, wie hilfreich dieses Konzept ist.

Die daostischen Yogis und Ärzte haben fünf Arten des Chi ausgemacht, die als grundlegende Texturen bezeichnet werden. Diese sind:

- Chi
- Blut
- Jing
- Shen
- Flüssigkeiten

Blut Blut bezeichnet hier das, was wir auch in der westlichen Welt unter Blut verstehen – allerdings steckt noch ein wenig mehr dahinter. Blut bewegt sich kontinuierlich durch den ganzen Körper. Es fließt sowohl in den Blutgefäßen, die uns auch in der westlichen Welt bekannt sind, als auch durch die Meridiane. Blut nährt und befeuchtet. Blut ist der Yin-Gegensatz zum Chi, das Yang ist. Wo Chi erregt, beruhigt Blut. Wo Chi nach vorn strebt, verharrt Blut.

Jing Es gibt zahlreiche Interpretationen dazu, was genau Jing ist und tut. Gelegentlich wird es als Essenz bezeichnet und kann als materielle Basis unseres Körpers angesehen werden, die unsere Zellen nährt und mit Energie versorgt. Außerdem kühlt Jing den Körper und hat somit Yin-Charakter. Jing kontrolliert die langfristigen Lebenszyklen eher als den schnelllebigen Rhythmus des Alltags. Wenn wir über ausreichend Jing verfügen, werden wir mit zunehmendem Alter weiser. Ohne ausreichend Jing altern wir weniger würdevoll und wehren uns gegen die Veränderungen unseres Körpers.

Eine Definition von Jing behauptet, es sei eine Form des Chi, die man in Körperflüssigkeiten findet, die mit dem Geschlechtsleben in Verbindung stehen. Einer anderen Überlegung zufolge ist Jing Träger unserer ursprünglichen physischen Natur, der DNA, auf die unsere Zellen aufbauen. Jing wird in den Nieren gelagert und ist Bestandteil von Samenflüssigkeit und Menstruationsblut. Ausgehend von den Nieren wird Jing an alle anderen Organe verteilt, um diese in ihren normalen, gesunden Funktionen zu unterstützen.

Es gibt zwei Arten von Jing: Jing, das wir vor unserer Geburt erhalten, und Jing, das wir nach der Geburt im Zuge unseres Lebens durch Nahrungsaufnahme und Training hinzugewinnen. Bedauerlicherweise sind die Jing-Reserven, die wir vor der Geburt erhalten, endlich und nicht erneuerbar. Wenn sie verbraucht sind, ist das Leben beendet. Und Jing wird ständig einfach nur dadurch verbraucht, dass wir leben. Allerdings wird es durch bestimmte Aktivitäten und unter bestimmten Umständen zu schnell verbraucht: Stress, Krankheit, zu viel oder unziemlicher Sex und Substanzmissbrauch. Einige Aktivitäten füllen unsere Jing-Vorräte auf, aber nur die Variante nach unserer Geburt.

Stellen Sie sich Jing vor wie zwei Bankkonten: Die Jing-Variante vor der Geburt ist eine Art Sparkonto, auf das niemals wieder Geld eingezahlt werden kann. Die Einlagen auf diesem Konto werden bei der Geburt gemacht. Bei der zweiten Variante handelt es sich um ein Girokonto, von dem Geld abgehoben und auf das Geld eingezahlt werden kann. Wenn unser Girokonto überzogen ist, wird automatisch Geld von unserem Sparkonto eingezogen, um es auszugleichen. Und wenn unser Sparkonto über kein Haben mehr verfügt – Ende der Fahnenstange. Das Geheimnis eines langen Lebens ist es demnach, so wenig wie möglich von dem Jing zu verbrauchen, das wir vor der Geburt erhalten haben, und gleichzeitig mittels daoistischer Praktiken wie Chi-Gong, Tai-Chi oder Yin Yoga die Reserven an Jing nach der Geburt aufzustocken. Abseits dieser Praktiken verlängern Sie Ihr Leben auch – wenn Sie achtsam leben: gesundes Essen, viel Schlaf, Umgang mit inspirierenden Menschen und Vermeidung ungesunder Aktivitäten, Personen und Praktiken. Und Sie entwickeln Weisheit. Hochwertiges, gesundes Essen ist z. B. »reich an Chi«. Im Gegensatz dazu ist viel von der Nahrung, die wir in der westlichen Welt zu uns nehmen, wie etwa Fast Food, »Chi-frei«. Ebenso kennen wir alle Menschen, die reich an Chi sind, und solche, die uns Energie rauben, weil sie Chi-frei sind. Und es gibt natürlich Arbeitstätigkeiten, die reich an Chi, und solche, die Chi-frei sind – und das gilt auch für Bücher, Filme, Orte usw.

Shen Shen ist ein weit gefasster Begriff. Eine unzureichende Übersetzung wäre Seele. Chinesische Christen verwenden Shen auch gelegentlich als Ausdruck für Gott. Seine Dichte ist gegensätzlich zu jener des Jing. Shen ist die raffinierteste und subtilste Form des Chi. Shen ist die innere Kraft, die Chi und Jing zugrunde liegt und wird eng mit dem Bewusstsein in Verbindung gebracht. Shen ist Bewusstheit und wird auch mit Kreativität assoziiert. Wird Shen geschwächt, leidet die betroffene Person unter einer Vielzahl an Symptomen: Vergesslichkeit, diffuses Denken, Schlaflosigkeit oder aufbrausendes Verhalten können auftreten.

Flüssigkeiten Unter Flüssigkeiten verstehen wir hier all jene Flüssigkeiten, die bislang noch nicht erörtert wurden. Dazu gehören Speichel, Urin, Schweiß und sämtliche Verdauungssäfte. Manche Flüssigkeiten sind dunkel und schwer, während andere leicht und klar sind. Flüssigkeiten befeuchten und nähren Haut, Haare, Muskeln, Gelenke, das Gehirn, Organe, Knochen und Knochenmark. Obwohl sie mit dem Blut verwandt sind, haben diese anderen Flüssigkeiten weniger Tiefgang und sind weniger wichtig als Blut.

Funktionen des Chi Ein wichtiger Zweck des Chi ist es, die Organe in ihrer Funktion zu unterstützen. Chi hilft bei der Verdauung von Nahrung und ihrer Umwandlung in Blut und Energie. Chi verteidigt den Körper gegen Infektionen und Erkrankungen. Außerdem erhält Chi die Körpertemperatur und den Kreislauf aufrecht, hält die Organe an Ort und Stelle und das Blut in seinen Gefäßen – und es steuert die Beseitigung von überschüssigen Stoffen. Chi ermöglicht sämtliche Bewegungen sowie Wachstum. Gerät Chi aus dem Gleichgewicht, gibt dies Krankheiten und Unwohlsein Gelegenheit, aufzutreten.

Es gibt vier zentrale Beeinträchtigungen des Chi:

- Mangel an Chi: manifestiert sich durch Kurzatmigkeit, Schwindel, Müdigkeit und Blässe
- Absinkendes Chi: manifestiert sich durch einen Vorfall der Organe
- Stagnation des Chi: manifestiert sich durch unterschiedliche Arten von Schmerz
- Rebellierendes Chi: manifestiert sich durch Husten, Rülpsen, Erbrechen oder Schluckauf

Es ist klar, wie wichtig Chi für unsere Gesundheit ist. Rein pragmatisch gesehen trägt es zur Verlängerung unserer Lebenserwartung bei, wenn wir etwas darüber lernen, wie wir Chi korrekt erwerben, einsetzen, kräftig und beweglich erhalten. Die Qualität unseres Lebens hängt dann auch von anderen Aspekten des Chi ab: der Stärke der Shen-(geistigen) Energie und dem Gesundheitszustand der Organe.

Die Konzepte, die von den Daoisten für Energie entwickelt wurden, in vollem Umfang vorzustellen würde mehrere Bände beanspruchen. Wir werden uns stattdessen dem nächsten wichtigen Konzept zuwenden, den Organen. Anders als das von den indischen Yogis entwickelte Konzept der Chakren, die dem feinstofflichen Körper zugeordnet werden, sind die Organe physischer Natur.

Die Organe

Im daoistischen Konzept handelt es sich bei den Organen nicht um lediglich physische Objekte, sondern um Funktionskreise. Diese Funktionskreise sind über den ganzen Körper verteilt und haben ihren Sitz nicht an einer bestimmten Stelle. Ebenso, wie der Körper insgesamt diese Funktionen benötigt, um seine Gesundheit zu erhalten, sind sie auch für jede einzelne Zelle erforderlich. Wir können nicht lediglich sagen, dass der Körper Sauerstoff benötigt und Abfallprodukte abbauen muss. Die Funktionen der Atmung (über die Lunge) und des Abbaus (über die Nieren) sind allgegenwärtig: Jede einzelne Zelle in unserem Körper benötigt Nahrung und den Abbau ihrer Abfallprodukte.

Die Funktionskreise des Körpers basieren auf den fünf soliden Organen, die als Zang-Organe bezeichnet werden: Herz, Milz, Lunge, Nieren und Leber. Wie bei allen Dingen des Lebens ist auch hier das Gleichgewicht von Yin und Yang erforderlich. Daher haben die soliden Yin-artigen Zang-Organe ihr Yang-Gegenüber in den hohlen Fu-Organen: Harnblase, Gallenblase, Dünndarm, Magen und Dickdarm. Jedes Organpaar ist durch Meridiane verbunden. Jedes der Zang-Organe wird außerdem mit einem der fünf Elemente der daostischen Kosmologie und – über diese Elemente – mit unseren Gefühlen assoziiert.

Die Zang-Organe

Dabei handelt es sich um die Eingeweide des Körpers, die soliden Organe, die unsere Energien und Flüssigkeiten speichern. Diese Organe kann man als die Yin-Verwandten ihrer Gegenüber, der Yang-lastigen Fu-Organe, bezeichnen. Die Zang-Organe regulieren.

Das Herz (und der Herzbeutel) Das Herz herrscht über alle Zang-Organe. Es kontrolliert unsere mentalen Aktivitäten und die Blutzirkulation. Probleme mit dem Herzen lassen sich häufig am Gesicht, am Teint und an der Zunge ablesen. Im Rahmen dieses Modells ist es nicht das Gehirn, das unsere Gedanken kontrolliert. Das Gehirn ist lediglich die Stelle, die die Gedanken empfängt und speichert. Unsere geistige Gesundheit, unsere Fähigkeit, zu denken, und die Vitalität unseres Blutes hängen unmittelbar von der Stärke des Chi in unserem Herzen ab. Ein schwaches Chi an diesem Punkt kann Schlaflosigkeit und einen unruhigen Schlaf, verstörende Träume, Mattigkeit und Herzflimmern zur Folge haben. Ist das Herz schwach, erschrecken wir unter Umständen leicht oder sind ängstlich. Ist das Herz stark, fällt es uns leicht, zu lieben. Zu lieben und sich geliebt zu fühlen kann das Herz stärken.

Die Milz In der chinesischen Medizin spielt die Milz für den Prozess der Verdauung und die Verteilung von Nährstoffen eine entscheidende Rolle. Wenn das Chi der Milz stark ist, wird die Essenz der Nahrung im gesamten Körper verteilt; ist es hingegen schwach, wird der Körper unterernährt und ebenfalls schwach. Auf die gleiche Art wird auch Wasser verteilt. Die Milz sorgt für eine angemessene Hydration unserer Zellen und den Abbau von Wasser über die Nieren. Da unser Blut größtenteils aus Wasser besteht, beeinflusst die Milz auch unmittelbar die Qualität unseres Blutes. Darüber hinaus kontrolliert die Milz die ordnungsgemäße Funktion unserer Gliedmaßen und unserer Skelettmuskeln. Die Milz hat zudem Einfluss auf unsere geistigen Funktionen, insbesondere unsere Intention, Willenskraft und Wahrnehmung von Veränderungsmöglichkeiten.

Eine Schwäche der Milz wird oft über Lippen und Mund erkennbar. Wenn Dinge gut schmecken, arbeitet die Milz gut. Ist das Chi der Milz schwach, können Sorgen zum ständigen Wegbegleiter werden. Sorgen können die Milz schwächen und außerdem Magenprobleme verursachen. In der westlichen Welt kursierte früher die Annahme, dass andauernde Besorgnis zu Magengeschwüren führen könnte. Dann stellten Wissenschaftler fest, dass ein Bakterium namens Helicobacter pylori (H. pylori) die Ursache für Magengeschwüre war. Wir stellten also fest, dass Sorge nicht zu Magengeschwüren führte. Allerdings stieg nach einem Erdbeben im japanischen Kobe im Jahr 1995 das Vorkommen von Magengeschwüren dramatisch an,

Übersicht Organe nach der TCM

Organ	Typus	Gegenüber	Gefühl	Element	Funktion
Magen	Fu	Milz	Sorge/ Kreativität	Erde	Lager für Nahrung und Wasser
Milz	Zang	Magen		Erde	Kontrolliert die Verdauung, speichert Intention und Entschlossenheit
Leber	Zang	Gallenblase	Zorn/ Freundlichkeit	Holz	Lagert Blut, reguliert den Fluss des Chi, kontrolliert Sehnen, Sitz des Shen
Niere	Zang	Harnblase	Angst/ Weisheit	Wasser	Reguliert das Wasservolumen, koordiniert die Atmung, speichert Jing
Harnblase	Fu	Niere		Wasser	Speicherung und Entladung
Gallenblase	Fu	Leber		Holz	Lager für Gallenflüssigkeit (Leber-Chi)
Herz	Zang	Dünndarm	Schrecken/ Liebe	Feuer	Blutzirkulation, mentale Funktionen
Lunge	Zang	Dickdarm	Traurigkeit/ Schönheit	Metall	Kontrolliert Chi und Atmung, reguliert den Fluss des Wassers
Dünndarm	Fu	Herz		Feuer	Erhält und enthält Nahrung und Wasser
Dickdarm	Fu	Lunge		Metall	An Transport und Transformation beteiligt
Sanjiao	Fu				Verdauung
Herzbeutel					Zirkulation

während die Zahl der H. pylori im Magen der Menschen nicht bedeutend zunahm. Doch der Stress, der durch die Sorge der Menschen um ihre Häuser, Arbeitsplätze und Familien ausgelöst wurde, sorgte dafür, dass das Bakterium im Magen verbesserte Bedingungen zu seiner Ansiedlung vorfand, sich daraufhin vermehrte und einen Anstieg an Magengeschwüren hervorrief. Eine starke Milz sorgt dafür, dass wir in Sachen Kreativität aus dem Vollen schöpfen können.

Die Lunge Die Lunge kontrolliert Chi (Atem) – und da dies der erste Kontaktpunkt mit externen Lüften ist, muss die Lunge wachsam sein. Die Lunge steht in Verbindung mit defensivem Chi, um sicherzustellen, dass keine Schadstoffe in den Körper gelangen. Die Lunge trägt dazu bei, den Wasser- und Flüssigkeitskreislauf zu kontrollieren. Ödeme (Wassereinlagerungen) können durch eine Schwäche der Lunge verursacht werden.

Die Qualität des Lungen-Chi ist häufig an der Haut und den Haaren abzulesen. Anhaltende Traurigkeit kann Zeichen einer schwachen Lunge sein. Ein hohes Maß an Kummer und Traurigkeit kann die Lunge schwächen. Denken Sie nur daran, was passiert, wenn wir traurig sind und weinen: Es kommt zu unwillkürlichen Verkrampfungen der Lunge. Unsere Fähigkeit, Schönheit wahrzunehmen und zu schätzen, ist ein Hinweis auf eine gesunde Lunge und kann unsere Lunge kräftigen.

Die Nieren Die Nieren speichern Jing. In den Nieren kann diese Essenz unseres Körpers in Nieren-Chi verwandelt werden, das die Nieren bei der Kontrolle unseres Wasserkreislaufs unterstützt. Von den Nieren ausgehend zirkuliert klares Wasser aufwärts durch den Körper und wird von diesem verwendet. Trübes Wasser wird von den Nieren zur Beseitigung abwärts geleitet. Die Nieren steuern außerdem die Verwendung des Wassers. Da Blut und Knochen über eine sehr enge Verbindung zum Wasser verfügen, sind die Nieren auch für deren ordnungsgemäße Funktion verantwortlich. Man sagt, dass Entschlossenheit in den Nieren gespeichert wird und dass diese außerdem unmittelbar mit der Gesundheit und Funktion unserer Fortpflanzungsorgane verbunden sind.

Probleme mit den Nieren werden an den Ohren und den Genitalien ersichtlich. Sie können auch zu Ängsten und dem unangemessenen Auftreten von Furcht führen. Zu viel Angst kann unsere Nieren schwächen, andererseits aber auch die Quelle tiefer Weisheit sein. Wenn die Nieren gut arbeiten, altern wir in Würde.

Die Leber Die Leber ist der Sitz des Shen, der Seele. Wenn unser Shen ruhig ist, funktioniert die Leber gut und wir können dem Lauf der Dinge mit Gleichmut begegnen. Die Leber hat zahlreiche physiologische Funktionen, doch insbesondere reguliert sie die Menge an zirkulierendem Blut. Während das Herz den Blutfluss steuert, wird das Blut von der Leber gespeichert und freigegeben. Aus diesem Grund spielt das Leber-Chi eine wichtige Rolle für die Vitalität sämtlicher Körperteile. Eine Schwäche der Leber wird an den Augen und Sehnen sichtbar. Schmerzende Knie sind ein Anzeichen, gelbliche Augen ein weiteres. Wenn das Leber-Chi schwach ist, leiden wir unter Umständen an einem Übermaß an Zorn oder Ärger – oder wir sind gänzlich unfähig, unserem Ärger Ausdruck zu verleihen. Probleme bei der Aggressionsbewältigung können zu Leberproblemen führen. Ist die Leber hingegen gesund, fällt es uns leicht, anderen mit Freundlichkeit zu begegnen. Indem wir freundlich sind, können wir dazu beitragen, unsere Leber zu heilen.

Die Fu-Organe

Die Fu-Organe sind die Empfängerorgane. Diese hohlen, Yang-artigen Organe erhalten Flüssigkeiten und Energien von ihrem jeweiligen Zang-Gegenüber. Sie scheiden Schadstoffe aus und empfangen, verdauen, absorbieren und übermitteln Nährstoffe. Wir können ganz allgemein sagen, dass die Fu-Organe umwandeln und übermitteln.

Der Dünndarm Der Dünndarm ist das Gegenüber des Herzens. Er erhält und speichert Wasser und Nahrung. Ebenso wie nach unserem westlichen Verständnis geht man auch hier davon aus, dass der Dünndarm Nahrungsmittel verdaut, sie in Nährstoffe verwandelt und die unbrauchbaren Teile zur Ausscheidung nach unten weiterleitet. Ein chinesischer Arzt würde die zur Ausscheidung vorgesehenen Teile als »trübe« und die nährstoffreichen als »klar« bezeichnen. Wenn wir unter zu großer Hitze oder Luftfeuchtigkeit leiden, können Probleme in unserem Urintrakt auftreten und der Trübheitsgrad nimmt zu.

Der Magen Als Gegenüber der Milz erhält und verdaut der Magen Nahrung. Außerdem speichert er Nahrung und Wasser. Wenn das Magen-Chi schwach ist, stockt die Nahrung und alle möglichen Arten von Verdauungsproblemen treten auf.

Der Dickdarm Der Dickdarm ist das Gegenüber der Lunge und verdickt unsere festen Abfallprodukte. So wie das Lungen-Chi den Wasserkreislauf kontrolliert, wird dieser auch durch den Dickdarm beeinflusst, da dieser Wasser absorbieren kann. Wird zu wenig Wasser aufgenommen, leiden wir an Durchfall – zu viel und wir bekommen Verstopfung.

Die Harnblase Die Harnblase bildet das Gegenüber der Nieren. Sie speichert Urin und scheidet diesen aus. Häufiger Harndrang, insbesondere auch während der Nacht, deutet auf Probleme mit dem Nieren-Chi hin.

Die Gallenblase Die Gallenblase ist das Gegenstück zur Leber, sie speichert Gallenflüssigkeit und scheidet diese aus. (In der chinesischen Medizin wird Gallenflüssigkeit als Leber-Chi betrachtet und nicht – wie in der westlichen Welt – als ein Nebenprodukt des Fettstoffwechsels der Leber). Gemeinsam mit der Leber baut die Gallenblase das Blut auf und kontrolliert den Blutkreislauf und unser allgemeines Niveau an Chi. Eine schwache Gallenblase kann zu Entscheidungsschwäche oder zögerlichem Verhalten führen. Eine starke Gallenblase ermöglicht es uns, entschlossen und mutig zu sein.

Das Sanjiao Dieses Organ hat kein westliches Gegenstück. Manchmal wird es als der Dreifache Erwärmer bezeichnet. Seine Funktion bezieht sich auf die Verdauung und allgemein auf alles, was beseitigt wird. Es gibt viele Ansichten dazu, was das San Jiao ist und tut. Häufig werden ihm jedoch drei unterscheidbare Funktionskreise und Standorte zugeordnet:

- Das obere Jiao befindet sich über dem Zwerchfell. Es verteilt Wasser in Form von Dunst im ganzen Körper und unterstützt so das Herz und die Lunge.
- Das mittlere Jiao ist zwischen dem Zwerchfell und dem Nabel angesiedelt und unterstützt Magen und Milz bei der Verdauung und dem Transport von Nährstoffen.
- Das untere Jiao wird unterhalb des Nabels verortet und unterstützt Nieren und Harnblase bei ihren Ausscheidungsaufgaben.

Neben den hier beschriebenen Zang- und Fu-Organen existieren in den chinesischen Modellen noch sechs sonstige Organe. Diese Organe des Bewusstseins werden mit der Jing-Energie in Verbindung gebracht und umfassen das Gehirn, das Knochenmark, die Blutgefäße, die Gebärmutter, die Gallenblase (erneut!) und die Meridiane, die nachstehend erläutert werden.

Die Meridiane

Meridian ist die Übersetzung des chinesischen Wortes für die Kanäle, die Energie durch den gesamten Körper leiten. Diese Kanäle bilden ein Netzwerk. Wenn das Netzwerk unterbrochen wird, wenn es zu Blockaden kommt, funktioniert der Körper nicht mehr richtig: Wenn Chi, Jing und Shen nicht mehr wie erforderlich fließen können, werden die Organe ihre Funktionen nicht ausführen und es kommt zu Ungleichgewichten. Sind die Meridiane klar und offen, kann die Energie frei fließen und alles ist in Ordnung.

Als wir die Pfade in unserem feinstofflichen Körper aus yogischer Perspektive betrachtet haben, haben wir entdeckt, dass es laut den alten Yogis Abertausende von unterschiedlichen Passagen gab, die die Bezeichnung Nadis erhielten. Sowohl die indischen als auch die daoistischen Konzepte zeigen, dass unsere Körper voll von Kanälen für die feinstofflichen Energieströme sind. In Thailand entwickelte sich durch gegenseitige Befruchtung indischer und chinesischer Einflüsse ein ähnliches Energiemodell. Die Energielinien, die bei der Thai-Yoga-Massage stimuliert werden, bezeichnet man als Sens. Die Thai-Massage kann als eine Form der Akupressur betrachtet werden, die den Energiefluss entlang der Sen-Linien stimuliert.

Wie ihre indischen Mitstreiter erkannten auch die chinesischen Energieexperten, dass nicht all diese Kanäle von gleicher Bedeutung sind. In China, wo das physische Wohlbefinden und eine hohe Lebenswartung eine größere Rolle spielten, wurden 71 Meridiane benannt, von denen 14 als besonders wichtig eingestuft wurden. Jedes der 10 zentralen Organe verfügt über einen zugehörigen Meridian, der, je nachdem ob es sich um ein Zang- oder ein Fu-Organ handelt, entweder Yin oder Yang sein kann.

Der Herzbeutel und das Sanjiao verfügen ebenfalls über ihre zugeordneten Meridiane. Gemeinsam mit den vorgenannten 10 bilden sie die Gruppe der 12 Hauptmeridiane, die als Jing Mai bezeichnet wird. Wir werden zu einem späteren Zeitpunkt noch zwei weitere bedeutende Meridiane kennenlernen, die die Anzahl der zentralen Meridiane auf insgesamt 14 erhöhen.

Wie werden unsere Erläuterungen hier auf diese Hauptmeridiane beschränken. Sechs von ihnen haben ihren Ausgangs- oder Endpunkt in den Füßen. Ausgehend von ihrer Position innerhalb des Körpers können diese als die Yin-Meridiane bezeichnet werden. Sechs weitere Meridiane, die ihre Ausgangs- oder Endpunkte in den Händen haben, können als Yang-Meridiane betrachtet werden. Die Yin Yoga-Praxis hat stärkere Auswirkungen auf diese unteren Yin- als auf die oberen Yang-Meridiane. Wir beginnen unsere Erörterung mit diesen sechs unteren Linien. Dabei wird jeder Meridian als eine einzelne Linie beschrieben – auch wenn es im Regelfall jeweils zwei Meridiane gibt, einen auf jeder Körperseite.

Die Meridiane durchziehen unseren ganzen Körper.

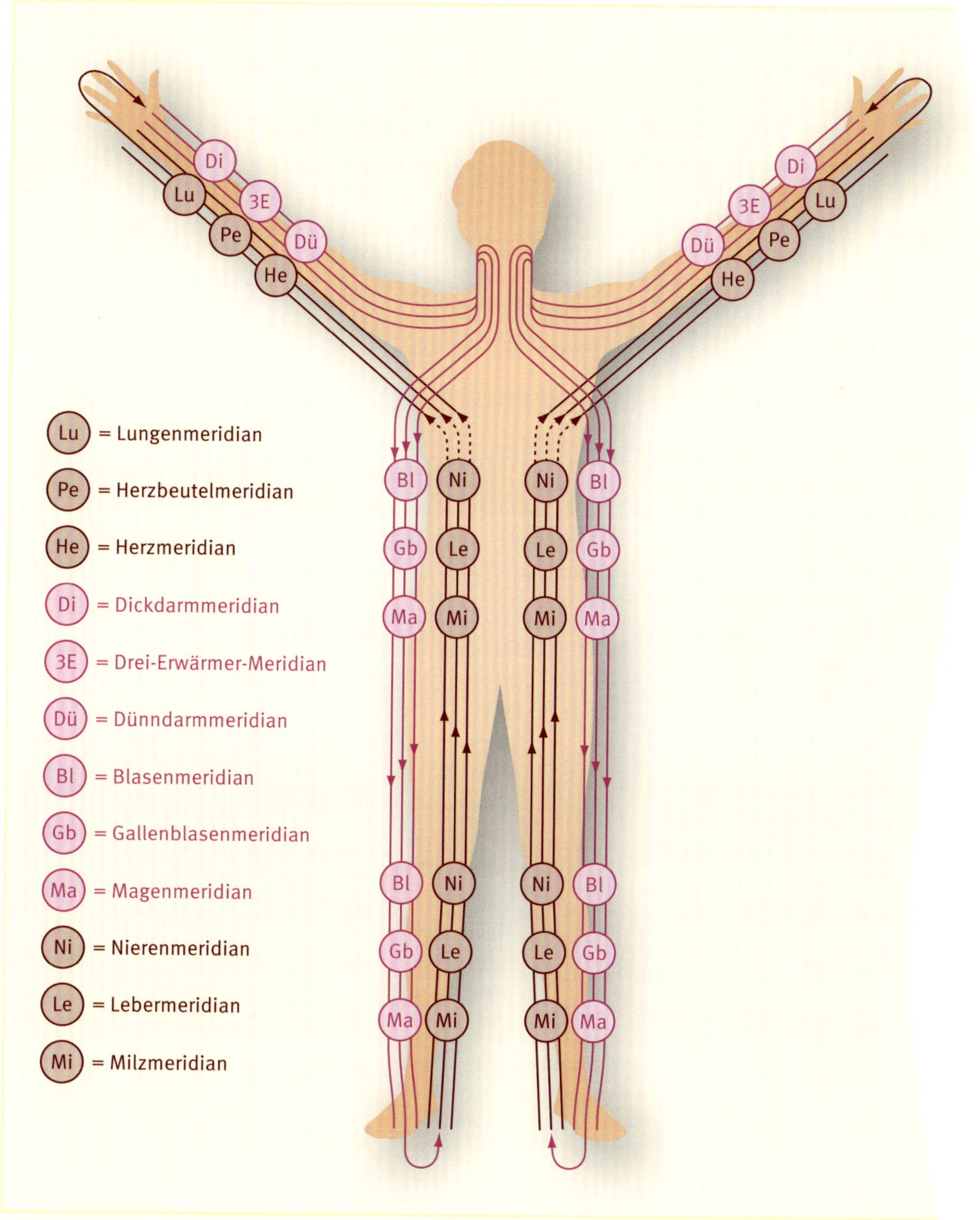

Die Meridiane des Unterkörpers

Die Yin-Asanas haben ihre stärksten Auswirkungen auf die sechs Meridiane des Unterkörpers. Dies bedeutet natürlich nicht, dass wir in unserer Yin Yoga-Praxis nicht auch die anderen Meridiane beanspruchen können – das können wir sehr wohl. Doch da Yin Yoga primär Auswirkungen auf die Region zwischen dem Nabel und den Knien hat, werden die sechs Meridiane des Unterkörpers häufiger angesteuert.

Der Lebermeridian Der Lebermeridian beginnt auf der Innenseite des Nagels des großen Zehs und verläuft zunächst auf der Oberseite des Fußes. Er wendet sich dann vor dem Knöchel nach oben und verläuft anschließend auf der Beininnenseite, bis er die Schamregion erreicht. Er beschreibt einen Bogen um die äußeren Genitalien und läuft in den unteren Bauchraum hinein, wo er in die Leber und die Gallenblase eintritt. Auf seinem weiteren Weg nach oben verzweigt er sich in mehrere Richtungen. Eine dieser Verzweigungen verbindet sich mit dem Lungenmeridian. Weiter aufwärtsstrebend folgt der Verlauf des Meridians der Kehle und stellt eine Verbindung mit den Augen her, bevor er sich erneut verzweigt. Ein Zweig verläuft abwärts über die Wangen und beschreibt einen Kreis um die Lippen, während ein anderer weiter oben quer über die Stirn zum Scheitelpunkt des Kopfes verläuft, wo er sich mit dem Lenkergefäßmeridian verbindet. Schmerzen im unteren Rücken und in der Bauchregion oder seelische Störungen können ein Zeichen von Disharmonie der Leber sein. Eine solche Dysfunktion kann sich auch durch häufige und unangemessene Verärgerung und Wut äußern.

Der Gallenblasenmeridian Der Gallenblasenmeridian hat seinen Ausgangpunkt im äußeren Augenwinkel und verzweigt sich dann unmittelbar in zwei Linien. Der Hauptzweig bleibt an der Oberfläche und windet sich auf der Seite des Kopfes oberhalb des Ohres hin und her, bevor er einen Bogen nach unten entlang der Seite des Nackens beschreibt. Anschließend verläuft er auf der Oberseite der Schulter, unter dem Arm hindurch und dann im Zickzack seitlich auf dem Brustkorb bis hinunter zur Hüfte. Der andere Zweig läuft in die Wange hinein und wendet sich nach unten in Richtung Leber und Gallenblase. Von dort aus verläuft er wei-

Der Lebermeridian

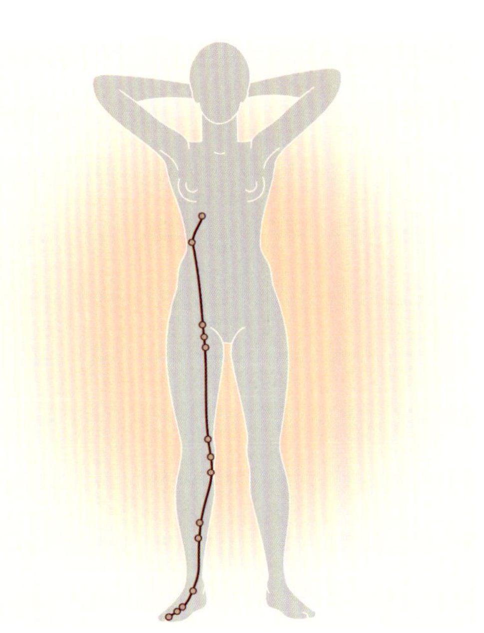

ter hinab und vereinigt sich auf der Vorderseite der Hüfte wieder mit dem ersten Zweig. Die einzelne Linie verläuft dann über die Außenseiten des Oberschenkels und des Knies weiter nach unten, bis sie den Fußknöchel erreicht. Sie geht über die Oberseite des Fußes, bis sie den vierten Zeh erreicht. Ein anderer Zweig verläuft ausgehend vom Knöchel über die Oberseite des Fußes und vereinigt sich im großen Zeh mit dem Lebermeridian.

Kopfschmerzen, verschwommenes Sehen und Schmerzen auf der Körperseite, einschließlich der Augen, Ohren und des Halses, können Hinweise auf Probleme mit dem Gallenblasenmeridian sein.

Der Nierenmeridian Der Nierenmeridian nimmt seinen Anfang auf der Außenseite des kleinen Zehs und läuft dann unmittelbar unter die Fußsohle. Er folgt dem Fußgewölbe, beschreibt einen Kreis um den Innenknöchel,

Der Gallenblasenmeridian

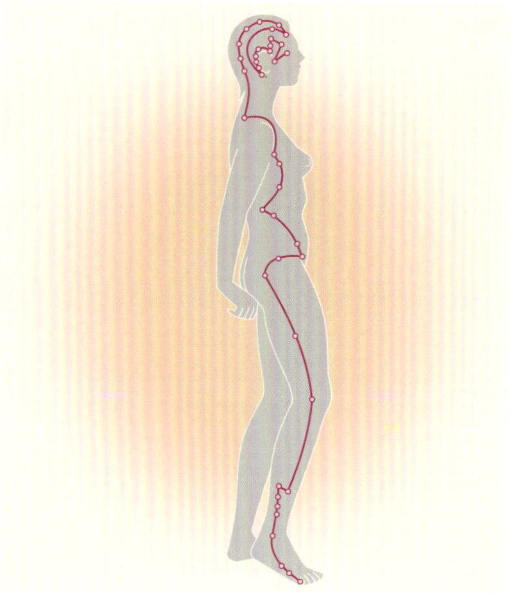

Der Nierenmeridian

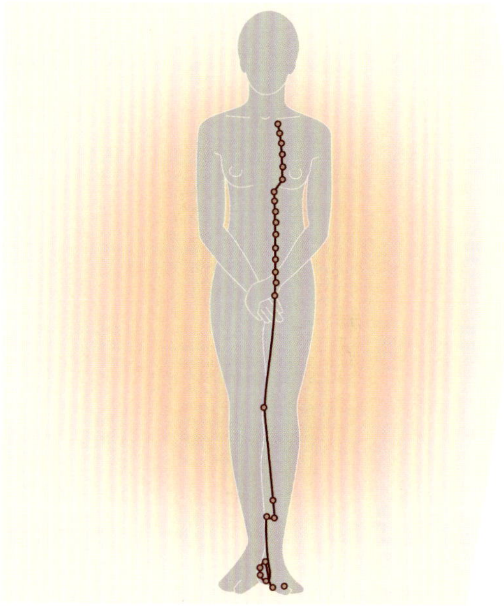

läuft durch die Ferse, tritt in der Mitte der Innenseite des Beins wieder nach außen und wendet sich in Richtung Steißbein. Von dort folgt er der Wirbelsäule bis zur Niere und verzweigt sich dann. Ein Zweig verläuft zur Harnblase, kommt auf der Bauchdecke wieder an die Oberfläche, geht dann über die Brust und endet am Schlüsselbein. Der andere Zweig berührt die Leber und das Zwerchfell, bewegt sich durch die Lunge und die Kehle nach oben und endet schließlich neben der Zungenwurzel.

Disharmonie in diesem Meridian kann sich in gynäkologischen Problemen, Störungen der Genitalfunktionen und Pro-

Der Harnblasenmeridian

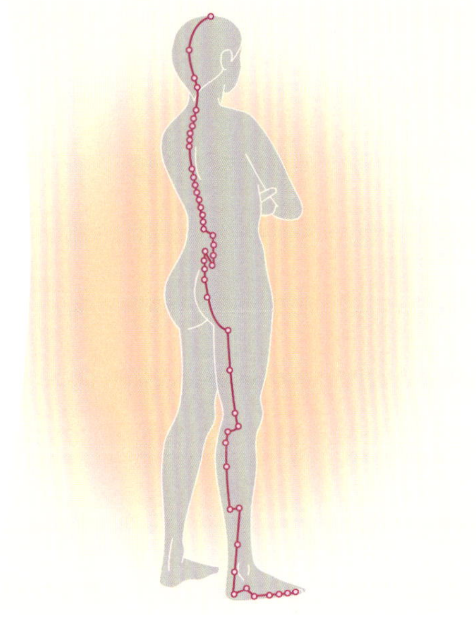

blemen mit den Nieren, der Lunge und dem Rachenraum äußern, z. B. Impotenz, ständiger Harndrang und Schwäche in den unteren Gliedmaßen. Auch Ängste können auftreten.

Der Harnblasenmeridian Der Harnblasenmeridian beginnt im inneren Augenwinkel und verläuft dann nach oben über die Stirn zum Scheitelpunkt des Kopfes. Dort zweigt eine Linie ab, läuft in das Gehirn hinein, tritt am Schulterblatt wieder an die Oberfläche, verläuft dann dicht an der Kante des Schulterblatts und anschließend die Wirbelsäule hinunter zu den Hinterbacken. Hier wendet sich der Meridian wieder in das Innere des Körpers und verläuft zu Harnblase und Niere.

Der zweite Zweig verläuft vom Scheitelpunkt des Kopfes auf der Rückseite des Nackens und der Schulter abwärts und anschließend dicht neben und parallel zum ersten Zweig. Dieser zweite Zweig läuft allerdings auf der Rückseite des Gesäßes und der Beine weiter nach unten, beschreibt einen Kreis um den Außenknöchel, folgt dem Außenrist des Fußes und endet im kleinen Zeh.

Zu den Anzeichen von Disharmonie im Bereich der Harnblase können Rückenschmerzen, Kopfschmerzen, die Unfähigkeit zum Wasserlassen, seelische Störungen und Erkrankungen der unteren Gliedmaßen gehören.

Der Milzmeridian Der Milzmeridian hat seinen Ursprung auf der Innenseite des großen Zehs und folgt von dort aus zunächst dem Innenrist des Fußes. Dann wendet er sich nach oben und verläuft über die Innenseite des Knöchels und des Schienbeins. Bis hinauf zum Knie

Der Milzmeridian

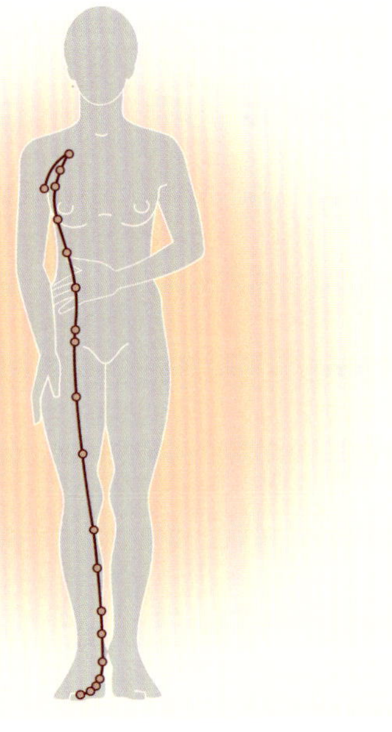

verläuft er direkt oberhalb des Lebermeridians, dann längs der Oberseite des Oberschenkels und tritt direkt oberhalb des Schambeins in die Bauchhöhle ein. Der Meridian verbindet sich mit der Milz und anschließend mit dem Magen und verzweigt dann. Der Hauptzweig tritt an die Oberfläche und läuft über die Brust hinauf zur Kehle, wo er wiederum in den Körper eintritt, bis zur Zungenwurzel verläuft und dort ausfächert. Der zweite Zweig bleibt im Inneren des Körpers, erreicht das Herz und verbindet sich mit dem Herzmeridian.

Anzeichen einer Disharmonie im Bereich der Milz sind unter anderem Magenprobleme, Erbrechen und Blähungen. Auch übertriebene Besorgtheit kann auftreten.

Der Magenmeridian Der Magenmeridian hat seinen Ausgangspunkt auf der Seite der Nase und läuft von dort nach oben bis in den Augenwinkel, bevor er an der Seite der Nase entlang nach unten geht. Er tritt in die obere Zahnfleischleiste ein und folgt dann der Außenseite der Lippen bis zum Unterkiefer in Richtung Kiefergelenk. Von dort steigt ein Zweig vor dem Ohr entlang zur Stirn auf. Der andere Zweig verläuft durch den Körper nach unten zum Zwerchfell und anschließend zum Magen und zur Milz. Ein dritter Zweig tritt aus dem Unterkiefer und verläuft an der Außenseite des Körpers, quert die Brust und den Bauch und endet schließlich in der Leistengegend. Die Linie, die durch den Magen verläuft, vereinigt sich wieder mit diesem dritten Zweig und verläuft dann auf der Vorderseite des Beins nach unten, bis sie die Oberseite des Fußes erreicht. Dort verzweigt sie sich erneut. Der Hauptzweig endet in der Außenspitze des zweiten Zehs, der andere auf der Innenseite des großen Zehs. Direkt unterhalb des Knies zweigt eine weitere Linie ab und verläuft nach unten auf die Seite des dritten Zehs. Probleme mit dem Magenmeridian können sich durch Blähungen, Erbrechen, seelische Störungen und Schmerzen in jedem der Bereiche äußern, durch die der Meridian verläuft (Mund, Nase, Zähne usw.).

Der Magenmeridian

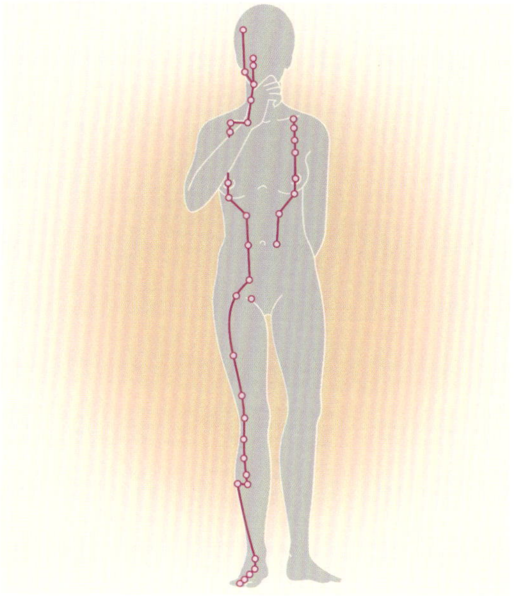

Die Meridiane des Oberkörpers

Es gibt sechs Meridiane, die ihren Ausgangspunkt in den Fingern haben oder dort enden. Sie alle passieren die Schulter oder die Achselhöhle. Im Normallfall steuert Yin Yoga diese Linien nicht gezielt an, doch eine Yin Yoga-Trainingseinheit kann Auswirkungen auf all unsere Meri-

Der Herzmeridian

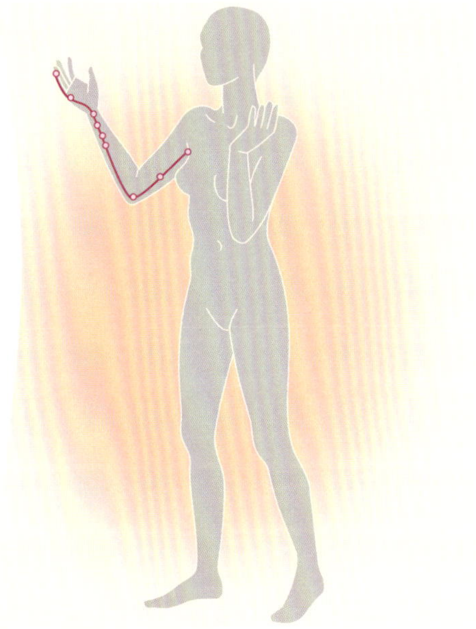

diane haben (s. Yin Yoga-Positionen für den Oberkörper, S. 164 und den Flow für den ganzen Körper, S. 212)

Der Herzmeridian Die drei Zweige des Herzmeridians haben ihren Ausgangspunkt im Herzen. Ein Zweig geht von dort aus durch das Zwerchfell nach unten und trifft auf den Dünndarm. Der zweite verläuft entlang der Kehle nach oben und endet im Auge. Der dritte quert die Brust, verläuft durch die Lunge und tritt durch die Achselhöhle wieder an die Oberfläche. Er läuft entlang der Mittellinie auf der Innenseite des Unterarms, durchquert das Handgelenk und die Handfläche und endet auf der Innenseite der Spitze des kleinen Fingers, wo er sich mit dem Dünndarmmeridian verbindet.

Erkrankungen des Herzens und des Brustbereichs, wie etwa Herzrhythmusstörungen, Schmerzen, Schlaflosigkeit, nächtliche Schweißausbrüche und seelische Störungen können Anzeichen von Problemen mit diesem Meridian sein.

Der Dünndarmmeridian Der Dünndarmmeridian hat seinen Ursprung an der Außenseite der Spitze des kleinen Fingers. Er verläuft entlang der äußeren Handkante, durch das Handgelenk und aufwärts über die Außenseite des Unter- und Oberarms bis zur Schulter. Nachdem er einen Kreis um die Rückseite der Schulter beschrieben hat, trifft er auf den Lenkergefäßmeridian. Dort verzweigt der Dünndarmmeridian und ein Zweig geht ins Innere des Körpers und abwärts durch Herz, Zwerchfell und Magen, bevor er schließlich im Dünn-

Der Dünndarmmeridian

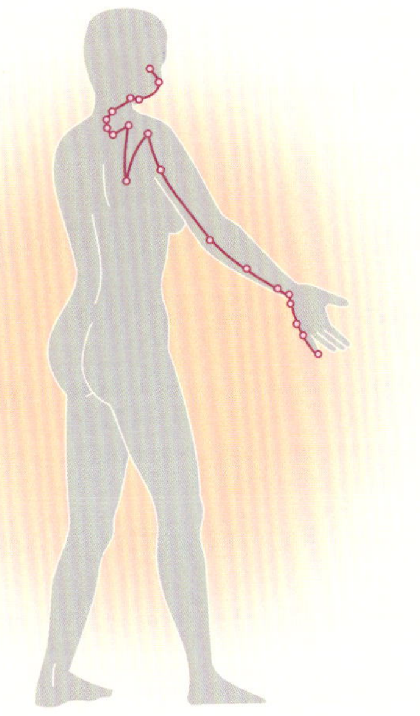

darm endet. Ein weiterer Zweig steigt entlang der Halsbeuge nach oben zur Wange und verläuft über dem äußeren Augenwinkel bis zum Ohr. Ein dritter kleinerer Zweig verläuft von der Wange zum inneren Augenwinkel und trifft dort auf den Harnblasenmeridian.

Disharmonie kann sich hier durch Probleme mit den Ohren, Augen oder dem Magen äußern, z.B. Taubheit, Schmerzen im Unterbauch sowie in den Schultern oder im Nacken.

Der Lungenmeridian Der Lungenmeridian hat seinen Ursprung im Bauch, dicht über dem Nabel. Von dort geht er abwärts zum Dickdarm und steigt anschließend durch das Zwerchfell wieder auf und verbindet sich mit dem Magen. Er verläuft durch die Lungen nach oben und folgt der Kehle, bevor er von unterhalb des Schlüsselbeins hinauf zur Schulter steigt. Von dort folgt er der äußeren (Daumen-)Seite des Oberarms und der Vorderseite des Unterarms.

Der Lungenmeridian

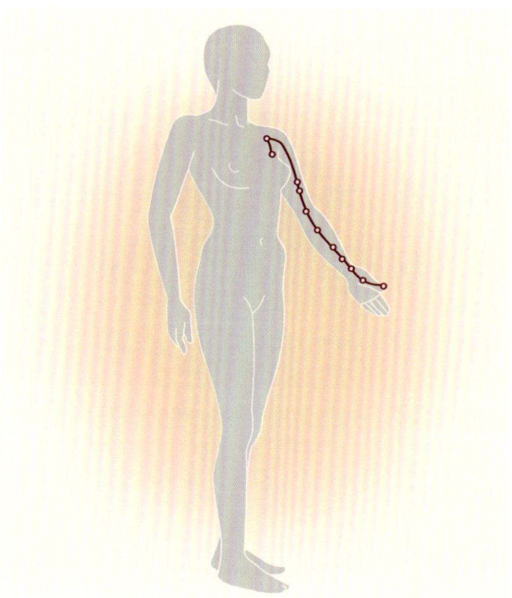

Der Dickdarmeridian

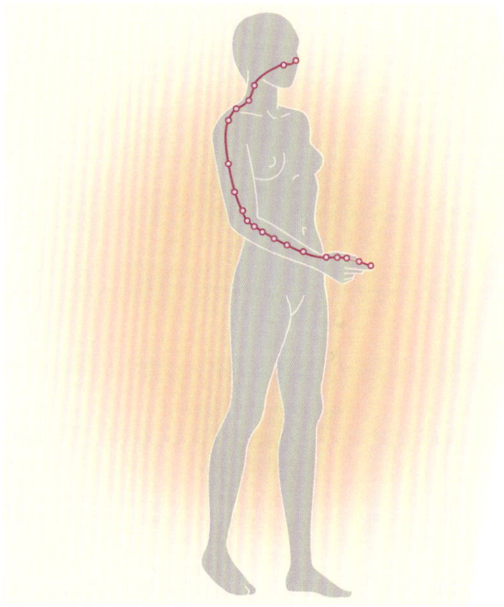

Er quert das Handgelenk und endet in der äußeren Spitze des Daumens. Ein kleiner Zweig verläuft vom Handgelenk zur Spitze des Zeigefingers und verbindet sich dort mit dem Dickdarmmeridian.

Eine Dysfunktion des Meridians kann sich durch Atemprobleme wie Husten, Asthma oder Schmerzen in der Brust äußern. Extreme und anhaltende Traurigkeit oder Kummer können ebenfalls ein Hinweis auf Probleme hier sein.

Der Dickdarmmeridian Der Ausgangspunkt des Dickdarmmeridians ist die Spitze des Zeigefingers. Er verläuft anschließend zwischen diesem Finger und

Der Herzbeutelmeridian

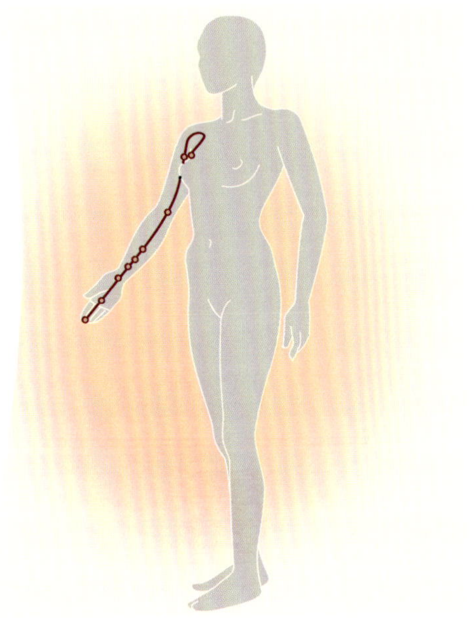

dem Daumen und entlang der Außenseite des Arms. Der Meridian folgt der äußeren Oberseite der Schultern und der Rückseite der Schulterblätter hin zur Wirbelsäule. Dort zweigt eine Linie nach unten ab und geht durch die Lunge, das Zwerchfell und den Dickdarm. Ein zweiter Zweig verläuft entlang des Halses und der unteren Wange nach oben, tritt in die untere Zahnfleischleiste ein und beschreibt einen Kreis um die untere Zahnreihe. Auf der Außenseite umkreist dieser Meridian zudem die Oberlippe, quert unterhalb der Nase und dreht nach oben ab, um sich mit dem Magenmeridian zu vereinigen.

Probleme im Mund, mit den Zähnen, mit der Nase und dem Rachen, z. B. Zahnschmerzen und Halsentzündungen, sowie Beeinträchtigungen des Nackens und der Schultern können auf Disharmonie hinweisen.

Der Herzbeutelmeridian Der Herzbeutel ummantelt das Herz und wird von der chinesischen Medizin als eigenständiges Organ betrachtet. Der Herzbeutelmeridian hat seinen Ursprung in der Brust und ist mit dem Herzbeutel verbunden. Von dort verläuft er die Brust hinunter und verbindet die drei Abschnitte des Sanjiao-Meridians. Ein weiterer Zweig verläuft horizontal über die Brust zu den Oberflächen der Rippen und hinauf zur und um die Achselhöhle. Anschließend verläuft er abwärts über die Vorderseite des M. biceps und den Unterarm zur Handfläche und endet in der Spitze des Mittelfingers. Ein kleiner Zweig führt von der Handfläche zur Spitze des Ringfingers, wo er sich mit dem Sanjiao-Meridian verbindet.

Der Sanjiao-Meridian

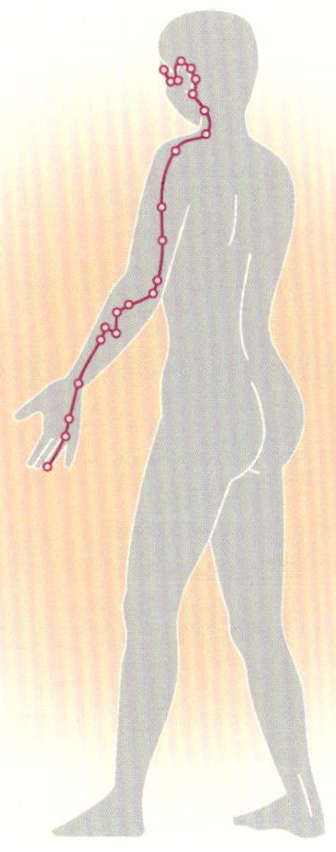

Schmerzen in der Herzgegend, eine schwache Zirkulation, Magenprobleme und seelische Störungen können Anzeichen für Disharmonie des Herzbeutelmeridians sein.

Der Sanjiao-Meridian Der Sanjiao-Meridian wird häufig als der Dreifache Erwärmer oder der Dreifache Energiespender bezeichnet. Er hat seinen Ausgangspunkt im Ringfinger an der Stelle, wo der Herzbeutelmeridian endet. Er verläuft über den Handrücken, das Handgelenk und den Unterarm. Er passiert die äußere Spitze des Ellenbogens und die Rückseite des Oberarms bis hin zur rückwärtigen Schulter. Von dort geht er über die Schulter auf die Vorderseite des Körpers und tritt unterhalb des Brustbeins in die Brust ein. Er verzweigt und der Hauptzweig läuft zum Herzbeutel und weiter hinunter durch das Zwerchfell zu den drei Erwärmern: dem oberen, mittleren und unteren Jiao. Der zweite Zweig steigt entlang der Halsbeuge auf, schlägt einen Bogen hinter dem Ohr entlang und umkreist seitlich das Gesicht. Eine weitere kleine Verzweigung entsteht hinter dem Ohr und verbindet sich im äußeren Augenwinkel mit dem Gallenblasenmeridian.

Probleme, die in Verbindung mit dem Sanjiao-Meridian auftreten, entstehen an den Gesichtsseiten, im Hals oder Rachen sowie im Bauchraum. Beispiele sind unter anderem Taubheit, Ohrensausen, Blähungen und Beeinträchtigungen beim Wasserlassen.

Der Lenkergefäßmeridian

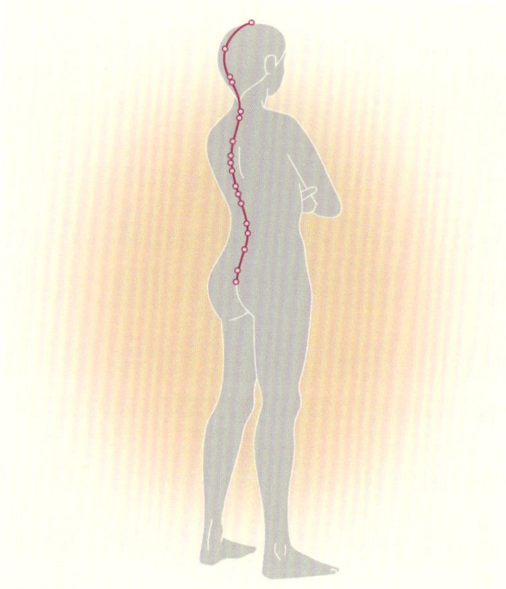

Die Zusatzmeridiane – Lenkergefäß- und Konzeptionsmeridian Das Meridiansystem besteht aus den Linien, die die fünf Yin- und die sechs Yang-Organe sowie den Herzbeutel miteinander verbinden. Neben diesen 12 gibt es noch acht weitere Meridiane, die ein Arzt, der nach der TCM behandelt, kennen sollte. Wir werden die beiden wichtigsten davon betrachten: das Lenkergefäß und den Konzeptionsmeridian. Sie sind wichtig, da sie über eigene Akupunkturpunkte verfügen, die sich von jenen der anderen 12 Hauptmeridiane unterscheiden. Alle anderen Zusatzmeridiane teilen sich die Punkte mit den Hauptmeridianen.

Das Lenkergefäß hat seinen Ursprung im Unterbauch und verzweigt in drei Linien. Zwei kleine Zweige steigen auf und verbinden sich mit jeder der beiden Nieren. Die dritte Linie, der Hauptzweig, verläuft hinunter zum Damm, tritt dort in den Ansatz der Wirbelsäule ein und steigt auf zum Gehirn. Dieser Zweig zieht

Der Konzeptionsmeridian

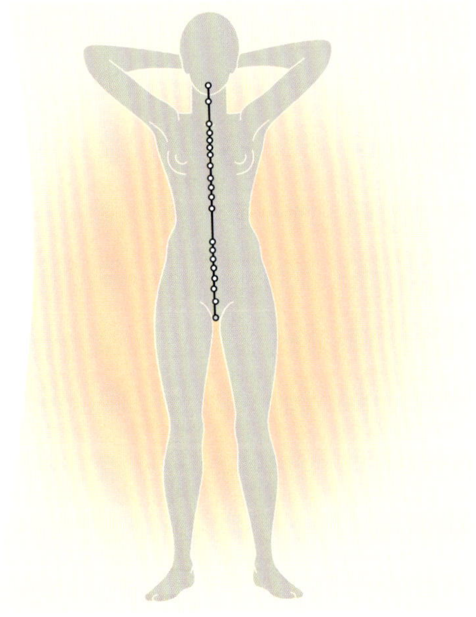

sich über den Scheitelpunkt des Schädels, die Mitte der Stirn und die Nase und endet in der oberen Zahnfleischleiste. Dr. Motoyama empfiehlt, Nadi Shodana zu praktizieren, um diesen Meridian zu reinigen.

Der Konzeptionsmeridian hat seinen Ausgangspunkt ebenfalls im Unterbauch, neben dem Lenkergefäß. Er hat nur einen Zweig und auch dieser verläuft zunächst hinunter zum Damm. Von dort steigt er längs der vorderen Mittellinie des Körpers durch den Hals und das Kinn in den Mund auf. Am Mund verzweigt er sich und beschreibt einen Bogen um die Lippen, bevor er sich zur Unterseite der Augen verzweigt. Das Lenkergefäß und der Konzeptionsmeridian verlaufen über die Vorder- und Rückseite des Torsos. Zudem berühren diese Meridiane auch die Vorder- und Rückseite jedes Chakras. Wenn wir atmen und Energie im Lenkergefäß nach oben und im Konzeptionsmeridian nach unten ziehen, vollenden wir den mikrokosmischen Kreislauf.

Akupunktur, Akupressur

Die Meridiane, die wir gerade betrachtet haben, verlaufen sowohl an der Oberfläche des Körpers als auch tief im Inneren. Die inneren Linien sind wichtiger als jene an der Außenseite, aber entlang der äußeren Pfade gibt es spezielle Stellen, die als Akupunkturpunkte bezeichnet werden. Wenn man diese Punkte stimuliert, wird der Fluss der verschiedenen Gewebe durch die Meridiane verstärkt oder verbessert. Diese Punkte können auf zwei Arten stimuliert werden, durch Akupunktur und durch Akupressur.

Akupunktur wird bereits seit mehr als 2000 Jahren praktiziert. Massagen, Atemarbeit, Übungen, besondere Kräuter und andere spezielle Diäten wurden in vielen Hochkulturen eingesetzt, um die Gesundheit und Lebenserwartung zu fördern. Hierzu Nadeln zu verwenden ist jedoch eine spezifisch daoistische Praxis. Die ersten dieser Nadeln bestanden wahrscheinlich aus Knochen oder Bambus, doch es dauerte nicht lange, bis Metallnadeln in Mode kamen, wobei silberne und goldene Nadeln die Favoriten darstellten. Heutzutage werden Einwegnadeln aus rostfreiem Stahl verwendet.

Wie tief die Nadeln eingeführt werden, hängt davon ab, an welchen Stellen sie zum Einsatz kommen. An den Händen können wenige Millimeter ausreichen, doch im Gesäß können durchaus 3–5,5 cm erforderlich sein. Oft werden im Laufe einer einzigen Sitzung ein Dutzend oder mehr Nadeln benötigt. In manchen Fällen werden die Nadeln einfach nur eingeführt und stecken dann eine Weile ruhig an Ort und Stelle. Doch es kann auch daran gerüttelt werden oder die Nadeln werden erwärmt. Im Allgemeinen verspürt man einen dumpfen Schmerz. Dieser zeigt, dass die Nadeln tatsächlich etwas bewirken. Sie bringen die Energien wieder ins Gleichgewicht: Stehendes zirkuliert, Mängel werden ausgeglichen, Kaltes wird erwärmt. Die Stimulation durch die Nadeln hat Auswirkungen auf Chi und Blut – und somit auf sämtliche Texturen des Körpers. Jeder Meridian, auf dem sich die Akupunkturpunkte befinden, ist einem bestimmten Organpaar zugeordnet, sodass auch diese Organe von der Prozedur profitieren.

Wie wir im Kapitel »Yin Yoga praktizieren« (S. 28) im Abschnitt über den Energiekreislauf gesehen haben, gibt es darüber hinaus auch noch andere Wege, den Energiefluss zu stimulieren. Im Zuge unserer Yin Yoga-Praxis stimulieren wir den Fluss des Chi durch Akupressur. Zwar ist diese Technik nicht so präzise wie die Akupunktur, doch indem wir das Gewebe entlang der Meridiane ganz einfach massieren, zusammendrücken oder dehnen, können wir ebenfalls den Energiefluss stimulieren und unser System wieder ins Gleichgewicht bringen. Wenn wir uns beispielsweise in der Sattelposition befinden und ein starkes Ziehen an der Innenseite der Leiste verspüren, stimulieren wir die Leber- und Nierenmeridiane. Wenn wir in der Position des Schwans ein Ziehen entlang der Außenseite der Hüften und aufgrund der Rückbeuge Druck auf den unteren Rücken verspüren, stimulieren wir die Gallen- und Harnblasenmeridiane.

Ganz allgemein sollten wir immer, wenn wir eine Yin Yoga-Position einnehmen, darauf achten, wo wir die Beanspruchung spüren. Werfen Sie einen Blick auf die oben stehenden Abbildungen, um zu sehen, welche Meridiane durch die Bereiche verlaufen, die signifikant beansprucht werden. So können Sie in Erfahrung bringen, welche Meridiane Sie stimulieren. Dabei werden Sie feststellen, dass häufig mehrere Linien auf einmal stimuliert werden. Und denken Sie auch daran, dass die Meridiane jeweils mehr als nur ein Organ mit Nahrung versorgen: Wenn Sie beim Schwan die Gallenblase stimulieren, hat dies auch positive Auswirkungen auf die Leber. Und jedes Mal, wenn wir die Nieren stimulieren, profitieren davon auch alle anderen Organe. Wenn Sie es fühlen, dann tun Sie es! Nun müssen Sie nur noch darauf achten, wo Sie es fühlen.

Emotionen Manchmal verspüren wir auch nicht allein Empfindungen unseres Körpers, sondern starke Emotionen. Die daostischen Yogis haben bemerkt, dass sich Emotionen auch körperlich manifestieren. Und es ist auch den modernen Yogis aufgefallen, dass uns Gefühle z. B. ganz schön »an die Nieren gehen« können. Unsere Organe sind Heimat von Emotionen: Das Herz birgt sowohl Liebe als auch Überschwang, die Leber ist Sitz von Freundlichkeit und Zorn. Unsere Nieren können ebenso die Quelle von Ängsten als auch von tiefer Weisheit sein. Und nicht nur ist jedes Organ der Sitz bestimmter Emotionen, sondern unsere Empfindungen können auch Auswirkungen auf die ihnen zugeordneten Organe haben. Zu viel Angst kann den Nieren Jing-Energie rauben. Und umgekehrt können wir ängstlich werden, wenn wir nicht über ausreichend Jing verfügen.

Die indischen Yogis haben schon früh erkannt, dass es ein Zusammenspiel zwischen unserem Körper und unserem Herzen gibt. Wundern Sie sich also nicht, wenn bei einem intensiven Yin Yoga-Training Emotionen an die Oberfläche treten. Dies ist Teil der Praxis. So wie wir möglicherweise über physisches Narbengewebe verfügen, das mobilisiert werden muss, kann auch emotionales Narbengewebe vorhanden sein, durch das wir uns hindurcharbeiten sollten. Hüftöffner bringen z.B. häufig Gefühle der Frustration, Verärgerung und des Zorns zum Vorschein, denn die Hüftöffner tendieren dazu, den Gallenblasenmeridian und sein Gegenüber, die Leber, zu massieren. Und Letztere ist Sitz von Ärger und Frustration.

Bei tiefen Rückbeugen kann es zu Gefühlen der Angst oder Furcht kommen, da wir dabei intensiv die Nieren bearbeiten, die Sitz von Angst und Weisheit sind. Wenn Sie sich Ihre Ängste eingestehen können, kann Ihre Weisheit wachsen. Wenn Sie bei Ihrem Zorn sein können, kann Freundlichkeit blühen.

Falls Sie gerade eine sehr emotionale Phase durchlaufen, können Sie Ihre Yoga-Praxis auch so aufbauen, dass Sie gezielt mit denjenigen Meridianen arbeiten, die das Organ unterstützen, das Sitz Ihrer Emotion ist. Zum Beispiel können Sie Trauer und Kummer begegnen, die in der Lunge angesiedelt sind, indem Sie mit dem Lungenmeridian arbeiten. Und dies wiederum tun Sie bei der Arbeit mit dem Oberkörper, insbesondere mit den Armen und Schultern. Sorgen können eingedämmt werden, wenn Sie mit den Magen- und Milzmeridianen arbeiten, etwa durch intensive Dehnungen der Oberschenkel sowie der Vorderseite des Rumpfes.

Denken Sie daran, Ihre Grenzen sorgsam auszuloten: Gehen Sie nicht zu schnell zu weit. Wenn Sie noch nicht bereit dazu sind, Ihre Emotionen herauszulassen, dann erzwingen Sie es nicht. Warten Sie ab, bis sich das Herz im Laufe der Zeit öffnet. Wenn sich Ihre Emotionen im erträglichen Rahmen bewegen, lassen Sie sie vor sich hinköcheln.

Wir müssen nicht auf die Emotionen reagieren, die im Zuge des Trainings aufkommen, wir müssen sie lediglich wahrnehmen. Nehmen Sie an, was Sie fühlen, und seien Sie neugierig. Yin ist gewährend: Lassen Sie das, was zutage tritt, gewähren, ohne dass Sie davor weglaufen oder versuchen, es zu ändern – wenn dies die angemessene Reaktion ist.

Wenn wir den Körper heilen, dann heilen wir damit auch das Herz. Emotionale Ungleichgewichte können durch unsere Praxis angesprochen werden und dadurch können wiederum einige physiologische Ungleichgewichte geheilt werden. Die Konzepte der Daoisten erklären, auf welche Weise dies geschieht: Unsere Emotionen haben ihre Wurzeln in den Organen und unsere Organe haben Auswirkungen auf unsere Emotionen. Was wir dem einen zufügen, das fügen wir auch dem anderen zu.

Eine westliche Perspektive

In Indien haben die yogischen Weisen durch subjektive Erfahrungen festgestellt, dass es 10 Formen des Prana gibt. In China haben die Daoisten 32 Formen des Chi festgehalten. Einige Seher kamen auf dem Wege der Intuition sogar auf eine noch größere Anzahl. Unserer westlichen Denkweise erscheinen diese subjektiven Behauptungen abstrus und nicht durch objektive Studien belegbar. Auf Nachfrage würden wohl die meisten Menschen in der westlichen Welt sagen, dass unsere Körper zwei Arten von Energie nutzen: chemische und elektrische. Und das war's dann. Aber ist das tatsächlich alles?

Chemische Energie wird durch den Blutkreislauf übertragen, elektrische über das Nervensystem. Dies sind die beiden großen Kommunikationssysteme, derer wir uns bewusst sind. Doch nun denken Sie an eine primitive Amöbe: Sie verfügt nicht über ein inneres Gefäßsystem, doch wenn sie verletzt wird, heilt sie sich selbst. Ein primitives Tier, wie etwa ein Schwamm, heilt sich selbst, obwohl es nicht über ein zentrales Nervensystem verfügt. Dies bedeutet, dass Kommunikation und Heilung innerhalb eines Organismus offensichtlich schon lange möglich waren, bevor es Gefäß- und Nervensysteme gab. In unserem Körper geht mehr vor sich, als in unseren westlichen Darstellungen festgehalten ist. Glücklicherweise arbeiten zahlreiche Forscher hart daran, unsere Denkmodelle dahin gehend zu erweitern, dass sie auch Energiemerkmale beinhalten – solche, wie sie die Yogis des Ostens bereits beschrieben haben könnten.

In diesem Abschnitt werden wir nur einige der neuen Erkenntnisse auf einem Wissensgebiet betrachten, das als Energiemedizin bezeichnet wird. Wir beginnen mit einigen Grundlagen zu Elektrizität und Magnetismus.

Neue Paradigmen

Ganzheit – Gesundheit – erfordert interne Kommunikation und die Fähigkeit, Substanzen zu bewegen. Die Körperzellen müssen miteinander kommunizieren. Wenn diese Kommunikation zusammenbricht, können wir nicht heil bleiben. Das Gleiche gilt für den Transport von Energie und Stoffen innerhalb des Körpers. Betrachten wir das Beispiel einer Stadt während eines Stromausfalls. Fällt der Strom aus, wird der Verkehr lahmgelegt, die Kommunikation bricht zusammen und die Stadt ist nicht mehr funktionsfähig. Ähnlich ist es mit dem Körper – Informationen und Energie müssen fließen, egal ob dies nun chemische Informationen in Form von Substanzen sind, die sich von einem Bereich des Körpers in einen anderen bewegen – oder elektrische Informationen, die einen Bereich darüber informieren, was gerade in einem anderen geschieht. Innerhalb dieses Modells kann ein Mangel an Gesundheit als ein Zusammenbruch des Kommunikations- und Transportnetzwerkes im Körper verstanden werden.

Die Evolution komplexer Lebensformen hält nun bereits seit mehr als 500 Mio. Jahren an und während all dieser Zeit wurde daran gearbeitet, die Fähigkeit zur Kommunikation und zum Transport von Energie und Informationen innerhalb des Körpers zu verbessern. Durch Ausprobieren hat das Leben Wege gefunden, immer besser auf diesen Gebieten zu werden, d.h. schneller, genauer und mit Bereitschaftssystemen für den Notfall. Die Natur und ihre physikalischen Gesetze halten viele mögliche Methoden zur Auswahl bereit. Und die erfolgreichsten Lebensformen eigneten sich natürlich so viele dieser Methoden an wie nur irgend möglich.

Die ersten multizellulären Lebensformen kommunizierten auf chemischem Wege. Stoffe wurden physisch von einer Zelle an die nächste weitergegeben. Später wurden Leitsysteme geschaffen, über die diese Stoffe weitere Strecken schneller und sicherer zurücklegen konnten. Aus diesen Leitsystemen entstand im Zuge der Evolution unser Blutkreislauf. Das Nervensystem entwickelte sich auf ähnliche Weise.

In der westlichen Welt entsteht ein neues Paradigma, das den bisherigen Blickwinkel auf die Mechanismen des Informations- und Energietransports wesentlich über einfache chemische und elektrische Erklärungsmodelle hinaus erweitert. Dieses neue Paradigma umfasst viele andere Formen der Kommunikation und des Energieflusses, auf die Ärzte in vergangenen Jahrhunderten bereits hingewiesen haben. Mit unseren modernen, sensiblen Instrumenten, mit denen auch winzige Vorkommen an Energie nachgewiesen werden können, sind wir in der Lage, diese neuen Denkmodelle zu überprüfen.

Einige wenige dieser neuen Modelle werden wir nun genauer betrachten und beginnen mit der Bioelektrizität – der Elektrizität des Körpers.

Bioelektrizität

Sind Ihnen schon einmal die Schuhe aufgefallen, die manche Kinder tragen und die leuchten, wenn die Kinder laufen? Kinder lieben die Lichtshow, die ihre Schuhe liefern. Und Eltern wissen es zu schätzen, dass dafür keine Batterien erforderlich sind. Woher kommt also die Elektrizität, die dieses Licht erstrahlen lässt? Die Antwort lautet: Es handelt sich um Piezoelektrizität, die durch Druck entsteht. Der Begriff leitet sich von dem griechischen Wort piezein ab, das zusammendrücken oder komprimieren bedeutet. Das piezoelektronische Phänomen ist seit über 100 Jahren bekannt und erhielt seinen Namen von David Brewster. Batterien werden hier nicht benötigt.

Bestimmte Arten von Kristallen bilden, wenn sie durch Druck verformt werden, elektrische Felder oder bewirken, dass Elektrizität fließt. Das Gegenteil kann ebenfalls passieren: Wenn ein elektrisches Feld auf diese Kristalle einwirkt, reagieren sie dadurch, dass sie sich verformen. Je stärker das Feld ist, desto erheblicher die Verformung, je stärker der Druck ist, desto stärker ist auch das elektrische Feld.

Piezoelektrische Kristalle müssen nicht wiederaufgeladen werden. Wenn sie wieder ihre ursprüngliche Form einnehmen, erlischt auch ihr Energiepotenzial, und wenn sie erneut verformt werden, regeneriert sich dadurch auch das elektrische Feld. Diese wunderbare Fähigkeit einiger Kristallarten kommt heutzutage bei zahlreichen Technologien zur Anwendung. Von der Lichtshow in den Schuhen über Grillzünder und elektrische Mikrophone bis hin zu ausgefeilten Sonarsystemen – Piezoelektrizität ist heutzutage weit verbreitet.

Ein Kristall ist eine strukturierte Ansammlung von Molekülen, die sich innerhalb der Materie stetig wiederholt. Was dabei häufig übersehen wird, ist, dass auch die Gewebearten in unserem Körper in ihrer Ausrichtung strukturierten, sich wiederholenden Mustern folgen. Die Moleküle unserer Muskeln, Knochen, Augen und Zellmembranen, des Kollagens und Elastins – und sogar unserer DNA – verfügen allesamt über eine kristallartige Struktur.

In seinen Büchern, die hervorragende Zusammenfassungen zur wissenschaftlichen Forschung und Energiemedizin bieten, schreibt James Oschman, dass man das lebendige Gewebe unseres Körpers am ehesten als Flüssigkristalle bezeichnen kann. Diese Stoffe sind irgendwo zwischen fester und flüssiger Materie angesiedelt und verfügen über Eigenschaften beider Kategorien. Er erläutert, dass nahezu der gesamte Körper aus Materie besteht, die in Form von Flüssigkristallen angeordnet ist, und er zitiert mehrere Studien, die diese These belegen.

Wenn sich nun unser flüssigkristallines Gewebe unter Druck verformt, generiert es piezoelektrische Energiepotenziale und winzige elektrische Ströme. Genau wie die oben beschriebenen Kinderschuhe generieren wir mit jeder Bewegung und jedem Atemzug, den wir machen, winzige Ströme von Energie.

Es wäre falsch, zu erwarten, dass diese piezoelektrischen Energien Stoffe in unserem Körper bewegen oder sonstige spürbare Auswirkungen auf uns haben können. Ziehen Sie jedoch die folgende Metapher in Betracht: Sie wollen einen großen Festtagsbraten zubereiten (oder – für die Vegetarier unter den Yogis – einen köstlichen Gemüseauflauf). Dazu müssen Sie den Backofen vorheizen, wissen aber nicht, auf wie viel Grad Sie ihn einstellen sollen. Also rufen Sie Ihre Mutter auf dem Handy an und sie empfiehlt, es mal mit ungefähr 200 Grad Celsius zu versuchen. Das Handy verbraucht eine sehr geringe Menge an Elektrizität, sagen wir mal 50 Milliwatt. Der Backofen hingegen muss ordentlich Hitze produzieren und braucht 1000 Watt, um ordnungsgemäß zu funktionieren. Doch bevor Sie nicht die kleine Menge an Energie für das Handy eingesetzt haben, um die gewünschte Information zu erhalten, nutzt Ihnen all die Energie des Backofens nichts. Mit Sicherheit könnten Sie mit dem Handy keinen Backofen beheizen, doch ohne die Intelligenz des Handys würde die Kraft des Ofens niemals aktiviert. Eine geringe Menge an Information kann große Veränderungen bewirken. Und um sich diese geringe Menge an Information zu erschließen, wird vergleichsweise wenig Energie benötigt, wenn man einmal den großen Effekt betrachtet, der dadurch ausgelöst wird.

Piezoelektrizität lässt elektrische Ladung durch Druck entstehen. Je größer der Druck, desto stärker ist die elektrische Ladung.

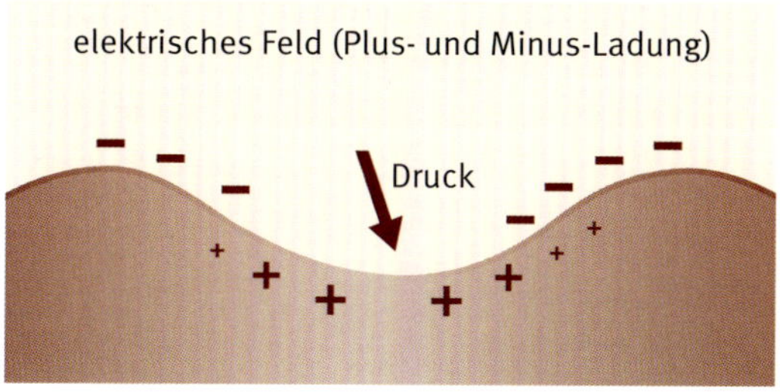

Dass unsere Körper als Flüssigkristalle betrachtet werden können und sogar kleine Bewegungen elektrische Felder und Ströme generieren, könnte eine Basis für wissenschaftliche Erklärungsmodelle eines Informations- und Energietransfers sein, die über einzig durch unseren Blutkreislauf und unser Nervensystem vermittelte, rein chemische oder elektrische Mechanismen hinausgehen. Auf der Grundlage solcher Modelle könnte nachvollziehbar werden, inwiefern Tätigkeiten wie Yoga oder Massagen, die den Körper physisch manipulieren, sich auf die Funktionalität unseres Körpers und auf unsere Gesundheit auswirken könnten.

Bioelektrizität und unsere Knochen Wir haben bereits erörtert, dass Yin Yoga geeignet ist, die Degeneration unserer Knochen zu bekämpfen. Eine der vielen Gewebearten, deren Struktur kristallin angeordnet ist, ist unser Knochengewebe. Wenn wir unsere Knochen beanspruchen, generieren wir innerhalb der Knochen selbst kleine piezoelektrische Ströme. Diese Ströme geben Signale an die Zellen innerhalb des Knochens und beeinflussen deren Verhalten. Innerhalb unserer Knochen gibt es Zellen, deren Aufgabe es ist, neues Knochenmaterial zu erschaffen – die Osteoblasten –, und es gibt Zellen, die für die Entsorgung von altem, verbrauchtem Knochenmaterial zuständig sind – die Osteoklasten. Wenn wir unsere Knochen durch Yoga, Gehen oder andere Übungen mit Gewichtsbelastung aktiv beanspruchen, geben wir damit unseren Osteoklasten das Signal, die Beseitigung unserer alten Knochen zu verlangsamen. Dies ermöglicht es den Osteoblasten, mit dem Aufbau neuen Knochenmaterials fortzufahren, wodurch unsere Knochen dicker und stärker werden. Werden die Knochen nicht beansprucht, werden sie durch die kontinuierliche Arbeit der Osteoklasten ausgehöhlt. Wir müssen die Knochen beanspruchen, um jene elektrischen Ströme zu erzeugen, die eine Degeneration verlangsamen.

Die oben geschilderten Vorgänge spielen sich nicht nur in unseren Knochen ab. Die piezoelektrischen Ströme entstehen überall in unserem Körper und signalisieren den Zellen entweder, dass sie ihre Aktivitäten beschleunigen oder diese verlangsamen sollen. Eine weitere Form von elektrischer Signalübertragung, die sich ebenfalls außerhalb unseres zentralen Nervensystems abspielt, ist der Strom, der anzeigt, dass eine Verletzung repariert werden muss. Diese kleinen elektrischen Ströme entstehen in unserem Gewebe, wenn es beschädigt wurde, und sie signalisieren diversen Zellen, dass Hilfe benötigt wird. Dieser Strom fließt nicht durch unser Nervensystem, doch er kann Immunzellen, Fibroblasten und andere Zellen anziehen, die benötigt werden, um den Schaden zu reparieren. Sind die »Reparaturarbeiten« abgeschlossen, versiegt der Strom.

Bioelektromagnetismus

Es gibt grundsätzlich zwei verschiede Arten von Magneten: Dauermagnete und Elektromagnete. Jeder von uns kennt Dauermagnete, mit denen wir z.B. Notizzettel an die Kühlschranktür heften. Elektromagnete verfügen im Gegensatz dazu nur dann über ein magnetisches Feld, wenn elektrischer Strom fließt. Wenn wir Strom durch einen Draht schicken, entsteht überall um diesen Draht herum ein magnetisches Feld. Ändert der Strom die Fließrichtung, dann kehrt sich auch die Orientierung des Magnetfeldes um.

Ein Elektron in Bewegung erzeugt sowohl ein elektrisches als auch ein magnetisches Feld. Daher kann man einfach elektrische und magnetische Felder als zwei Aspekte eines einzigen Feldes betrachten, das als elektromagnetisches Feld bezeichnet wird. Wenn wir diesen Begriff verwenden, ist/sind damit das elektrische und/ oder das magnetische Feld gemeint.

Es gibt natürliche und künstlich erzeugte elektromagnetische Felder. Verglichen mit den Feldern in unserem Körper verfügt die Erde über ein gigantisches Magnetfeld. Dieses Feld wird aus zahlreichen Quellen gespeist, zu denen auch Blitze gehören, die elektromagnetische Felder erzeugen, die sogar noch stärker sind als das der Erde – allerdings nur von sehr kurzer Dauer. Die Elektrokabel, die sich inner- und außerhalb Ihres Hauses befinden, verfügen alle über ihre eigenen elektromagnetischen Felder, ebenso wie Ihre Kühlschrankmagneten und die Lautsprecher Ihrer Stereoanlage. Diese

Magnetfelder im Haushalt sind alle wesentlich stärker als das Magnetfeld der Erde, jedoch weniger durchdringend.

Unsere Herzen werden sowohl durch einen elektrischen Strom als auch durch ein elektromagnetisches Feld reguliert. Das Magnetfeld unseres Herzens ist eine Million Mal kleiner als das der Erde. Außerdem kann seine Größe von Mensch zu Mensch variieren und ist auch bei ein und derselben Person nicht zu allen Zeiten gleich groß. Trotz seiner relativen Schwäche ist das elektromagnetische Feld des Herzens messbar. Elektrokardiogramme (EKG) werden verwendet, um die elektrische Kraft an unterschiedlichen Standorten im Körper zu messen. Auch unser Gehirn ist eine Quelle elektrischer Aktivität und verfügt über ein messbares elektromagnetisches Feld. Das Magnetfeld des Gehirns ist ungefähr 1000-mal schwächer als das des Herzens und wurde daher natürlich erst lange nach dem Magnetfeld des Herzens entdeckt.

Alle Elektronen in Bewegung erzeugen ein elektromagnetisches Feld. Und was ist mit den winzigen piezoelektronischen Feldern, die wir im vorigen Abschnitt betrachtet haben? Erzeugen sie elektromagnetische Felder und, wenn ja, sind diese messbar? Diese winzigen Felder, auch sie sind so klein, dass sie erst vor relativ kurzer Zeit entdeckt wurden, existieren tatsächlich und konnten dank der Erfindung eines tollen Sensors gemessen werden, der unter dem Namen SQUID bekannt ist. SQUID ist die Abkürzung für Superconducting Quantum Interference Device (Supraleitende Quanteninterferenzeinheit) und seine Erfindung hat unter anderem die Magnetresonanztomografie (MRT) erst möglich gemacht. Der SQUID wurde in den frühen 1970er-Jahren von John Zimmerman erfunden und ermöglicht es Magnetometern, sehr kleine elektromagnetische Felder zu entdecken. Zimmerman selbst und andere nach ihm konnten damit die Vergrößerung eines elektromagnetischen Feldes nachweisen, das ein Therapeut durch eine Berührung mit der Hand erzeugt hatte. Das Forschungsgebiet, das sich mit solchen erzeugten elektromagnetischen Feldern beschäftigt, heißt Bioelektromagnetismus.

Unser Blut besteht größtenteils aus Wasser, in dem eine Menge Salze und Mineralstoffe aufgelöst sind. Derart angereichertes Wasser eignet sich hervorragend als Leiter für Elektrizität. Es ist daher nicht erstaunlich, dass ein EKG im ganzen Körper Signale messen kann, die vom Herzen ausgehen: Sein elektromagnetisches Feld wird durch den Blutkreislauf verbreitet. Das elektrische Feld des Herzens berührt sämtliche Teile des Körpers und auch sein magnetisches Feld ist durchdringend. Es gibt Vermutungen, dass die vom Herzen ausgehenden Signale Informationen durch unsere gesamte Matrix senden. Das Herz ist mehr als nur eine Pumpe. Es ist das Zentrum eines Kommunikationssystems, das den ganzen Körper darüber auf dem Laufenden hält, was gerade vor sich geht.

Innerhalb der früher vorherrschenden medizinischen Standardparadigmen wurde die Präsenz der elektromagnetischen Felder des Körpers bedauerlicherweise lediglich als ein nützliches Diagnosewerkzeug betrachtet. Solche Denkmodelle konnten nichts dazu beitragen, therapeutische Prozeduren unter Verwendung der elektrischen oder magnetischen Felder des Körpers zu entwickeln. Doch wie wir sehen werden, haben Praktiker aus dem Bereich der alternativen Medizin dieses Wissen auch zu therapeutischen Zwecken eingesetzt.

Bislang haben wir hier lediglich erörtert, dass ein Elektron in Bewegung ein Magnetfeld erzeugt. Dies trifft auch umgekehrt zu. Ein sich bewegendes Magnetfeld kann einen elektrischen Strom erzeugen. Ein elektrischer Generator funktioniert auf diese Art und Weise. Ein Magnet wird in einer Drahtspule platziert, und wenn dieser Magnet dann rotiert, entsteht Elektrizität. Andersherum rotiert der Magnet, wenn elektrischer Strom durch die Spule geleitet wird. Dies bildet die Basis für einen Elektromotor. Unsere Körper erzeugen somit nicht lediglich Magnetfelder, sondern werden auch von diesen beeinflusst.

Nachdem John Zimmerman den SQUID erfunden hatte, begann er mit einer interessanten Forschungsarbeit zu den Magnetfeldern von Therapeuten, die mit den Händen arbeiten. Eine ähnliche, aber detaillierte Studie wurde zu einem späteren Zeitpunkt in Japan durchgeführt. Die japanische Studie umfasste nicht nur Therapeuten, sondern auch Chi-Gong-Meister, Zen-Meister, Yogis und Meditierende. Die Ergebnisse dieser Studien zeigten, dass von den Händen eines Spezialisten für Körpertherapie Magnetfelder erzeugt wurden, die 100- bis 1000-mal so stark waren wie das Feld unseres Herzens. Die Studien ergaben außerdem, dass die Magnetfelder mit niedrigen Frequenzen von 0,3–30 Hz pulsierten. Der Großteil der Magnetfeldfrequenzen bewegte sich um die 7–8 Hz, aber die Felder umfassten kontinuierlich die gesamte Spannbreite der Frequenzen. Die Therapeuten waren sich natürlich nicht bewusst, was sie da taten. Sie machten einfach ihr Ding.

Bioelektromagnetisches Heilen Nun, all dies ist sicher faszinierend. Doch warum ist es wichtig? Seit Beginn des 19. Jahrhunderts haben Wissenschaftler und Ärzte immer wieder mit Magneten experimentiert, um ihren möglichen therapeutischen Wirkungen auf die Spur zu kommen. Gegen Ende des 19. Jahrhunderts, als die Medizin standardisiert wurde, hat man diese Forschung eingestellt. Vor Kurzem wurde sie jedoch wiederaufgenommen. Die Erkenntnisse dieser jüngeren Forschungsarbeiten rechtfertigen die früheren Annahmen, dass Magnetismus in bestimmten Situationen zur Heilung von Menschen beitragen kann. Eine der entwickelten Therapien ist die pulsierende Magnetfeldtherapie.

Diese Therapie funktioniert wie folgt: Gelegentlich wollen Knochenbrüche einfach nicht heilen, obwohl der Arzt den Knochen gerichtet und vielleicht sogar einen Gipsverband angelegt hat – nach einigen Monaten ist der Knochen noch immer gebrochen. Und sogar nach mehreren Jahren ist er noch nicht verheilt! Dies wird als Pseudoarthrose bezeichnet. Der Selbstheilungsmechanismus des Körpers ist offenbar beeinträchtigt und die Informationen, die zur Heilung des Knochenbruchs benötigt werden, gelangen nicht mehr zu den Gewebearten, die für die Heilung des Knochens verantwortlich sind. Heutzutage wissen viele Ärzte, dass die pulsierende Magnetfeldtherapie hier hilft. Dazu wird ein Magnetfeldgenerator um den gebrochenen Knochen platziert und er wird 8–10 Stunden pro Tag einem oszillierenden Magnetfeld ausgesetzt. Klinische Tests haben ergeben, dass sogar Knochen, die zuvor 40 Jahre lang gebrochen geblieben waren, mit dieser Technik geheilt werden konnten.

Magnetfeldfrequenzen und ihre Effekte

Frequenz	Effekte
2 Hz	Nervenregeneration
7 Hz	Knochenwachstum
10 Hz	Regeneration von Bändern
15–20 Hz	Regeneration der Haut
25 und 50 Hz	Unterstützung des Nervenwachstums

Die Frequenz des Magnetfeldes, dem der gebrochene Knochen ausgesetzt wird, beträgt 7 Hz. Diese heilende Frequenz wird als spezifisches Frequenzfenster bezeichnet (FWS). Im Jahr 1995 haben die Wissenschaftler Sisken und Walker berichtet, dass unterschiedliche Gewebearten auf unterschiedliche spezifische Frequenzfenster ansprechen.

Die Untersuchungen, die Zimmerman an den Magnetfeldern vornahm, die von den Händen von Körpertherapeuten generiert wurden, konnten keine heilende Wirkung nachweisen. Doch er entdeckte, dass die Therapeuten Felder mit den gleichen Frequenzen erzeugten, die gemäß den Erkenntnissen anderer Wissenschaftler die Heilung stimulierten. Zukünftige Studien müssen erst noch beweisen, dass Heilen durch Berührung tatsächlich funktioniert, aber die bisherigen Ergebnisse deuten auf ein vielversprechendes Untersuchungsgebiet hin.

Lassen Sie uns einen Moment darüber nachdenken, was dies für unsere Yoga-Praxis bedeutet. Alle Yoga-Praktiken beanspruchen unser Gewebe und dieser Druck erzeugt piezoelektrische Ströme. Diese Ströme transportieren Informationen durch unser Gewebe und kommunizieren Vorgänge, sodass eine angemessene Zellreaktion stattfinden kann. Diese Ströme generieren außerdem Magnetfelder, die heilende Reaktionen triggern können. Wenn wir uns dehnen, drehen und unsere Muskeln sowie das Bindegewebe zusammendrücken, schalten wir im wahrsten Sinne des Wortes unsere Energie ein.

Energetische Behandlungspfade Wenn eine verletzte oder erkrankte Region des Körpers nicht die erforderlichen Informationen erhält, werden die körpereigenen Ressourcen für eine Reaktion entweder gar nicht mobilisiert oder der Körper reagiert auf ineffektive, manchmal sogar auf unangemessene Weise. Alternative Heilungsmethoden wie Yoga, Tai-Chi, Massagen, Energiemanipulationstherapien und viele andere könnten Wege bieten, die fehlenden Informationen zu liefern, indem sie sehr schwache, niedrigfrequente elektromagnetische Felder erzeugen. Vollenden wir den Aufbau eines möglichen Modells, indem wir auf der Zellebene genauer betrachten, auf welche Weise diese Informationen übertragen werden können.

Elektrische Felder folgen dem Fluss der Elektrizität. Wie wir gesehen haben, sind Nerven nicht die einzigen Leiter von Elektrizität in unserem Körper. Ein EKG kann die elektrische Aktivität des Herzens an Orten messen, die weit von unserem Brustkorb entfernt sind. Diese Signale sind möglich, weil unser Blutkreislauf selbst elektromagnetische Informationen leitet. Also stellt der Blutkreislauf einen möglichen Kanal dar, durch den neben chemischer auch elektromagnetische Energie fließen kann. Interessanterweise haben die Daoisten den Blutkreislauf bereits vor langer Zeit als ein mögliches Leitsystem für das Chi ausgemacht. Wenn es sich bei Chi nicht einfach nur um chemische Energie handelt, haben sie die Leitfähigkeit ihrer Blutgefäße für elektromagnetische Energie möglicherweise erahnt. Oder vielleicht muss die Definition von Chi dahin gehend erweitert werden, dass sie alle diese Formen von Energie umfasst: chemische, elektrische und elektromagnetische.

Ist das schon die Lösung? Erreicht unser Blutkreislauf alle Regionen des Körpers? Was ist mit dem Inneren der Zellen? Wie können Informationen in das Innere der Zellen selbst übertragen werden? Um diese Fragen beantworten zu können, müssen wir den elektrischen Strom und die sich entwickelnden Zellmodelle näher betrachten.

Das Tütensuppen- und andere Modelle des Zellaufbaus

In den meisten Büchern, die sich mit dem Zellaufbau beschäftigen, findet man hübsche Abbildungen, die zeigen, wie all die Organellen – die Hauptbestandteile einer Zelle – in einer Flüssigkeit herumschwimmen. Diese Modelle sind sehr elegant und detailliert – aber was ist denn eigentlich diese wasserartige Substanz im Inneren der Zelle? Suppe! In einem frühen, populären Zellmodell schwimmt der ganze interne Apparat der Zelle in dieser Suppe. Stoffe von außerhalb dringen über die durchlässige Zellmembran ein und schwimmen dann ebenfalls in der Suppe herum, bis sie zufällig mit etwas Wichtigem zusammenstoßen. Im chemischen Energiemodell der Kommunikation ist es erforderlich, dass sich diese Chemikalien nach dem Zufallsprinzip bewegen, bis sie ihr Ziel gefunden haben und mit diesem eine Verbindung eingehen können.

Dieses Modell ist natürlich nicht sonderlich befriedigend, da eine Informationsübertragung hier gänzlich von einem zufälligen Timing abhängt. Laut James Oschman gehen außerdem viele Zellaktivitäten viel zu rasch über die Bühne, als dass sie tatsächlich auf ziellosem Herumschwimmen basieren könnten. Dieses Modell ist also nicht ganz schlüssig.

Bei der Betrachtung der Körperdarstellung in den meisten Werken zur Anatomie stellt sich ein ganz ähnliches Gefühl ein, dass hier etwas fehlt. In diesen Büchern erscheinen wunderbar detaillierte Abbildungen des Blutkreislaufs oder des knöchernen, des muskulären und des Nervensystems. Aber all diese Modelle zeigen uns nicht den Stoff, in den all diese Systeme eingebettet sind. Das Bindegewebe fehlt. Das Bindegewebe verbindet das Blutkreislaufsystem mit dem Nervensystem, dem muskulären System usw. Wie wir gesehen haben, ist unser Bindegewebe allgegenwärtig und besteht aus Kollagen- und Elastinfasern sowie zahlreichen anderen Komponenten, angeordnet in kristallinen Matrizes. Diese Matrizes bilden die piezoelektrischen Kristalle, die die elektrische Energie erzeugen und leiten, die im vorhergehenden Abschnitt erläutert wurde.

Diese Matrizes sind das, was in den Tütensuppenmodellen des Zellaufbaus fehlt. Wir benötigen ein neues Modell, das diese Lücken schließt und uns die zellulären Prozesse vollständiger erklärt.

Das Zellskelett Neuere Modelle der Zellanatomie haben erkannt, dass eine Zelle nicht einfach nur ein Haufen Glibber ist. Sie birgt eine Struktur in sich. Wie auf der folgenden Abbildung zu sehen, ist eine Zelle mit Fasern und Filamenten, Röhren und Struktur gefüllt.

Im Allgemeinen wird diese Struktur als Zellskelett oder als zytoplasmische Matrix bezeichnet. Und ebenso wie das Knochenskelett unseres Körpers verleiht sie der gesamten Zelle Festigkeit und Unterstützung. Und darüber hinaus bietet das Zellskelett auch noch Pfade, auf denen die Informationen fließen können. Nun müssen wir uns nicht mehr länger vorstellen, dass die chemischen Informationen einfach so im Suppenmeer herumschwimmen und auf Zufallsbegegnungen warten. Vielmehr sehen wir nun, dass die chemischen Informationen von Enzymen, mit denen das Zellskelett gefüttert ist, zu ihrem Zielort geführt werden können. Beachten Sie auch, dass die Linien, die das Zellskelett bilden, über die Zellwände hinausgehen. Diese Verbindungselemente nennt man Integrine und sie verbinden die Innen- und Außenbereiche unserer Zellen. Wie bereits erörtert ist die extrazelluläre Matrix durch unsere Faszien in einem Netzwerk über den gesamten Körper verbreitet. Da nun jede Zelle Verbindungen nach innen und außen aufweist und die Grundsubstanz in jede Region des Körpers fließt, stellen wir fest, dass jede einzelne Zelle über eine Verbindung zu jeder anderen Zelle unseres Körpers verfügt. In unserem Inneren existiert also kein Ort, der nicht mit jedem anderen verbunden wäre.

Wir haben von der potenziellen vollständigen Verbundenheit gesprochen. Außerdem haben wir die These aufgestellt, dass Krankheit durch Informationsblockaden entsteht, ein Unvermögen des Körpers, heilende Signale an die betroffene Region zu senden. Wenn ein Problem eine Region des Körpers von den anderen isoliert, können Informationen unter Umständen nicht durchdringen. Wie bei einer Stadt, die von einem Stromausfall betroffen ist, können Kommunikations- und Transportsysteme zusammenbrechen. Die Stadt kann dies für kurze Zeit überstehen, doch wenn keine Hilfe von außen kommt, ist sie dem Untergang geweiht. Mit unserem Körper verhält es sich ganz ähnlich. Gesundheit bedeutet Ganzheit. Wenn ein Teil des Körpers vom Informationsfluss innerhalb dieses Körpers abgeschnitten ist, entsteht Krankheit.

Meridiane und Akupunktur neu überdacht

Jene Wissenschaftler aus der westlichen Welt, die ursprünglich die östlichen Denkmodelle von Meridianen und Nadis untersucht haben, begaben sich an ihre Seziertische und versuchten, physikalische Manifestationen dieser Kanäle zu finden. Und beim Sezieren ließen sie das vermeintlich leblose Bindegewebe außer Acht. Sie ignorierten dieses Gewebe bei ihrer Suche nach etwas, das einfach nicht vorhanden war. Sie suchten nach Kanälen und Röhrenleitsystemen, die den Nerven und Blutgefäßen ähnelten, und konnten sie nicht finden. Ihre Schlussfolgerung: Es gibt keine Kanäle, keine Meridiane. Ironischerweise ignorierten Sie dabei eben jene Gewebearten, die die Kanäle bildeten, nach denen sie suchten. Energien fließen durch das Bindegewebe, durch die wasserbindenden Fasern der Grundsubstanz.

Laut den Weisen des Altertums gab es 72 000 Nadis. Einige gingen von 300 000 aus, manche sogar von 350 000. Sie irrten sich: Die Anzahl an Verbindungen zwischen den Billionen von Zellen unseres Körpers ist nicht zählbar. Laut einem Artikel, der am 11. Februar 2011 in der US-amerikanischen Fachzeitschrift »Science« erschienen ist, verfügt das menschliche Gehirn über 80 Milliarden Neurone, die über 150 Billionen Synapsen, den Kommunikationsrelais zwischen den Zellen, miteinander in Verbindung stehen. Und diese Zahlen beziehen sich nur allein auf das Gehirn! Handelt es sich bei diesen Verbindungen um die Nadis und die Meridiane, die die Weisen erforschten? Sind sie die Leitsysteme für die Energien des Prana und des Chi? Sind dies die Energien und Kanäle, die die frühen Energieexperten mithilfe der kulturellen Konzepte, die ihnen zur Verfügung standen, zu kartografieren versuchten?

Und was ist mit den 32 verschiedenen Formen des Chi, die die Daoisten entdeckt haben? Bei seinen Studien untersuchte Dr. Oschman auch Informationen zur Schwerkraft sowie Infrarot-, photonische, Mikrowellen- und viele andere Energien, die der Körper anscheinend einsetzt, um Informationen zu kommunizieren. Es scheint tatsächlich wahrscheinlich, dass sich das Leben auf der Erde im Laufe von Hunderten von Millionen Jahren der Evolution an alles angepasst und sich alles zunutze gemacht hat, was ihm Mutter Natur zur Verfügung gestellt hat. Wenn wir die oben genannten Formen der Energie zu denjenigen hinzunehmen, die wir bereits erörtert haben (chemische, elektrische und magnetische), und dann noch einkalkulieren, dass, wie wir festgestellt haben, Zellen auf Myriaden von Wegen miteinander kommunizieren, dann kommen wir auf eine Gesamtsumme, die die von den alten Weisen genannten Zahlen noch überschreitet. Noch einmal: Wir haben nicht herausgefunden, dass die indischen und daoistischen Yogis übertrieben haben, sondern wir können vielmehr nun davon ausgehen, dass sie bei ihren Beschreibungen dessen, was alles im Inneren unseres Körpers vorgeht, ziemlich konservativ waren.

Im Jahr 1997 hat die nationale Gesundheitsbehörde der USA (National Institutes of Health – NIH) ihre Einstufung der Akupunktur als »experimentell« zurückgenommen und festgestellt, dass Akupunktur bei der Behandlung von Brechreiz infolge einer Chemotherapie oder während einer Schwangerschaft durchaus effektiv sein kann und außerdem bei bestimmten Krankheiten zur Schmerzlinderung beiträgt. Die NIH hatten eine mehrjährige Studie zur Untersuchung der zahlreichen Behauptungen zum therapeutischen Nutzen der Akupunktur durchgeführt. Einige dieser Untersuchungen wurden auf wissenschaftlicher

In der zytoplasmischen Matrix der Zelle können chemische Informationen fließen.

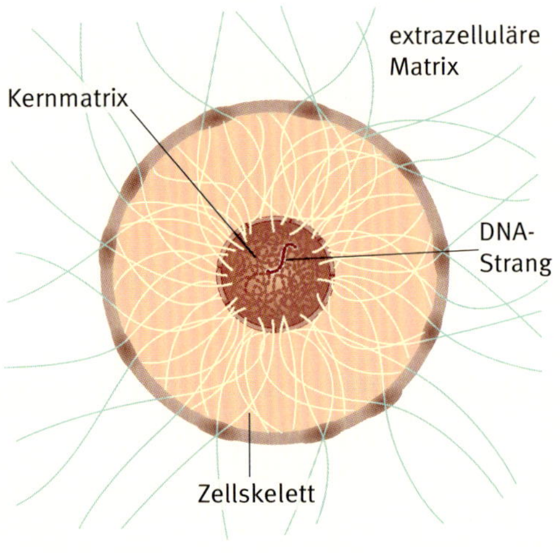

Basis mit korrekten Kontrollstudien durchgeführt, doch in den meisten Fällen gab es keine Kontrollstudien und die Untersuchungen waren unzureichend. Und obwohl man zu dem Ergebnis kam, dass Akupunktur effektiv bei der Behandlung von Schmerzen und Brechreiz war, gab es für diese Leiden auch konventionelle westliche Behandlungsmethoden, wie etwa Analgetika.

Bis zum Jahr 2009 wurden allerdings dann mehrere strikt ordnungsgemäße Studien durchgeführt, die ergaben, dass Akupunktur die Schmerzwahrnehmung des Gehirns verändern kann. Außerdem gibt es einige Hinweise darauf, dass Akupunktur auch bei anderen Erkrankungen, wie etwa dem Reizdarmsyndrom und Depressionen, hilfreich sein kann. Eine weitere Studie ergab, dass Akupunktur sogar ohne Nadeln effektiv ist! Dazu muss lediglich der Akupunkturpunkt beansprucht werden – und dies ist natürlich nichts anderes als Akupressur. In einigen Fällen reichte sogar ein einfaches Kneifen aus, um das Gehirn zur Ausschüttung von Endorphinen zu stimulieren.

Offensichtlich ist der westliche Standpunkt zur Akupunktur immer noch in der Entwicklung begriffen. Es darf bezweifelt werden, dass sämtliche der zahllosen und teilweise übertriebenen Behauptungen zum Nutzen der Akupunktur durch weitere Studien bestätigt werden können. Dennoch ist ziemlich klar, dass etwas passiert, wenn wir diese Akupunkturpunkte und Meridiane stimulieren, ob mit oder ohne Nadeln. Was könnte dieses »etwas« sein?

Es gibt keine übereinstimmende Meinung dazu, wie Akupunktur wirkt – und es könnten hier in der Tat mehrere Mechanismen beteiligt sein. Eine Vermutung lautet, dass die Akupunkturnadeln eine Verletzung simulieren und so dazu führen, dass ein Verletzungs-Reparatur-Stromfluss erzeugt wird. Wird dieser Stromfluss an einem Ort erzeugt, an dem sich ein Kommunikationskanal befindet, z.B. ein Pfad mit geringem Widerstand durch die wassergefüllte, extrazelluläre Matrix, dann kann dieser Stromfluss durch den Körper an einen anderen Ort geleitet werden, wo er eine Heilungsreaktion stimulieren kann. Eine andere Vermutung lautet, dass wenn Druck auf ein Gelenk gebracht wird (Akupressur) oder an einer Akupunkturnadel gerüttelt oder gedreht wird, ein mechanisches Ziehen an den Kollagen- und Elastinfasern im Bindegewebe ausgelöst wird. Das mechanische Ziehen hat Auswirkungen auf die nahe gelegenen Zellen und ihre Integrine. Somit wandert die Beanspruchung direkt in das Innere der Zellen. Eine Reorganisation des Zellskeletts kann eine Zellmigration oder -kontraktion und die Ausscheidung diverser Proteine verursachen. All diese Veränderungen können eine Kaskade an Auswirkungen innerhalb der extrazellulären Matrix auslösen. (S. auch Langevin, H.M. et al. »Mechnical signaling, etc.« in: FASEB Journal 15 [2001], S. 2275-82.)

Ob wir nun die zugrunde liegenden Mechanismen verstehen oder nicht – unsere eigenen Erfahrungswerte sind von höchster Bedeutung. Manchmal gibt es keine Karte für den Weg, auf dem wir voranschreiten, und wir müssen einfach unsere eigene entwickeln. Auch in der westlichen Welt wird der therapeutische Nutzen der Akupunktur und -pressur mittlerweile partiell anerkannt. Aus dem Osten dringen zahlreiche mehr anekdotische Berichte zu ihrem Nutzen zu uns vor. Wenn wir Yin Yoga praktizieren, sollten wir offen für die Veränderungen sein, wie wir dabei erfahren – und diese bewusst wahrnehmen. Sowohl während des Trainings als auch in den darauffolgenden Tagen.

Das Nervensystem

Die indischen Yogis brachten sehr deutlich zum Ausdruck, dass es sich bei den Nadis, die sie für uns kartografierten, um Teile des feinstofflichen Körpers handelte, die nicht leicht zu entdecken waren – und ganz offensichtlich nicht um unsere Nerven. Die Daoisten waren sich genauso sicher, dass es sich bei den Meridianen, die sie mittels Akupunktur stimulierten, ebenfalls nicht um Nerven handelte. Aber was ist dann mit unseren Nerven? Wenn Yoga gut für sämtliche Gewebearten ist, welchen Nutzen zieht unser Nervensystem aus der Praxis?

Wissenschaftler lieben es, Dinge in ihre Komponenten aufzuteilen. Es ist einfacher, Subsysteme zu untersuchen und sich auf dieser Basis ein Verständnis dafür zu erarbeiten, wie das übergeordnete System funktionieren könnte. Unser Nervensystem besteht aus zwei solchen Subsystemen: dem zentralen Nervensystem (ZNS), das Gehirn und Rückenmark umfasst, und dem peripheren Nervensystem, dem die Nerven angehören, die unseren Körper innervieren (durchziehen) – und das mit dem ZNS verbunden ist. Das periphere Nervensystem unterteilt sich wiederum in das somatische Nervensystem, das eine bewusste Kontrolle unserer Muskulatur ermöglich, und das vegetative Nervensystem, das eine unwillkürliche Kontrolle über unsere Eingeweide ausübt: unsere Organe, Drüsen und glatte Muskulatur. Eine Abbildung des vegetativen Nervensystems zeigt, dass es aus drei weiteren Subsystemen besteht: dem enteralen Nervensystem, das unseren Verdauungstrakt kontrolliert, dem sympathischen Nervensystem (SNS), das für unsere Stressreaktionen verantwortlich ist, und dem parasympathischen Nervensystem (PNS), das gelegentlich auch als Ruhenerv bezeichnet wird. Das waren jetzt eine Menge Abkürzungen und wir werden nur die letzten beiden näher betrachten.

Ein Zitat von Dr. Timothy McCall lautet: »Man kann sagen, dass Stress heutzutage in der westlichen Welt die Todesursache Nr. 1 ist.« In seinem Buch »Yoga as Medicine« erklärt McCall, dass Stress zu einigen der größten Gesundheitsprobleme unserer Tage beiträgt, darunter Diabetes, Depressionen, Osteoporose, Herzinfarkte, Schlaganfälle und Autoimmunerkrankungen wie Multiple Sklerose und rheumatische Arthritis. Darüber hinaus sagt er, dass es zwar nicht viele Hinweise darauf gibt, dass Stress Krebs verursacht, aber er scheint die Wahrscheinlichkeit zu erhöhen, daran zu sterben.

Stress ist in unserer Kultur unvermeidbar und ein gewisses Maß davon ist sogar notwendig, damit unsere Körper kräftig und gesund sein kann. Jede Art von Training sollte die dualen Komponenten Stress (Beanspruchung) und Ruhe beinhalten. Wenn wir allerdings zu viel Stress und nicht genug Ruhe haben, treten Probleme auf. Physiologisch ausgedrückt ist dann unser SNS hyperaktiv, während unser PNS hypoaktiv ist.

Das SNS ist hauptsächlich für unsere Stressreaktionen verantwortlich und ist somit Yang. Wenn unsere Vorfahren von einem Säbelzahntiger gejagt oder von dem Stamm aus dem Nachbartal angegriffen wurden, wurde ihr SNS stark aktiviert und verlieh ihnen die Energie und Konzentration, die für Flucht oder Kampf benötigt wurden. Der Mandelkern des Gehirns erkennt die Bedrohung und stimuliert den Hypothalamus, der dann wiederum Hormone freisetzt, die die Hypophyse aktivieren. Die Hypophyse schüttet dann wiederum Hormone aus, die unsere Nebennieren dazu animieren, diverse andere Hormone auszuschütten, darunter Adrenalin, das unsere Herz- und unsere Atemfrequenz erhöht, sowie Cortisol, das unser Immunsystem temporär stärkt.

Das sympathische Nervensystem

- erweitert die Pupillen
- reduziert den Speichelfluss
- erhöht die Herzfrequenz
- verengt die kleinen Arterien
- weitet die Bronchien
- hemmt die Magensekretion
- entspannt die Harnblase

Das parasympathische Nervensystem

- verengt die Pupillen
- stimuliert die Tränendrüsen
- stimuliert die Speicheldrüsen
- vermindert die Herzfrequenz
- verengt die Bronchien
- stimuliert die Magensekretion
- kontrahiert die Harnblase
- stimuliert sexuelle Erregung

Das SNS zu stimulieren lenkt den Blutfluss von den Verdauungsorganen hin zu den Muskeln: Wer muss schon verdauen, wenn es gerade absolute Priorität hat, um sein Leben zu laufen?

Heutzutage reagiert unser Körper auf die gleiche Weise auf bedrohliche Signale aus der Umwelt, auch wenn es nur noch wenige Säbelzahntiger gibt, die uns richtig Angst einjagen könnten. Der Stress, den wir empfinden, wird hauptsächlich durch unsere Sicht auf unser eigenes Leben ausgelöst und nicht durch externe Bedrohungen. Der kriegerische Nachbarstamm ist heutzutage eher die Exschwiegermutter oder der Chef. Und während sich unsere Vorfahren ungefähr ein- bis zweimal die Woche in einer stressigen Situation wiederfanden, sind wir permanent stressigen Situationen ausgesetzt. Einfach nur laute Musik zu hören, die Nachrichten anzusehen, einem Freund beim Jammern über sein Leben zuzuhören, Werbespots zu betrachten, mit einem Familienmitglied zu streiten, zur Arbeit zu pendeln, scharf zu essen oder einen Action-Film anzuschauen – all das kann unser SNS triggern. Unser SNS ist permanent aktiviert – wir sind übermäßig gestresst.

Das Ergebnis des chronischen Stresses ist ein chronisch erhöhter Cortisol-Spiegel. Ein erhöhter Cortisol-Spiegel steht in Verbindung mit einem erhöhten Nüchternblutzuckerwert, einem erhöhten Blutdruck und Insulinresistenz. Aufgrund unseres Stressniveaus können wir verstärkt auf »Futtersuche« gehen. Dr. McCall erwähnt eine Studie, die ergab, dass übermäßig gestresste Kinder mehr als zweimal so viel Nahrung zu sich nehmen wie ihre eher entspannten Mitschüler. Während ein zeitweise erhöhter Cortisol-Spiegel unserer geistigen Konzentration zuträglich sein kann, schwächt ein permanent erhöhter Cortisol-Wert unsere mentalen Fähigkeiten; unser Erinnerungsvermögen lässt nach und unser Immunsystem wird ebenfalls geschwächt. Unser Blut ist dauerhaft zu zähflüssig, was zu zahlreichen Herzproblemen führt. Die Konsequenzen sind abnehmende Knochendichte, Schlaflosigkeit, eine schlechte Wundheilung, Gewichtszunahme, Depression und Ermüdung.

Das PNS ist eher Yin und das Komplementärsystem zum SNS – es ist unser Ruhenerv. Über eine Stimulation durch die Nerven, die auf unsere inneren Organe zulaufen (in erster Linie durch den Vagusnerv), und durch die Ausschüttung von Acetylcholin sinken unsere Herzfrequenz und der Blutdruck. Der Blutfluss, der von den Eingeweiden und den Fortpflanzungsorganen weggelenkt wurde, da deren Funktion in Notsituationen nicht wesentlich ist, kehrt zurück. Wenn wir entspannen, können unsere Tränen fließen. Unser Kurzzeitgedächtnis kommt wieder und wir können klar denken. Zusammenfassend ausgedrückt: Wenn unser SNS aus- und unser PNS eingeschaltet wird, regenerieren wir und stellen unsere Gesundheit wieder her.

Die Schlüsselaktivitäten, die die Stressreaktion aus- und den Ruhenerv einschalten, sind Atmen und Denken. Natürlich nicht irgendeine Art von Atmung, sondern eine richtige yogische Atmung. Ein langsamer, tiefer und gleichmäßiger Atem, der Atem des Meeresrauschens, erzeugt ein entspanntes Nervensystem und einen ruhigen Geist, der wiederum zu einer langsamen und noch gleichmäßigeren Atmung beiträgt. Und es hilft auch nicht, einfach irgendwie vor sich hin zu denken. Unsere Gedanken müssen ruhig sein. So kann eine positive Feedback-Schleife zwischen dem Atem und unseren Gedanken entstehen, die die Effektivität des PNS erhöht und die Produktion eines Neurotransmitters anregt, der als GABA (Gamma-Aminobuttersäure) bezeichnet wird. GABA ist der am zweithäufigsten verbreitete Neurotransmitter innerhalb unseres zentralen Nervensystems. Er mindert die Gehirnaktivität – er hilft sozusagen dabei, das Licht auszuschalten, wenn wir nicht zu Hause sind. Wenn wir gestresst sind, leuchten permanent sämtliche Lampen, auch wenn niemand zu Hause ist. Auf ähnliche Weise wie das parasympathische Nervensystem hilft auch GABA dabei, Stressreaktionen zu mindern. Menschen mit einem niedrigen GABA-Spiegel können an Depressionen sowie an Befindlichkeits- und Angststörungen leiden. Oft werden dann Medikamente verschrieben, um die GABA-Produktion anzukurbeln. Auch unsere Yogapraxis kann den GABA-Spiegel erhöhen und das PNS einschalten.

Das medizinische Zentrum der Universität Boston (Boston University Medical Center) berichtete im August 2010, dass eine Forschungsstudie zu dem Schluss gekommen war, dass die Yogapraxis positive Auswirkungen auf den GABA-Spiegel und den Gemütszustand hat. Aber wir benötigen eigentlich keine Studie (und es gab einige davon), um zu wissen, dass wir uns besser fühlen, wenn wir Yoga machen. Wir müssen eigentlich nur wissen, wie wir uns noch intensiver auf die Praxis einlassen können. Doch was genau sind die Merkmale des Yoga, die unser Wohlbefinden so spürbar erhöhen? Einer der Faktoren, der nachweislich zum Wohlbefinden beiträgt, ist unsere Atmung. Wie wir bei der Yoga-Praxis atmen, macht tatsächlich den Unterschied. Insbesondere der Atem des Meeresrauschens sollte uns bei jeder Form des Yogatrainings zur Gewohnheit werden.

Professor Luciano Bernardi von der Italienischen Universität Pavia berichtete im Rahmen einer Studie aus dem Jahr 2001, dass es positive Auswirkungen auf die Herzfrequenzvariabilität (HFV) hat und die Baroreflexsensitivität erhöht, wenn wir unseren Atem verlangsamen. Unter Herzfrequenzvariabilität versteht man die Unterschiede in der Herzfrequenz während des Atmens. Möglicherweise gehen Sie davon aus, dass ein gesundes Herz stets im gleichen Rhythmus schlägt. Tatsächlich schlägt ein gesundes Herz jedoch schneller, wenn wir einatmen, und verlangsamt sich beim Ausatmen. Diese Veränderung des Rhythmus wird als Herzfrequenzvariabilität bezeichnet. Personen mit Herzerkrankungen verfügen über eine sehr geringe HFV. Der Baroreflex kontrolliert unseren Blutdruck. Professor Bernardi untersuchte, welche Auswirkungen es hat, wenn man das tibetische Mantra »Om Mani Padme Hum« chantet, und fand heraus, dass der Nutzen der gleiche war wie bei Personen, die das »Ave Maria« rezitierten. In beiden Fällen reduzierte das Chanten die Atemfrequenz auf lediglich sechs Atemzüge pro Minute. Seine Schlussfolgerung lautete: »Rhythmusschemata, bei denen sechs Atemzüge pro Minute erfolgen, rufen positive psychologische und möglicherweise auch physiologische Effekte hervor.« (S. auch British Medical Journal, [Dez. 2001], Ausgabe 323, S. 1446-1449.) Wenn wir unseren Atemzügen eine Dauer von 10 Sekunden verleihen können (sechs Atemzüge pro Minute), werden wir daraus den gleichen Nutzen ziehen, der in Bernardis Studie beschrieben wird. Wir können tatsächlich das SNS aus- und das PNS einschalten. Beginnen Sie mit dem Atem des Meeresrauschens: Zählen Sie beim Einatmen bis vier, halten Sie für die Dauer eines Zählzeitpunktes inne und zählen Sie beim Ausatmen erneut bis vier, bevor Sie wiederum für die Dauer eines Zählimpulses pausieren. Das ist die 10-Sekunden-Atmung.

Zusammenfassung des energetischen Nutzens

Egal welche Sichtweise Ihnen am ehesten zusagt, ein langsamer Atem des Meeresrauschens beim Halten Ihrer Yin Yoga-Positionen ist auf jeden Fall geeignet, Stress abzubauen, Ihren Ruhenerv zu aktivieren, Ihre Herz- und Lungenfunktion zu verbessern, Ihren Blutdruck zu senken und zu einem gesünderen und glücklicheren Leben zu führen. Aus energetischer Perspektive können wir aber noch viel mehr Nutzen aus unserer Yin Yoga-Praxis ziehen:

- Prana erwecken, stärken und ins Gleichgewicht bringen.
- Die in unserem Kopf herumwirbelnden Gedanken beruhigen.
- Die Kundalini-Schlange stimulieren und erwecken, die uns letztlich den Weg zu Befreiung und Erleuchtung weist.
- Die Produktion und den Fluss der Chi- und Jing-Energien anregen.
- Die Organe durch Akupressur mittels Druck auf die Meridiane stärken.
- Die Jing-Reserven in unseren Nieren, die wiederum hilfreich für die ordnungsgemäße Funktion all unserer Organe sind, wiederauffüllen.
- Kleine piezoelektrische Ströme erzeugen, die optimale Zellreaktionen stimulieren.
- Innere pulsierende Magnetfelder erzeugen, die die Gesundheit der Zellen wiederherstellen können.
- Sympathisches Nervensystem (Stressreaktionen) ab- und parasympathisches Nervensystem (Ruhenerv) einschalten.
- Erhöhung des Spiegels des Neurotransmitters GABA.

Der Nutzen für Herz und Geist

Erinnern Sie sich an die drei Prinzipien der Yin Yoga-Praxis, die wir im Kapitel »Die drei Tattvas der Yin Yoga-Praxis« (S. 32) erörtert haben? Das waren:

1. Die Position in angemessener Intensität einnehmen.
2. Sich zur Ruhe entschließen.
3. Die Position eine Zeit lang halten.

Die Position eine Zeit lang zu halten ist die magische Zutat des Yin Yoga, die uns den physiologischen Nutzen bringt. Wenn wir die Beanspruchung durch eine Position über einenlangen Zeitraum hinweg aufrechterhalten, wird unser Gewebe dadurch deformiert und reformiert, es wird kräftiger, dicker und länger. In der Position bis an eine angemessene Grenze zu gehen ist die magische Zutat aus energetischer Perspektive: Wir stimulieren so die Akupressurpunkte und Meridiane, die Energie zu unseren Organen transportieren. Die magische Zutat, die unserem Geist und unserem Herzen zuträglich ist, ist unser Entschluss, Ruhe zu halten. Schauen Sie sich dieses Yin-und-Yang-Symbol noch einmal an und betrachten Sie erneut den schwarzen Yin-Punkt innerhalb des weißen Yang-Paisley-Musters. Das ist der Ruhepunkt. Stellen Sie sich einen mächtigen, zerstörerischen Orkan vor. In seinem Zentrum befindet sich das Auge, ein Punkt absoluter Ruhe. Denken Sie an einen Kreisel, der sich bei der schnellsten Drehung überhaupt nicht mehr zu bewegen scheint. Und nun denken Sie an all die Dramen und all die Aktivitäten, die sich momentan in Ihrem Leben abspielen: Wo ist Ihr Ruhepunkt? Wohin zie-

Yin-und-Yang-Zeichen

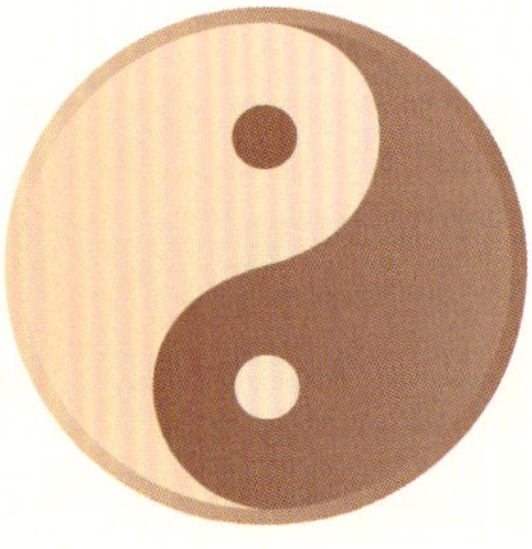

hen Sie sich zurück, um das Auge Ihres Orkans zu finden?

Wir können üben, den Ruhepunkt im Zentrum unseres Dramas zu finden, indem wir eine Position so lange halten, dass sie für uns zur Herausforderung wird. Der Drang, sich zu bewegen, wird größer und unser Geist plappert, aber wir fahren fort, mit Bewusstheit zu atmen, bis letztlich das Auge erscheint. Die Winde verstummen, obwohl sie um uns herum weiterhin wild toben. Doch wir sind ruhig geworden.

Wenn wir üben, während unserer Yoga-Praxis die Ruhe zu finden, lernen wir dabei, den gleichen Ruhepunkt in unserer Mitte auch in anderen Lebenssituationen zu finden, wenn die Dramen uns zu überwältigen drohen. Wenn wir ruhig sind, erweitert sich unsere Sicht und wir können den Weg, den wir beschreiten möchten, überlegter wählen. Wenn wir gestresst sind und das sympathische Nervensystem aktiv ist, wenn die Gedanken nur so durch unseren Geist jagen, wenn unser Atem schnell, flach und ungleichmäßig ist, dann verengt sich unsere Sicht: Wir werden dazu gedrängt, die erste und schnellste Lösung, die sich gerade vor unserer Nase befindet, zu wählen. Wir sind nicht in der Lage, nach einem weisen Weg zu suchen, statt zu reflektieren, reagieren wir bloß. Doch wenn wir uns in Achtsamkeit üben, zunächst während unserer Yoga-Praxis, sodass wir lernen, diese Praktiken auch während anderer Lebenssituationen anzuwenden, dann lernen wir, innezuhalten und zu sehen, was tatsächlich geschieht – und so sind wir offen dafür, weisere Entscheidungen zu treffen.

Der Nutzen der Achtsamkeit

Innerhalb der letzten Jahrzehnte wurden zahlreiche Studien durchgeführt, die sich mit den physiologischen Auswirkungen von Achtsamkeitsmethoden wie MBSR (mindfulness-based stress reduction; deutsch: achtsamkeitsbasierte Stressreduktion) beschäftigt haben. Mehr dazu finden Sie im Werk von John Kabat-Zinn. Viele von diesen Effekten haben wir bereits erwähnt:

- Verbesserung des Blutdrucks und Verminderung der Herzfrequenz
- Verminderung von Stressreaktionen
- Aktivierung des Ruhenervs
- Verbesserung der Verdauung
- Verminderung von Entzündungen
- Verbesserung des Immunsystems

Dies sind die physischen Vorteile der Achtsamkeit und sie sind beachtlich. Wer hätte nicht gerne ein stärkeres Immun- oder ein gesünderes Herz-Kreislauf-System? Zudem haben wir gelernt, dass wir den Energiefluss durch unseren Körper ankurbeln und damit unseren Organen Nahrung zuführen und die Kommunikation zwischen unseren Zellen verbessern können, wenn wir uns unserer Empfindungen und unseres Atems bewusst sind. Achtsamkeit hilft uns aus physischer und energetischer Perspektive, doch wir können aus dieser Praxis auch emotionalen Nutzen ziehen.

Die drei Punkte verbinden

Herz, Geist und Körper sind keine drei separaten Entitäten. Wie schon erwähnt teilen Wissenschaftler ein System gerne in Komponenten auf, um es besser zu verstehen, doch manchmal führt diese Kategorisierung auch dazu, dass man ein Ganzes zerstückeln muss, um die Subsysteme zu schaffen. Das Ganze ist jedoch immer größer als die Summe seiner Teile. Um den emotionalen und psychologischen Nutzen des Yin Yoga zu untersuchen, ist es sinnvoll, ein Erklärungsmodell zu verwenden, in dem Herz, Geist und Körper wieder miteinander verbunden sind. Stellen wir uns diese als drei Punkte vor.

Der erste Punkt ist unser Herz, der Sitz des Gefühls. Der zweite ist unser Geist, wo die Gedanken zu Hause sind. Und der dritte Punkt schließlich ist unser Körper, unser physisches Zuhause. Diese drei Punkte sind miteinander verbunden: Stimulieren wir einen, reagieren auch die anderen. Wenn uns z. B. jemand anschreit, löst dies in uns unmittelbar ein Gefühl aus, vielleicht Angst oder Zorn. Das Gefühl entsteht in unserem emotionalen Körper, den wir hier grob als Herz bezeichnen. In diesem Konzept betrachten wir im Gegensatz zu den Daoisten nicht all unsere zentralen Organe als Ursprung unserer Gefühle. Auch lassen wir die emotionalen Zentren in unserem Gehirn außer Betracht, wie etwa den Mandelkern, von dem die Wissenschaft heute weiß, dass er die Reaktionskette anstößt, wenn wir ängstlich sind. Wir legen in der westlichen Welt ein viel simpleres Konzept zugrunde, in dem wir das Herz als den Ursprung sämtlicher Gefühle ansehen. Der emotionale Körper stimuliert schnell unseren physikalischen Körper: Unsere Nebennieren beginnen, Hormone auszuschütten, die uns darauf vorbereiten, zu kämpfen, zu streiten oder zu flüchten. Unsere Herzfrequenz erhöht sich, wir haben das Gefühl, erhitzt zu sein, unsere Pupillen erweitern sich – wir sind bereit, auf irgendeine Weise zu handeln. Diese physikalische Reaktion erzeugt gewisse Denkmuster in unserem Geist: Wir beginnen, Gedanken darüber zu entwickeln, was geschieht, dass wir recht haben und die andere Person unrecht, wie unfair die Situation ist usw.

Emotionen stimulieren den physikalischen Körper, der physikalische Körper stimuliert den Geist und der Geist stimuliert Emotionen. Dieser Kreislauf kann in einer negativen Feedback-Schleife außer Kontrolle geraten, bis aus einem winzigen Ärgernis übermächtiger Zorn entsteht. Den meisten von uns ist es nicht möglich, unsere Nebennieren oder unseren Mandelkern zu kontrollieren und das Entstehen starker Emotionen zu verhindern. Es ist jedoch allen von uns möglich, unsere Denkweise zu verändern. Wir können die Feedback-Schleife unterbrechen, indem wir den Fluss negativen Feedbacks zwischen dem Geist und dem Herzen abstellen, indem wir unsere Gedanken verändern. Doch dies ist zwar möglich, aber nicht unbedingt einfach.

Aufmerksam sein

Es ist möglich, unsere Denkweise zu verändern. Doch um dies tun zu können, müssen wir zunächst einmal aufmerksam für unsere Gedanken sein. Wir müssen achtsam dafür sein, was genau im Hier und Jetzt geschieht. Im Kapitel »Yin Yoga praktizieren« (S. 28) haben wir betrachtet, wie man eine innere Inventur der eigenen Gefühle durchführt. Es beginnt ganz einfach: Achten Sie genau jetzt auf Ihren Atem. Anschließend beginnen Sie damit, wahrzunehmen, wie sich das Atmen anfühlt und was geschieht, wenn Sie atmen. Dann werden Sie sich des emotionalen Hintergrunds in der Sphäre Ihres Herzens bewusst. Und zum Schluss nehmen Sie Ihre Gedanken bewusst war. Natürlich kommen und gehen unsere Gedanken permanent. Aber wir versuchen niemals, zu verändern, was uns widerfährt: Wir sind einfach offen für alles, was entsteht und vergeht. So beginnen wir, Achtsamkeit therapeutisch einzusetzen, um uns in unserem Alltag mit all seinen unvermeidlichen Dramen zu helfen, die sich immer mal wieder abspielen.

Es gibt vier mögliche Reaktionen auf die starken Gefühle, die bei der Yin Yoga-Praxis entstehen werden. Zwei davon sind Yin, zwei sind Yang. Und nur eine davon ist wirklich zuträglich; die anderen drei spielen sich mehr aus Gewohnheit als absichtlich ab. Unsere Standardreaktion während des Trainings wird sehr wahrscheinlich auch unsere Standardreaktion auf die größeren Herausforderungen in anderen Lebensbereichen sein:

1. Weglaufen vor dem, was geschieht.
2. Versuchen zu ändern, was geschieht.
3. Aufgeben und durchleiden, was geschieht.
4. Akzeptieren, was geschieht.

Wenn das Drama im Rahmen einer Yin Yoga-Session den Höhepunkt erreicht, wenn wir die Position wirklich verlassen möchten, können wir uns unserer Sehnsüchte und Abneigungen bewusst werden, wenn wir aufmerksam verfolgen, was geschieht. Wir beginnen, wahrzunehmen, dass wir etwas anderes wollen als das, was gerade geschieht. Entfliehen Sie mental in eine Traumwelt? Bewegen Sie sich, um die Position ein wenig zu verändern? Halten Sie still, werden aber ärgerlich und denken, dass dies eine blöde Position und ein blöder Lehrer sind – und dass Sie es nicht verdient haben, so behandelt zu werden? Oder akzeptieren Sie, dass dies im gegenwärtigen Moment Ihres Lebens eben Ihre Erfahrungen sind?

Einige von uns reagieren bevorzugt, indem sie die Welt verändern möchten. Diese Eigenschaft wird in unserer Kultur sehr geschätzt. Andere reagieren gerne auf eine Lebenskrise, indem sie auf Tauchstation gehen – das ist die Technik des Weglaufens. Dies sind die beiden Yang-Strategien, die wir anwenden, um mit Herausforderungen umzugehen. Die dritte ist eine Yin-Strategie: einfach aufgeben und uns selbst bemitleiden, sich als hilfloses Opfer sehen.

Keine dieser drei Strategien ist besonders zuträglich, aber sie sind weit verbreitet. Die letzte Strategie ist ebenfalls Yin, jedoch sehr zuträglich: aufmerksam sein und akzeptieren, was geschieht. Dies bedeutet nicht, dass wir auch dann weiter nichts tun, wenn Nichtstun unangebracht ist. Wir können uns durchaus dazu entschließen, etwas zu tun, doch es wird sich dabei um eine bewusste Entscheidung handeln, die wir zu diesem Zeitpunkt nach bestem Wissen und Gewissen treffen. Nach fünf Minuten in einer Yin Yoga-Position können wir z.B. den weisen Entschluss fassen, dass nun aber wirklich die Zeit gekommen ist, uns zu bewegen. Doch ist dies eine bewusste Entscheidung und keine unwillkürliche Standardreaktion auf das, was geschieht. Zu dieser Entscheidung können wir nur gelangen, wenn wir achtsam und aufmerksam gegenüber unserem Atem, unserem Körper und unseren Gedanken sind.

Dukkha

Dukkha ist ein Wort aus dem Pali, das auf viele unterschiedliche Arten übersetzt wurde. Es wird im Buddhismus häufig verwendet und dort oft mit Leid übersetzt. Der Buddha erkannte, dass alles Leben drei Merkmale enthält: Dukkha, Annicaloma und Anatta, Leid, Vergänglichkeit und die Abhängigkeit allen Geschehens oder Seins. Dukkha ist Teil des Lebens: Wenn Sie lebendig sind, werden Sie Dukkha erfahren.

Eine bessere Übersetzung des Wortes könnte Unzulänglichkeit oder Unzuverlässigkeit sein. Das Leben ist nicht immer von Sorge geprägt oder leiderfüllt, doch von Zeit zu Zeit entsteht Schmerz und es geschehen Dinge, die wir uns so nicht gewünscht haben. Dies ist Dukkha. Und unser Leid und unsere Sorge entstehen durch unsere Reaktion darauf. Schmerz ist einfach nur Schmerz, doch wenn wir daraus ein Drama machen, verwandelt sich der Schmerz in Leid.

Der Unterschied zwischen Schmerz und Leid wird gut in dem folgenden Gleichnis erläutert, das der Buddha einst erzählte: Eines Tages saß der Buddha einer Gruppe von Mönchen gegenüber und fragte sie: »Stellt euch vor, da wäre ein Mann und der sei gerade von einem Pfeil in den Oberschenkel getroffen worden. Wie würde er sich wohl fühlen?« Die Mönche antworteten: »Er würde sich verletzt fühlen! Er hätte Schmerzen!« Darauf antwortete der Buddha: »Richtig. Und nun stellt euch vor, der Mann würde von einem zweiten Pfeil getroffen, genau an der gleichen Stelle! Nun, wie würde er sich fühlen?« »Schlimmer! Er würde Qualen leiden!«, antworteten die Mönche. »Genau«, sagte daraufhin der Buddha. »Und der Name dieses zweiten Pfeils lautet Leid … und es ist freiwillig!«

Der erste der beiden Pfeile ist Dukkha: Im Leben wird es Zeiten geben, in denen Schmerz aufkommt. Der zweite Pfeil, den er Leid nannte, wird durch unseren Umgang mit dem ersten Pfeil verursacht und ist deshalb freiwillig. Wir könnten uns entschließen, einfach bei dem Schmerz zu sein, der in unser Leben getreten ist. Doch das tun wir nicht. Wir machen ihn größer, wir lieben es, ein Drama daraus zu machen. Ein Comedian hat einmal gesagt, dass Weihnachten die Zeit ist, in der schwierige Familien zusammenkommen, um ihre Traumata gegenseitig mal wieder kräftig aufzufrischen. Dies geschieht freiwillig!

Buddha ist berühmt dafür, dass er der Erste – aber nicht der Letzte – war, der darauf hingewiesen hat, dass wir sind, was wir denken. Wenn wir es unseren Gedanken gestatten, negativ bei den aktuellen Geschehnissen zu verharren – oder noch schlimmer –, wenn wir es unseren Gedanken gestatten, negativ bei dem zu verharren, was noch geschehen könnte oder bereits geschehen ist, dann schießen wir diesen zweiten Pfeil auf uns selbst ab. Wenn Sie unglücklich sein wollen, denken Sie an traurige Dinge. Wenn Sie zufrieden sein möchten, denken Sie an alles Gute, was Sie in Ihrem Leben haben. Dies scheint oberflächlich betrachtet eine Variation der ersten oben beschriebenen Strategie zu sein, bei der man vor dem wegläuft, was geschieht, oder es einfach ignoriert. Doch tatsächlich handelt es sich hier um die zuletzt erwähnte Strategie: Wir verfolgen aufmerksam, was tatsächlich geschieht, nehmen wahr, wie wir darauf reagieren, bewerten, ob diese Reaktion weise ist oder nicht – und wenn sie es nicht ist, dann verändern wir sie, indem wir unsere Denkweise ändern.

Was hat dies mit unserer Yin Yoga-Praxis zu tun? Während des Yin Yoga üben wir dieses fortgeschrittene Niveau an Aufmerksamkeit gegenüber unserem Leben ein. Wenn wir an unserer Grenze angekommen sind und die Beanspruchung durch die Position spüren, dann simulieren wir eine von Herausforderungen geprägte Lebensphase. Nun können wir unser gewohnheitsmäßiges Reaktionsmuster darauf wahrnehmen und – wenn es unzuträglich ist – daran arbeiten, diese Reaktion zu verändern und ein neues Muster entstehen zu lassen.

In der Spur

Ein kleines Rätsel: Was ist der Unterschied zwischen Routine und einem Flow? Menschen hassen die eintönige Routine, bei der sie jeden Tag die gleichen langweiligen Dinge tun müssen. Aber wenn man im Flow ist, dann geht alles wie von selbst. Sportler sagen dazu »in der Zone sein«: Sie trainieren die gleichen Bewegungen immer und immer wieder, bis diese zum Automatismus werden. Auch Tänzer und Musiker sind auf ähnliche Weise auf der Suche nach dem Flow. Der einzige Unterschied zwischen Routine und einem Flow ist Ihre Einstellung zu dem, was Sie tun: Wenn Sie nicht mögen, was Sie tun, dann ist es eintönige Routine, wenn Sie lieben, was Sie tun, dann ist es ein Flow.

Unsere gewohnten Muster sind Spurrillen: Wir können sie als Flow oder Routinen bezeichnen, je nachdem, ob sie uns dienlich sind oder nicht. Dies wird durch ein altes Konzept verkörpert, das wir Karma nennen: Unsere gegenwärtigen Handlungen sind das Ergebnis unserer vergangenen Handlungen. Genau so legt man eine Spur. Stellen Sie sich zum besseren Verständnis einen wunderschönen Wald vor und nehmen Sie an, Sie wollten von einer Seite auf die andere gelangen – und Sie seien der erste Mensch oder das erste Tier, der oder das jemals diesen Wald durchquert hat. Es ist nicht einfach, durch einen jungfräulichen Wald zu gehen. Man muss sich den Weg bahnen. Und wenn man diesen Weg zum ersten Mal geht, ist dies harte Arbeit. Vielleicht müssen Sie sich Ihren Pfad regelrecht freihacken. Wenn Sie den Pfad zum zweiten Mal gehen, ist es schon ein wenig einfacher. Und wenn Sie den Pfad 100-mal gegangen sind, ist es richtig einfach, ihm zu folgen, und schwierig, ihn zu verlassen, um eine andere Richtung einzuschlagen. Woanders hinzugehen erfordert, sich einen neuen Weg zu bahnen und die ganze damit verbundene Mühsal erneut auf sich zu nehmen.

Somit ist es nicht verwunderlich, dass Menschen an den Routinen ihres Lebens festhalten – es ist einfach schwer, eine neue Spurrille anzulegen. Sportler und Musiker müssen sehr hart daran arbeiten, solche neuen Pfade innerhalb ihrer neuronalen Netzwerke zu bahnen, sodass ihre Performance leicht von der Hand geht. Doch wenn die Spurrille, der Sie folgen, Ihnen nicht länger dienlich ist, dann verlassen Sie diesen Weg und bahnen Sie sich einen neuen! Unsere Gedanken schaffen auch solche Spurrillen innerhalb unseres Gehirns. Es ist nicht einfach, damit aufzuhören, auf die gleiche Art und Weise zu denken, auf die wir immer schon gedacht haben. Wenn Sie Herausforderungen in Ihrem Leben immer schon mit der oben erläuterten Standardstrategie eins, zwei oder drei begegnet sind, dann haben Sie eine Spurrille angelegt und es wird schwierig sein, diese zu verlassen – aber ganz bestimmt nicht unmöglich!

Yin Yoga bietet die Chance, einzuüben, wie man aus einer gewählten Spurrille herauskommt: Wir bahnen uns neue Wege, vielversprechendere Pfade, denen wir folgen können. Und auch hier ist der Prozess wieder ziemlich simpel: Nehmen Sie wahr, was passiert, entschließen Sie sich, nicht Ihre gewohnte Standardreaktion anzuwenden, und denken Sie darüber nach, welche Handlung genau jetzt die zuträglichste wäre – und dann tun Sie es.

Das Blumengießen eignet sich ausgezeichnet als Metapher, um zu beschreiben, wie wir immer wieder darauf verfallen, in unserem Geist einem Standardweg zu folgen, der uns nicht dienlich ist. Sobald wir eine Weile geübt haben, unsere Gedanken und Gefühlszustände wahrzunehmen, werden wir erkennen, dass wir eine Menge Zeit damit verbringen, Unkraut zu gießen. Wenn Sie Gärtner wären, dann wäre Ihnen klar, dass dies wirklich dumm ist. Gießen Sie kein Unkraut – gießen Sie die Blumen! Aber der Pfad hin zu dem Beet, auf dem das Unkraut wächst, ist durch jahrelange Nutzung bequem ausgetreten. Es ist einfach, zu dem Unkrautbeet zu gelangen. Also gestatteten wir es unseren Gedanken einfach, sich dem Unkraut zuzuwenden.

Was ist das Unkraut im Garten unseres Geistes? Immer, wenn Sie es Gedanken des Bedauerns, der Angst, der Furcht, des Zorns, der Frustration, des Neides, der Eifersucht, der Traurigkeit oder Schuldgefühlen gestatten, zu verweilen, dann gießen Sie Unkraut. Immer, wenn Sie es Ihren Gedanken gestatten, sich bei längst vergangenen Geschehnissen aufzuhalten, deren Verlauf Sie sich anders gewünscht hätten, und immer, wenn Sie sich Träumen über eine Zukunft hingeben, von denen Sie wissen, dass sie sich nicht verwirklichen lassen werden – dann gießen Sie Unkraut. Und natürlich wächst dieses Unkraut umso höher und wird umso stacheliger, je mehr Sie es gießen. Je öfter Sie den Pfad zum Unkrautbeet einschlagen, desto einfacher wird es, auch immer weiter dorthin zu gehen. Yin Yoga gibt Ihnen die Chance, mit dem Unkrautgießen aufzuhören und mit dem Blumengießen zu beginnen!

Denken Sie daran: Es ist nicht einfach, einer Routine zu entkommen, aber es ist möglich. Wenn Sie bemerken, dass Ihr Geist an Unkraut denkt, nehmen Sie Ihre Gießkanne, gehen Sie hinüber zu Ihrem Blumengarten und fangen Sie an, die Blumen zu gießen. Es dauert eine Weile, eine neue Gewohnheit zu etablieren und eine alte aufzugeben. Dazu sind Intention und Bewusstheit erforderlich: Rufen Sie sich ins Gedächtnis zurück, warum Sie das tun! Setzen Sie die Macht Ihrer Intention ein, damit sie Ihnen die Kraft gibt, die alte geistige Spurrille zu verlassen und sich einen neuen Weg durch Ihren Garten zu bahnen.

Wenn Sie das Unkrautbeet verlassen haben, können Sie Ihren Geist dazu hinführen, bei Gedanken der Freude, des Mitgefühls, der Freundlichkeit, der Gelassenheit und der Liebe zu verweilen. Jeder von uns verfügt über Blumen, die er gießen kann. Wenn Sie Schwierigkeiten mit dieser Übung haben, beginnen Sie mit der wunderschönen Blume der Dankbarkeit. Richten Sie Ihre Gedanken auf all die Dinge in Ihrem Leben, für die Sie so richtig dankbar sind. Und wenn Sie einmal begonnen haben, über Dankbarkeit nachzudenken, werden Sie überall um sich herum zahlreiche Blumen entdecken: Denken Sie an Ihre Eltern, Ihre Kinder, Ihre Freunde, Ihre Gesundheit. Sie können darüber meditieren, wie dankbar Sie für Ihren Beruf sind, Ihr Zuhause, Ihre Heimatstadt oder Ihr Heimatland, für die Hobbys in Ihrem Leben, die Ihnen so viel Freude bereiten, Ihre Bücher, Musik, Sport und die herrliche Natur, dafür, dass Sie Neues lernen dürfen – und natürlich dürfen Sie auch daran denken, wie dankbar Sie für Ihre Yoga-Praxis sind.

Und wenn Ihnen wirklich momentan gar keine Blume einfällt, die Sie gießen möchten: Eine Blume, die immer bei Ihnen ist, ist Ihr Atem. Seien Sie dankbar für diesen Atemzug, den Sie gerade jetzt tun. Genießen Sie Ihren Atem. Beobachten Sie Ihren Atem. Indem Sie sich einfach nur dieser Blume des Atems zuwenden, hören Sie bereits damit auf, Unkraut zu gießen. Wenn wir damit aufhören, unser Unkraut zu gießen, dann vertrocknet es und geht ein. Wenn Sie aufhören, zum Unkrautbeet zu gehen, wird der Pfad irgendwann überwuchern und es wird schwer werden, ihm zu folgen. Gleichzeitig wird es einfacher sein, den Weg zu Ihrem Blumengarten einzuschlagen. Und schlussendlich gehen wir irgendwann nicht mehr länger zum Unkrautbeet – es ist so viel bequemer und bereitet auch mehr Vergnügen, unsere herrlichen Blumen gießen zu gehen.

Achtsamkeit

Achtsamkeit bedeutet nichts anderes, als einfach aufmerksam zu sein: Sie ist die Praxis des Gegenwärtig-Seins. Im Laufe unserer Yoga-Praxis etablieren wir die Gewohnheit der Achtsamkeit, sodass wir jederzeit über diese Fertigkeit verfügen können, wenn wir gegenwärtig sein wollen. Thich Nhat Hanh, ein weltweit renommierter Lehrer für engagierten Buddhismus und Achtsamkeit, erklärt dies wie folgt: »Achtsamkeit ist die Energie des Aufmerksam-Seins und des Wach-Seins im gegenwärtigen Moment. Sie ist die kontinuierliche Praxis, das Leben in jedem Moment tief zu berühren. Achtsam zu sein bedeutet, wahrhaft lebendig und eins mit jenen zu sein, die uns umgeben. Um Achtsamkeit zu üben, ist es nicht erforderlich, dass wir uns an einen anderen Ort begeben. Wir können Achtsamkeit in unserem Zimmer und auf unserem Weg von einem Ort zum anderen praktizieren. Wir können mehr oder weniger die gleichen Dinge tun, die wir immer tun – gehen, sitzen, arbeiten, essen, reden – nur lernen wir, unserem Tun gegenüber aufmerksam zu sein.«

Dies ist das Ziel, wenn wir Yin-Positionen halten: Wir werden wach für den gegenwärtigen Moment. Wir berühren, was in unserem Körper, unserem Herzen und unserem Geist geschieht. Wir müssen dazu nirgendwo anders hingehen: Das Leben ist genau hier, genau jetzt.

Zusammenfassung des Nutzens für Herz und Geist

Zu üben, wie man gegenwärtig ist, und achtsam dafür, was gerade jetzt geschieht, kann uns physiologisch, energetisch und mental/emotional helfen. Unser Stress beginnt, sich in Wohlgefallen aufzulösen, sobald wir unserem Atem Aufmerksamkeit schenken und ihn sich beruhigen lassen. Wenn unser Stressniveau sinkt, hat dies einen großen Nutzen für unsere Gesundheit: Unser Blutdruck und unsere Herzfrequenz sinken, das Immunsystem wird reaktiviert, die Verdauung verbessert sich und Entzündungen werden gemindert. Wenn wir den Empfindungen in unserem Inneren Aufmerksamkeit schenken, können wir den Energiefluss stimulieren und verbessern. Und indem wir gegenwärtig sind, können wir uns entschließen, unser Gehirn zu verändern.

Wir alle verfügen über gewohnheitsmäßige Reaktionen auf das Leben, über die wir gar nicht mehr nachdenken. Dies sind unbewusste Reaktionen, die uns vielleicht zu einem bestimmten Zeitpunkt einmal dienlich waren, heute aber nicht mehr unsere beste Wahl darstellen. Doch da wir uns dieser Reaktionen nicht bewusst sind, halten wir nicht inne, um darüber nachzudenken, was wir besser machen könnten: Wir leben einfach so weiter, wie wir immer schon gelebt haben. Wenn wir jedoch feststellen, dass unser Leben weniger befriedigend ist, als es sein könnte oder als es einmal war, dann ist vielleicht die Zeit gekommen, näher zu betrachten, wie wir auf das Leben reagieren. Statt das Leben als etwas wahrzunehmen, was einfach so geschieht, können wir entdecken, dass es uns freisteht, neue zuträgliche Gewohnheiten anzunehmen, die unsere Freude am Leben vergrößern werden. Dies tun wir durch Achtsamkeit, die wir aus der Ruhe unserer Yoga-Praxis entwickeln.

Im Yin Yoga gelangen wir in einer Position an unsere Grenzen und werden ruhig. Während wir die Position halten, gehen wir nach innen. Wir beginnen wahrzunehmen, was genau hier und jetzt im Leben geschieht – ohne daraus ein Drama zu machen oder einen Teil der Erfahrung auszuklammern. Wir erlangen Klarheit darüber, was wirklich notwendig ist, jenseits der Sehnsüchte und Abneigungen, die uns normalerweise bewegen. Nun sind wir frei, eine neue Reaktion zu entwickeln und uns mit der Zeit neue Wege zu bahnen, denen wir folgen können.

Yoga hat tatsächlich einen physischen und emotionalen Nutzen. Es führt zu seelischer Gesundheit und Wohlbefinden. Wir entwickeln Gewohnheiten, die uns ein ganzes Leben lang begleiten. Wir werden im Moment gegenwärtig und genießen ihn, diesen Moment, der genau jetzt geschieht. Wir werden dankbar sein für dieses wunderbare Geschenk. Und vielleicht entschließen wir uns dazu, unsere Erkenntnisse mit anderen zu teilen, sodass auch sie ihr Leben gut leben können.

Literatur

Alter, Michael: The Science of Flexibility. Champaign, Ill., Human Kinetics 2004

Becker, Robert O. und Marina, Andrew A.: Electromagnetism and Life. StonyBrook, NY, SUNY Press 1982

Campbell, Joseph: Transformation of Myth Through Time. New York, Harper Perennial 1999

Desikachar; T.K.V: Yoga. Tradition und Erfahrung. Petersberg, Via Nova Verlag 2005

Desikachar; T.K.V.: Yoga. Heilung von Körper und Geist jenseits des bekannten. Stuttgart, Theseus Verlag 2012

Feuerstein, Georg: Tantra. The Path of Ecstasy. Boston, Shambala 1998

ders.: The Yoga Sutra. Rochster, VT, Inner Traditions 1989

ders.: Die Yoga-Tradition. Geschichte, Literatur, Philosophie & Praxis. YogaVerlag 2008

ders.: The Shambala Encyclopedia of Yoga. Boston, Shambala 2000

Freemann, Richard: The Yoga Matrix (Audio CD). Boulder, CO, Sounds True 2003

Grilley, Paul: Anatomy for Yoga (DVD). San Francisco, Pranayama 2008

ders.: Yin Yoga. Outline of a Quiet Practice. Ashland, OR, White Cloud Press 2002

Hedley, Gil: The Intergal Anatomy Series, vol. 1–4. Beverly Hills, Integral Anatomy Productions 2005–2009

Holt, L.; Pelham, T.; Holt, J.: Flexibility. A Concise Guide. Humana Press 2008

Iyengar, B.K.S.: Licht auf Yoga. Das grundlegende Lehrbuch des Hatha-Yoga. Nikol Verlag 2013

Johnson, Robert: Owning your own Shadow. Understanding the Dark Side oft he Psyche. New York, HarperCollins 1993

Jios, Sri K. Pattabhi: Yoga Mala. The Original Teachings of Ashtanga Yoga Master SriK. Pattabi Jois. New York, North Point Press 2000

Kaptchuk, Ted: Das große Buch der chinesischen Medizin. Die Medizin von Yin und Yang in Theorie und Praxis. München, Knaur Verlag 2000

Lindsay, Mark: Fascia. Clinical Applications for Health and Human Performance. Clifton Park, NY, Delmar Cengage Learning 2008

Mallinson, James: The Gheranda Samhita. Woodstock, NY, YogaVidya.com 2004

McCall: Yoga as Medicine. The Yoga Prescription for Health and Healing. New York, Bantam Books 2007

McGill, Stuart: Low Back Disorders. Champaign, Ill., Human Kinetics 2002

Michel, Peter (Hrsg.) Rig-Verda: Das heilige Wissen Indiens in zwei Bänden. Marix Verlag 2008

Mohan, A.G.: Krishnamacharya. His Life and Teachings. Boston, Shambala 2010

Motoyama, Hiroshi: Awakening of the Chakras and Emancipation. Toyko, Human Science Press 2003

ders.: Measurements of Ki Energy, Diagnosis and Treatments. Encinitas, CA, California Institute for Human Science 1997

ders.: Theory of the Chakras: Bridge to Higher Consciousness. Wheaton, IL, Quest Books 1988

Oschman, James L.: Energiemedizin. Konzepte und ihre wissenschaftliche Begründung. München, Elsevier 2009

ders.: Energy Medicine in Therapeutics and Human Performance. Waltham MA, Butterworth-Heinemann 2003

Powers, Sarah: Insight Yoga. Die Synthese von Yoga, Meditation und traditionellem chinesischem Heilwissen. Freiburg, arbor Verlag 2013

dies.: Insight Yoga (DVD). San Francisco, Pranayama 2005

Seem, Marc: Acupuncture-Imaging: Perceiving the Energy Pathways of the Body. Rochester, VT, Healing Art Press 2004

Strom, Max: Das Herz des Yoga. Körper, Geist, Gefühle – die drei Säulen der Transformation. München, Kailash Verlag 2011

Swatmarama, Swami: Hatha Yoga Pradipika. Seattle, WA. Pacific Publishing Studio 2011

Thich Nhat Hanh: Happiness. Essential Mindfulness Practices. Berkeley, Parallax Press 2009

White, David Gordon: Sinister Yogis. Chicago, University of Chicago Press 2009

Wilhelm, Richard (Übersetzer): Laotse.Tao te king. Das Buch vom Sinn und Leben. Nikol Verlag 2010

Wilhelm, Richard, C.G. Jung: Geheimnis der Goldenen Blüte. Das Buch von Bewußtsein und Leben. München, Diederichs Verlag 1999

Wong, Eva: The Shambhala Guide to Taoism Yoga. Boston, Shambhala 1996

dies.: Taoism. An Essential Guide. Boston, Shambhala 2011

Danksagung

» Uns furchtlos und teilnahmsvoll den Weg weisend, der Strom all unserer angestammten Lehrmeister, vor denen wir uns in Dankbarkeit verneigen. «

Aus »Touching the Earth«, einer Gatha der Klostergemeinschaft Plum Village, Frankreich

Ein Buch zu schreiben ist zunächst einmal ein einsames Unterfangen, aber es beginnt niemals ohne Ermutigung. Immer, wenn wir unterwegs Hindernissen begegnen, tauchen Freunde auf, die uns die Kraft verleihen, weiterzumachen. Es gibt zahlreiche Personen, denen ich dafür danken möchte, dass sie zur Verwirklichung dieses Ratgebers beigetragen haben. Zuallererst danke ich in diesem Zusammenhang Steve Scholl und Paul Grilley, die mir dieses Projekt überhaupt erst vorgeschlagen haben. Und natürlich wäre ich ohne all meine Lehrer überhaupt nicht in der Lage, über Yin Yoga zu schreiben – vor ihnen verneige ich mich voller Dankbarkeit.

Mein ewiger Dank gilt meiner ersten Yin Yoga-Lehrerin Sarah Powers, die mir beigebracht hat, innezuhalten und Yoga mit Aufmerksamkeit zu praktizieren. Pranams (respektvolle Grüße) auch an Paul Grilley, der mich mit so vielen der in diesem Buch vorgestellten Konzepten erst vertraut gemacht, und an Jim Clark, der mich in wissenschaftlicher Hinsicht beraten hat.

Außerdem möchte ich besonders das Team von White Cloud Press lobend erwähnen, das so wesentlich zu diesem Buch beigetragen hat: Herzlichen Dank an Raina für ihre unermüdliche und hervorragende Arbeit als Redakteurin, an Christy Collins für ihre Fotografien, Design und Layout, an Cherise Richards, die geduldig immer wieder als Fotomodel gedient hat sowie an Stephen Sendar und Steve Scholl für ihre Geduld. Außerdem möchte ich mich bei Pilar Wyman für ihre Hilfe bei der Erstellung des Stichwortverzeichnisses bedanken.

Zum Schluss gehen mein Segen und mein Dank an all meine Schüler, die mir die Ehre erwiesen haben, sie unterrichten zu dürfen: Der beste Weg, etwas zu erlernen, ist zu versuchen, es anderen beizubringen. Somit waren meine Schüler in der Tat meine besten Lehrer.

Register

W

Y

Z

Liebe Leserin, lieber Leser,

hat Ihnen dieses Buch weitergeholfen? Für Anregungen, Kritik, aber auch für Lob sind wir offen. So können wir in Zukunft noch besser auf Ihre Wünsche eingehen. Schreiben Sie uns, denn Ihre Meinung zählt!

Ihr TRIAS Verlag

E-Mail Leserservice
kundenservice@trias-verlag.de

Lektorat TRIAS Verlag
Postfach 30 05 04
70445 Stuttgart
Fax: 0711 89 31-748

Bibliografisc he Information der Deutschen Nationalbibliothek
Die Deutsche Nationalbibliothek verzeichnet diese Publikation in der Deutschen Nationalbibliografie; detaillierte bibliografisc he Daten sind im Internet über http://dnb.d-nb.de abrufbar .

Programmplanung: Sibylle Duelli, Schallstadt
Übersetzung: Nicole Meyer, Stuttgart
Redaktion: Sibylle Duelli, Schallstadt
Bildredaktion: Christoph Frick, Nadja Giesbrecht
Umschlaggestaltung und Innen-Layout:
CYCLUS · Visuelle Kommunikation, Stuttgart

Bildnachweis
Umschlagfoto: Holger Münch, Stuttgart
Fotos im Innenteil: Holger Münch, Stuttgart

Wir danken der Firma OGNX, die die Kleidung des Models zur Verfügung gestellt hat.

Zeichnungen: Martina Berge, Stadtbergen;
Enbé-Design Baasner, Stuttgart
Mit Übernahmen aus: Schünke M, Schulte E, Schumacher U. Prometheus. Lernatlas der Anatomie. Illustrationen von M. Voll und K. Wesker. Stuttgart: Thieme

Die amerikanische Originalausgabe erschien unter dem Titel »The complete Guide to Yin Yoga«

1. Auflage 2018

Printed in Germany

Satz: CYCLUS · Media Produktion, Stuttgart
gesetzt in Adobe Indesign CS6
Repro: LUDWIG:media gmbh, Zell am See
Druck: Westermann Druck Zwickau GmbH, Zwickau

Gedruckt auf chlorfrei gebleichtem Papier

ISBN 978-3-432-10551-2

Auch erhältlich als E-Book:
eISBN (ePub) 978-3-432-10553-6